서울특별시 보라매병원 소아인지재활팀

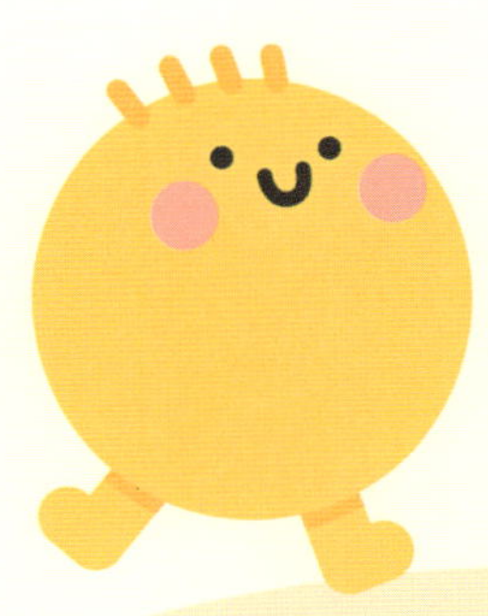

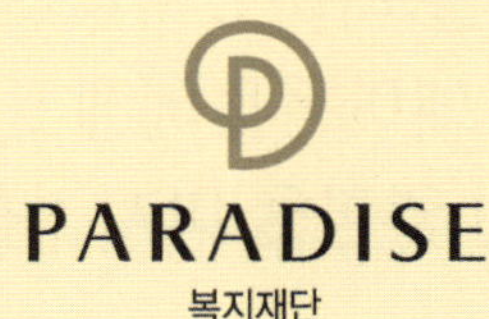

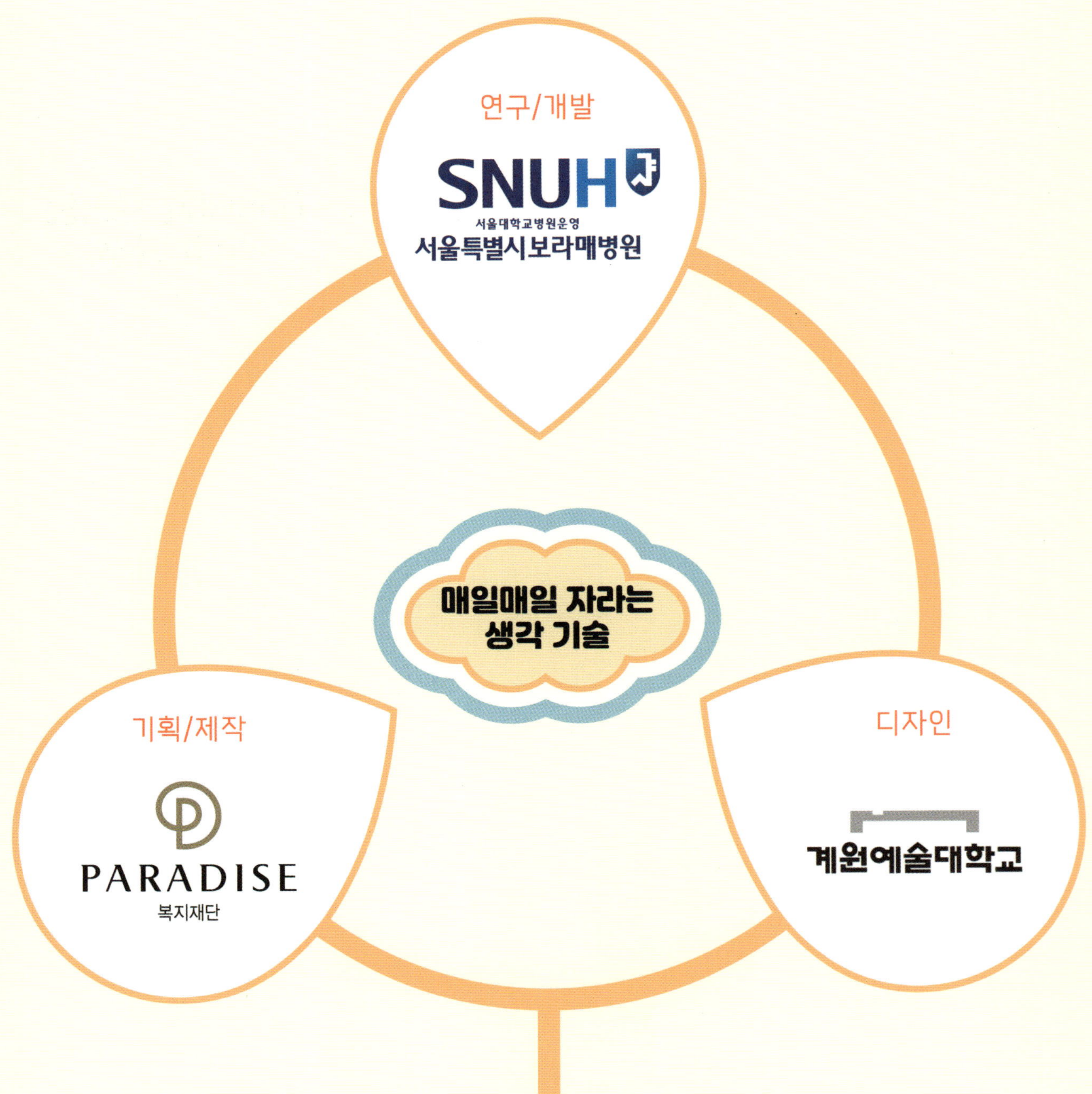

매일매일 자라는 생각 기술은 파라다이스 복지재단, 서울특별시 보라매병원 소아인지재활팀 그리고 계원예술대학교와의 협력프로젝트로 개발되었습니다.
장애인과 소외 계층을 위한 다양한 사업을 수행하는 파라다이스복지재단의 기획과 서울특별시 보라매병원 인지재활팀의 전문 지식 및 임상경험을 중심으로 연구되었으며, 계원예술대학교의 디자인 전문성을 더하였습니다. 이러한 다양한 분야의 전문가들이 협력하여 만들어진 프로젝트는 장애아동들에게 인지재활이 조금 더 즐거운 활동이 되고, 많은 장애아동들에게 긍정적인 영향을 미치기를 바라고 응원합니다.

저자 서문

 인지 기능은 뇌가 일상 속에서 들어오는 외부 자극을 받아들이고 정보를 처리하는 기능으로, 주의력, 기억력, 순서 정하기 등의 기본적인 수준의 기술과 계획, 문제 해결, 오류 감지 등의 고도의 실행기능을 모두 포함합니다. 시지각 기능은 눈을 통해 받아들인 자극을 인식하고 기억하여 적절한 행동반응을 만들어내는 과정입니다. 이러한 인지 및 시지각 기능은 아이들의 발달, 일상생활, 학습, 놀이 등의 일상생활에 필수적이고 중요한 역할을 합니다. 대부분의 보호자들은 신체적인 운동 효과만큼 눈에 보이지 않는 인지치료의 효과와 그 필요성을 쉽게 확인할 수 없고, 접근 방법과 난이도를 가늠하기 힘들어 기관에 의존하는 경우가 많습니다. 인지 치료는 인지 장애 아동의 주의 집중 능력을 향상시키고, 기억 전략을 습득시키는 등 뇌가 지속적으로 역할을 하도록 하는 과정으로 꾸준한 반복과 난이도 설정이 중요합니다. 그러하기에 가정과 기관에서도 반복하고 시간 투자를 한다면 그 효과는 배가 될 것입니다.

 작업치료실에서 성인과 아동의 인지 및 시지각 치료를 위해 수년간 과제를 만들어 왔고, 아동 발달 평가를 통해 부족함을 파악하고 그 발달 단계에 따라 치료하면서 현장에서 실제 사용하고 효과를 본 것들을 담아냈습니다. 주의력 저하, 시지각 저하 등의 문제를 가지고 있는 아이들은 글씨와 그림이 많은 시중의 교재들을 사용하기에 집중이 잘 안될 수 있기에, 최대한 간결하고 직관적인 디자인으로 제작하였습니다. 또한, 유아부터 전학령기, 학령기를 거쳐 인지 및 시지각 치료가 필요한 아동, 특수 및 일반학급의 인지적 도움이 필요한 아동 등 다양한 클라이언트에 맞춰 목적에 맞게 사용할 수 있습니다.
많은 아동들이 본 교재를 통해 어제보다 더 나아진 일상생활에서 기쁨을 접하길 바랍니다.

2024.09.23
서울특별시 보라매병원 재활의학과 작업치료사 김민정

감수 추천사

 아동기에서 한가지 발달은 그 다음 단계 발달의 초석이 됩니다. 만약 어떤 발달이 뒤쳐진다면 뒤따르는 발달도 함께 느려지게 됩니다. 따라서 아동기의 적절한 중재는 매우 중요하고 큰 의미를 지닙니다.
 저희들은 그동안 병원에서 아이들이 잘 성장할 수 있도록 노력해왔습니다. 그 노력과 경험을 바탕으로 이제는 각 가정에서도 아이가 보호자와 함께 재미있고 편안하게 발달할 수 있도록 이 책을 출간하였습니다.

 '매일매일 자라는 생각기술'이 아이가 바르고 건강한 사회구성원으로 성장하는데 큰 도움이 되기를 기원합니다.

2024.09.23
서울특별시 보라매병원 재활의학과장 정세희

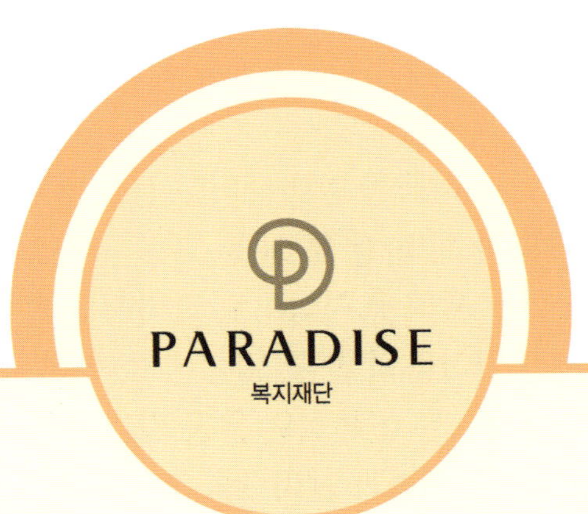

재단법인 파라다이스 복지재단은 기업이윤의 사회 환원을 통해 더불어 살아가는 사회를 구현하고 미래를 창조하기 위해 1994년 설립되었습니다.

장애인을 비롯한 소외계층의 어려움을 함께 나누고 보다 풍요로운 미래를 디자인 하겠다는 한결같은 열정으로 교육, 치료, 문화, 예술 등 다양한 영역의 복지사업을 수행하고 있습니다.

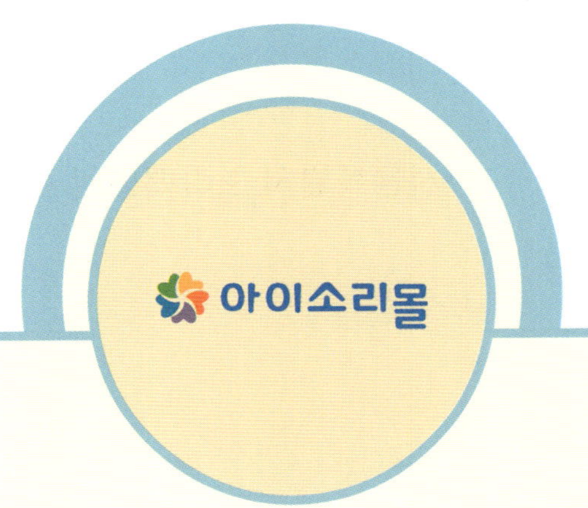

아이소리몰은 양질의 진단평가도구 및 교재교구 개발 및 보급을 위해 파라다이스 복지재단의 수익사업으로 2002년 시작되었습니다.

아이소리몰의 판매 수익금은 특수교육, 장애인 인식개선사업, 현장지원사업 등 파라다이스 복지재단의 다양한 사회복지사업에 수익금 전액이 환원되어 장애인 복지증진에 재사용 되고 있습니다.

 https://pf.kakao.com/_LuxlzK  isorimall_official  https://blog.naver.com/paradisewelfare3296

저자   김민정 작업치료사

현) 서울특별시 보라매병원 재활의학과 소아재활치료실 총괄
연세대학교 작업치료학과 학사
연세대학교 보건대학원 역학건강증진 석사
연세대학교 일반대학원 작업치료학과 박사과정 재학

저서
하루 한번 인지재활
하루 한번 소아인지재활

감수   정세희 재활의학과 교수

현) 서울특별시 보라매병원 재활의학과 과장
현) 서울대학교 의과대학 재활의학교실 교수
서울대학교 의과대학 학사
서울대학교 의과대학 석사
서울대학교 의과대학 박사

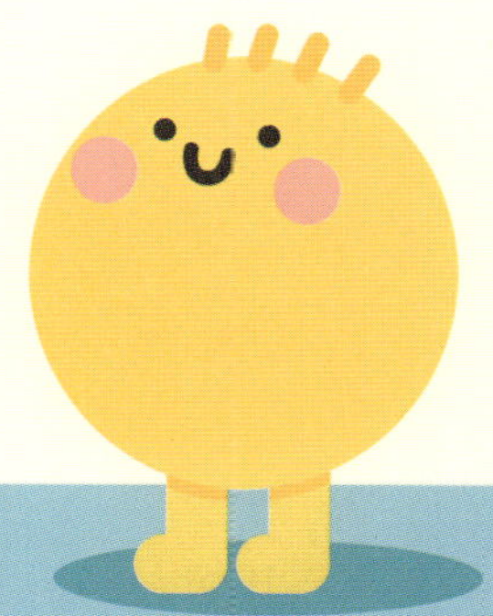

과제리스트

정보리스트

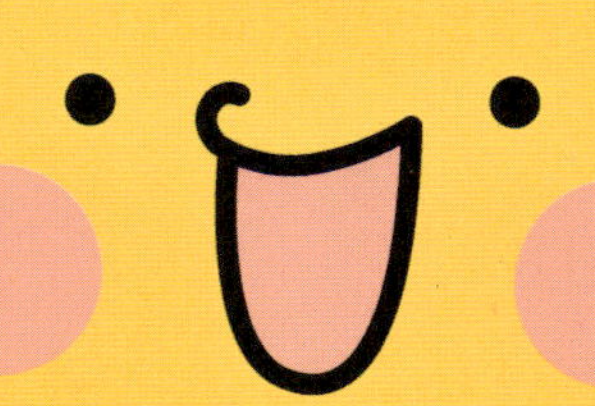

제작 목적 및 특징

1
주의집중력, 시지각,
시각 기술 활동이
필요한 아이들을 위해
제작하였습니다.

2
인지재활이 필요한 아동의 보호자,
치료사, 보건직 종사자,
유치원 교사 및 특수교사 등이
활용할 수 있습니다.

3
전학령기, 학령기 아동 뿐만 아니라
인지저하를 가지고 있는
성인도 용도에 맞게
사용 가능합니다.

4
주의집중 효과를 높이기 위해
최대한 간결하게,
필요한 시각정보만
강조되도록 디자인 하였습니다.

5
한 가지의 과제를 여러 개의
난이도로 나누어 배치하여
여러 번 반복하여 학습할 수 있게
하였습니다.

6
연필 등으로 표시하기 전에
먼저 손가락으로 정답을
가리키면서 처음부터 끝까지
여러번 훑어 보며
반복학습을 해보십시오.

7
[알아두면 좋은 정보]는
평소 보호자분들이 궁금해하시고,
질문을 많이 하셨던 부분들을
참고하여 제작하였습니다.

01.

색깔 인지하기

보라색 이 어디에 있을까요?

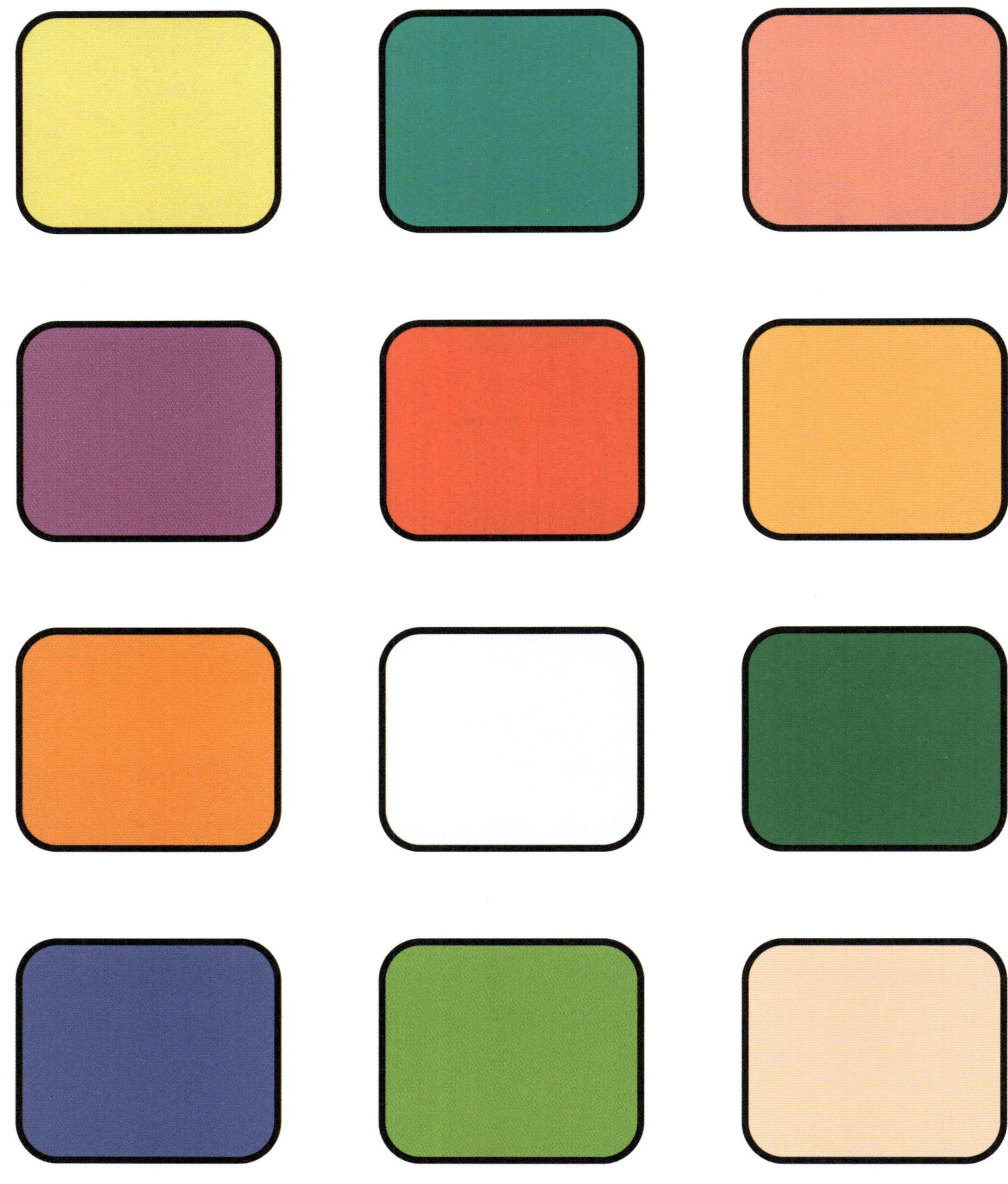

01 │ 색깔 인지하기(2)

초록색이 어디에 있을까요?

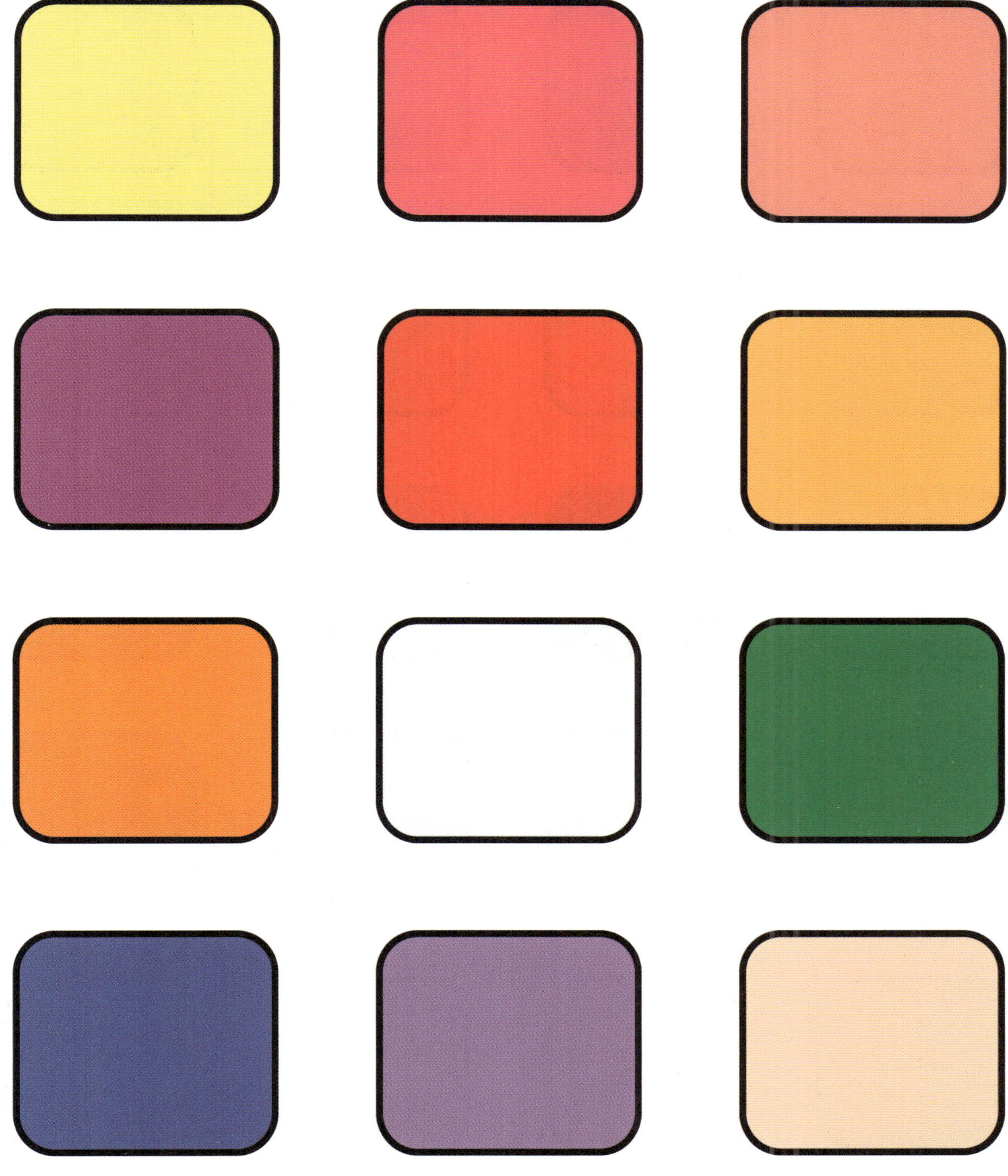

빨간색 이 어디에 있을까요?

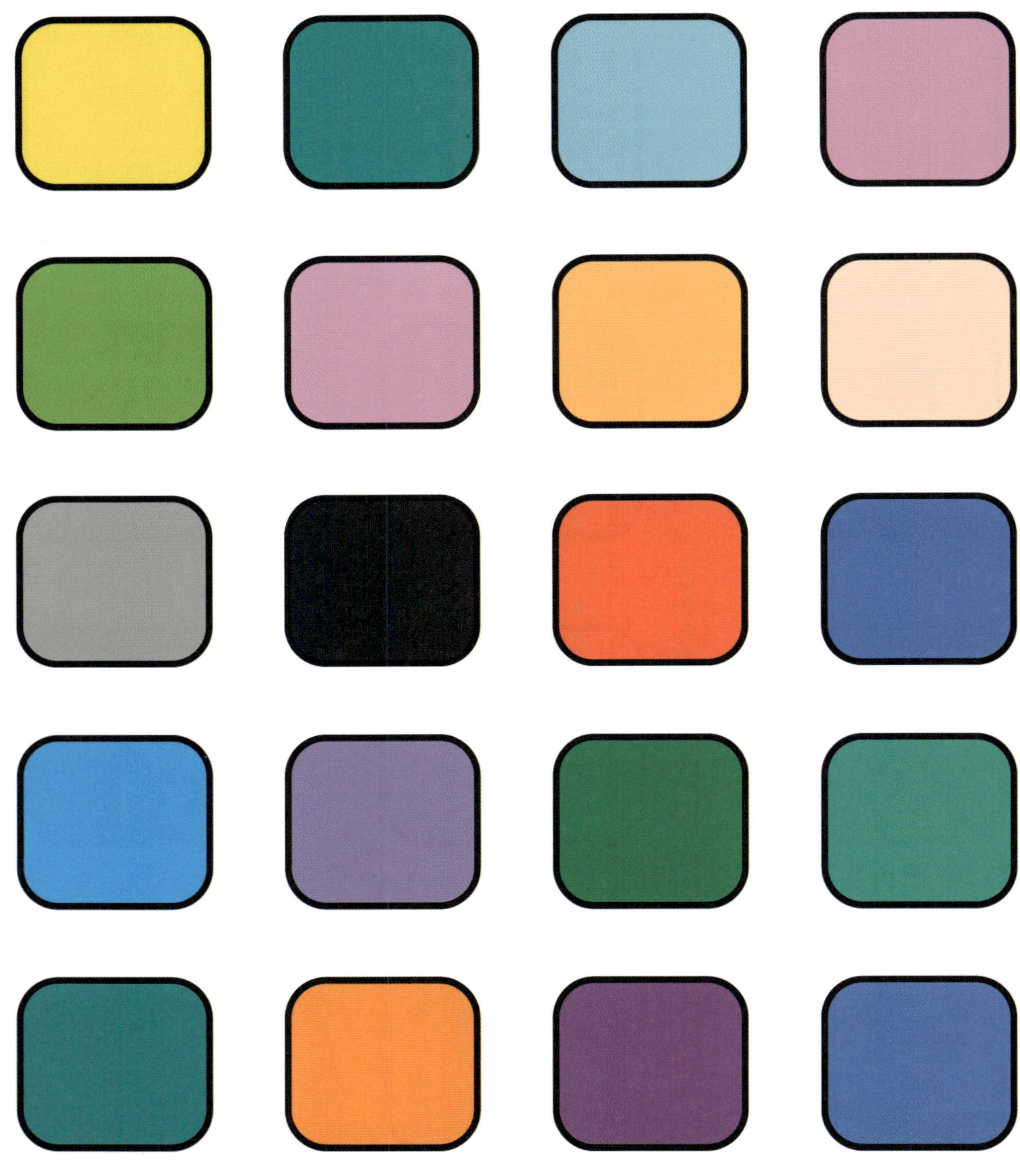

01 색깔 인지하기(4)

노란색이 어디에 있을까요?

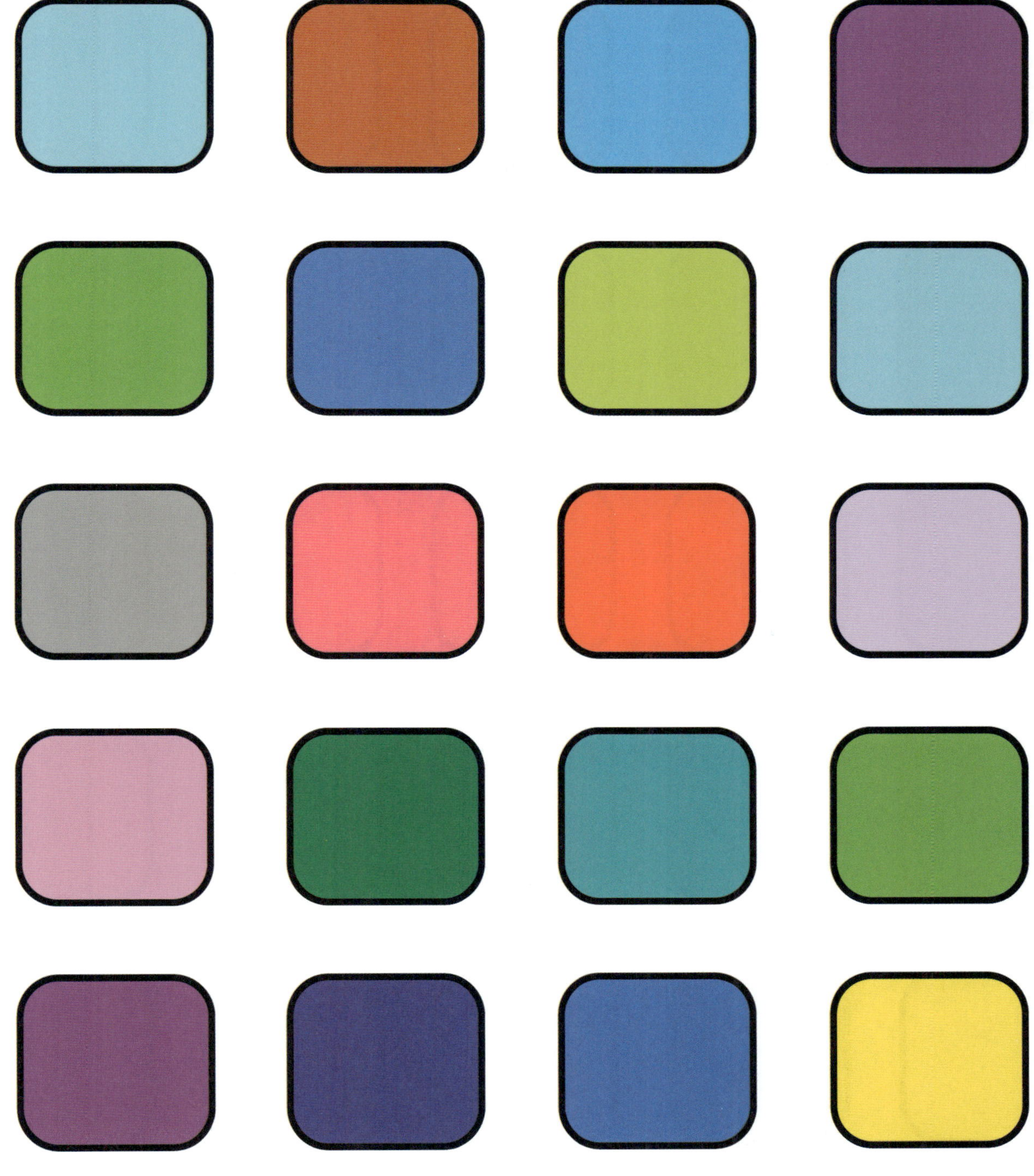

01 | 색깔 인지하기(5)

파란색 이 어디에 있을까요?

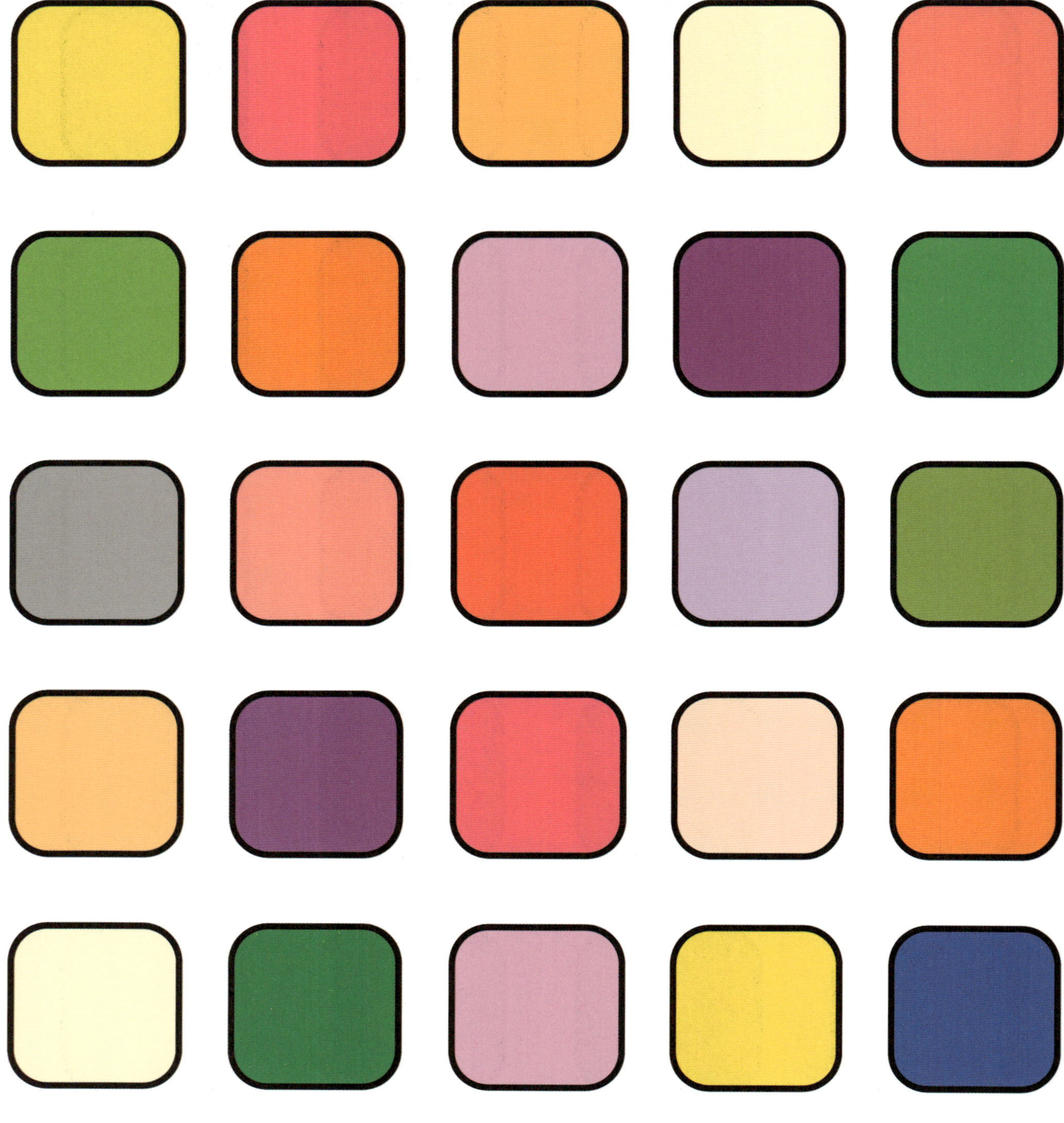

색깔 인지하기(6)

검정색 이 어디에 있을까요?

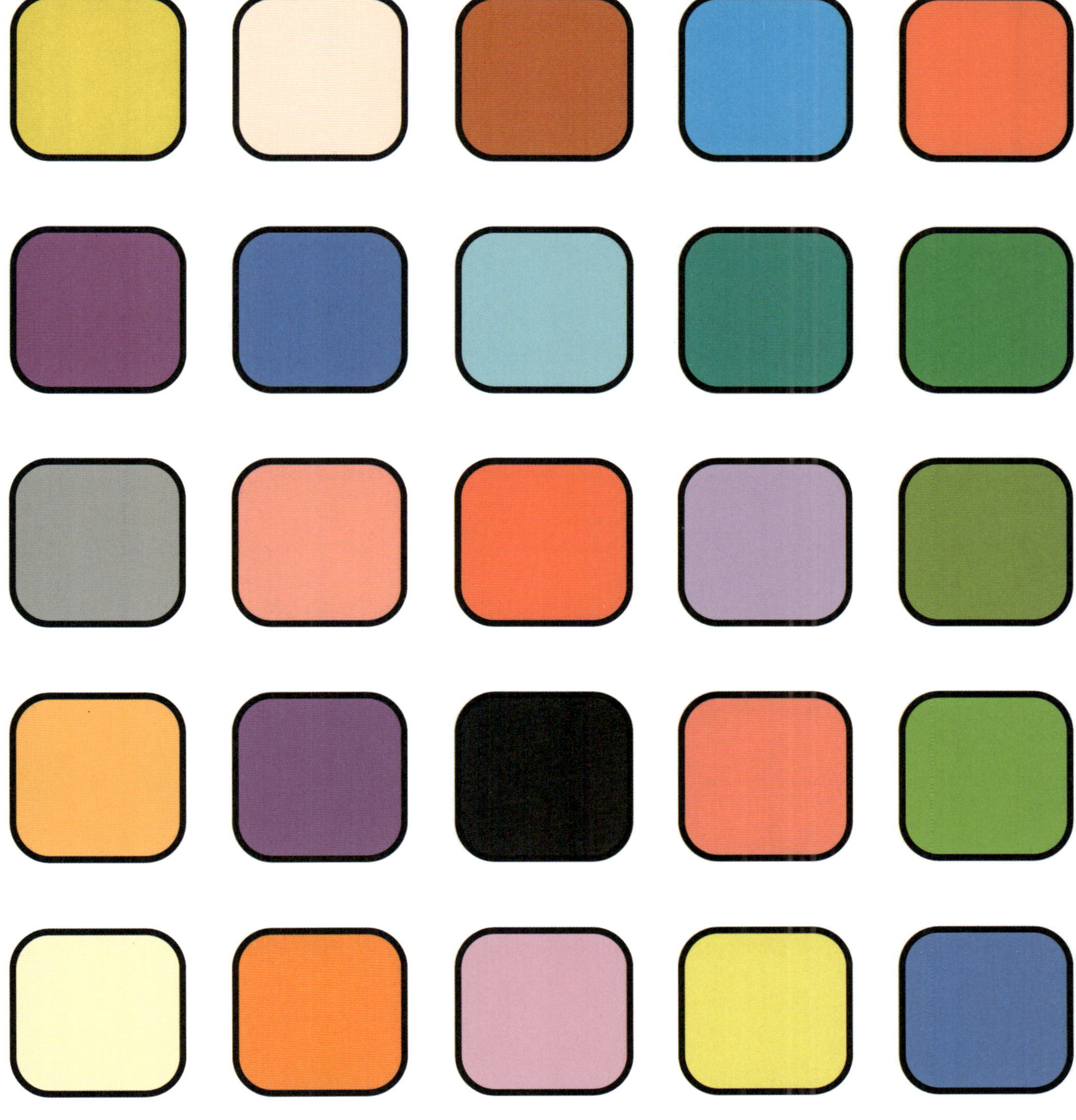

빨간색을 **두 개** 찾아보세요.

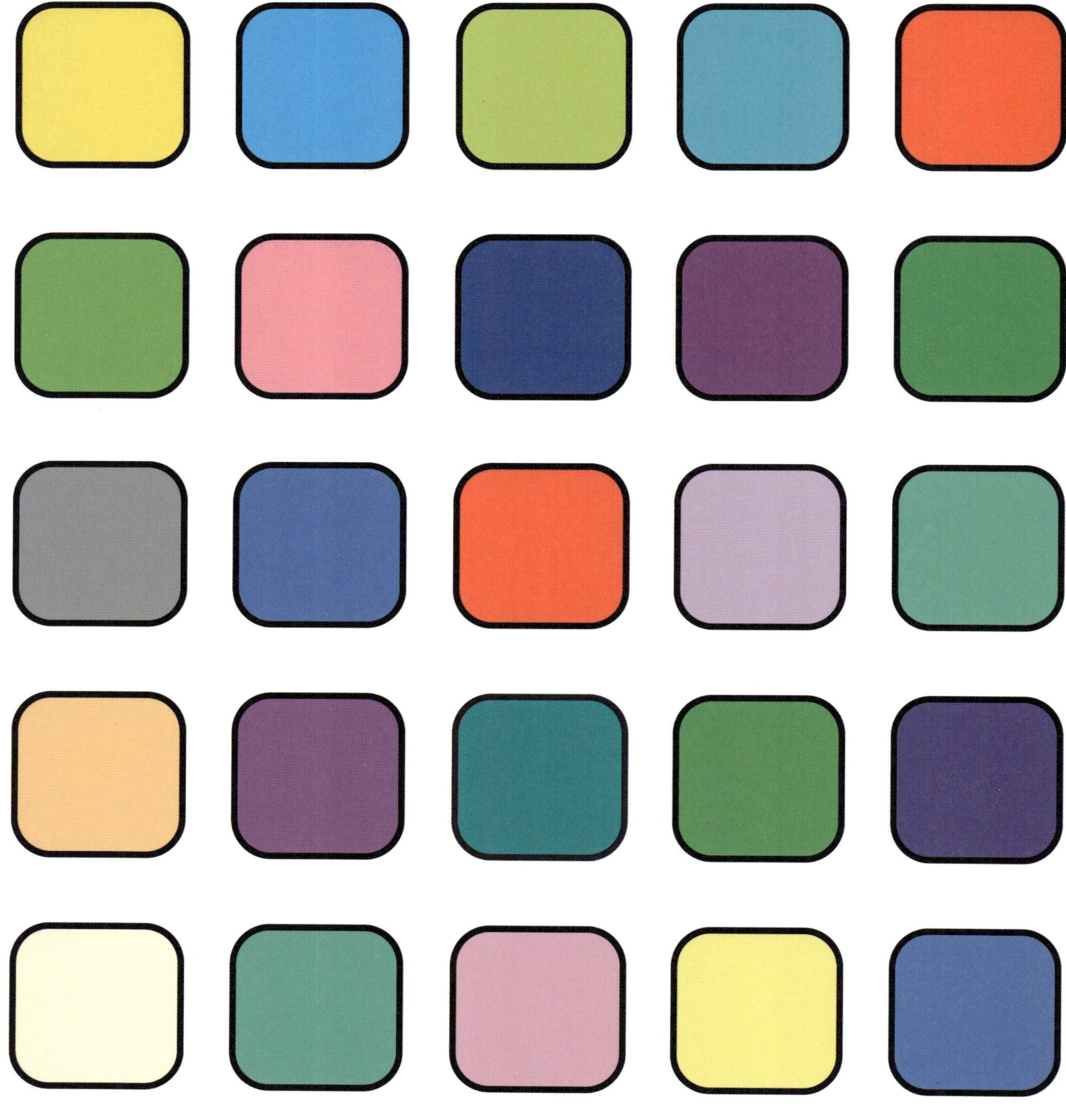

01 색깔 인지하기(8)

파란색 을 **두 개** 찾아보세요.

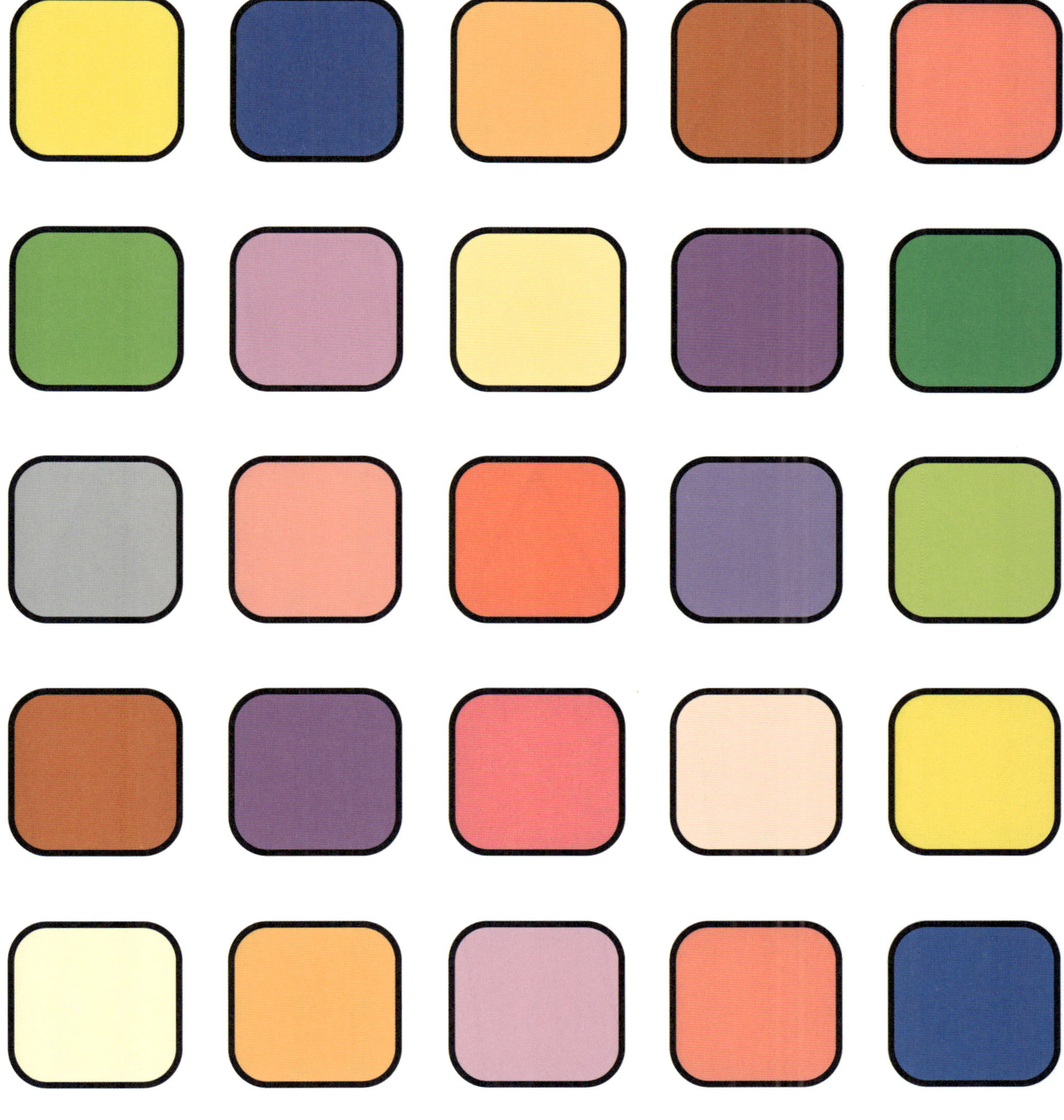

검정색을 두 개 찾아보세요.

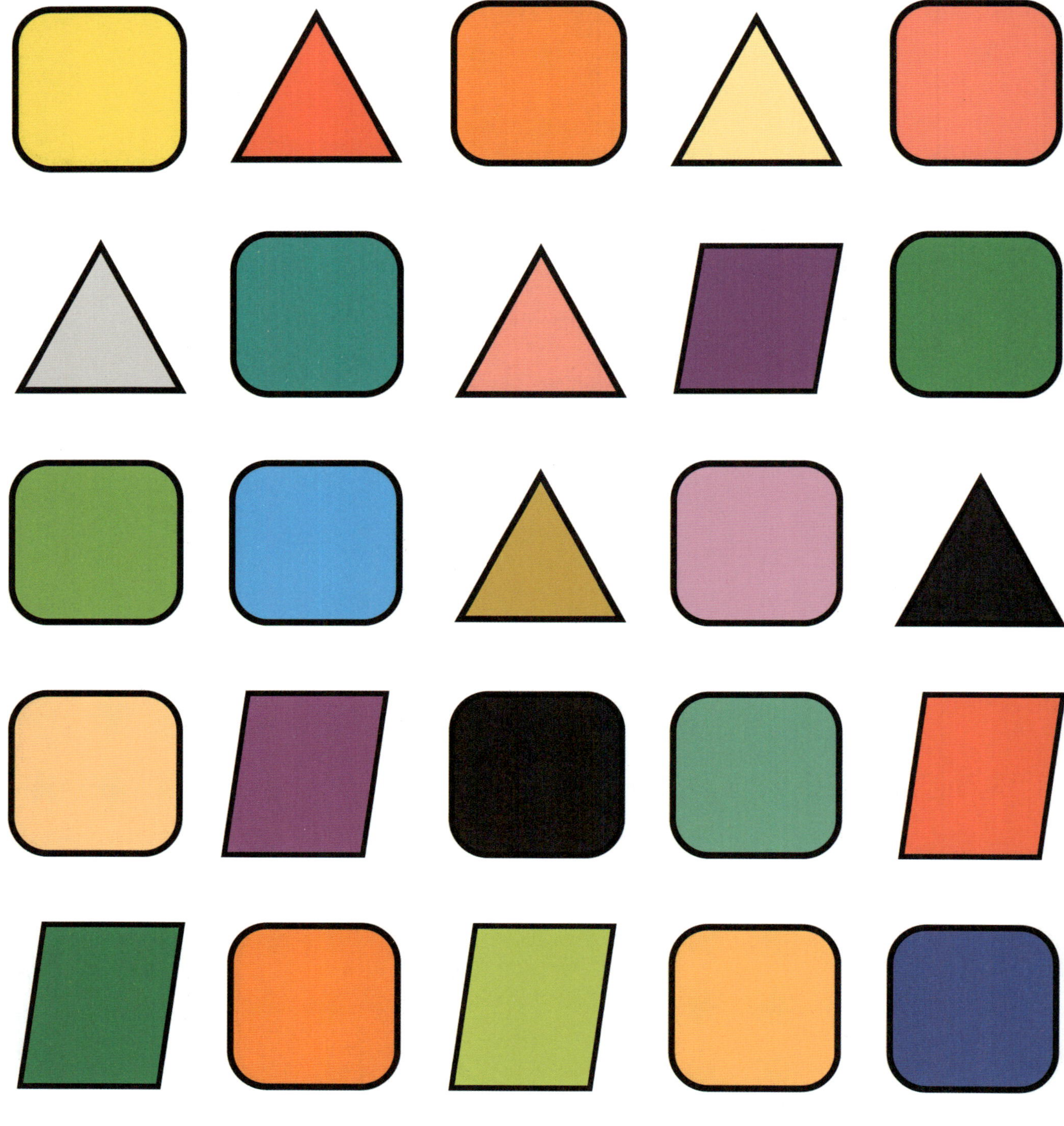

01 | 색깔 인지하기(10)

주황색을 **두 개** 찾아보세요.

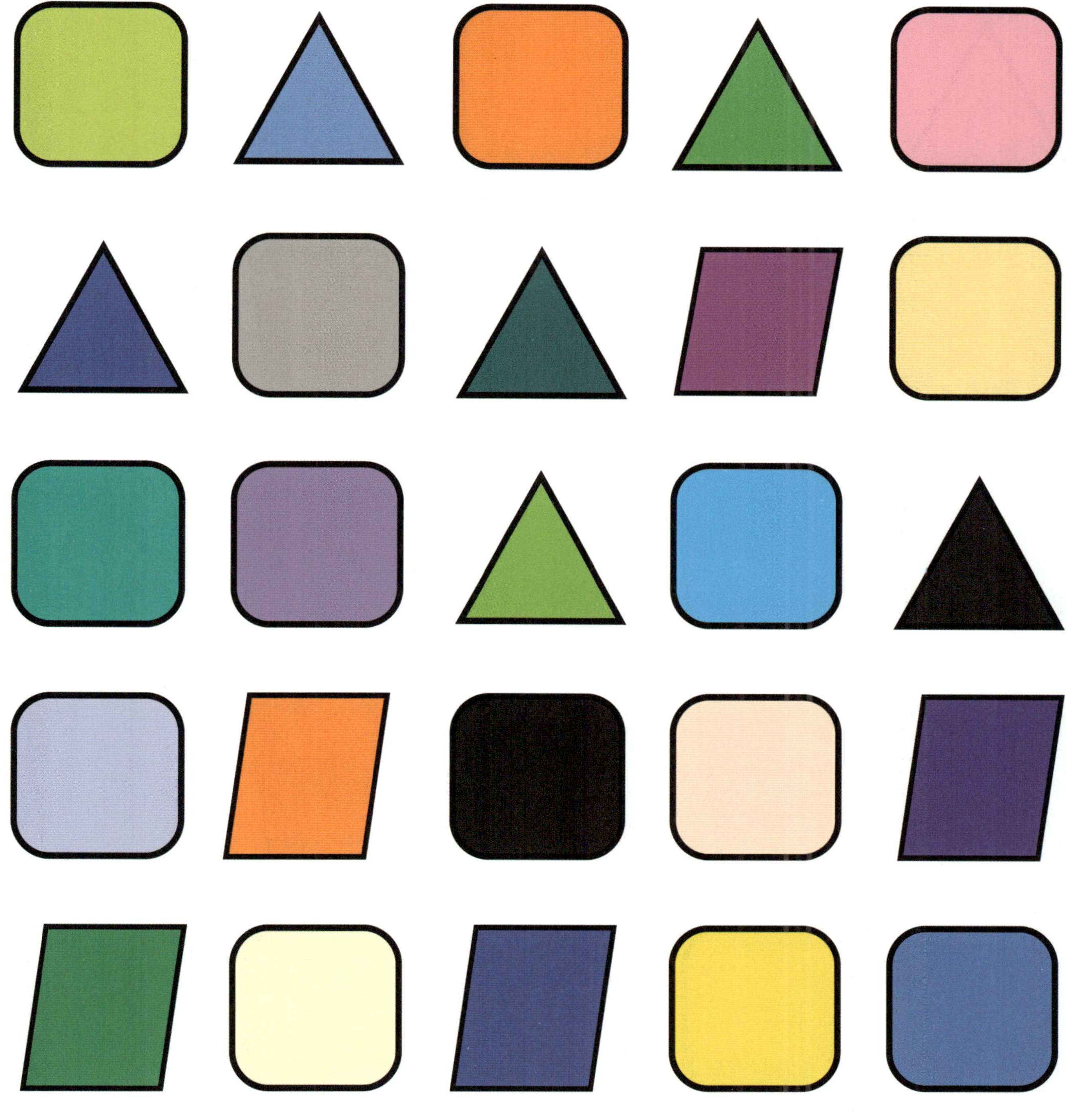

초록색 을 **세 개** 찾아보세요.

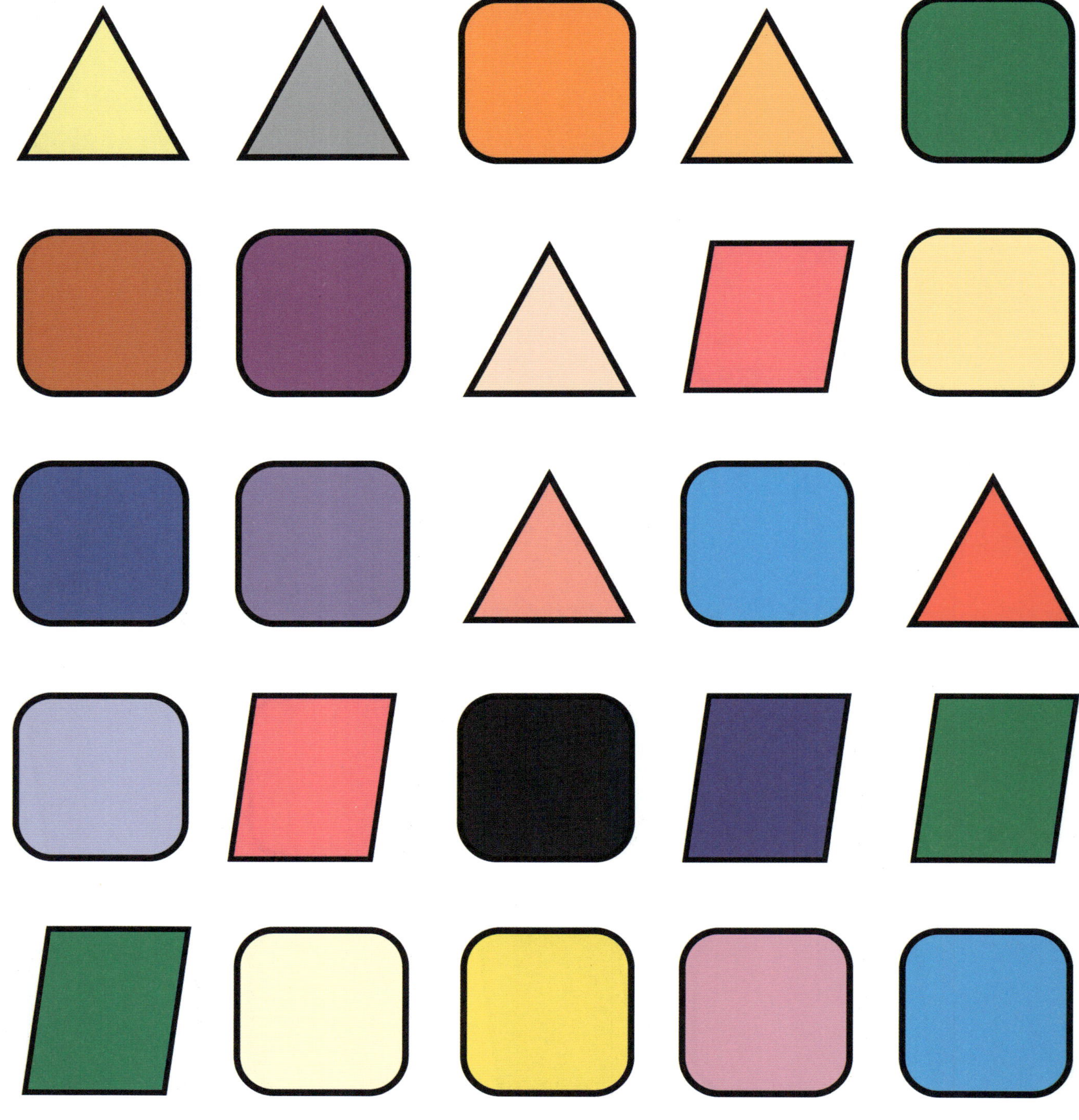

모양 인지하기

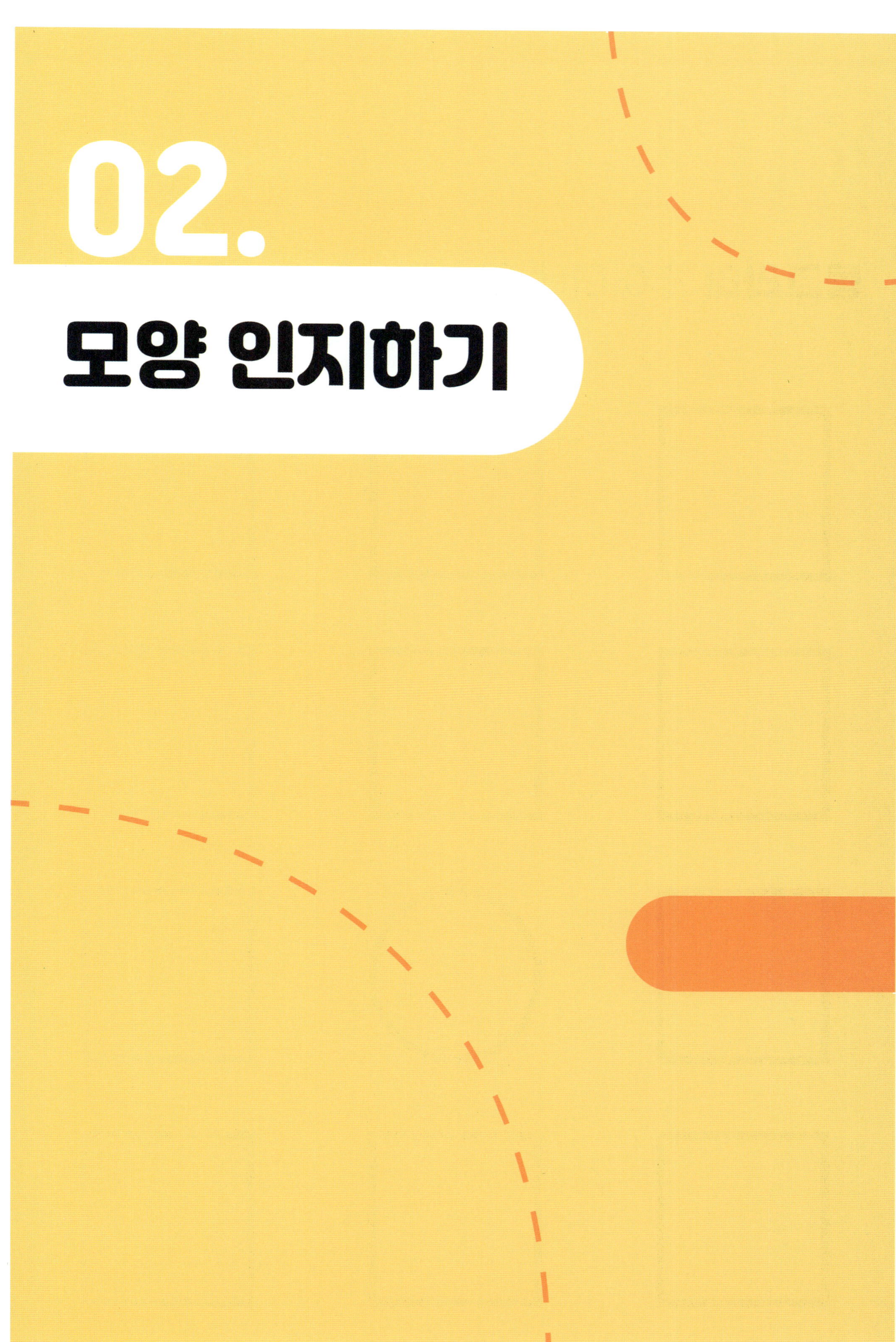

모양 인지하기(1)

동그라미가 어디에 있을까요?

02 | 모양 인지하기(2)

세모가 어디에 있을까요?

네모가 어디에 있을까요?

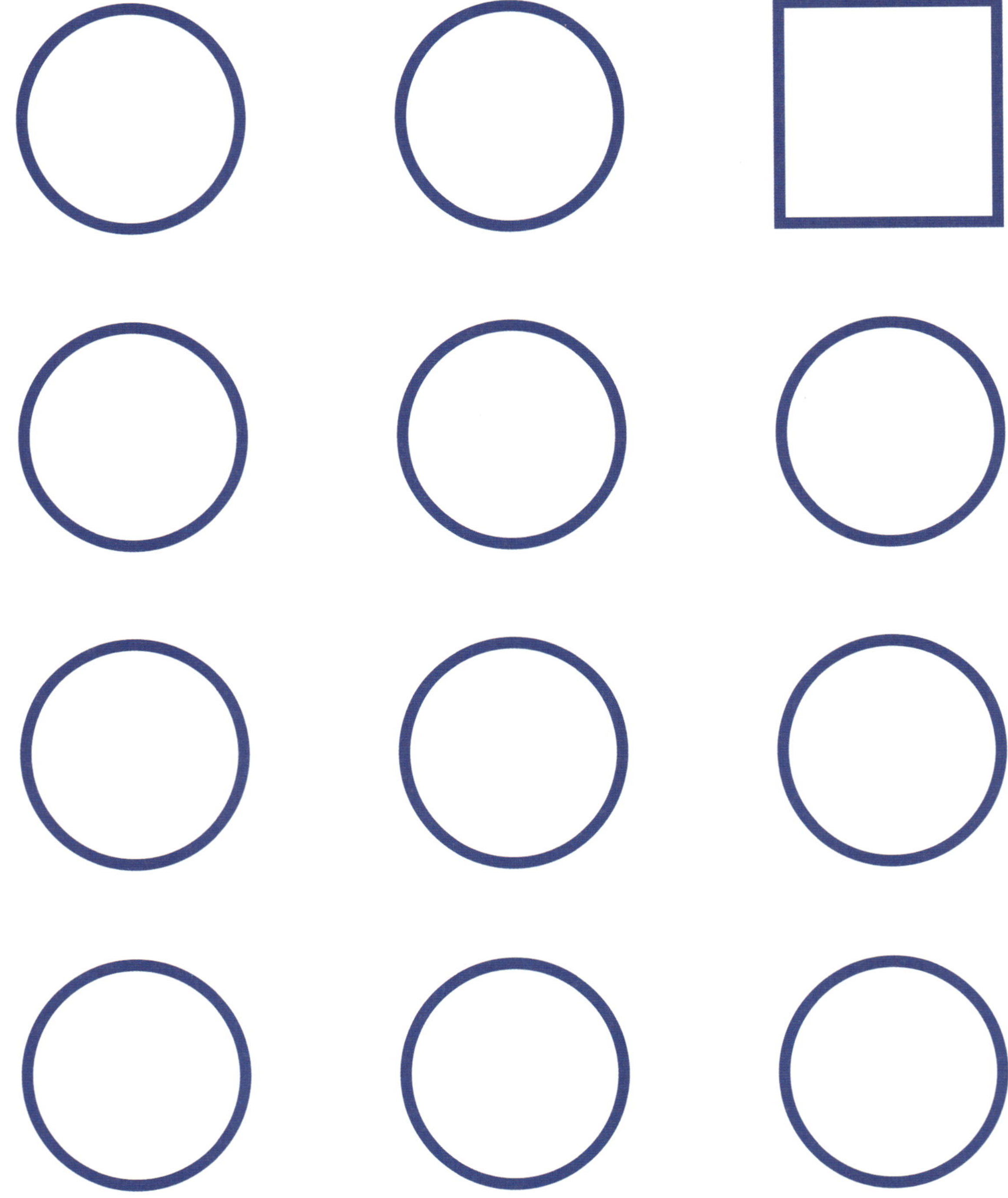

02 | 모양 인지하기(4)

동그라미가 어디에 있을까요?

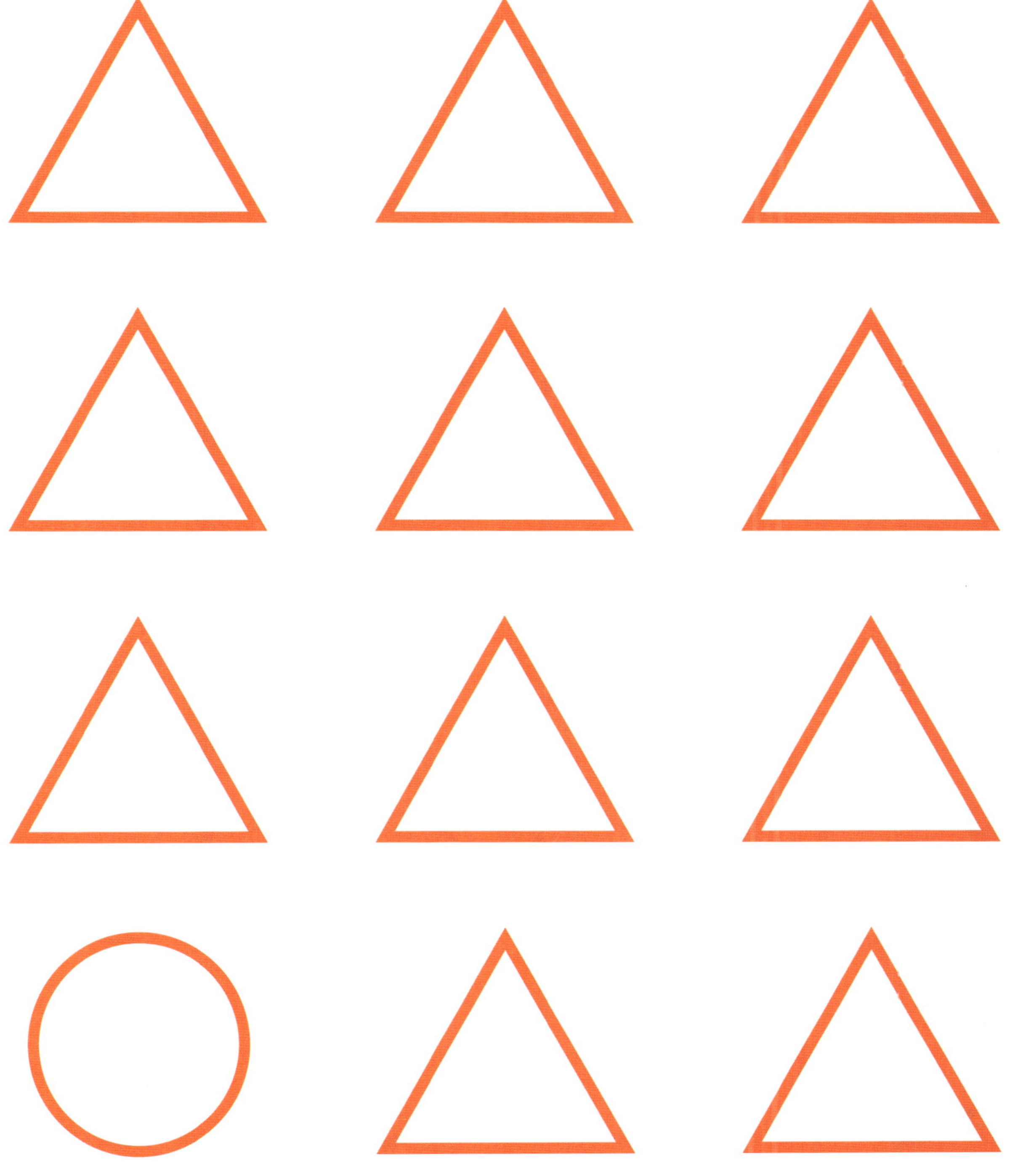

02 | 모양 인지하기(5)

네모가 어디에 있을까요?

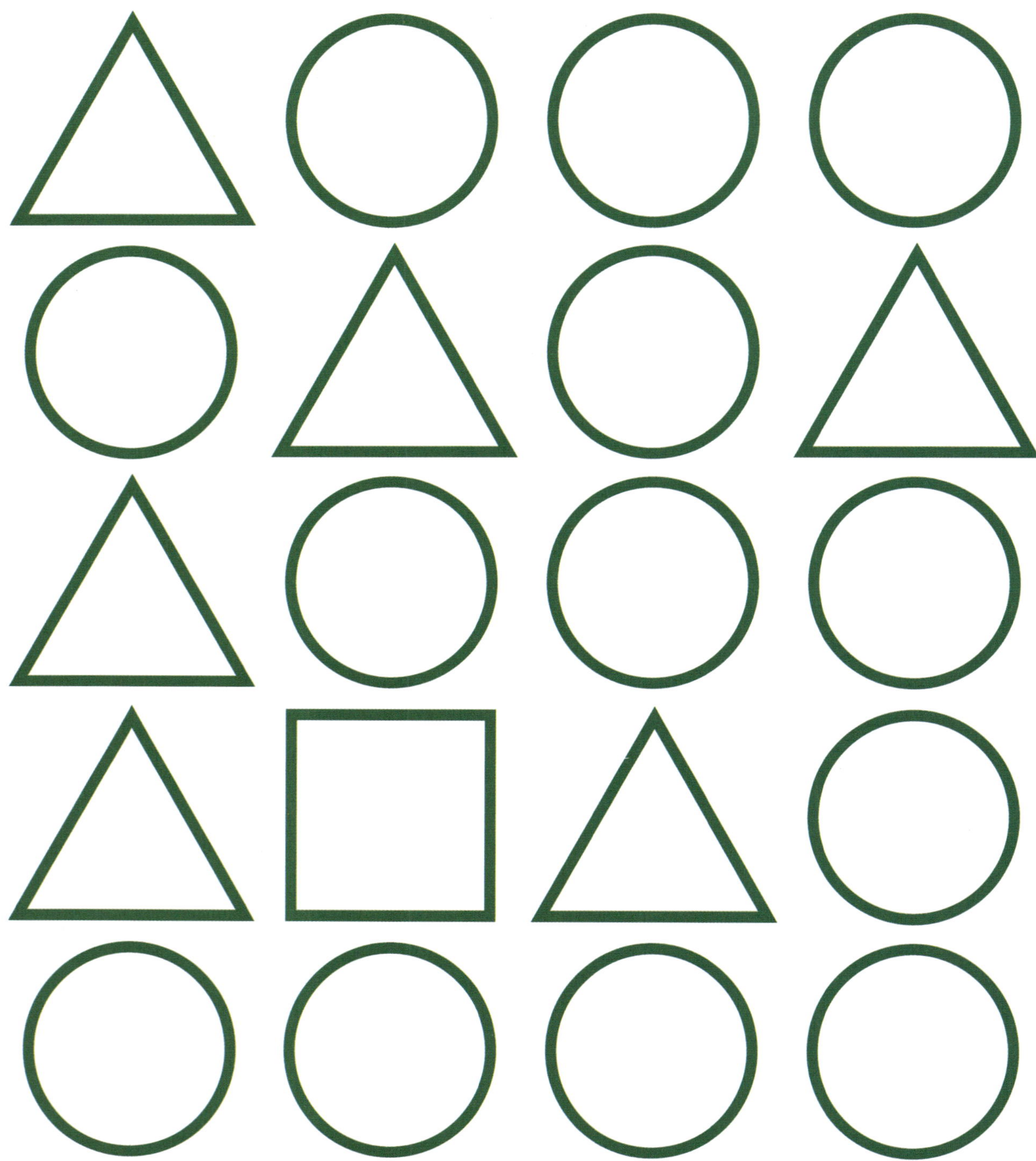

02 | 모양 인지하기(6)

세모가 어디에 있을까요?

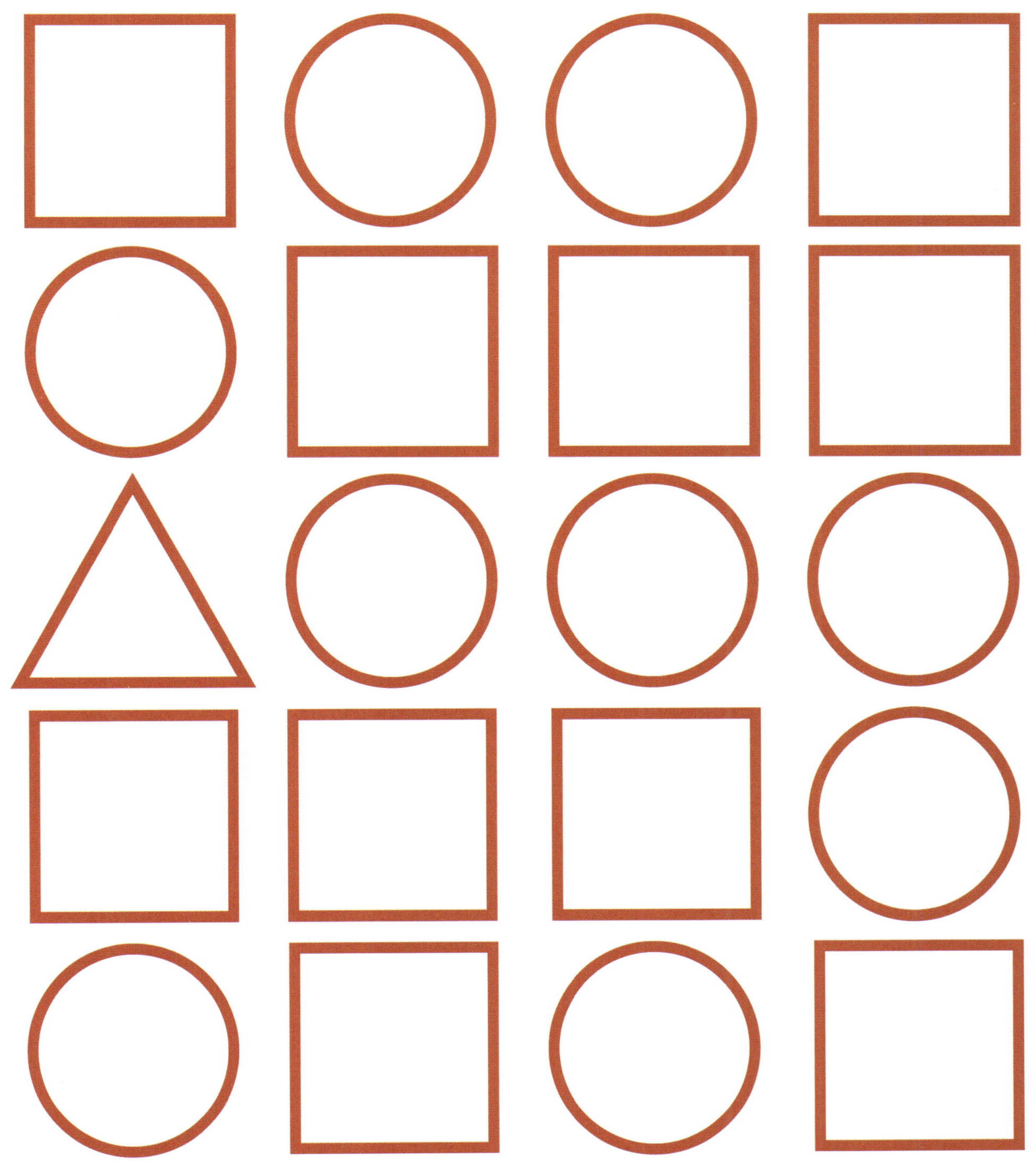

동그라미가 어디에 있을까요?

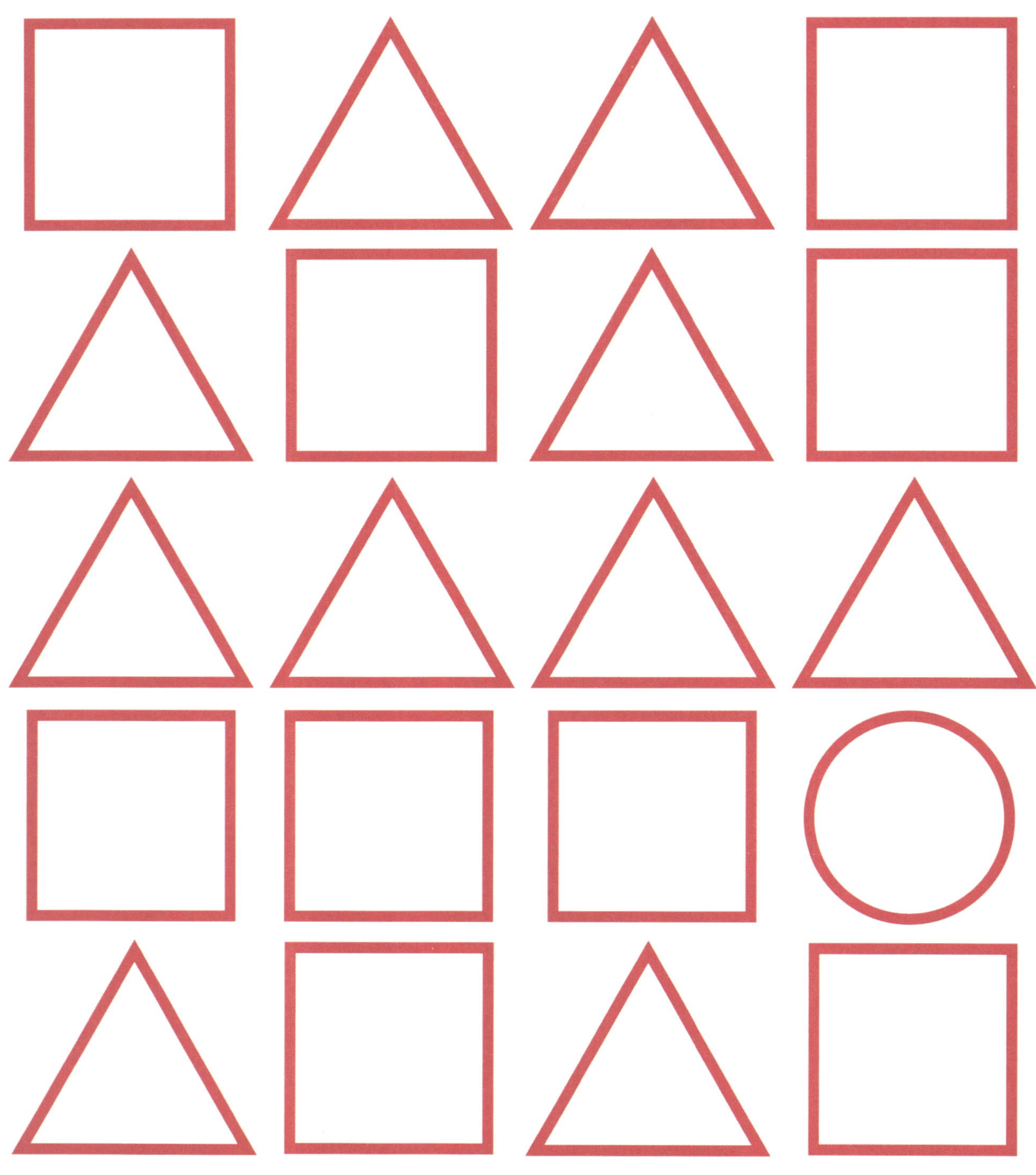

02 | 모양 인지하기(8)

동그라미를 두 개 찾아보세요.

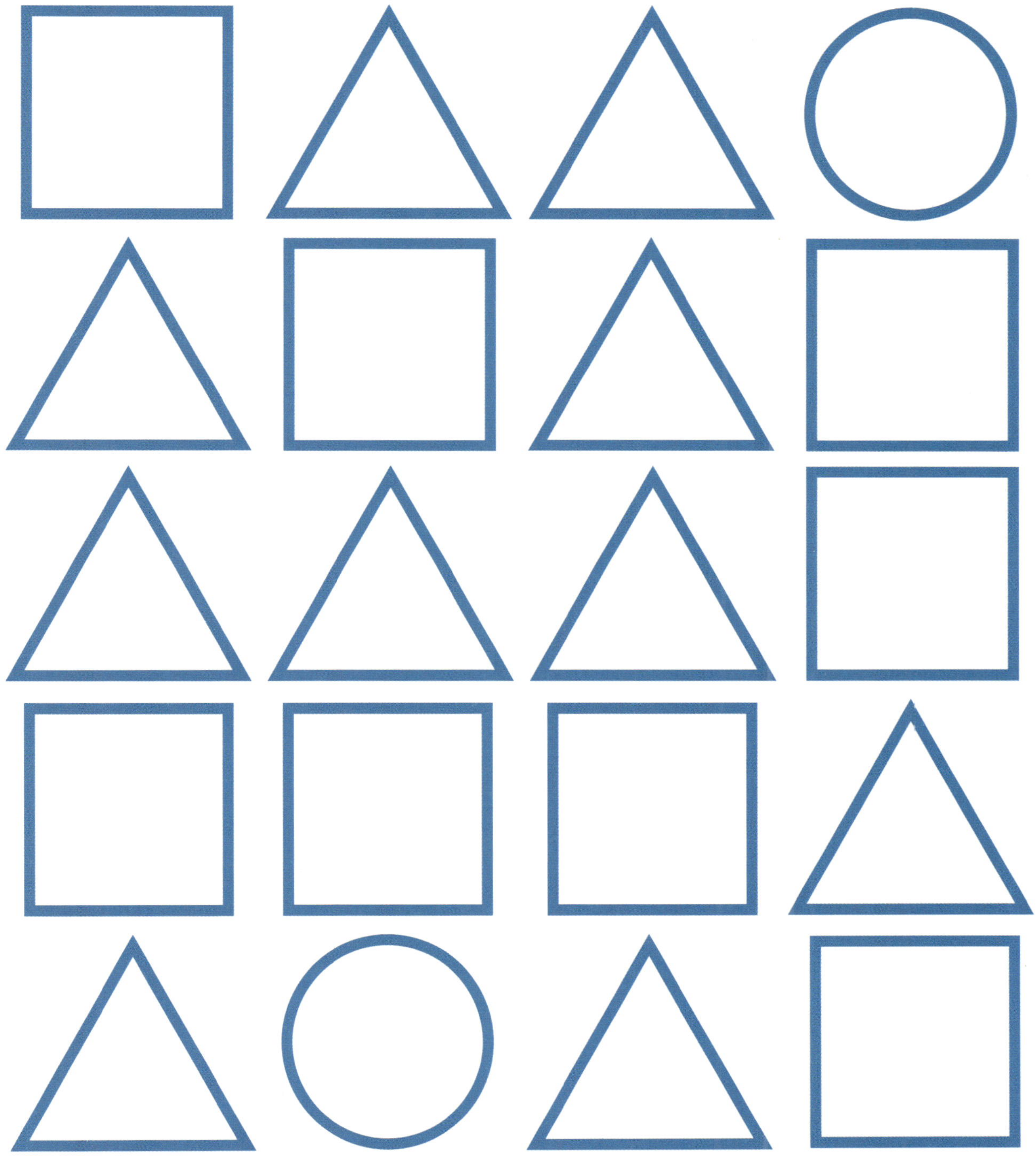

네모를 두 개 찾아보세요.

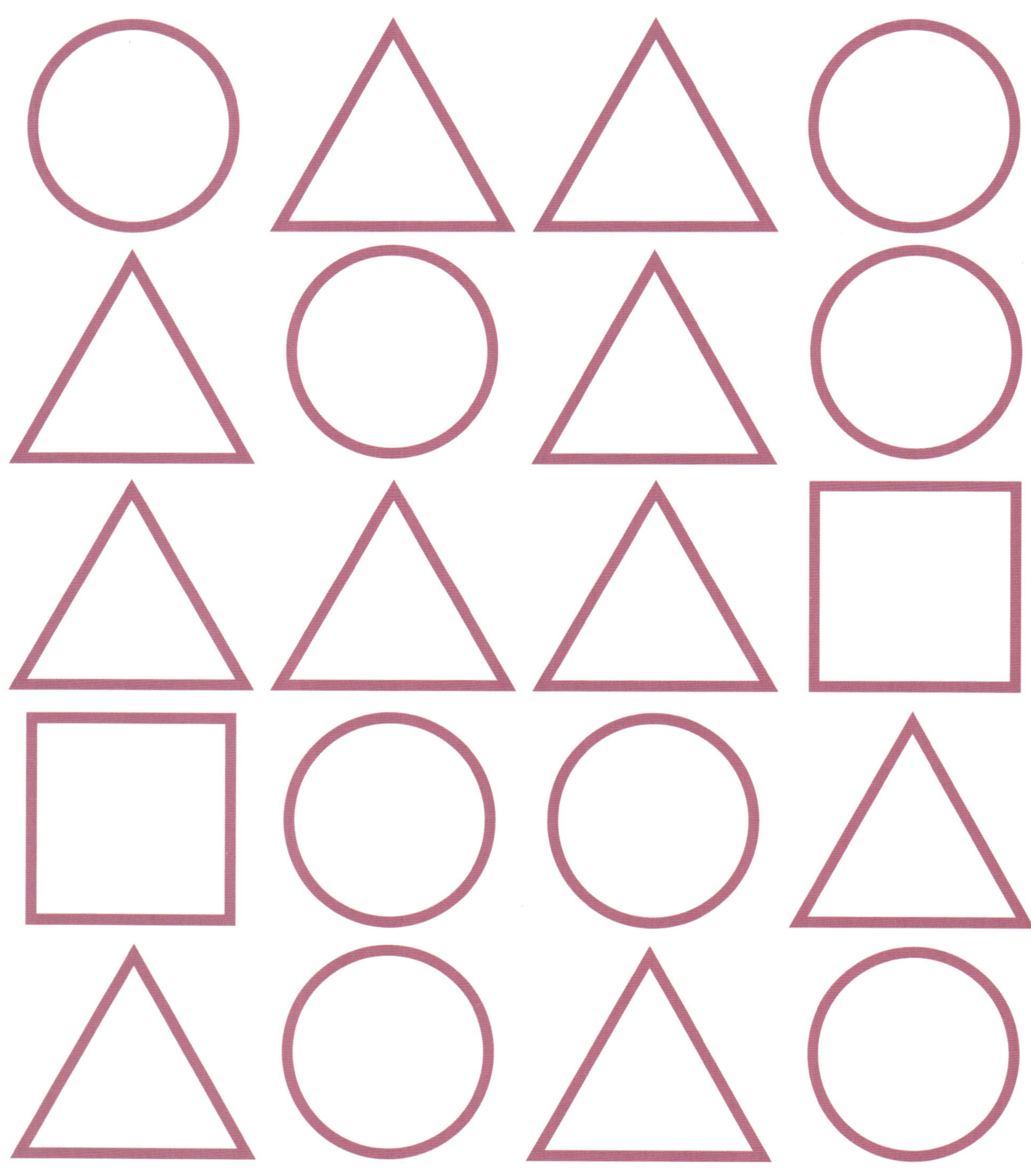

세모를 두 개 찾아보세요.

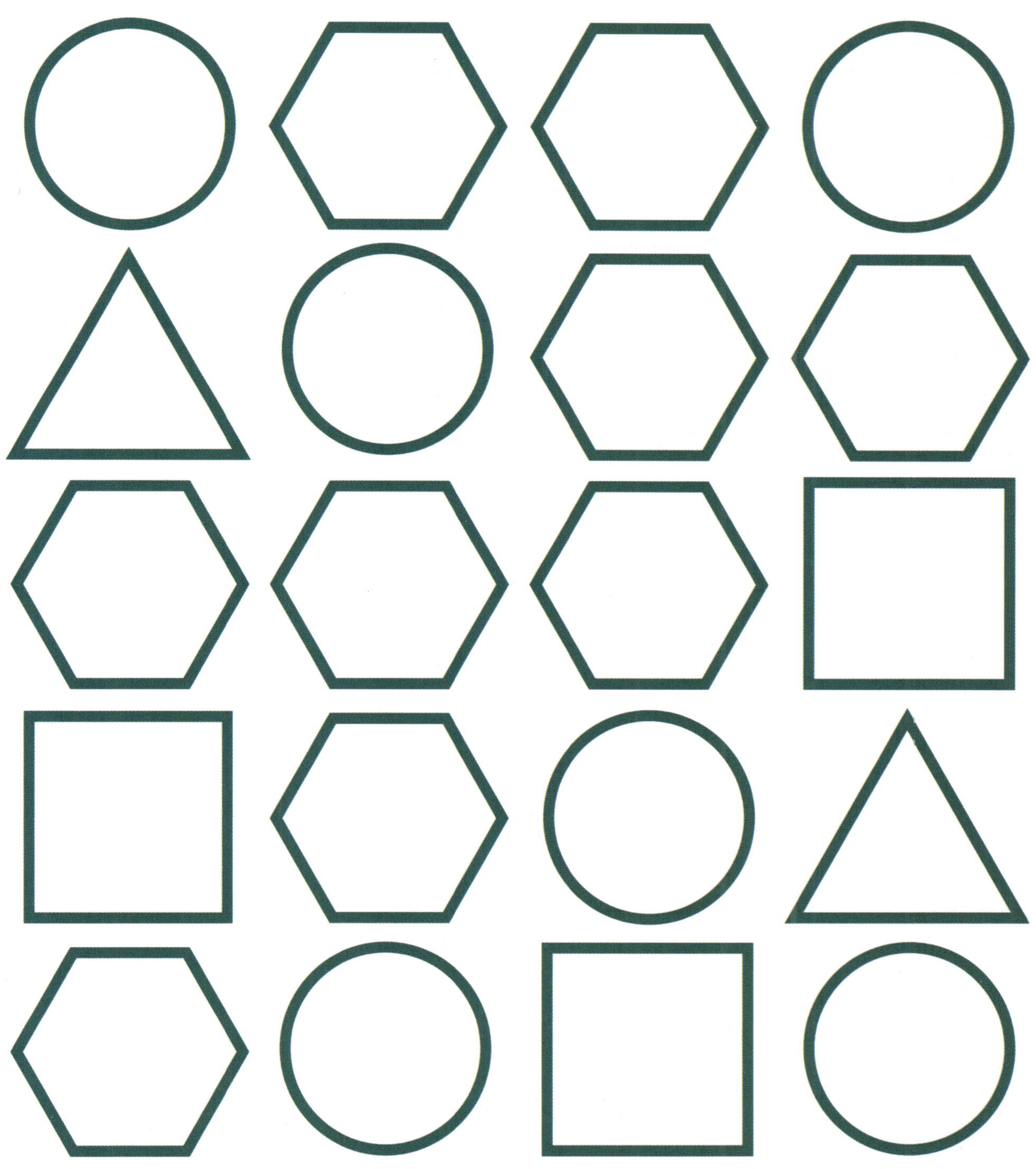

02 모양 인지하기(11)

동그라미를 두 개 찾아보세요.

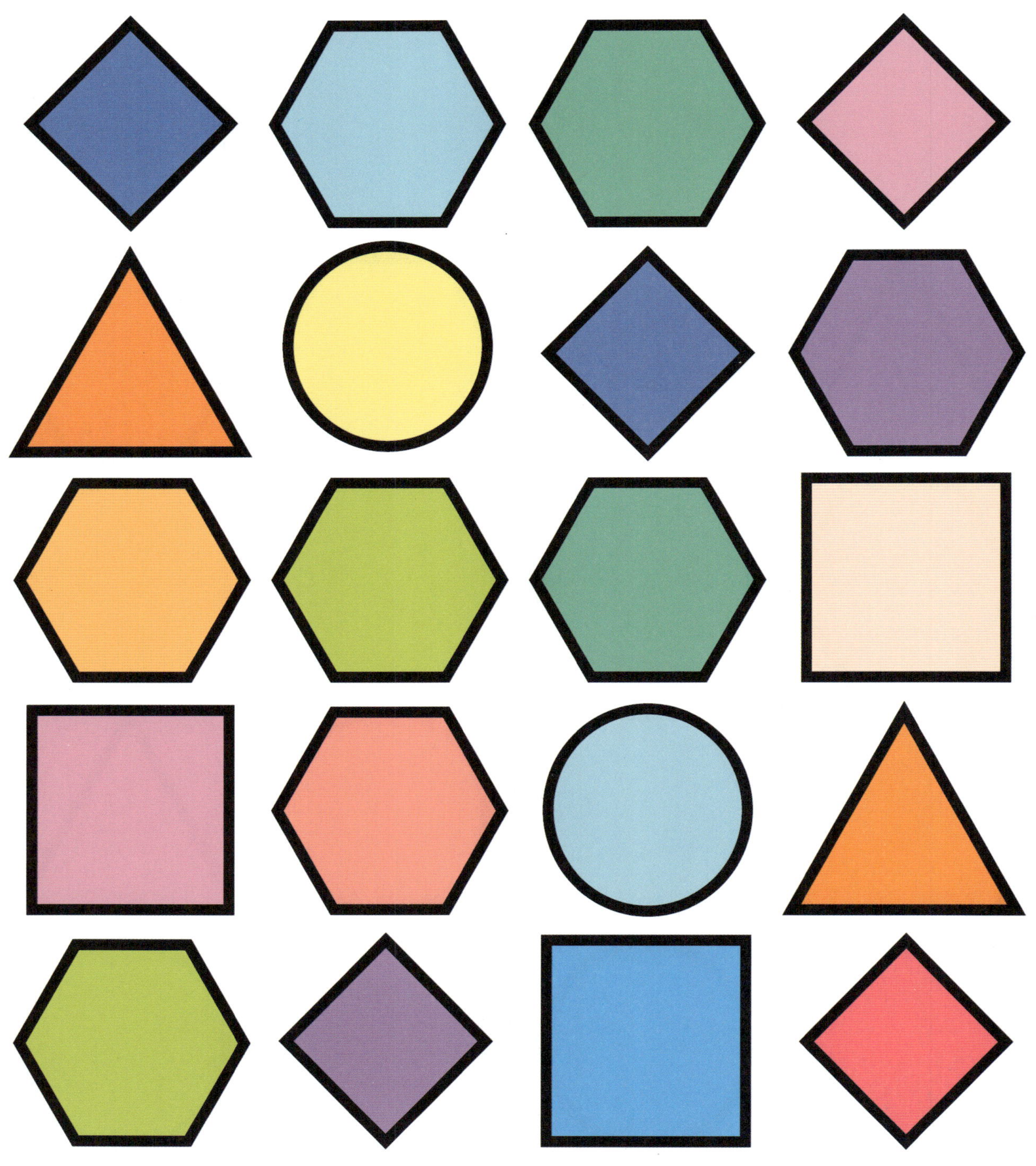

02 | 모양 인지하기(12)

네모를 두 개 찾아보세요.

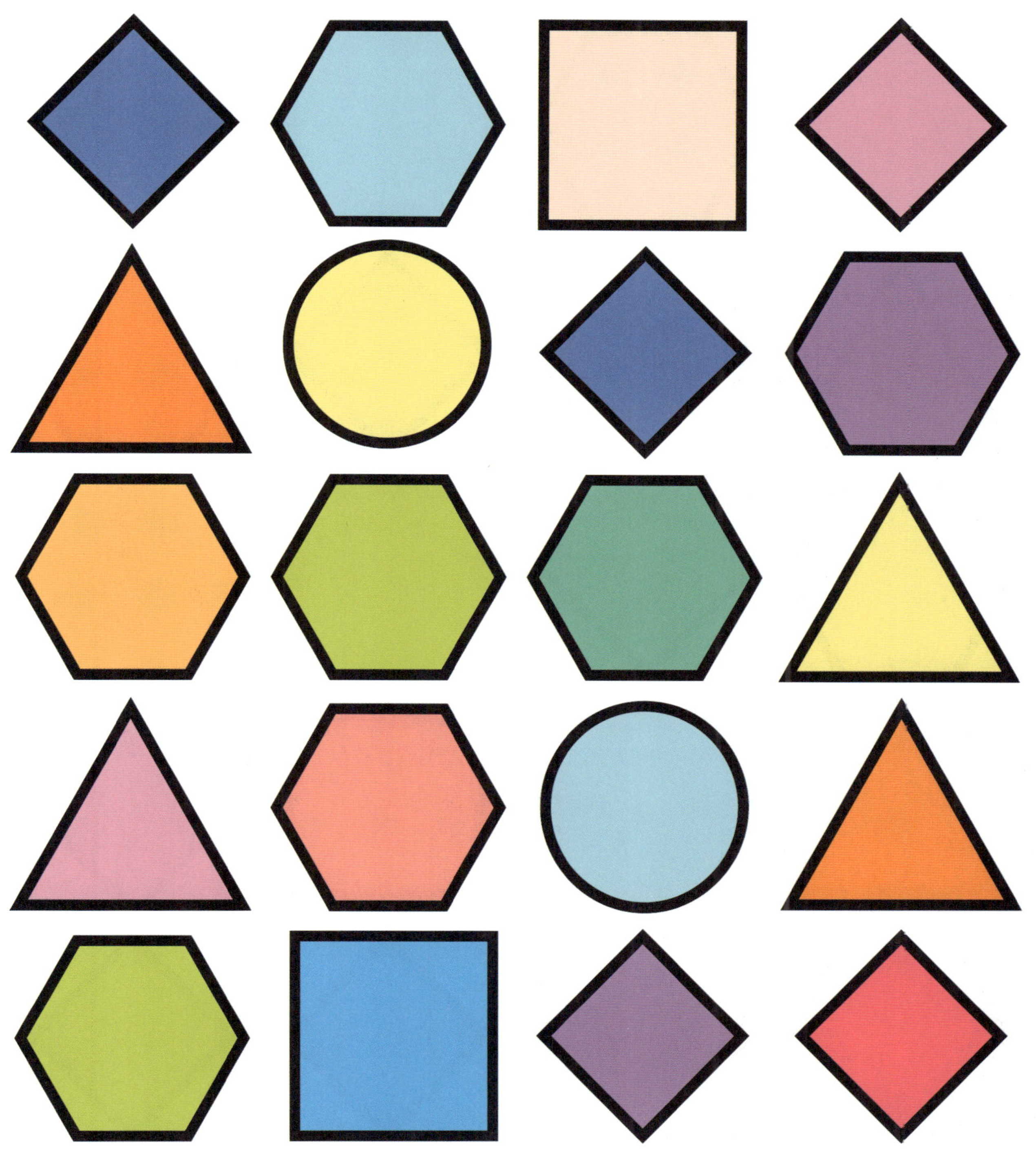

모양 인지하기(13)

하트를 두 개 찾아보세요.

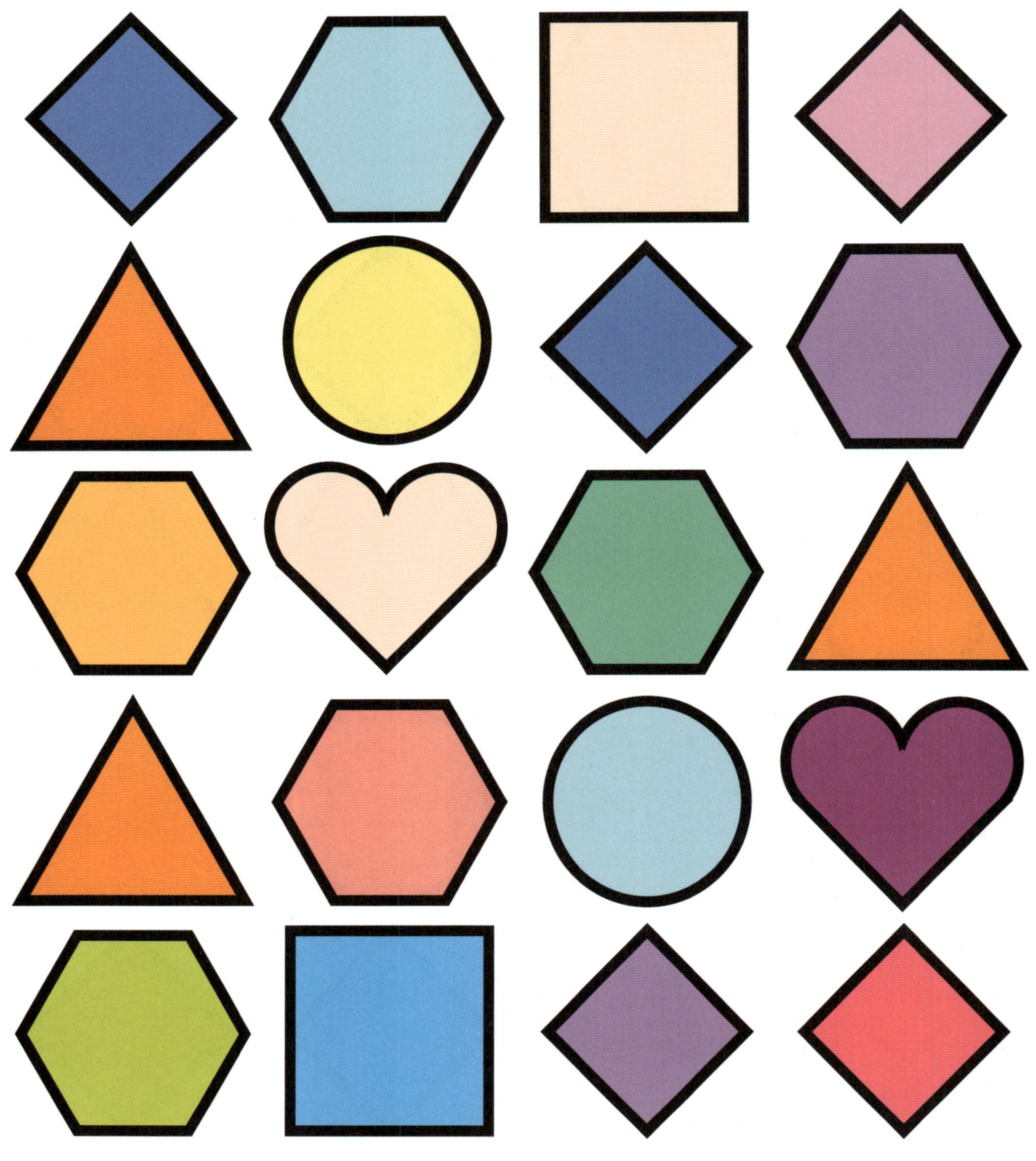

03.
색깔 및 모양 인지하기

노란색 동그라미는 어디에 있을까요?

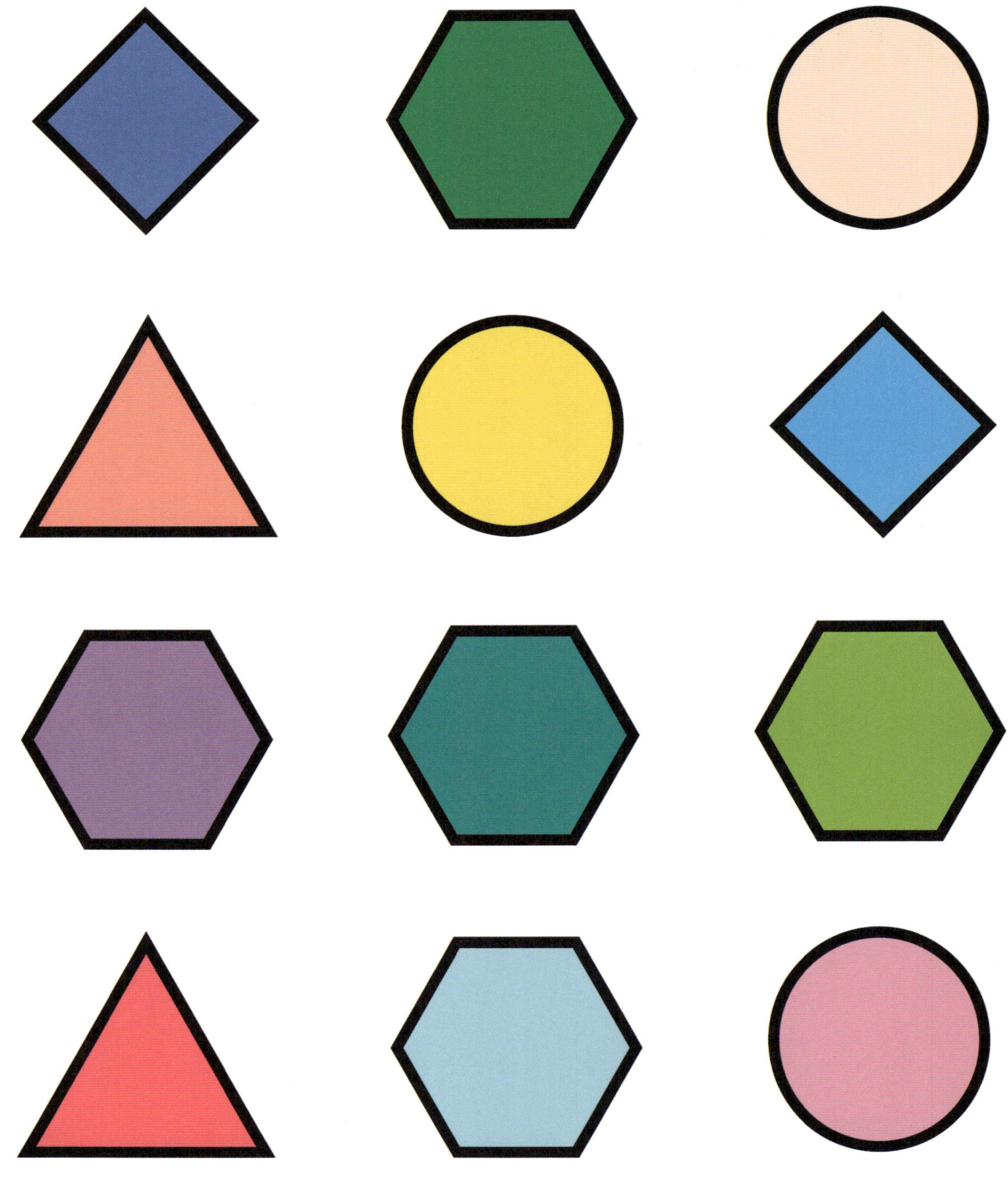

03 | 색깔 및 모양 인지하기(2)

빨간색 네모는 어디에 있을까요?

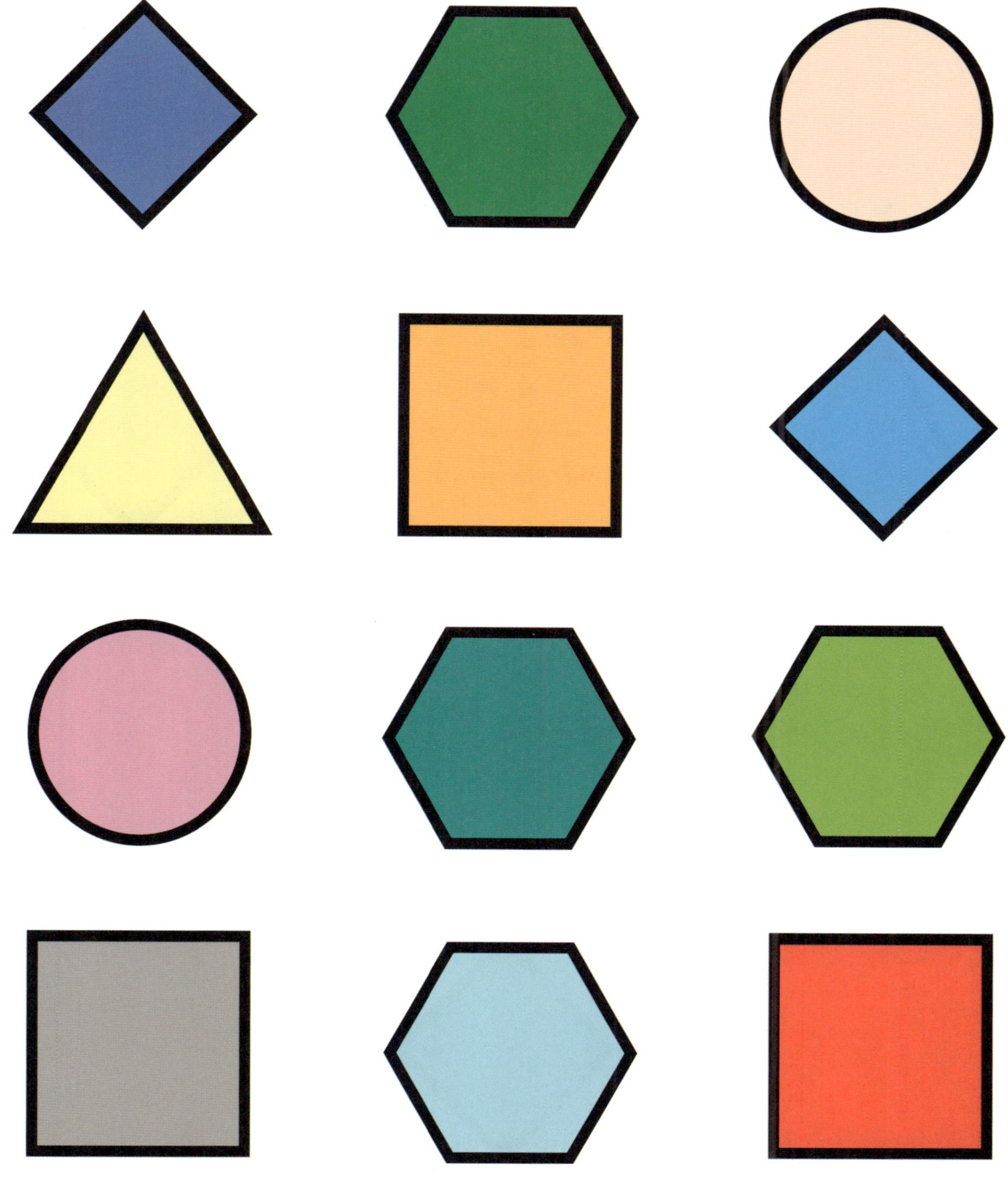

파란색 세모는 어디에 있을까요?

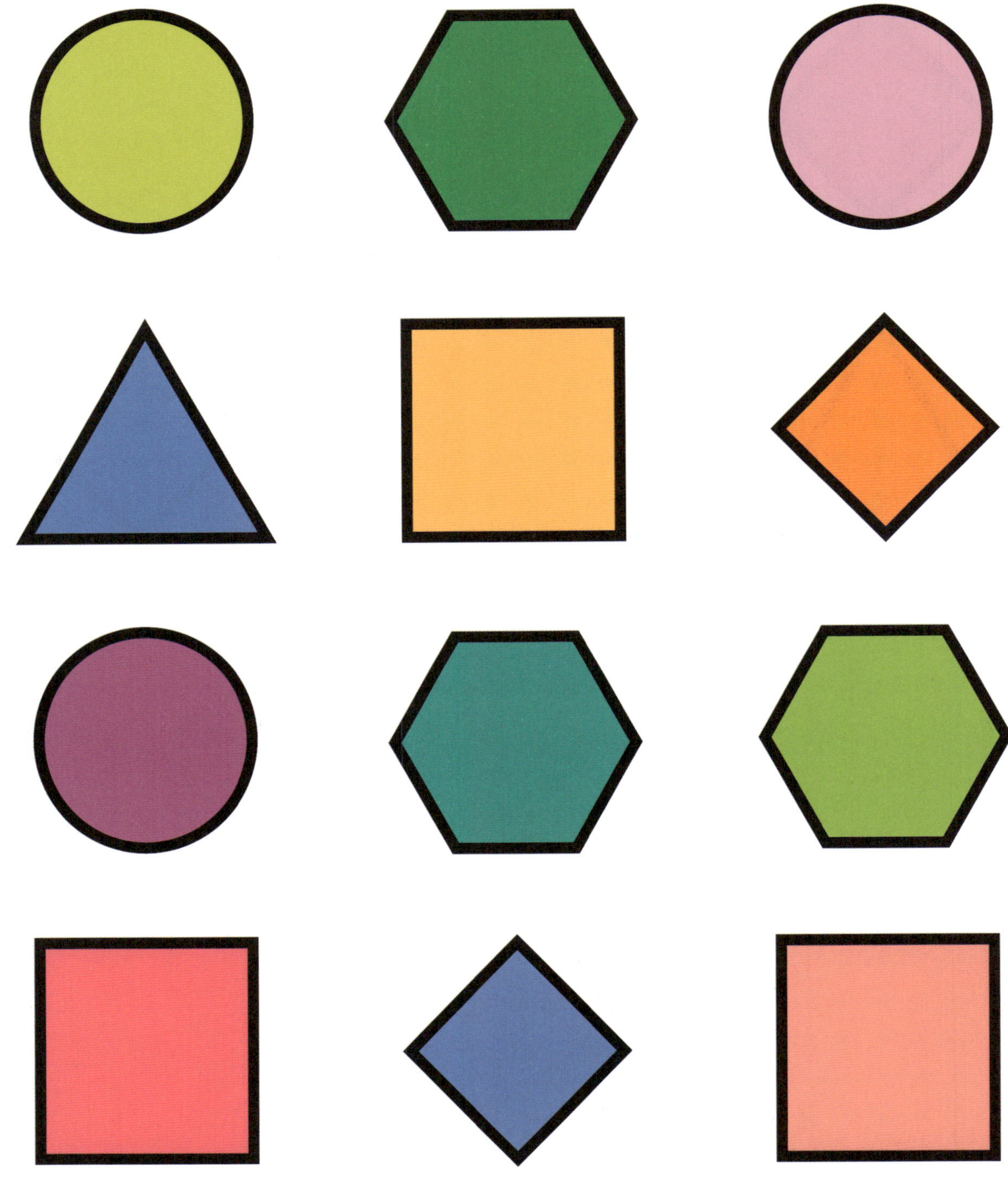

03 | 색깔 및 모양 인지하기(4)

검정색 네모는 어디에 있을까요?

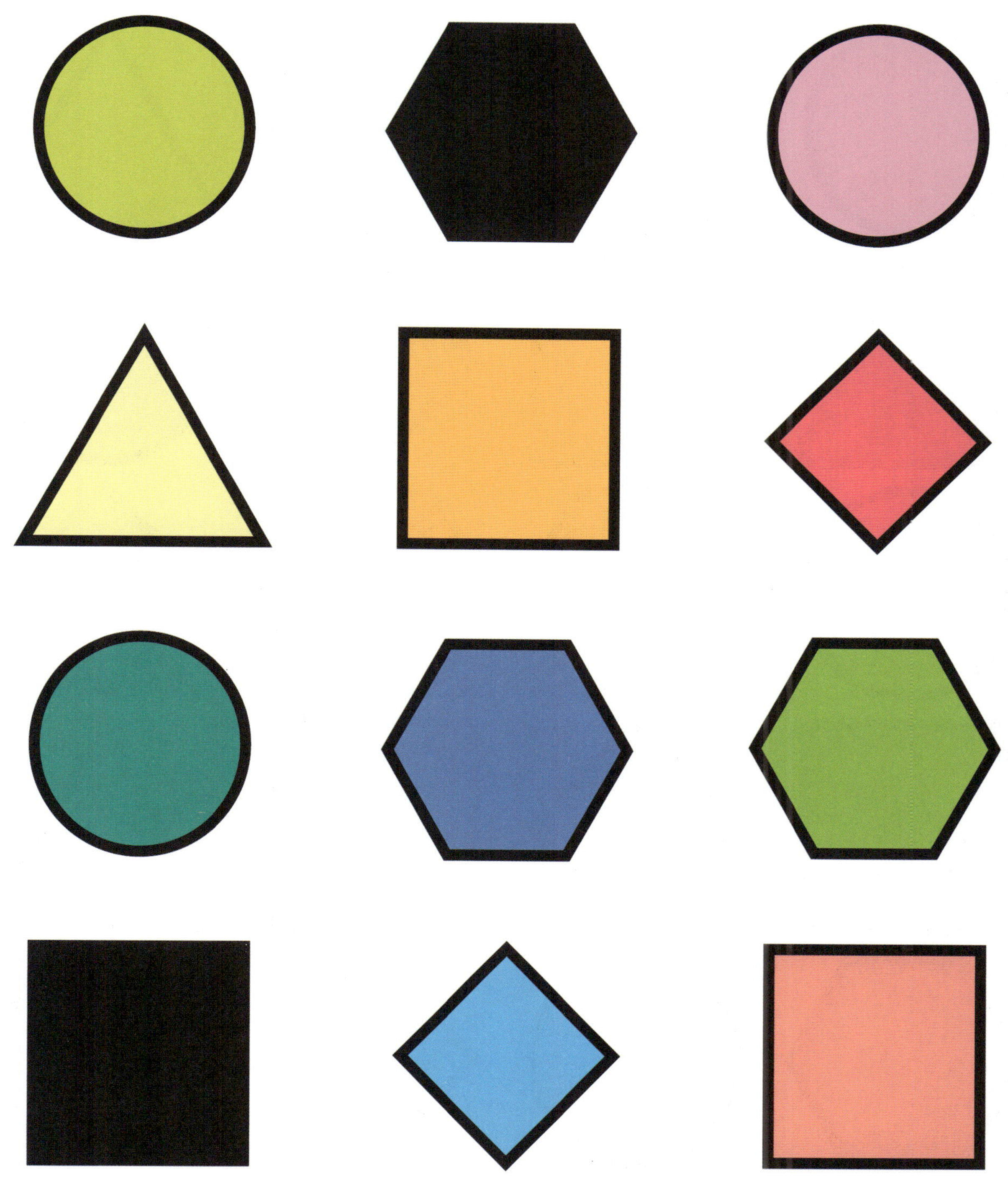

분홍색(핑크색) 세모는 어디에 있을까요?

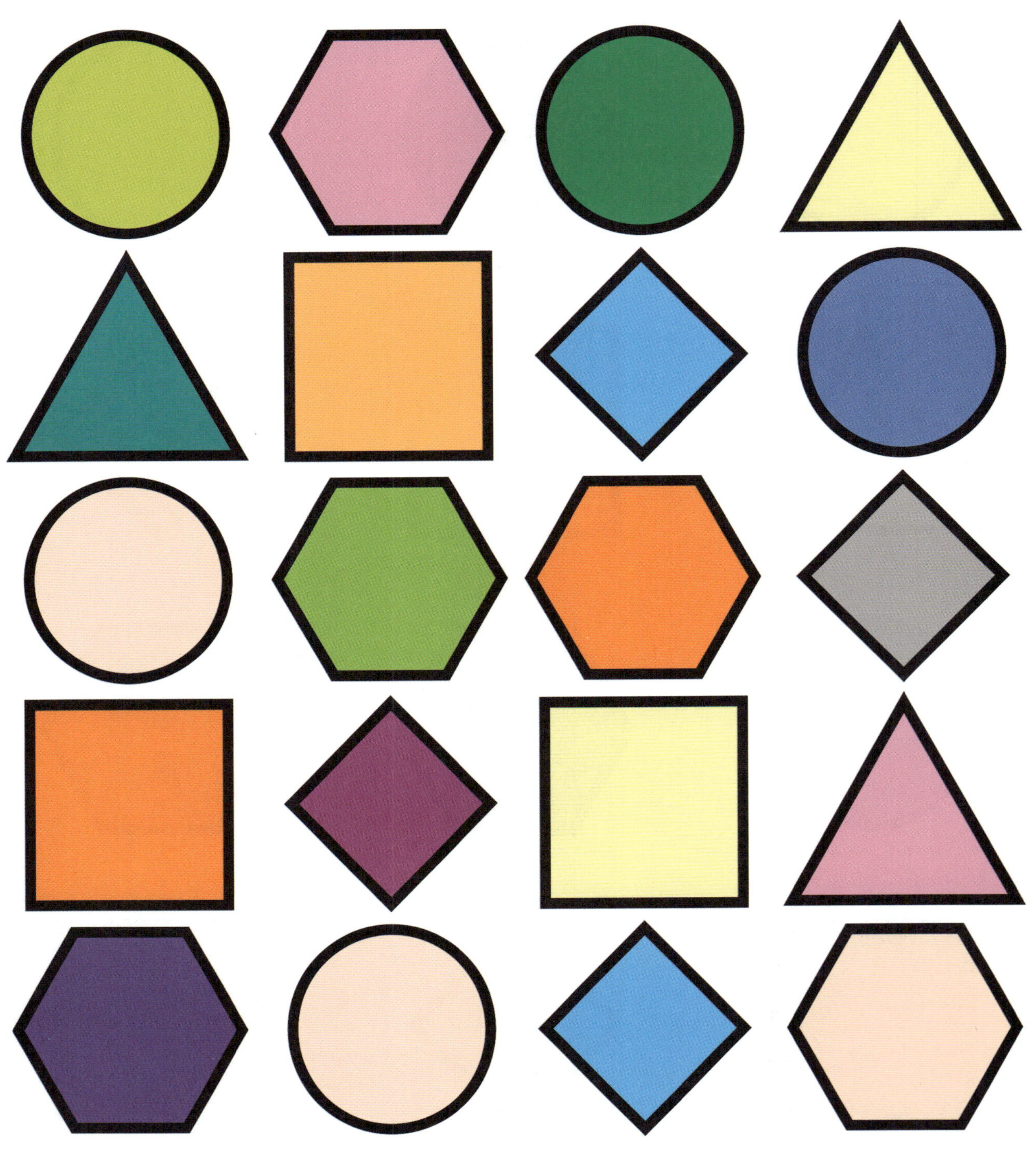

03 | 색깔 및 모양 인지하기(6)

주황색 동그라미는 어디에 있을까요?

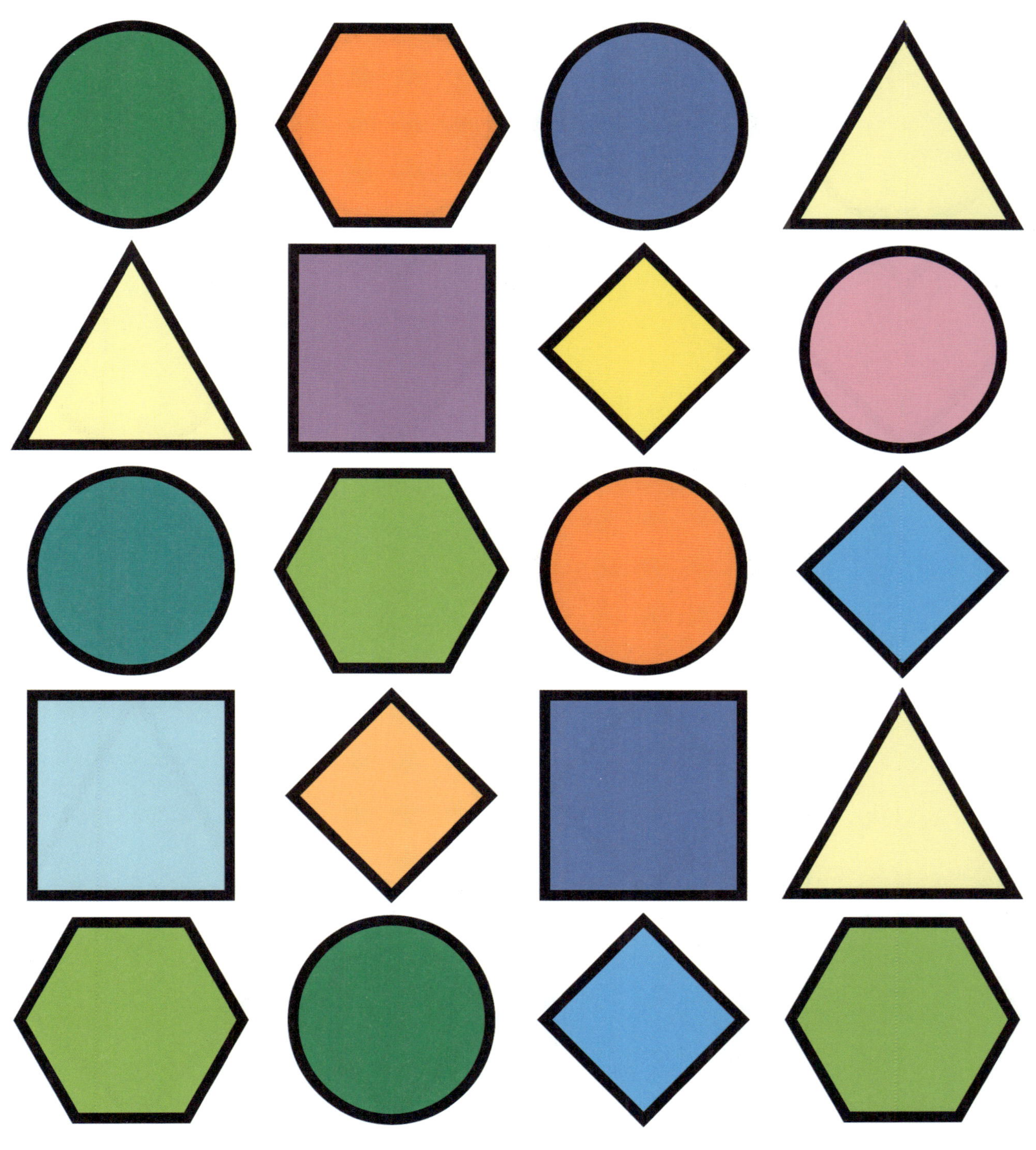

색깔 및 모양 인지하기(7)

보라색 하트는 어디에 있을까요?

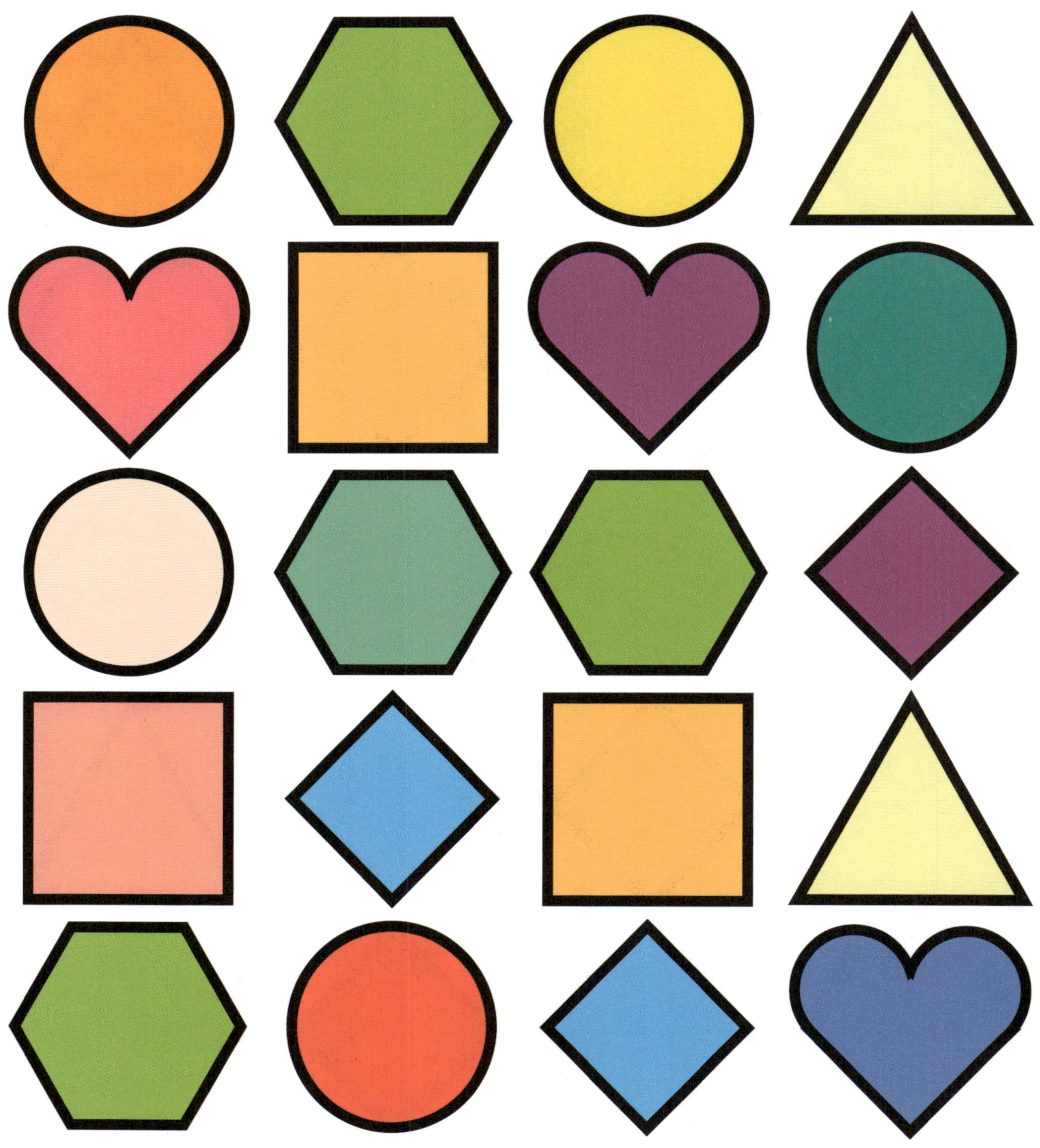

초록색 하트는 어디에 있을까요?

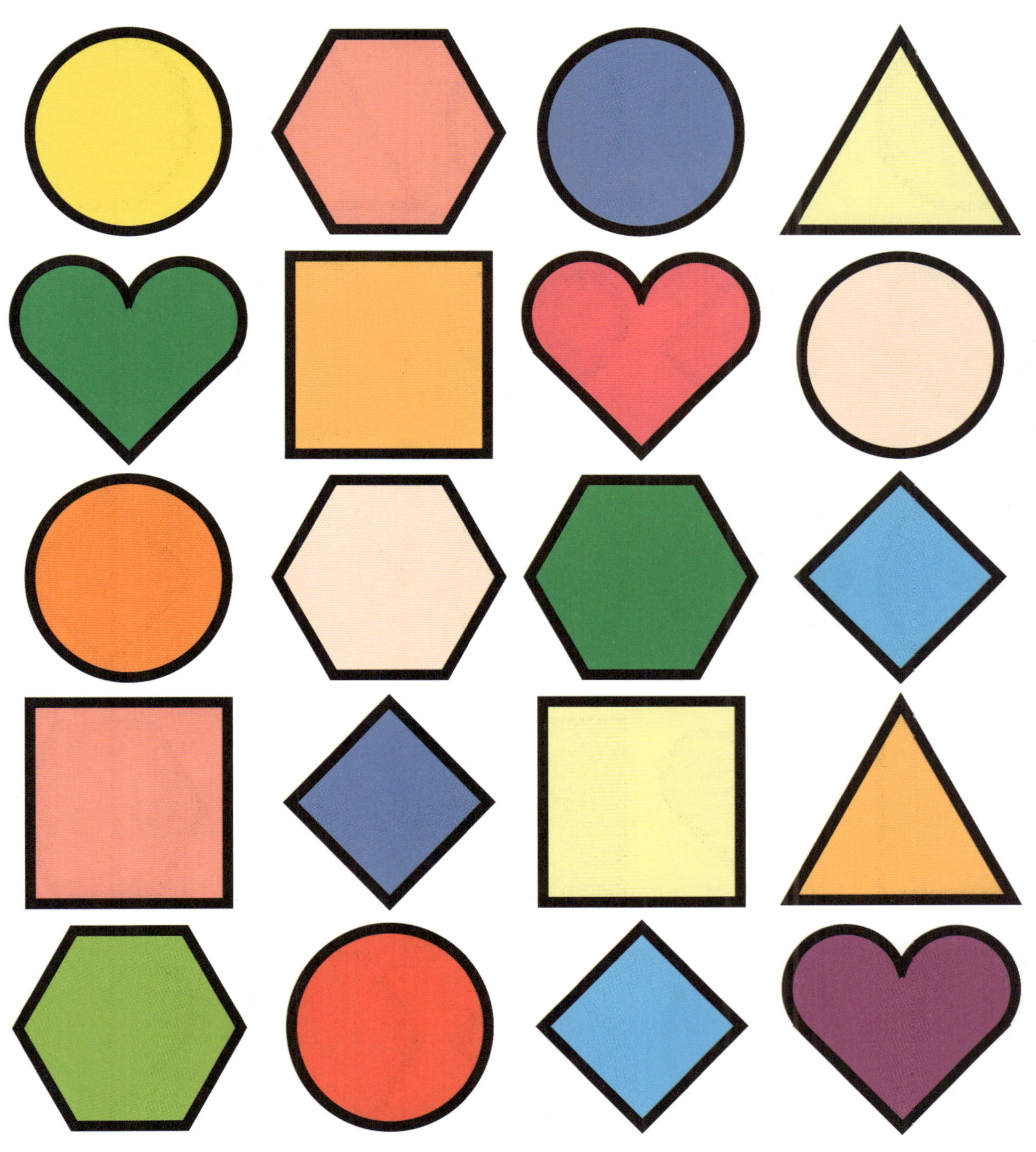

색깔 및 모양 인지하기(9)

빨간색 다이아몬드는 어디에 있을까요?

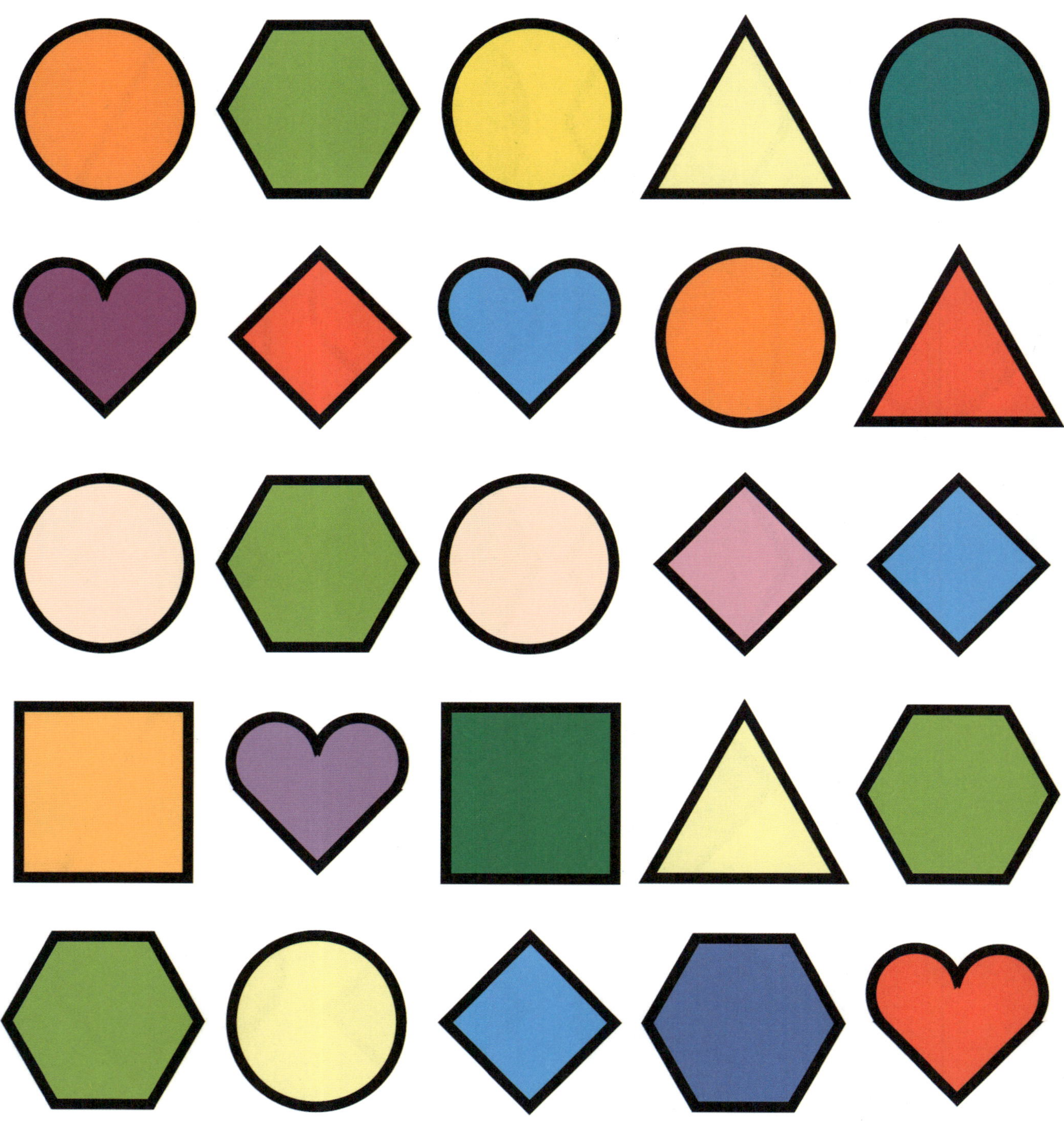

03 | 색깔 및 모양 인지하기(10)

파란색 다이아몬드는 어디에 있을까요?

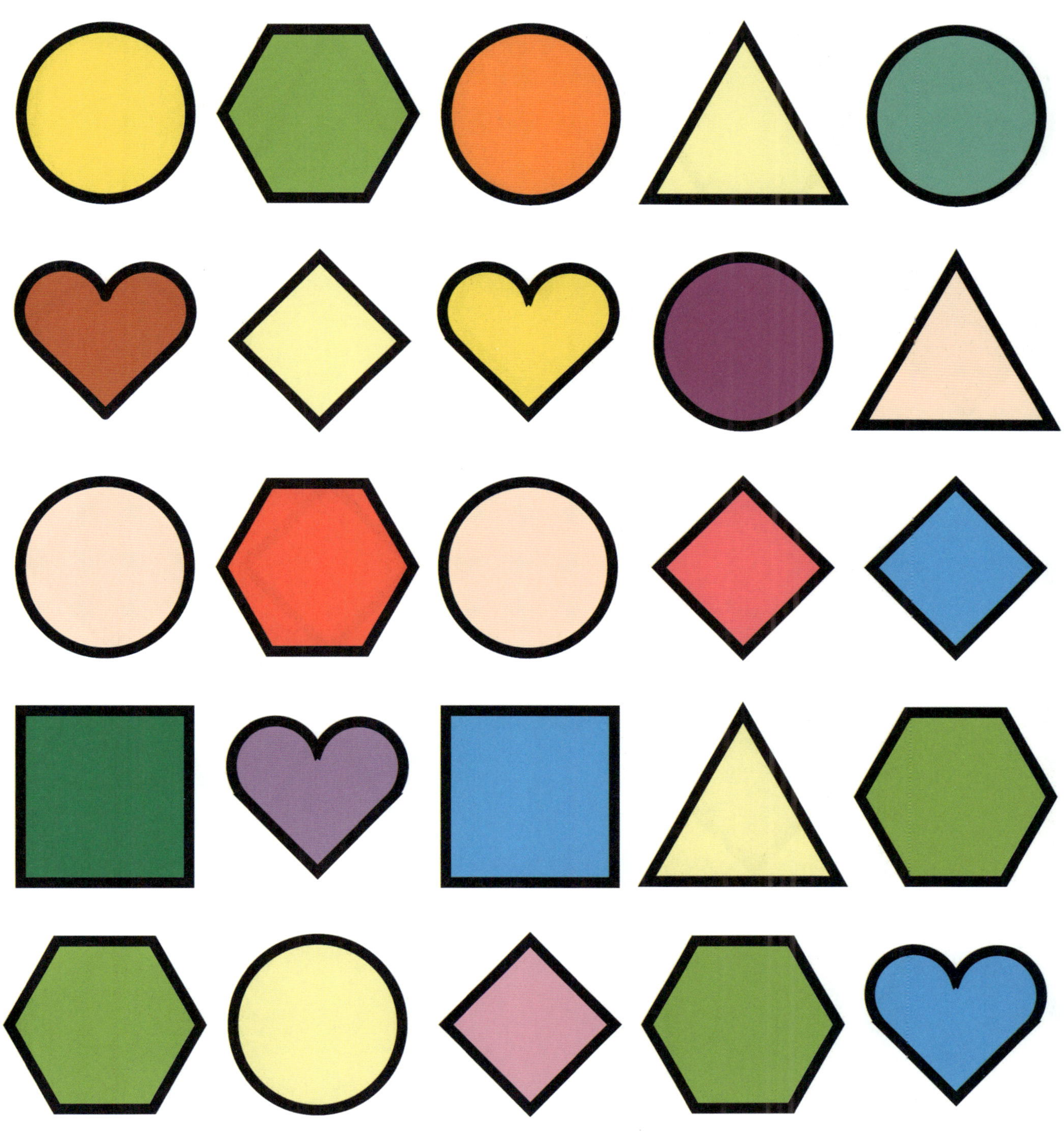

색깔 및 모양 인지하기(11)

검정색 집모양(오각형)은 어디에 있을까요?

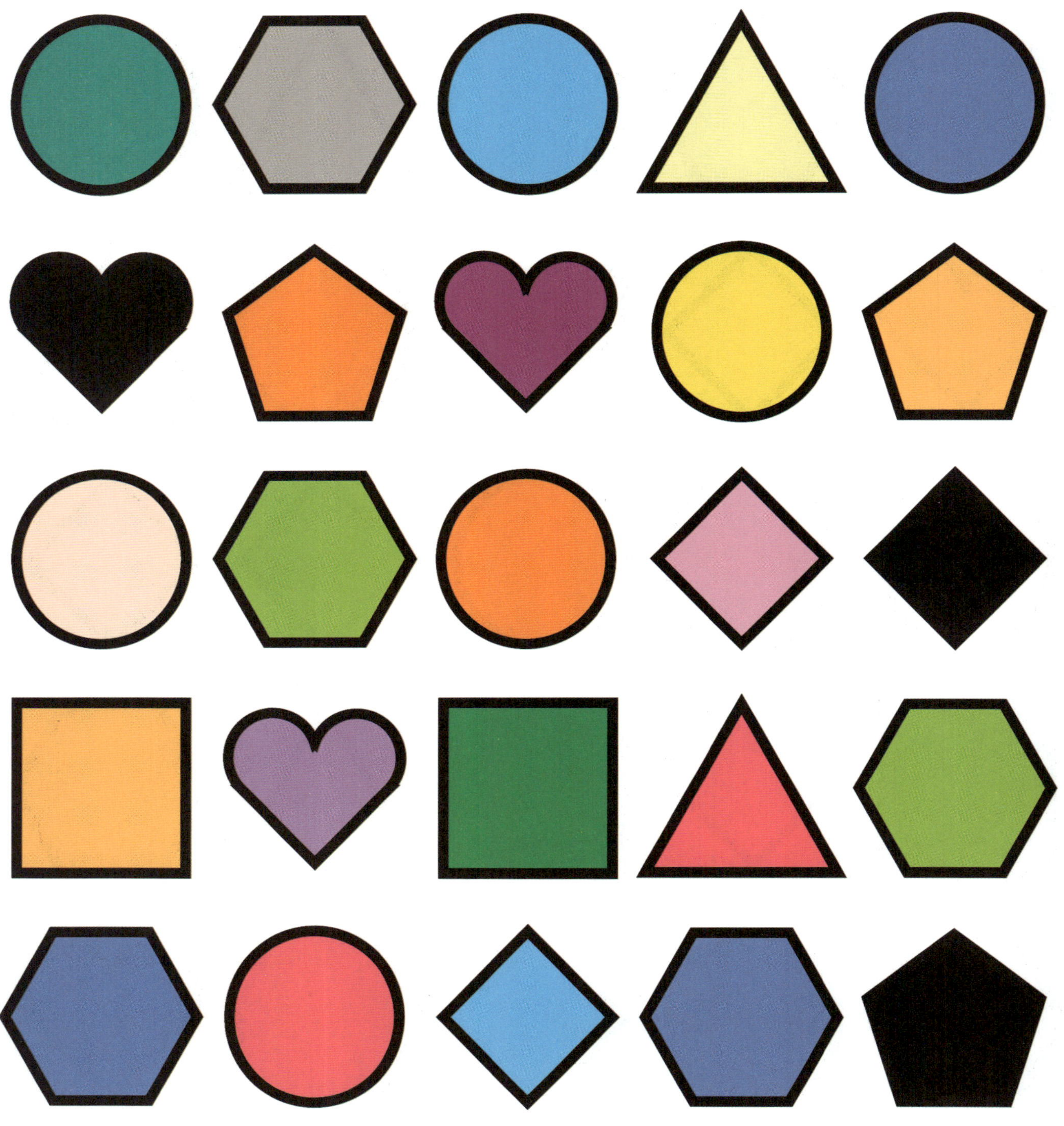

일상생활을 잘하려면

 가정, 학교, 사회 등 다양한 환경과 상황에서 먹고, 옷을 입고, 화장실을 가는 활동 등 독립적으로 일상생활을 잘하기 위해서는 여러 가지 기술이 필요합니다. 이 기술들은 아동이 일상생활에서 최대한 독립적으로 활동들을 성공하게 하고, 이것이 결국에는 아동의 자신감과 자기 효능감(어떤 상황에서 적절한 행동을 할 수 있다는 기대와 신념)을 길러 줍니다.

 예를 들어 바지를 입는 활동은 원하는 바지를 서랍에서 꺼내기(시지각 기술) → 바지의 상하좌우 구분하기(시지각 기술) → 양 손으로 바지 끝을 잡아 당기며(양측 협응) 한쪽 다리를 넣는 동안 균형 유지하기(대근육 운동) → 반대쪽 다리 넣기(대근육 운동) → 허리까지 끌어올리기(양측 협응, 대근육 운동) → 지퍼 및 단추 채우기(소근육 운동) → 옷 매무새 마무리하기로 세분화할 수 있고 이 모든 과정에서 순서화 및 실행력(운동계획) 기술이 필요합니다. 그 밖에 자신이 원하는 것을 표현하거나 상호작용하는 사회성, 언어 능력, 옷을 입는 환경 속에서 자신의 신체 위치나 움직임을 이해하는 감각 처리 기술도 필요합니다.

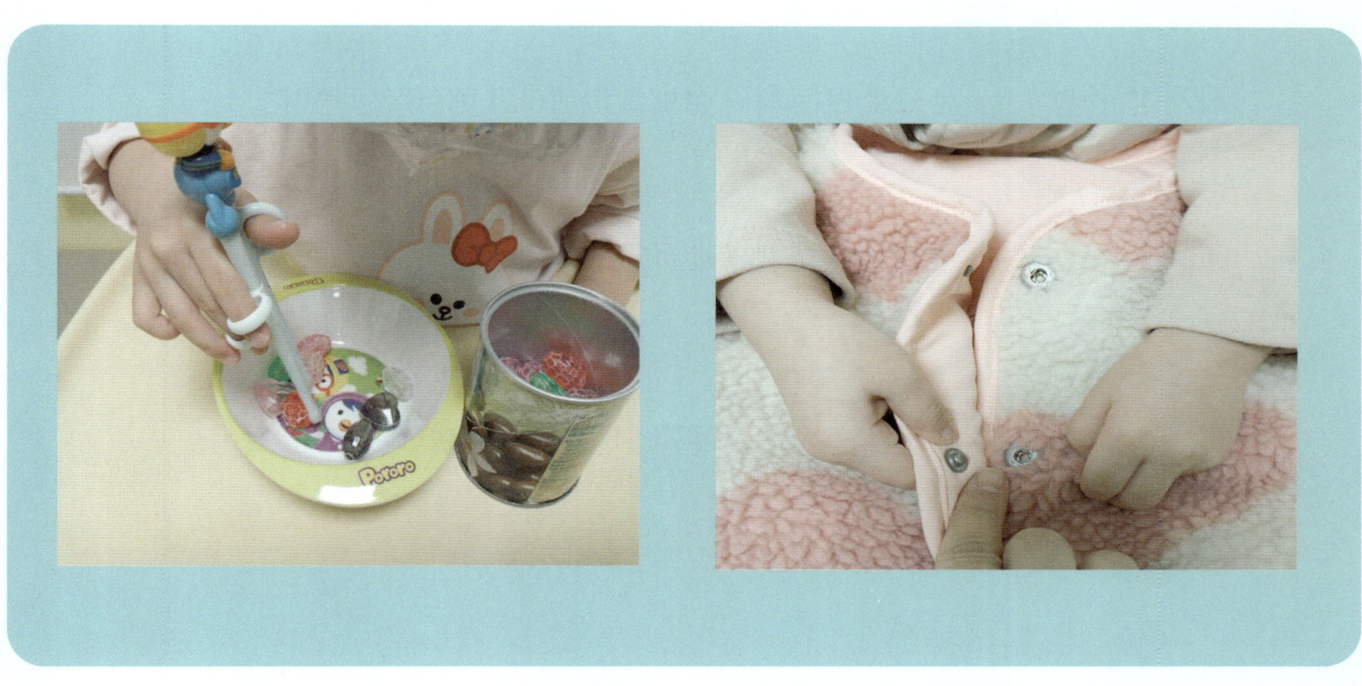

일상생활 기술의 종류

소근육 운동	손가락과 손의 다양한 움직임과 근력을 조화롭게 조절하고 미세한 동작을 수행 (단추 끼우기, 젓가락질 하기)
대근육 운동	균형과 안정적인 자세를 유지하고 팔, 다리, 몸통의 움직임과 근력을 조절
양측 협응	신체의 양측을 조화롭게 사용하는 기술 (단추 끼우기, 칫솔에 치약 짜기 등)
실행력 (운동계획)	목표 달성을 위해서 운동을 계획하고 실제로 실행하는 능력
감각 처리 기술	환경 속에서 신체의 위치 및 움직임에 대해 이해하고 여러 가지 감각 자극들을 조절하고 적절하게 처리할 수 있는 능력
시지각 기술	눈으로 보는 시각 정보를 이해하고 해석하는 능력
시각 운동 기술	손과 눈을 조화롭게 사용하기 위해 시각정보와 운동 산출물을 통합하는 것
순서화	어떤 활동을 먼저 할지 결정하거나 어떤 동작으로 활동을 효과적으로 수행할지 계획하는 능력

04.

크기 인지하기

가장 큰 **동그라미**를 찾아요.

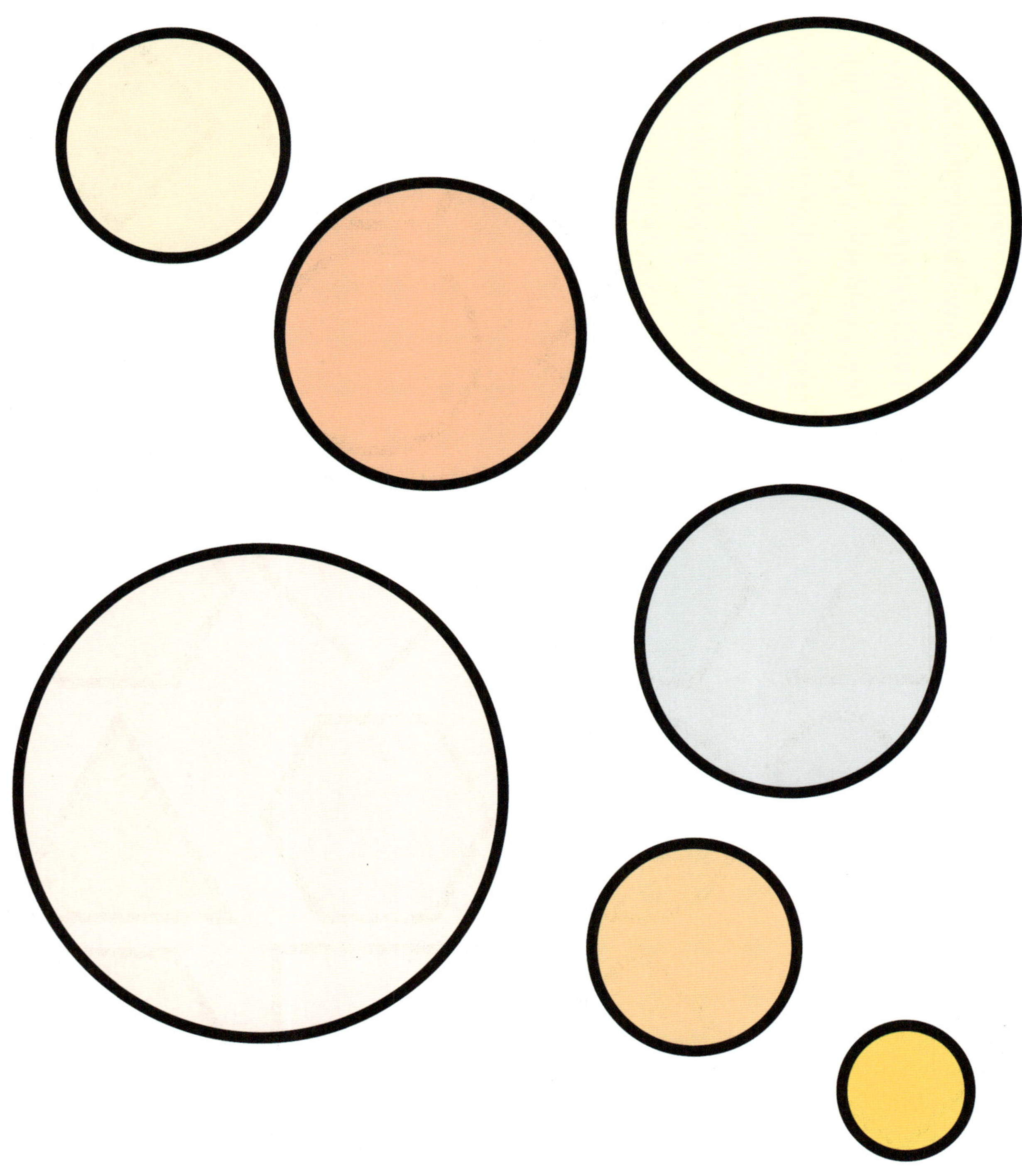

가장 큰 **세모**를 찾아요.

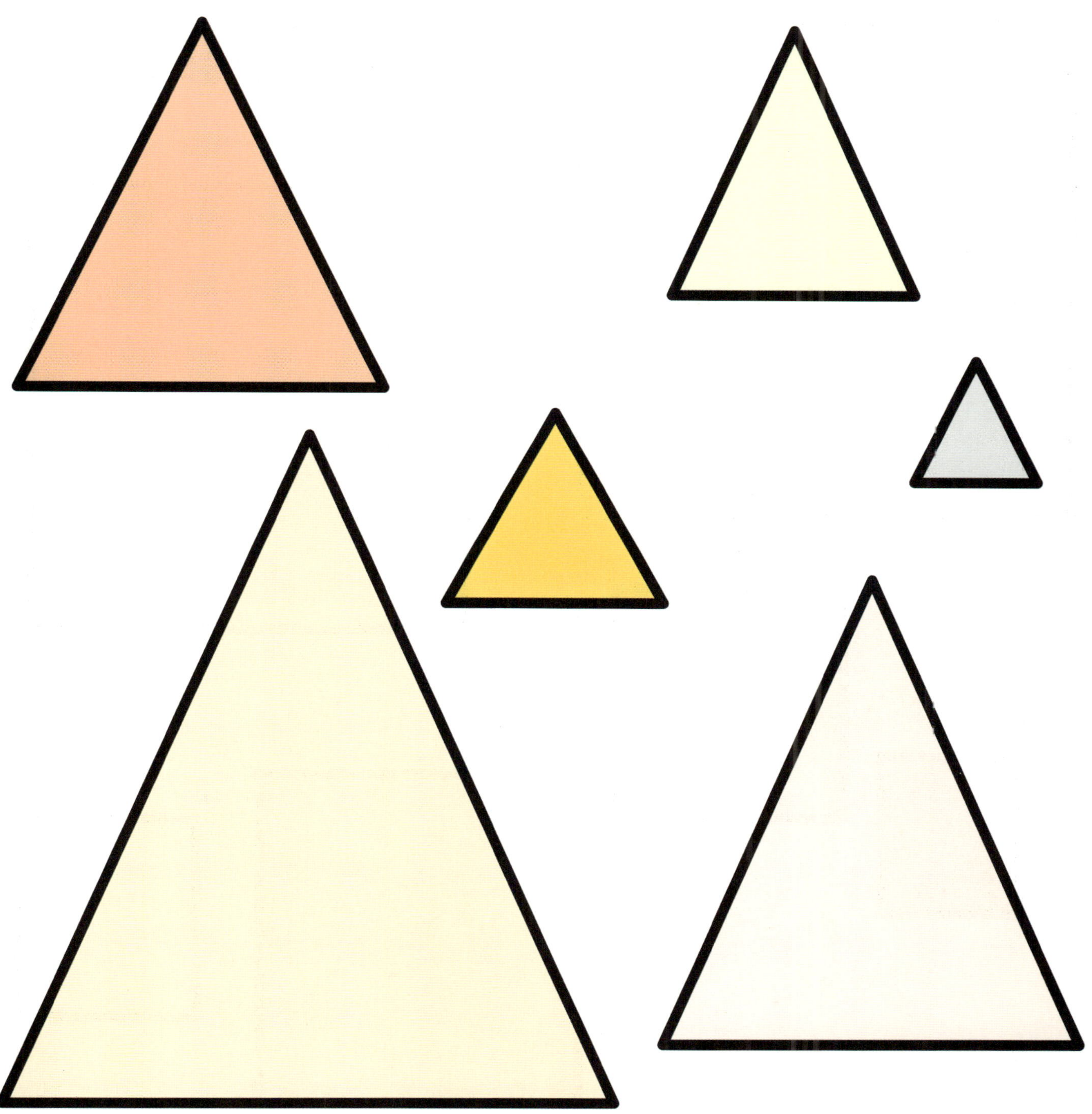

가장 큰 **네모**를 찾아요.

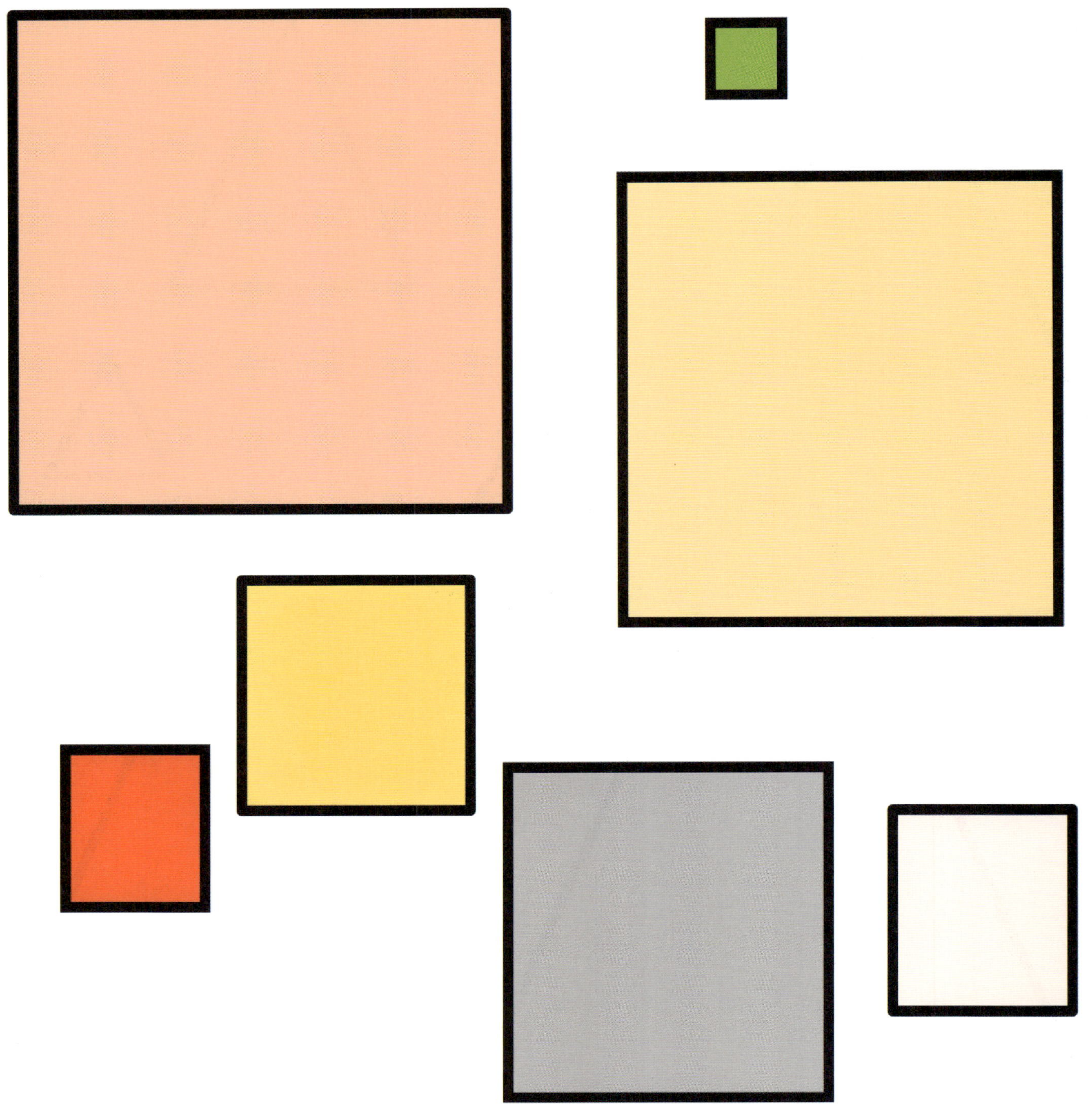

04 크기 인지하기(4)

가장 큰 **하트**를 찾아요.

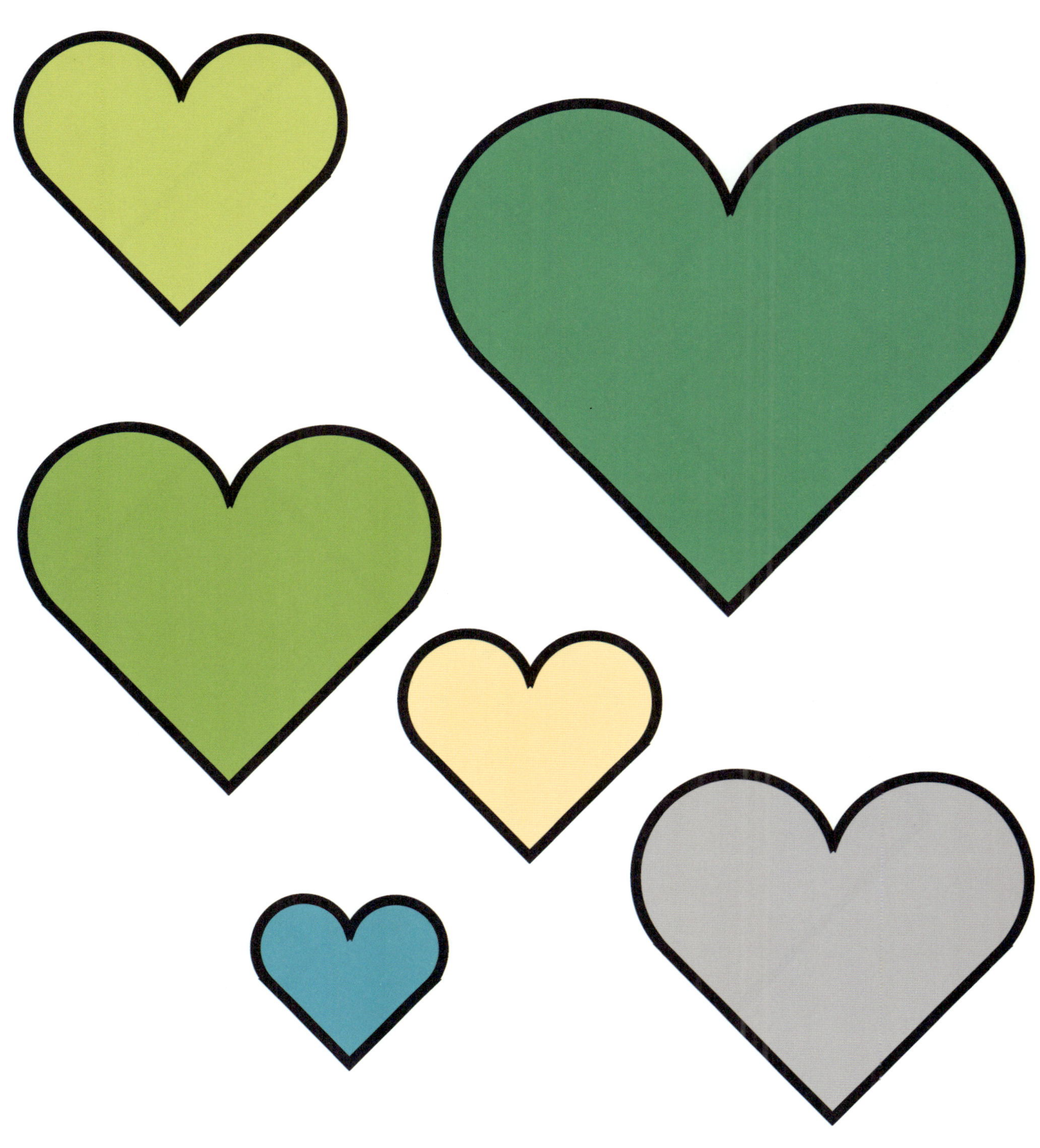

가장 큰 **다이아몬드(마름모)**를 찾아요.

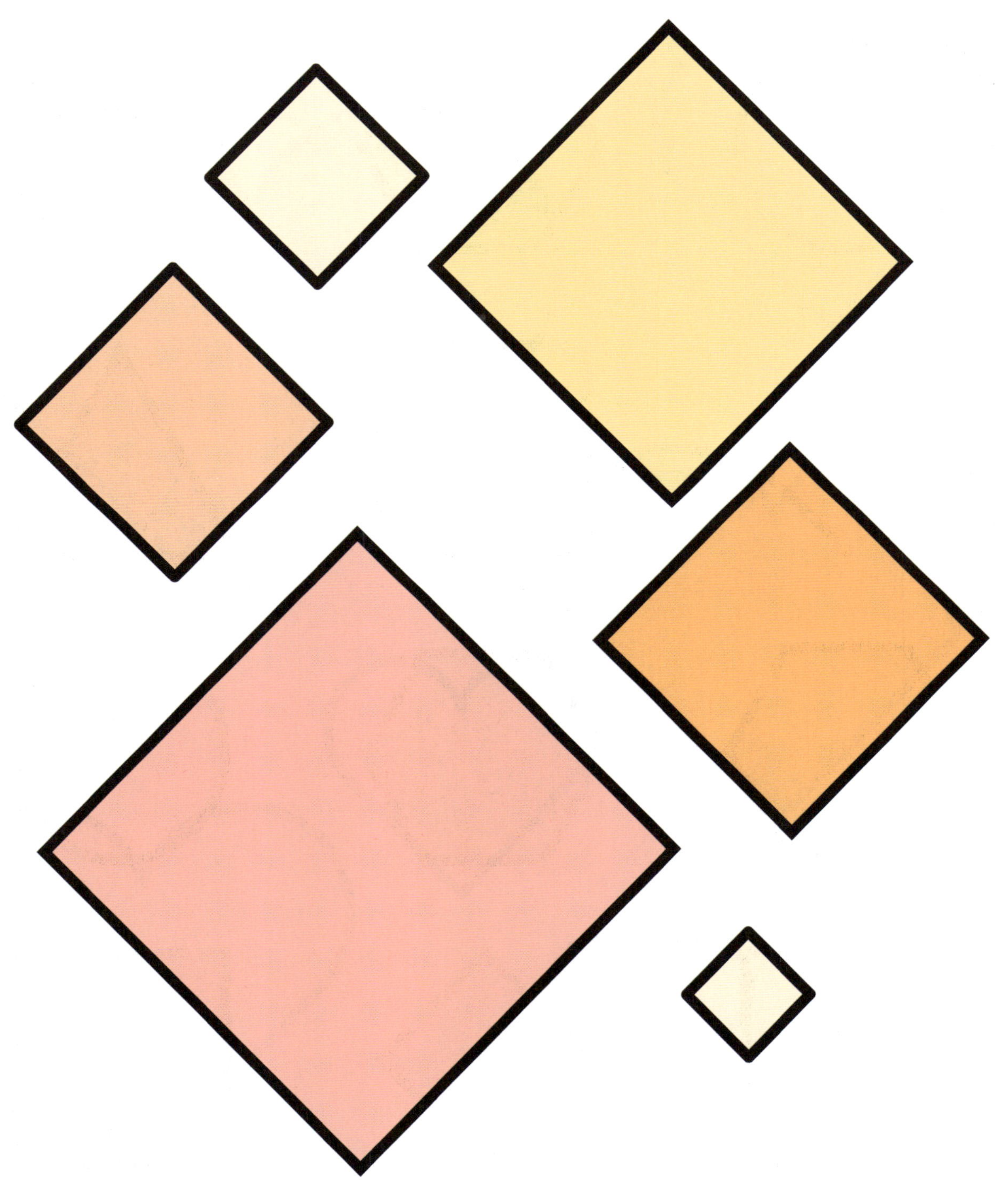

가장 작은 **동그라미**를 찾아요.

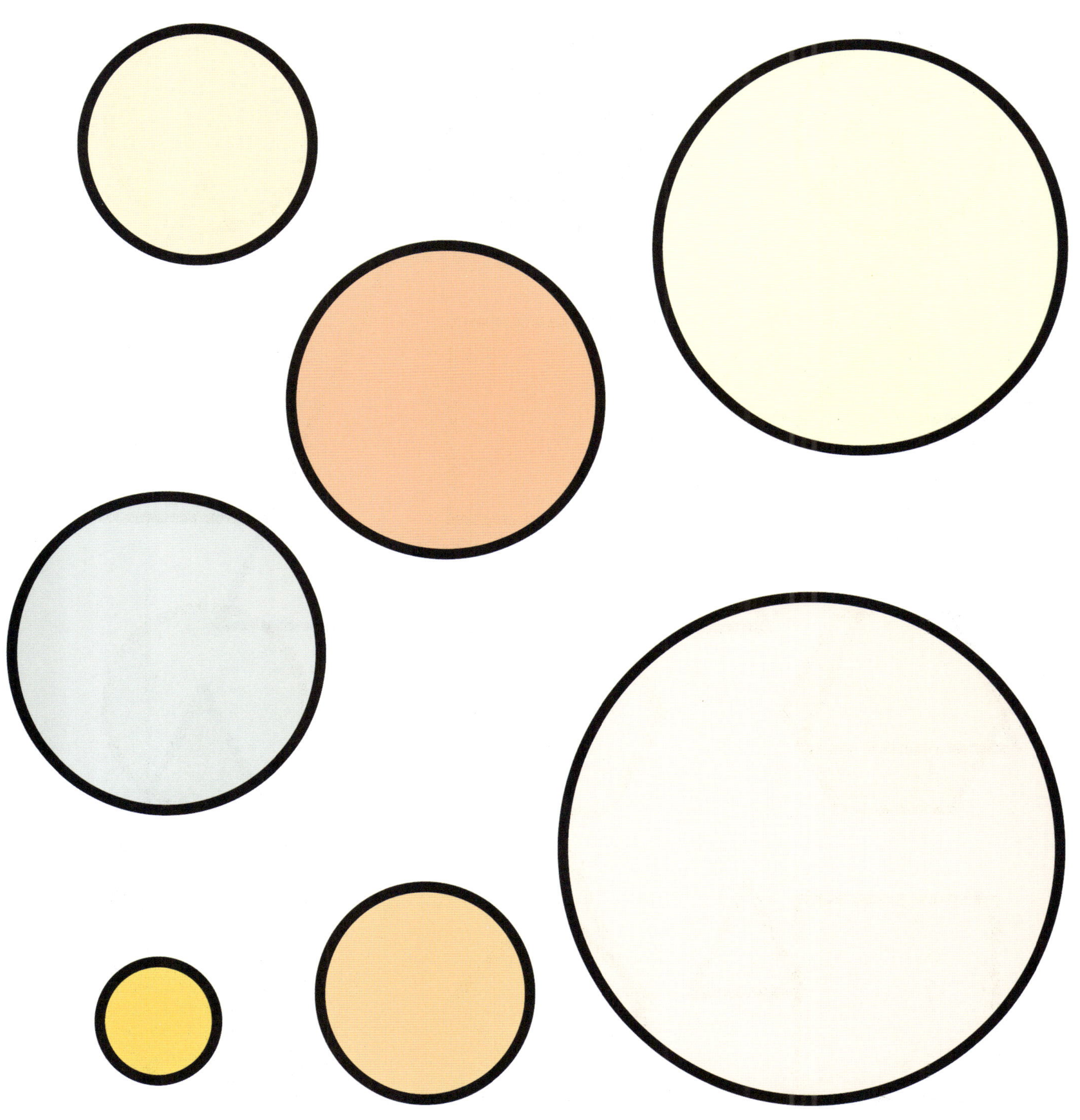

가장 작은 **세모**를 찾아요.

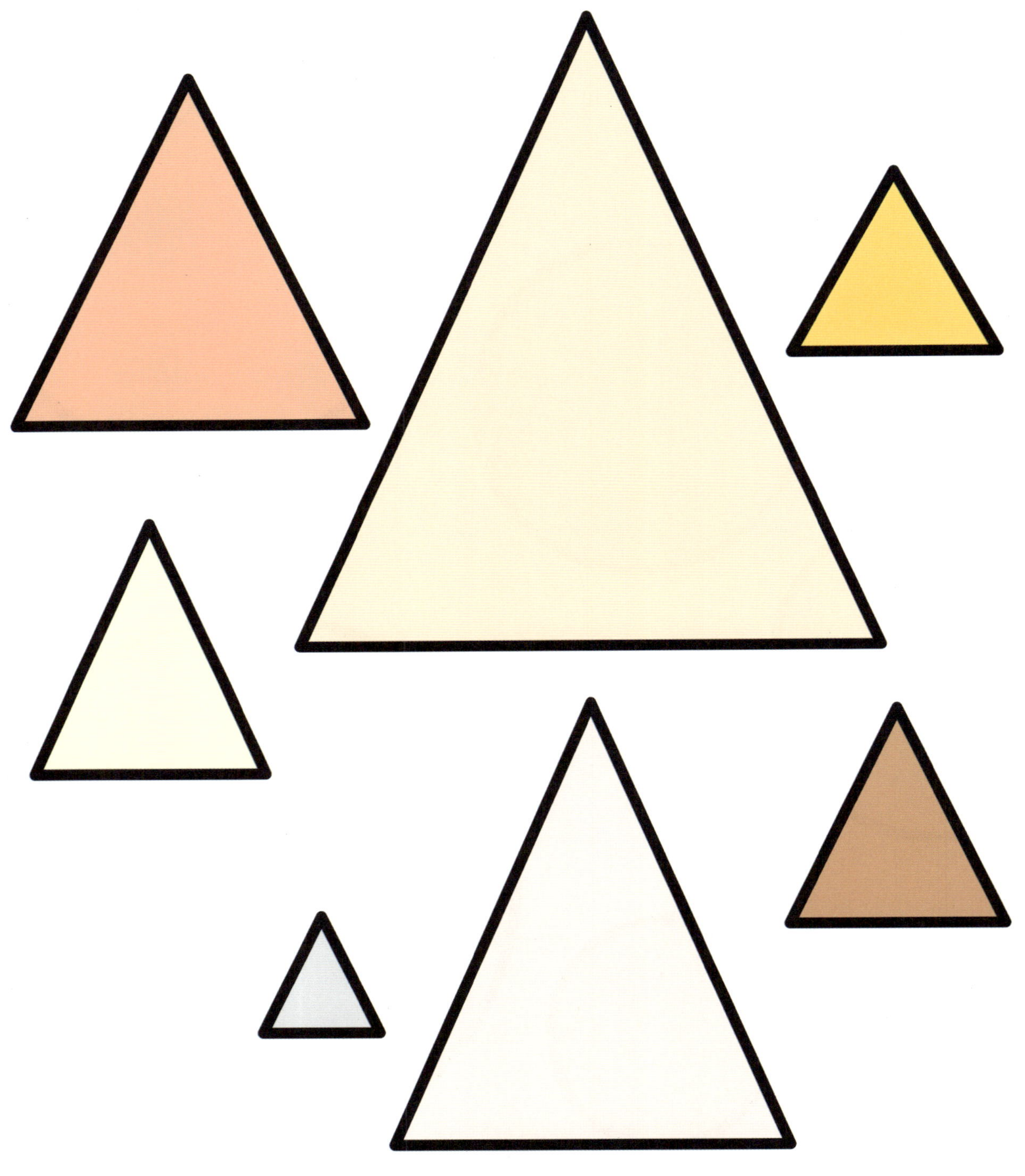

04 | 크기 인지하기(8)

가장 작은 **네모**를 찾아요.

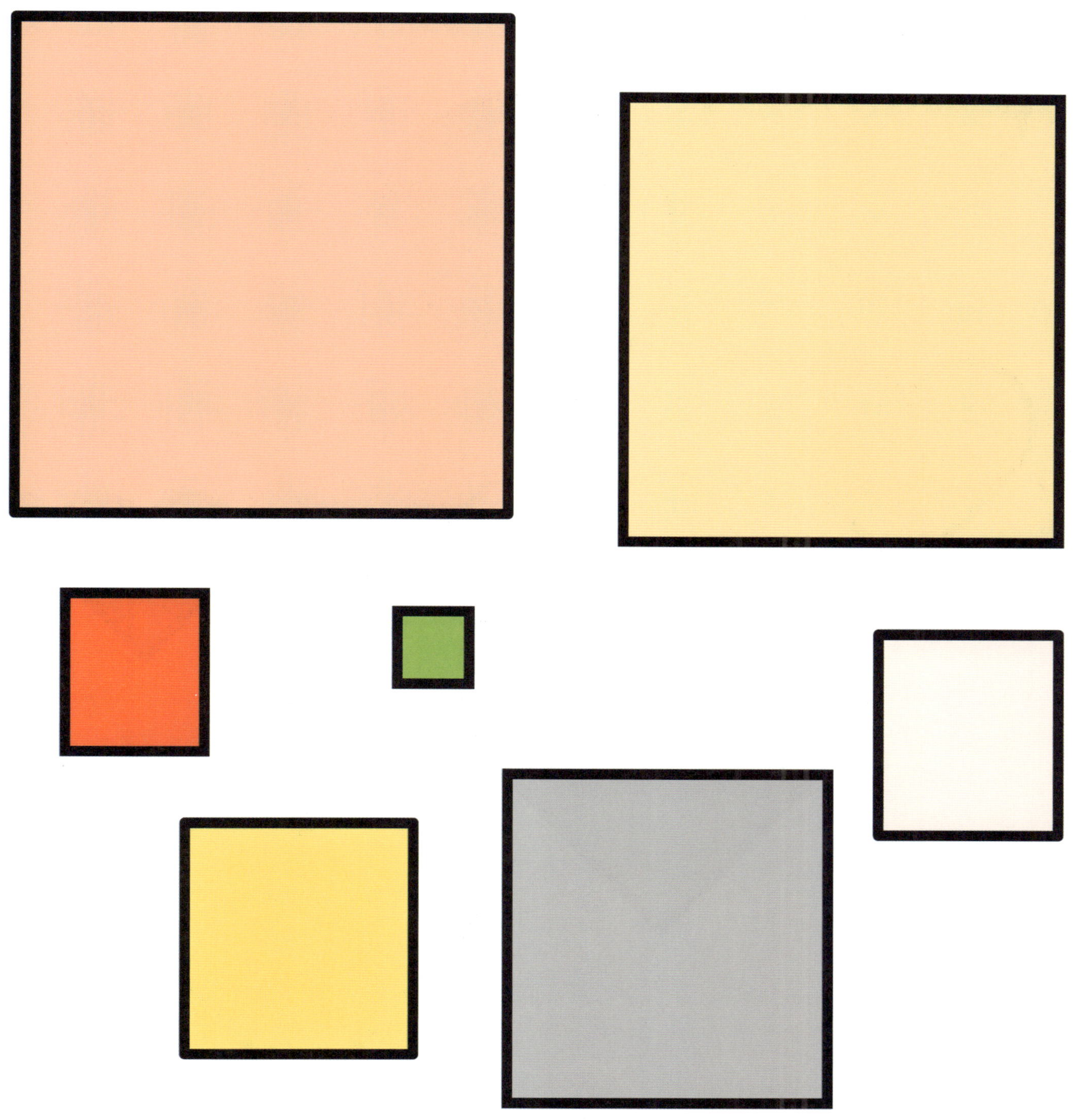

04 크기 인지하기(9)

가장 작은 **하트**를 찾아요.

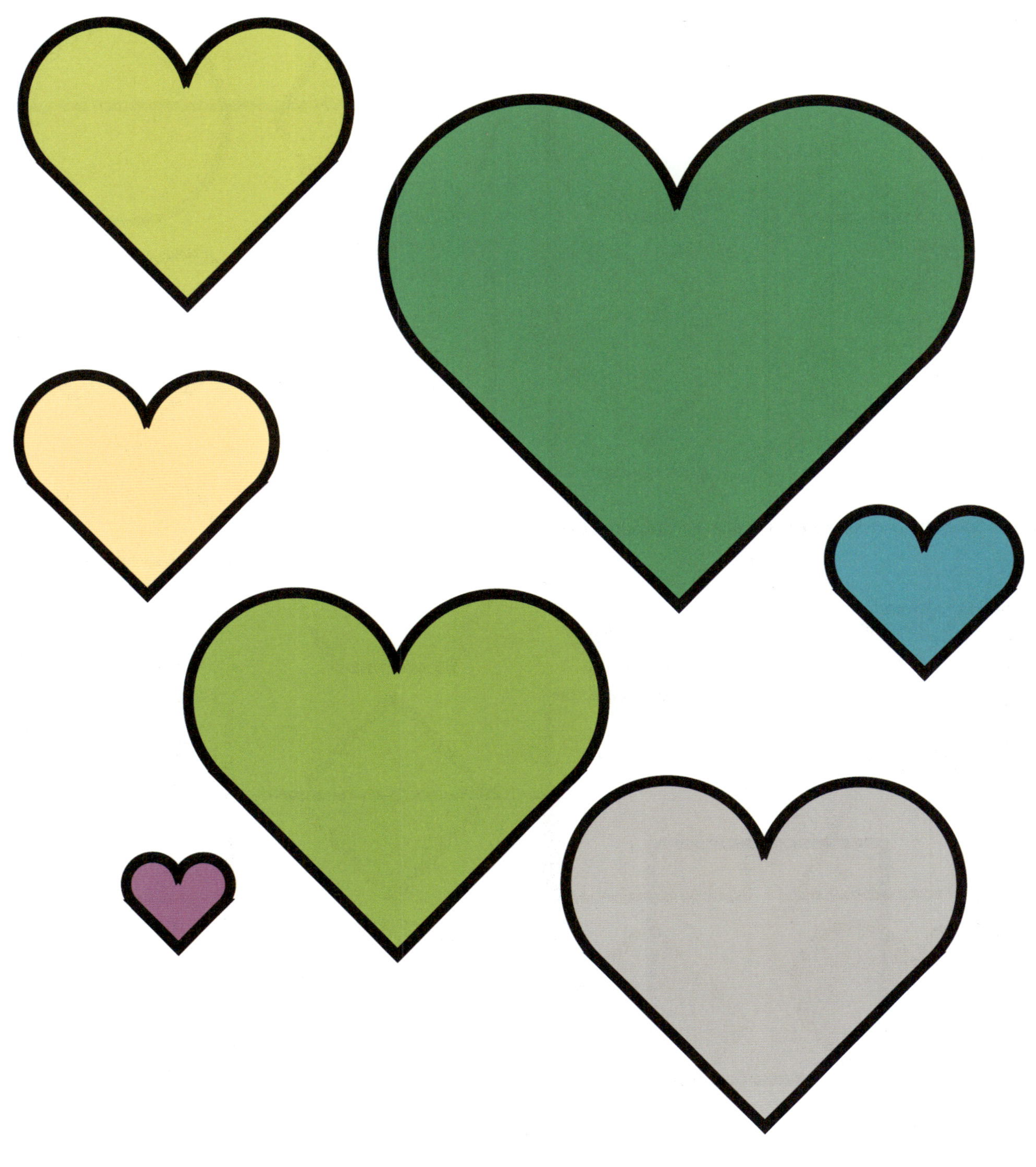

04 | 크기 인지하기(10)

가장 작은 **다이아몬드(마름모)**를 찾아요.

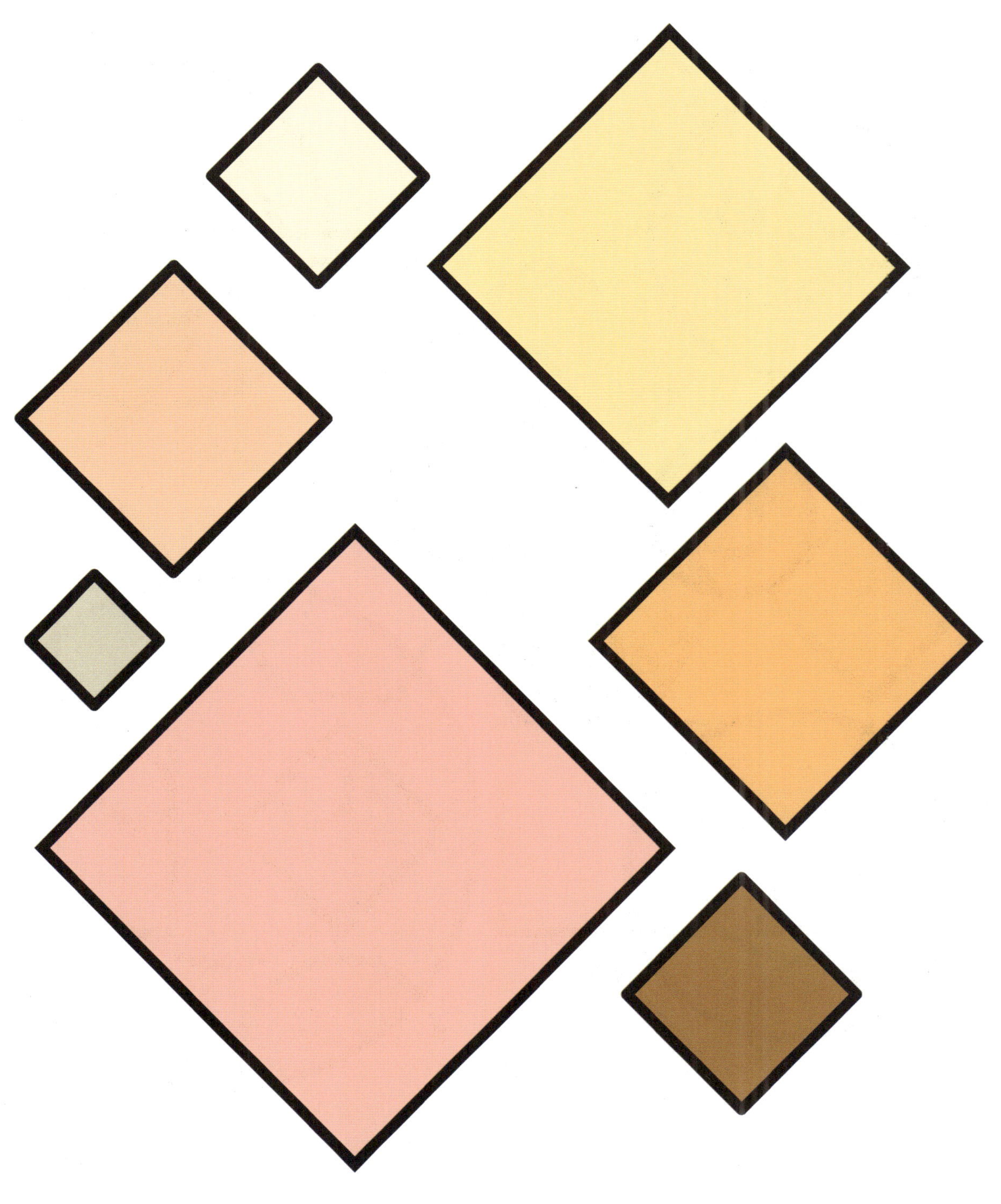

가장 큰 **웃는 얼굴(스마일)**을 찾아요.

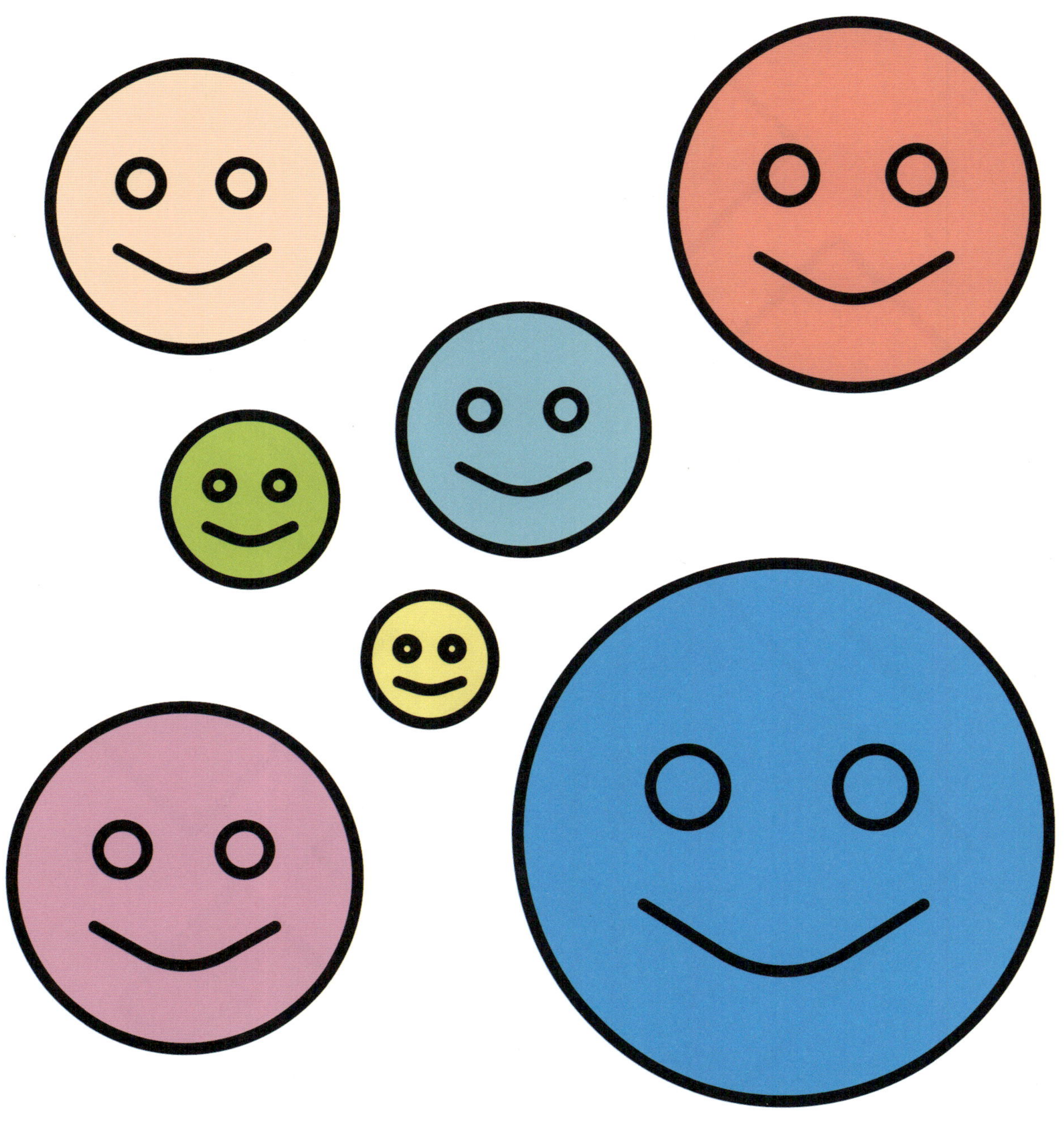

시지각 기술이란?

시지각 기술은 눈으로 보는 것을 이해하고 해석하는 능력입니다. 시각적 정보를 처리하고 의미를 부여해서 주변 환경을 이해하고 그것과 상호작용 할 수 있는 것을 말합니다. 시지각 기술은 책 읽기, 글씨 쓰기와 같은 학습적인 과제 뿐만 아니라 옷장에서 바지를 찾아내기, 신발을 좌우 구분하여 신기, 티셔츠의 앞뒤 구분하기 등 일상생활에서도 매일 필요하기 때문에 매우 중요합니다.

다음 증상들이 나타날 때 시지각 기술의 어려움을 의심할 수 있습니다.

1. 유사하게 보이는 숫자나 글자를 혼동하는 경우 : '3'과 '8', '가'와 '갸'
2. 글씨를 쓸 때 숫자나 글자를 반전시켜(뒤바꾸어) 씀
3. 부분적으로 보여지는 글씨나 물체를 인식하는데 어려움
4. 가방이나 서랍 속에서 특정 물건을 찾으려고 애쓰거나 오래 걸림
5. 빠르게 지나가는 시각 정보에 혼란과 피로감을 호소함
6. 정사각형과 직사각형 등 유사한 모양을 구분하기 어려움
7. 친숙한 단어를 인식하는 것에도 시간이 오래 걸림

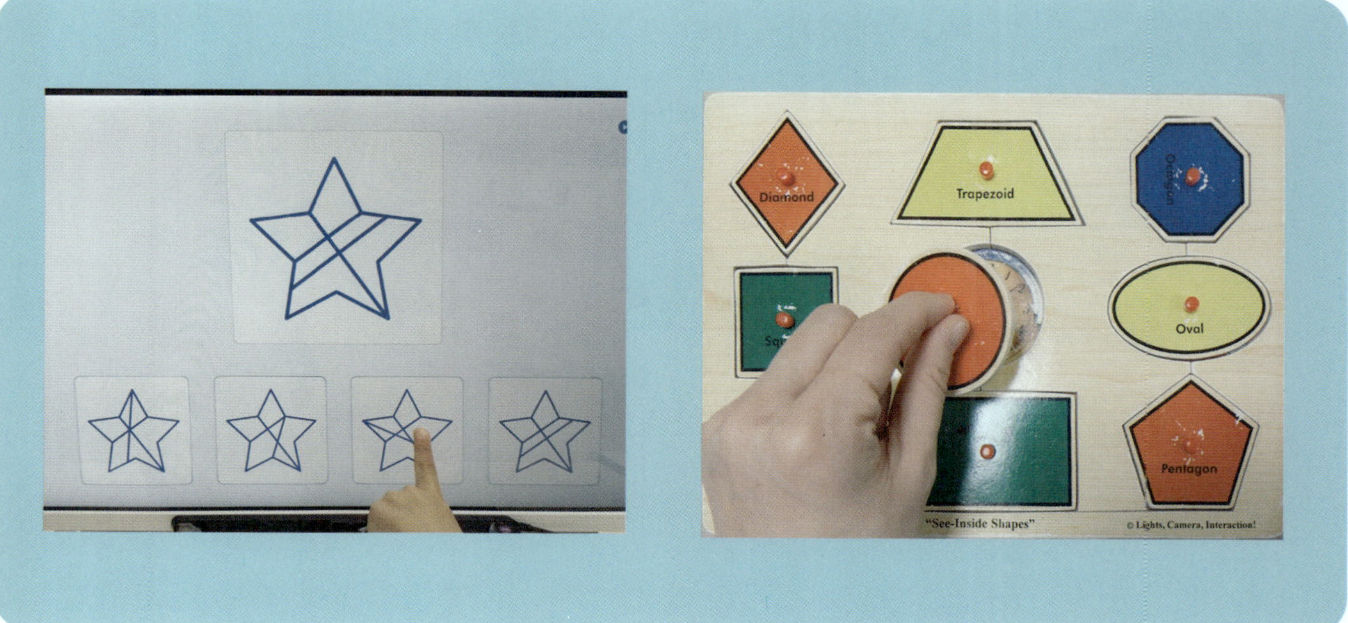

시지각 기술의 종류

시각 기억	시각 구별	시각 주의집중	시각 완성
학습된 시각 정보를 머릿속에 기록하고, 저장하여 나중에 필요할 때 기억해내는 능력	모양, 색깔, 크기, 위치, 방향 등을 구별하여 사물이나 글자의 비슷한 점과 다른 점을 판단하는 능력	필요하지 않은 정보나 배경에는 주의를 기울이지 않고, 필요한 시각정보에만 집중하는 능력	사물이나 글자의 부분만 보고 전체의 형태가 무엇인지 알아내는 능력

전경-배경 구분	시각적 공간 인식	시각 순서	형태 항상성
복잡한 배경이나 환경 속에서 특정한 물체나 글자를 찾아낼 수 있는 능력	공간 내에서 물체들 사이의 위치를 판단하거나 물체-환경 사이의 위치를 판단하는 능력	시각 정보를 특정 순서로 인식하고 기억하는 능력	모양, 색깔, 크기, 위치, 방향 등이 변하여도 같은 물체 또는 같은 글자라는 것을 알 수 있는 능력

*이미지 출처 376.p 참고

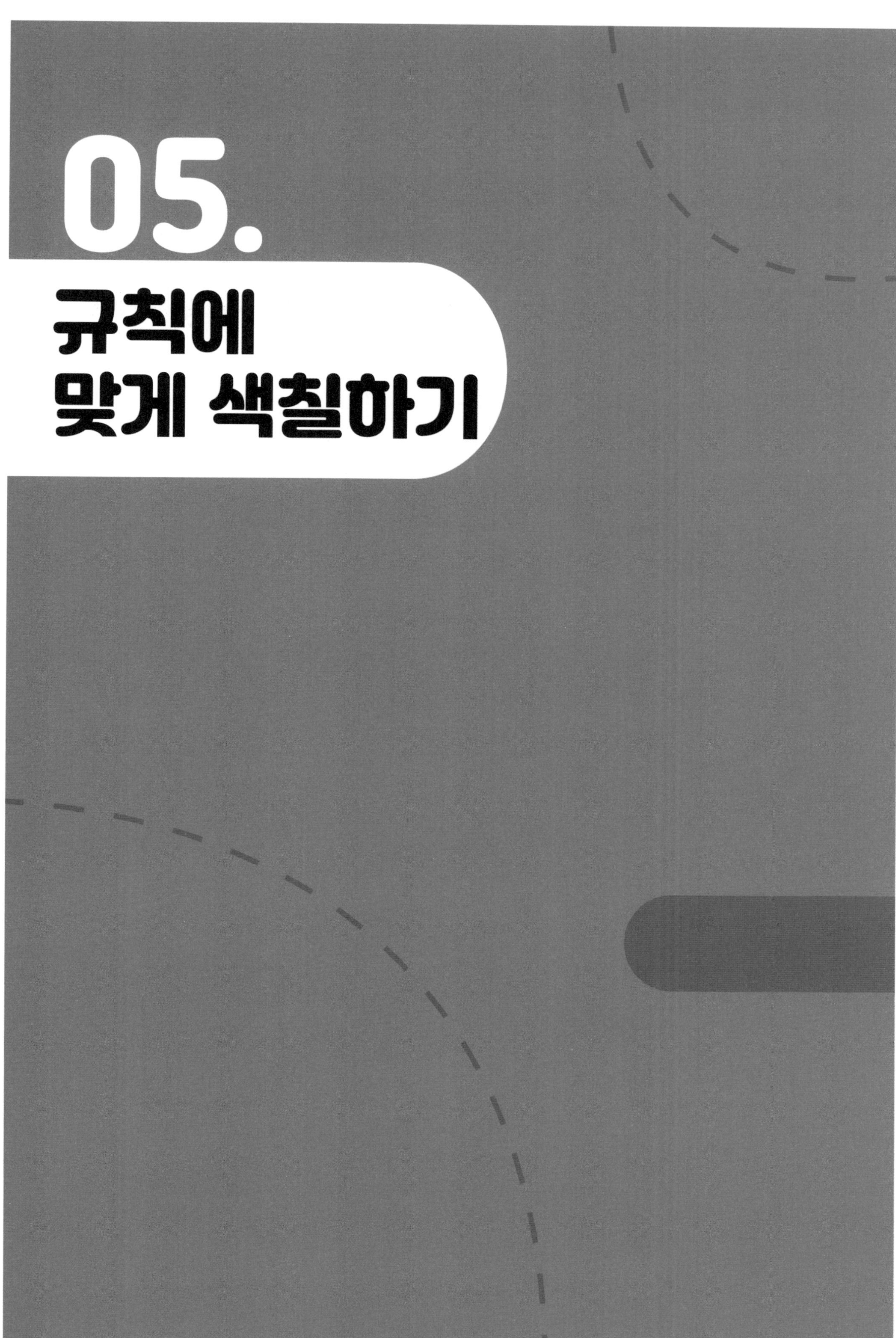

05.

규칙에
맞게 색칠하기

규칙에 맞게 색칠하기(1)

다음 색칠된 도형을 보고 규칙에 맞게 **색칠하세요.**

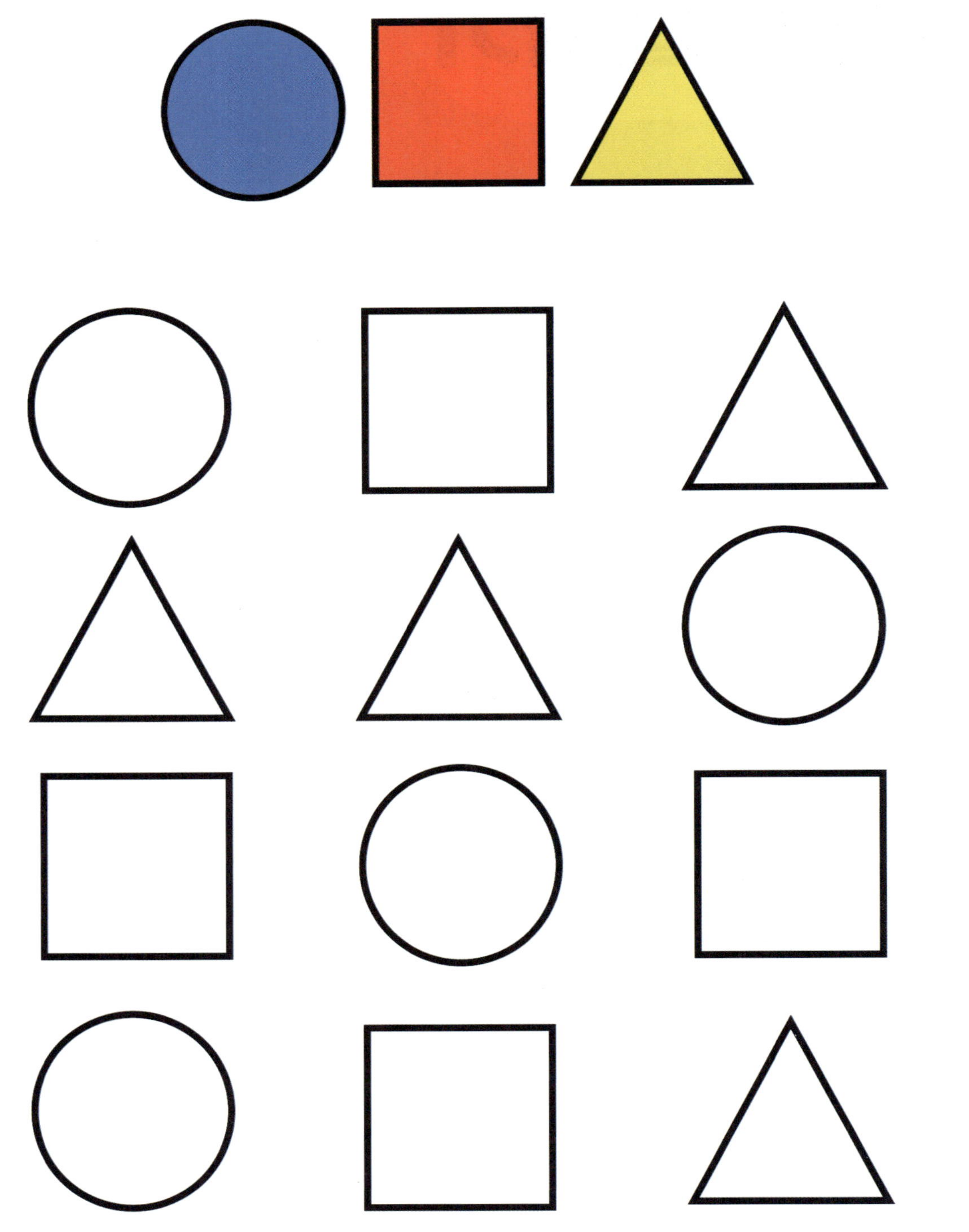

05 | 규칙에 맞게 색칠하기(2)

다음 색칠된 도형을 보고 규칙에 맞게 **색칠하세요.**

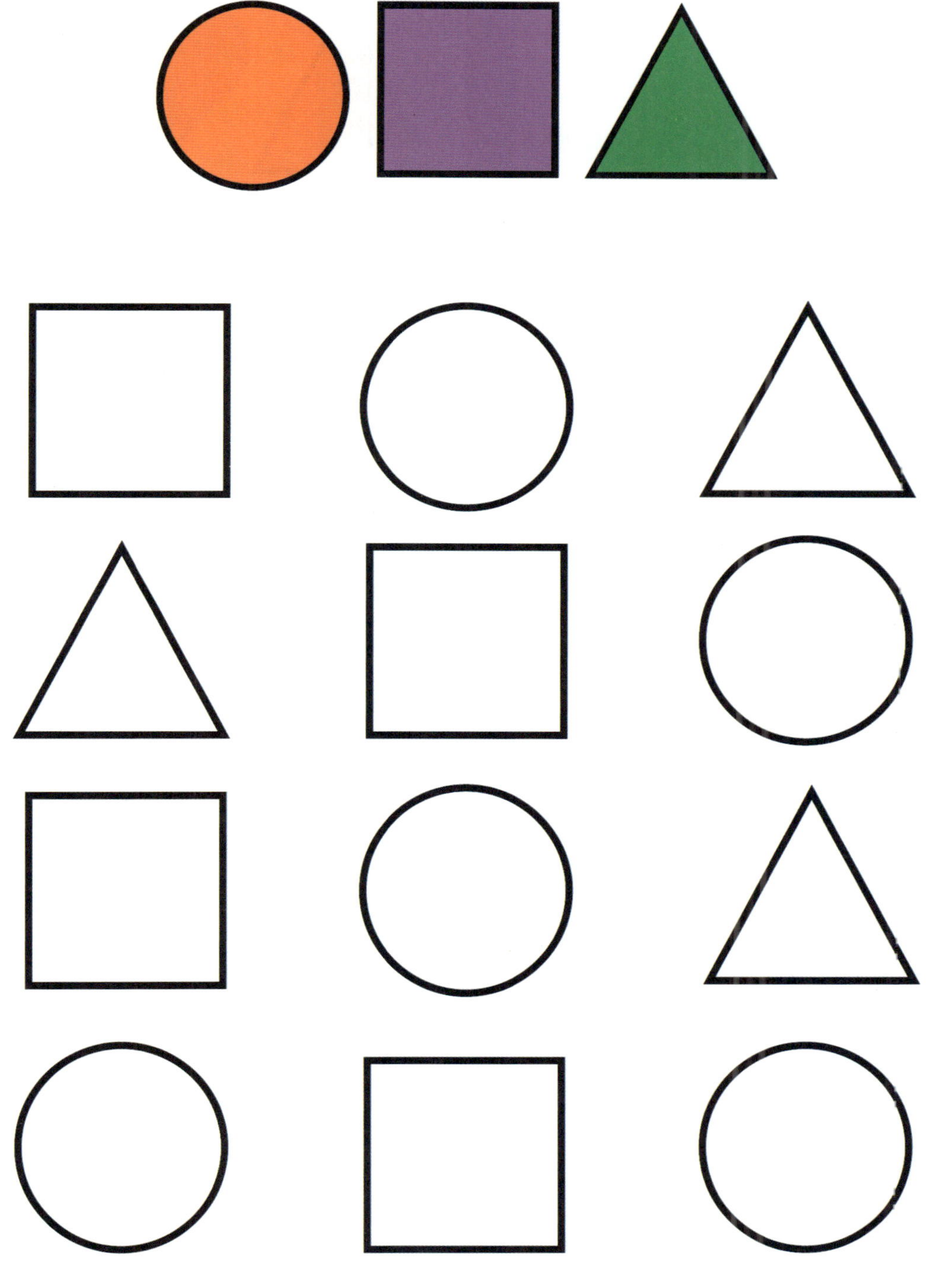

다음 색칠된 도형을 보고 규칙에 맞게 **색칠하세요.**

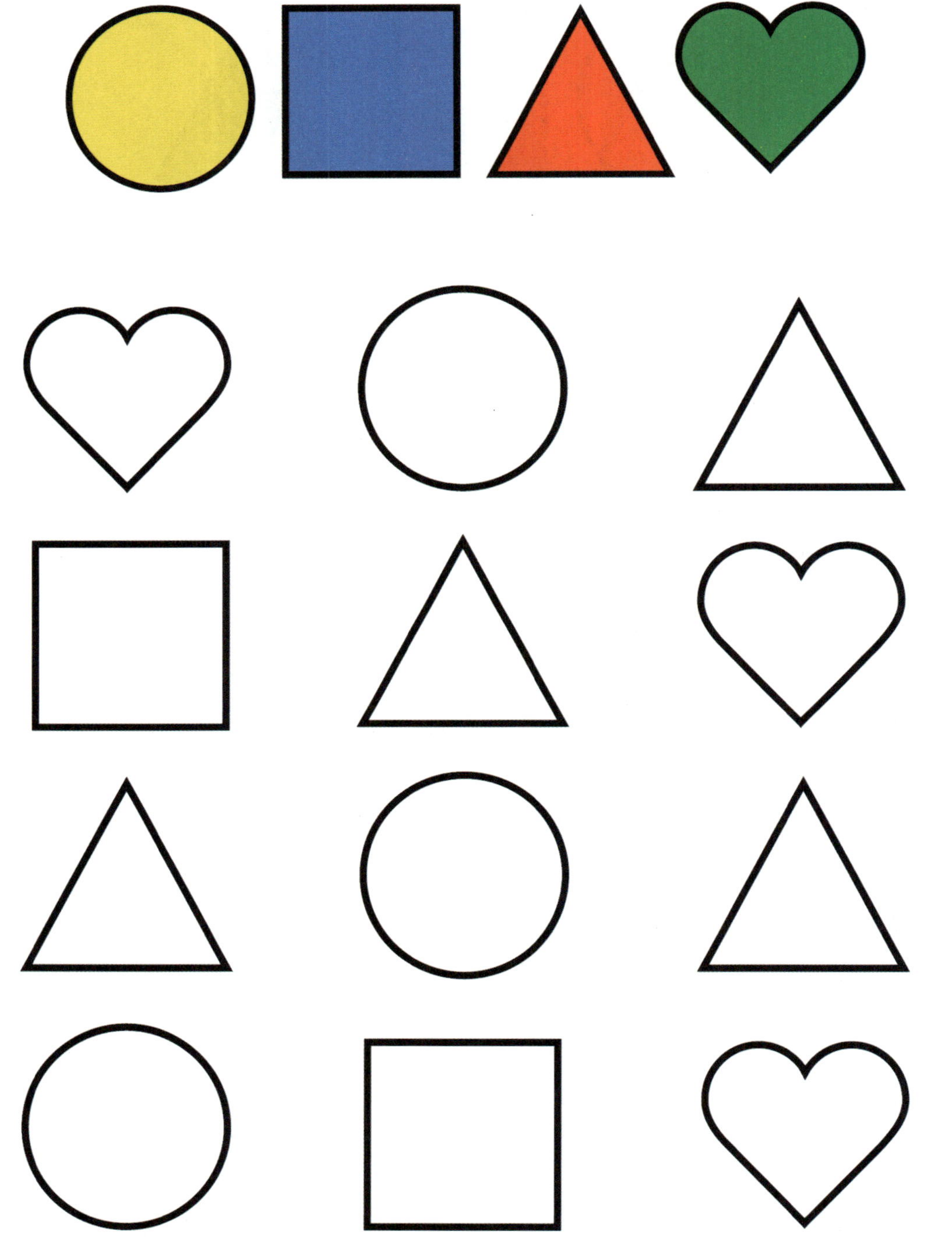

다음 색칠된 도형을 보고 규칙에 맞게 **색칠하세요.**

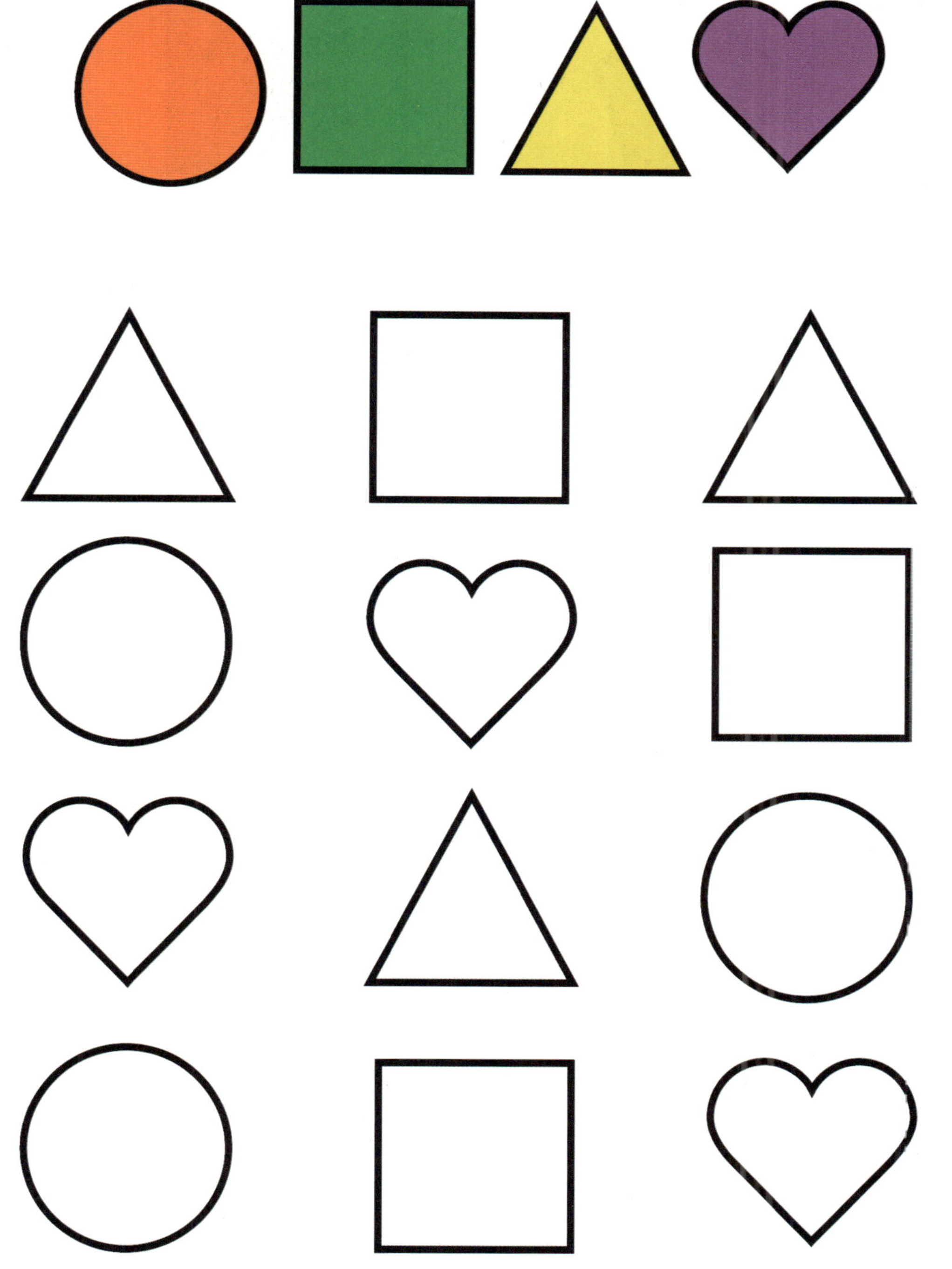

다음 색칠된 도형을 보고 규칙에 맞게 **색칠하세요.**

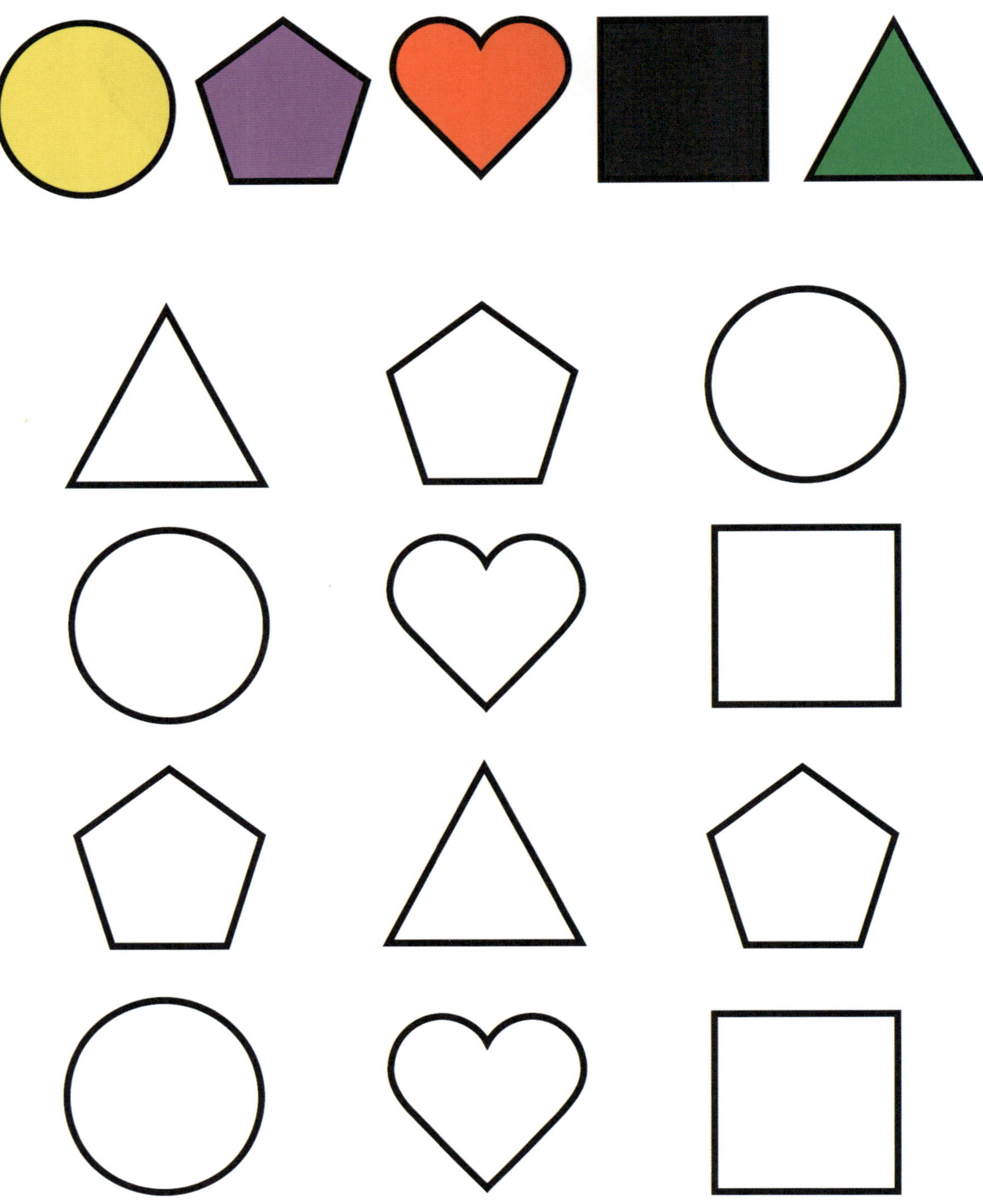

다음 색칠된 도형을 보고 규칙에 맞게 **색칠하세요.**

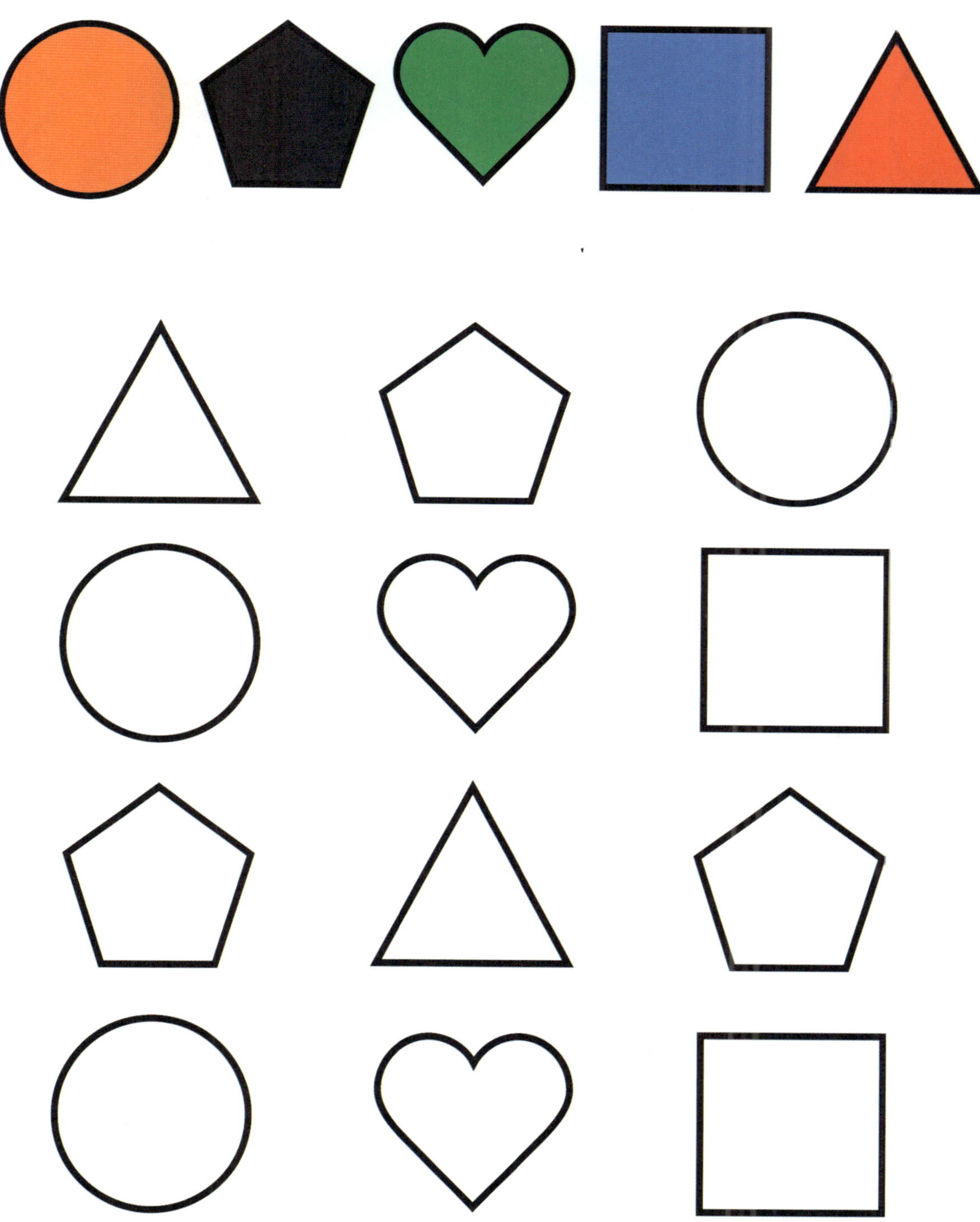

다음 색칠된 도형을 보고 규칙에 맞게 **색칠하세요.**

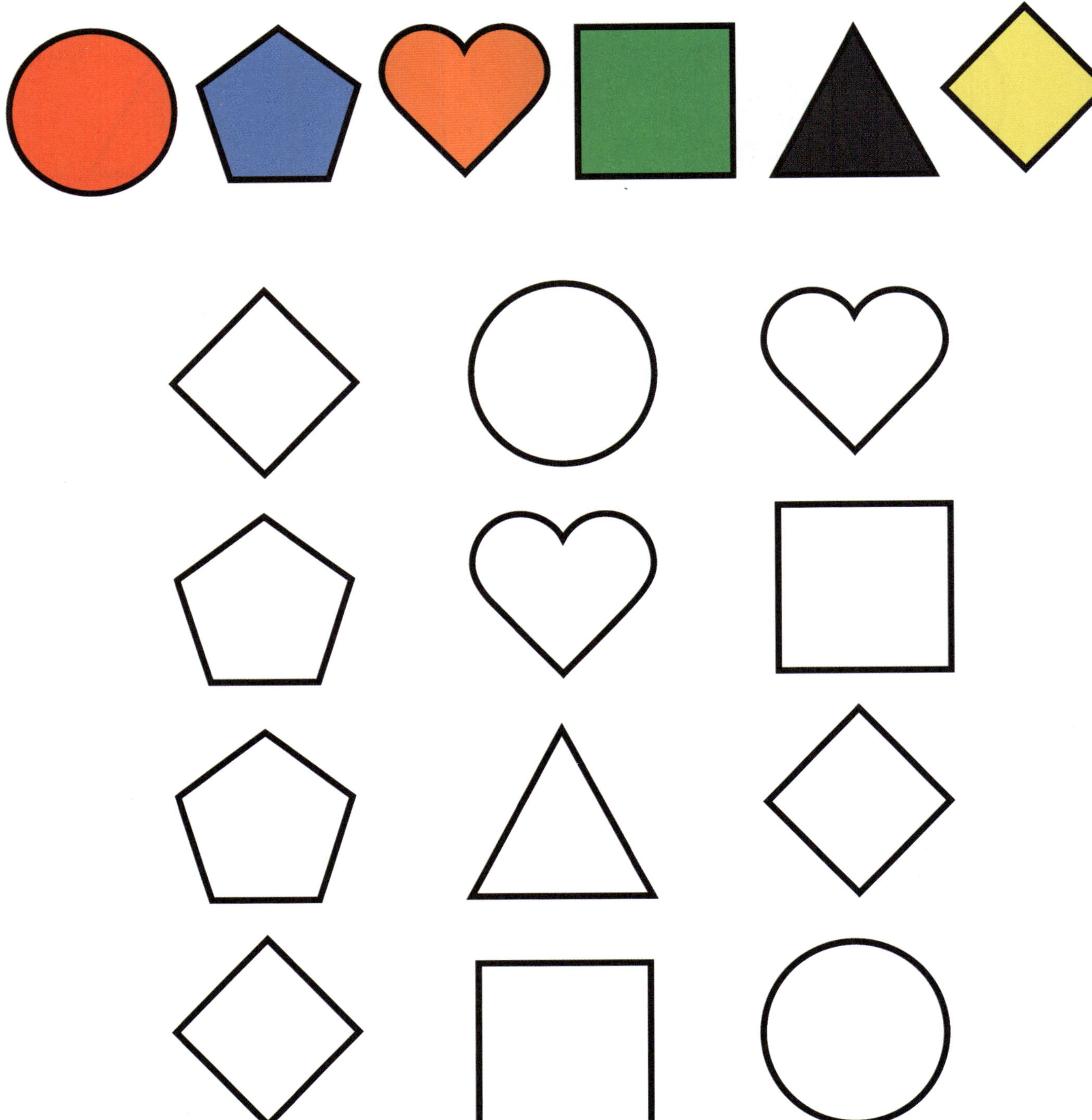

06.

형태 비교하기

누가 더 클까요? **더 큰 것** 을 찾아보세요.

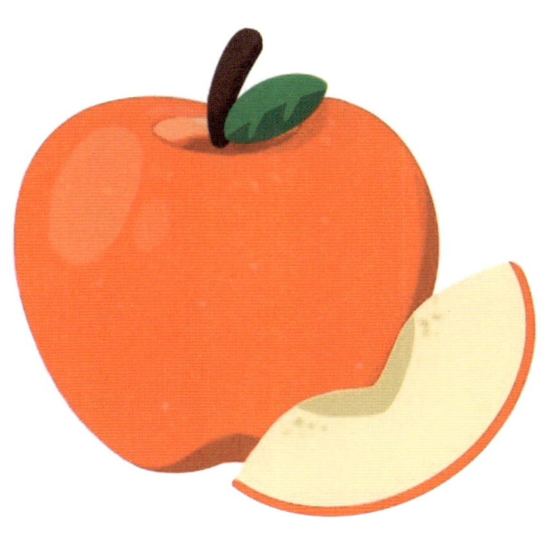 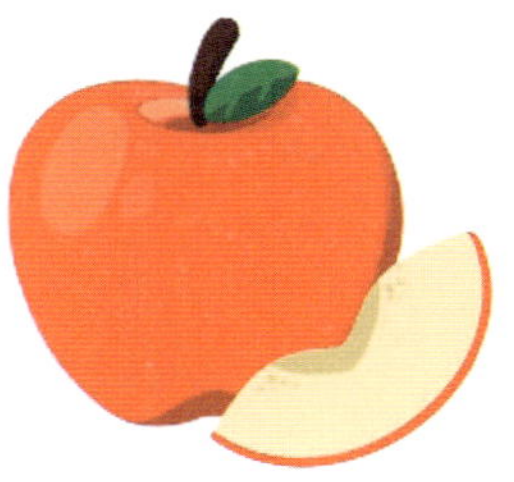

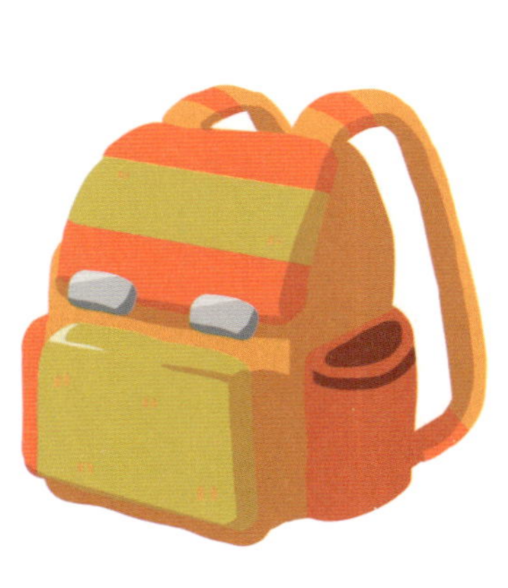 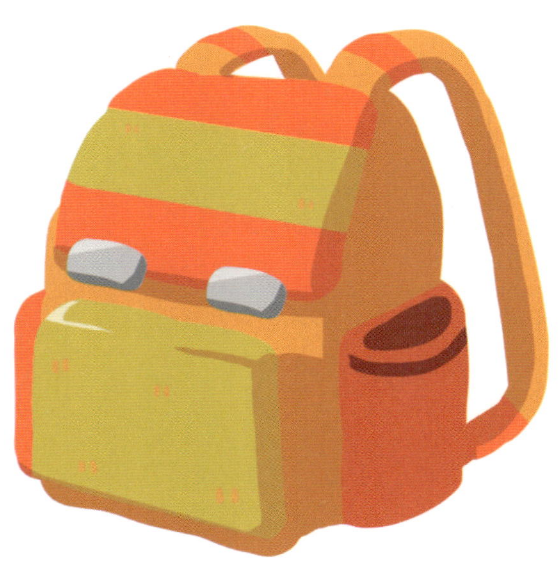

06 | 형태 비교하기(2)

누가 더 클까요? **더 큰 것** 을 찾아보세요.

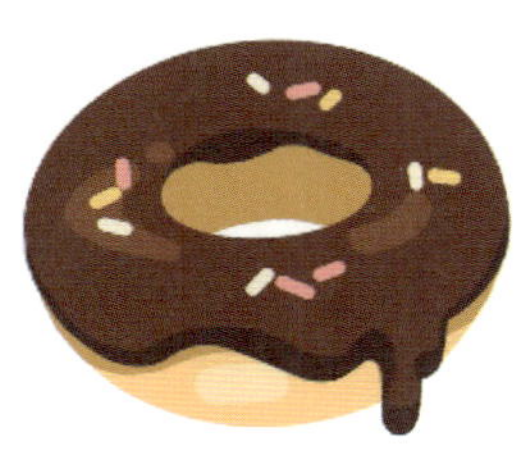 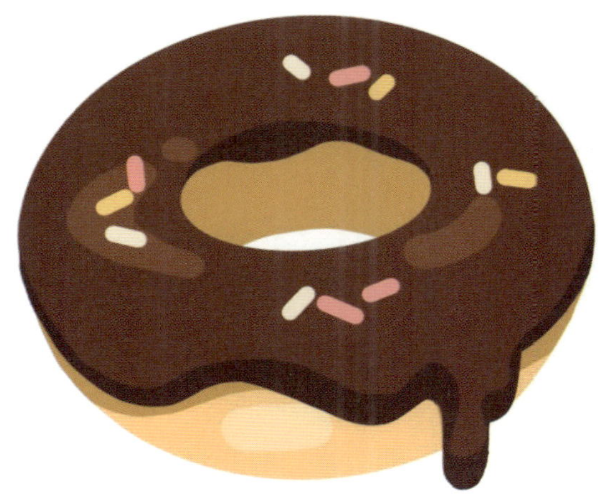

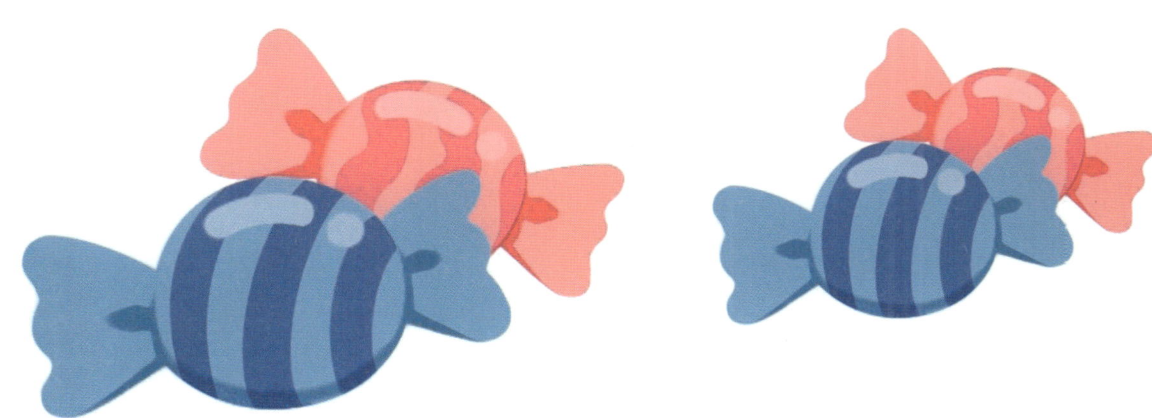

누가 더 길까요? **더 긴 것** 을 찾아보세요.

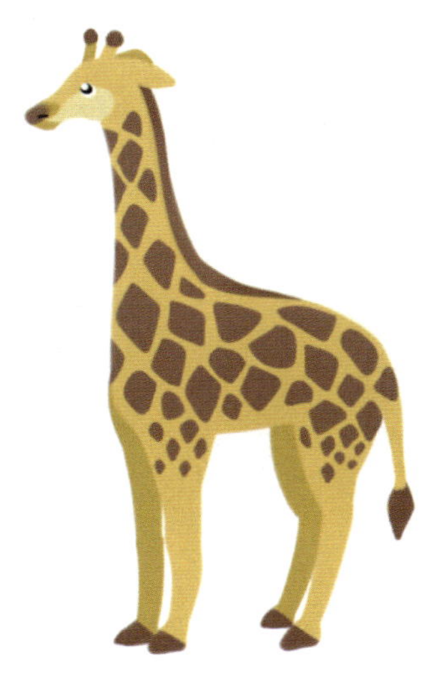

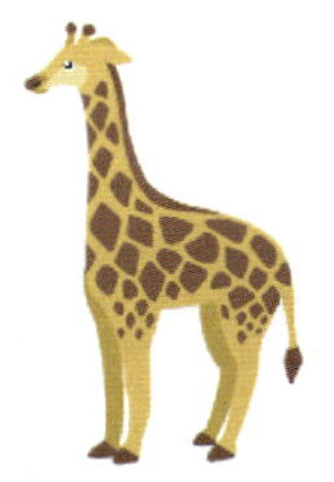

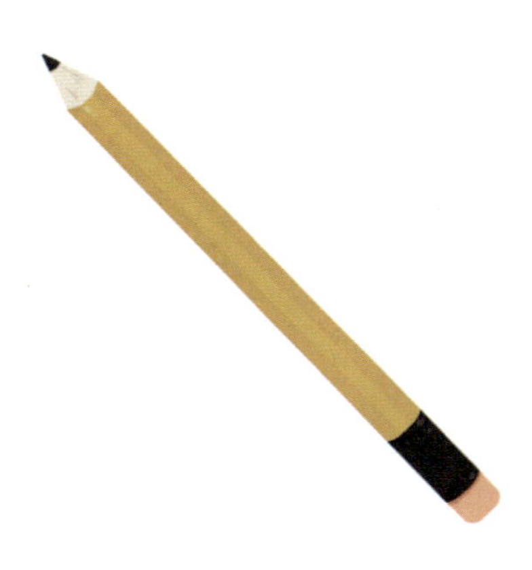

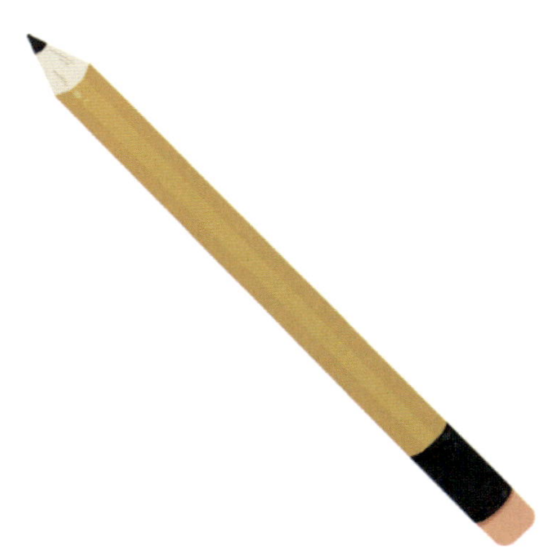

누가 더 길까요? **더 긴 것** 을 찾아보세요.

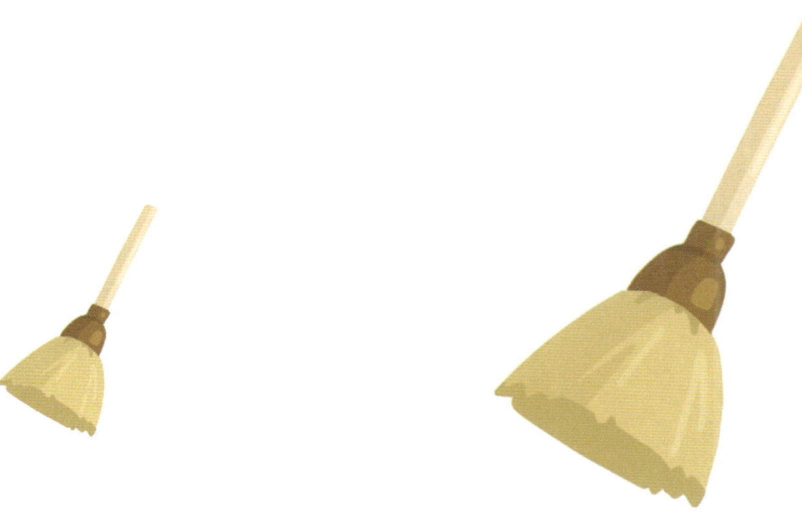

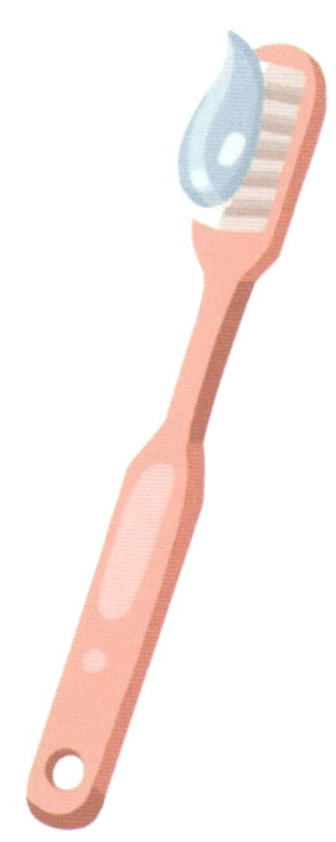

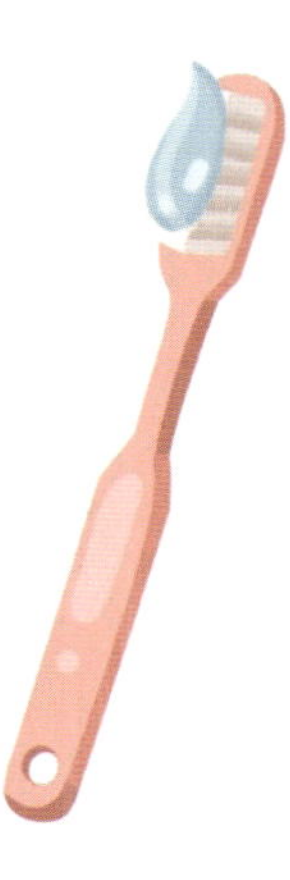

누가 더 작을까요? **더 작은 것** 을 찾아보세요.

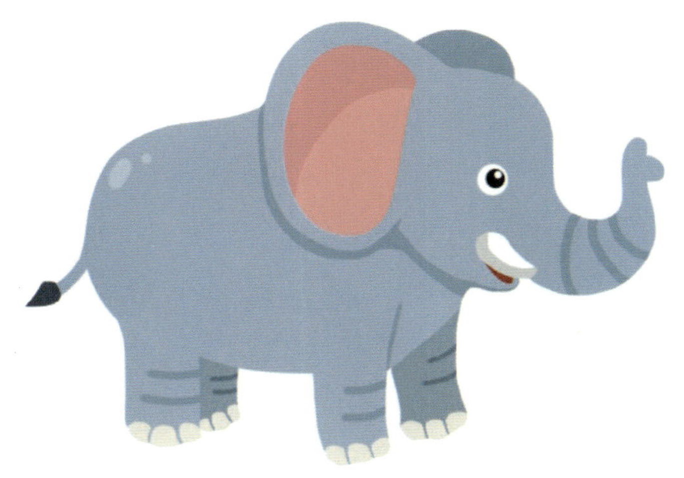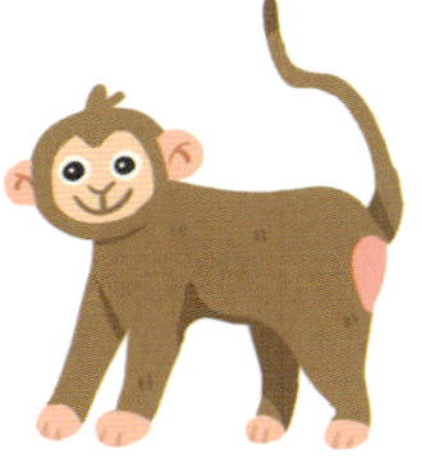

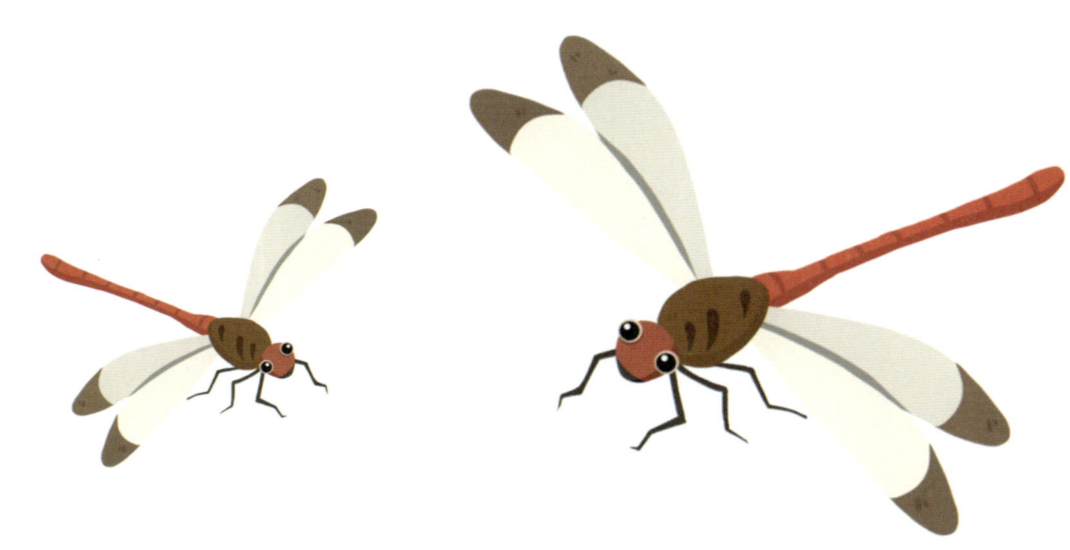

06 | 형태 비교하기(6)

누가 더 작을까요? **더 작은 것** 을 찾아보세요.

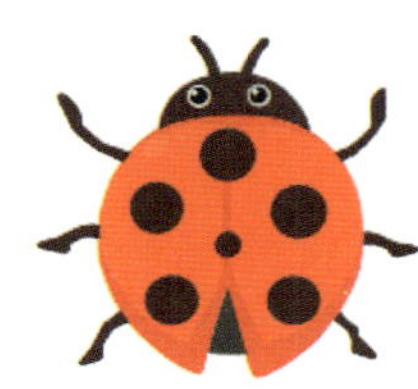 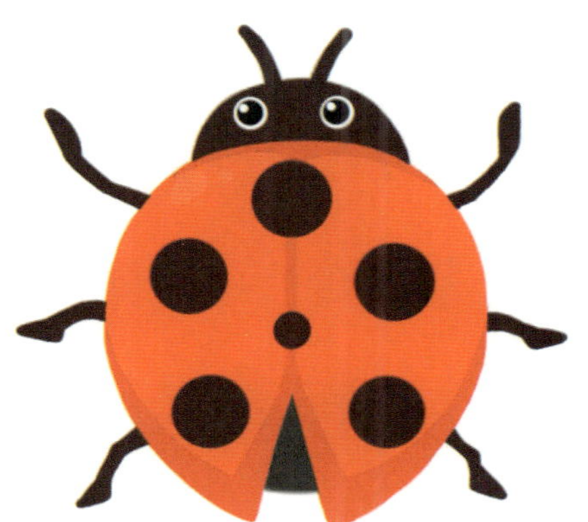

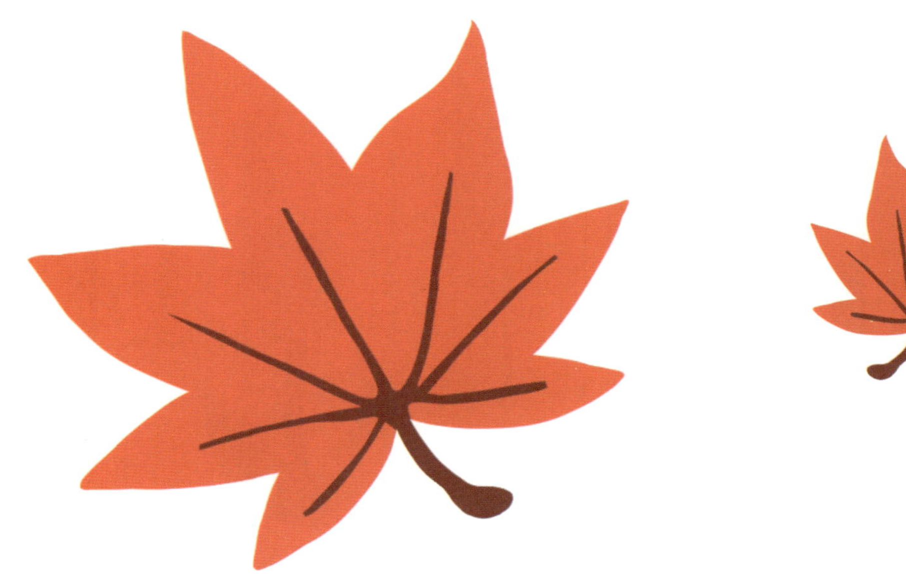

누가 더 짧을까요? **더 짧은 것** 을 찾아보세요.

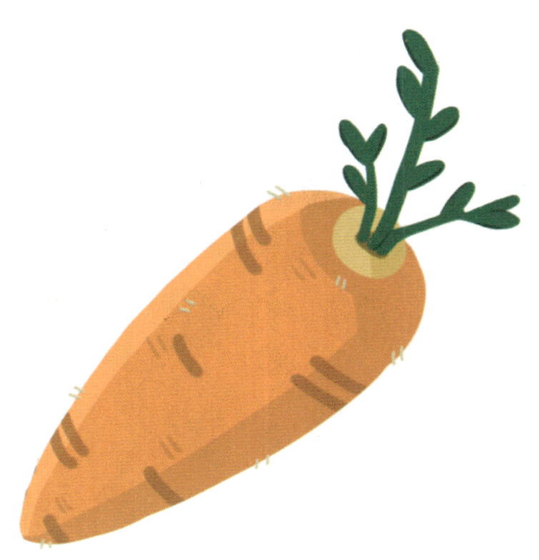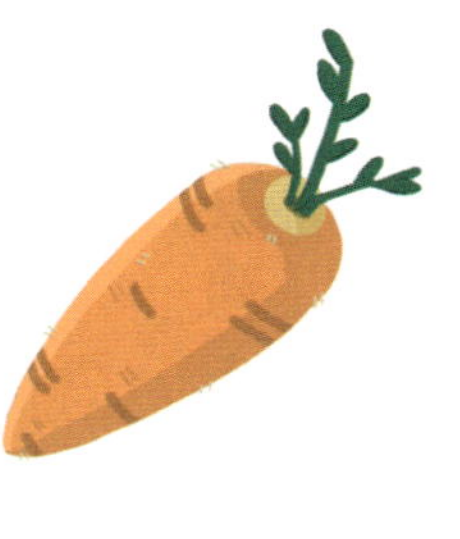

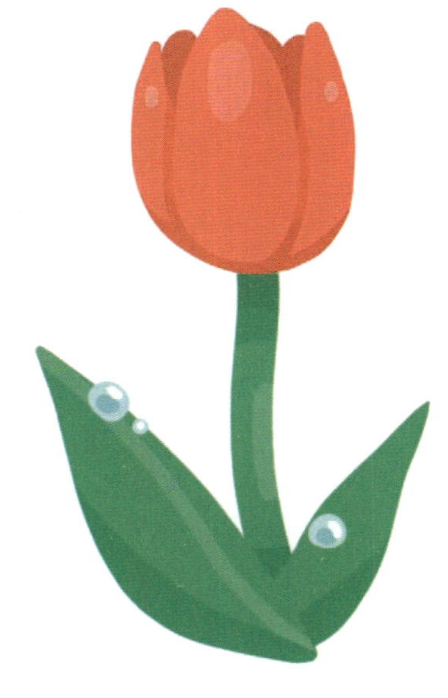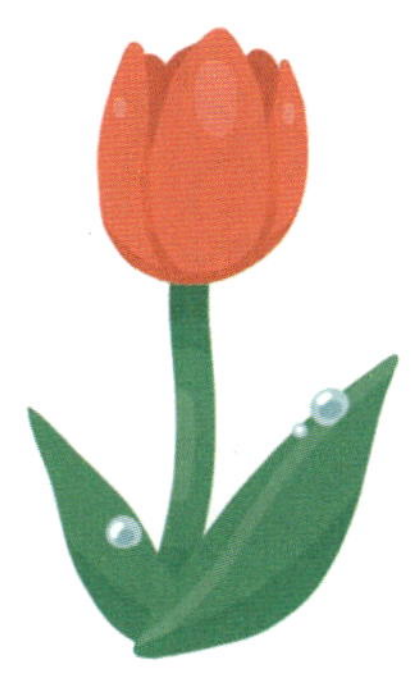

누가 더 짧을까요? **더 짧은 것** 을 찾아보세요.

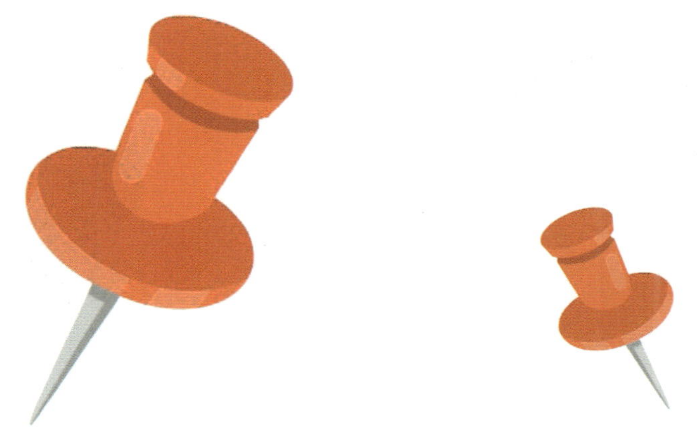

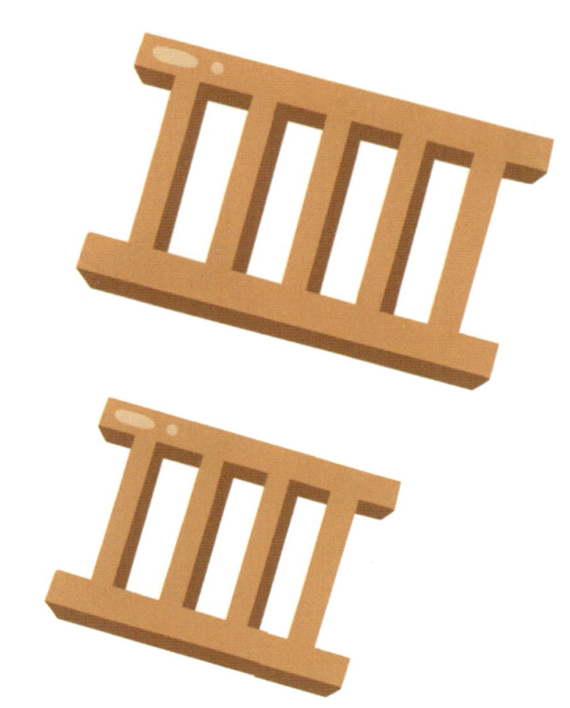

형태 비교하기(9)

누가 더 클까요? **키가 가장 큰 사람** 을 찾아보세요.

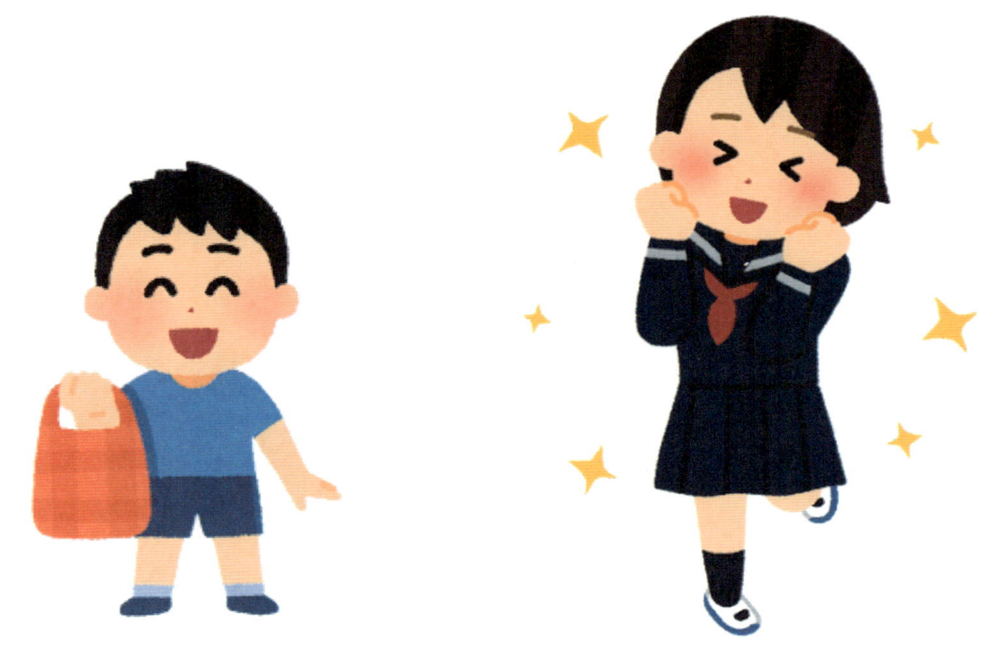

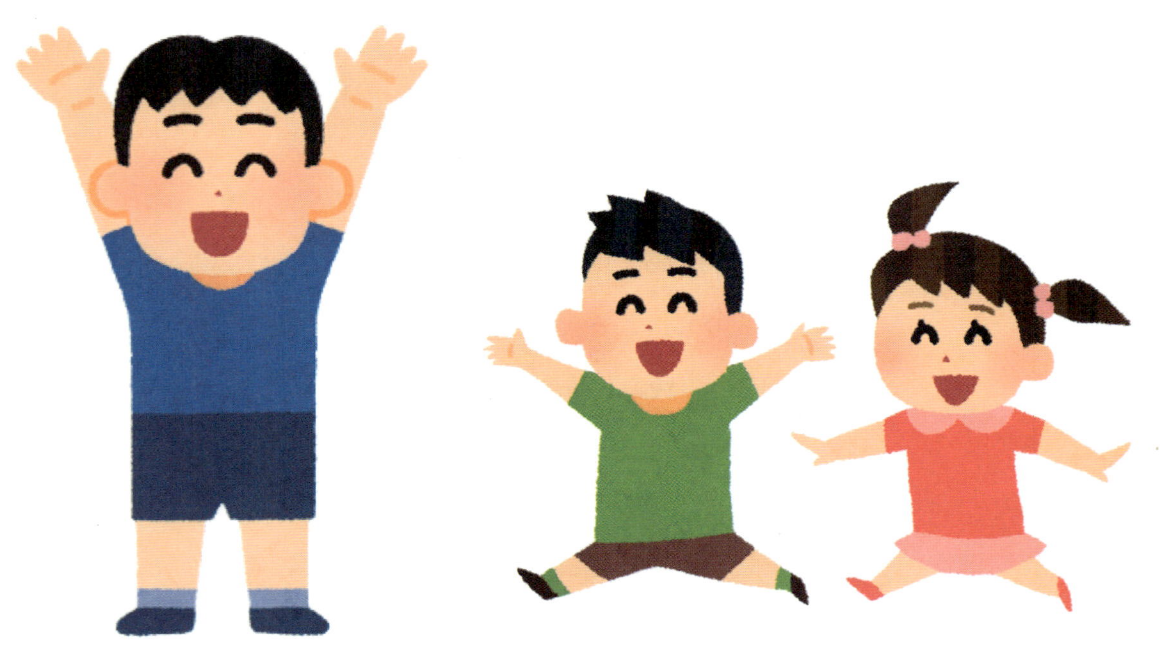

07.
부분-전체 파악하기

가려진 부분을 보고 도형의 이름을 **말해보세요.**

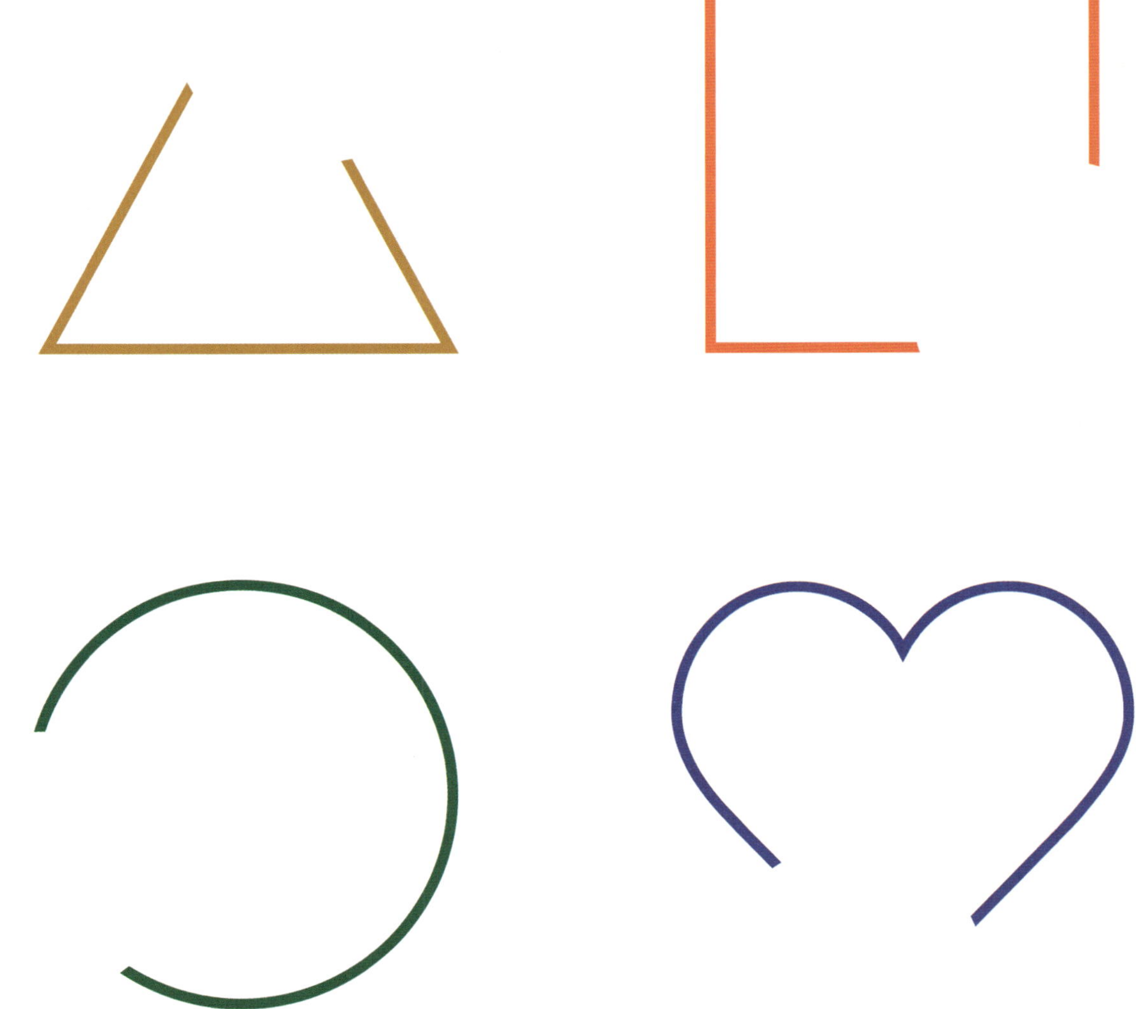

07 | 부분-전체 파악하기(2)

가려진 부분을 보고 도형의 이름을 **말해보세요.**

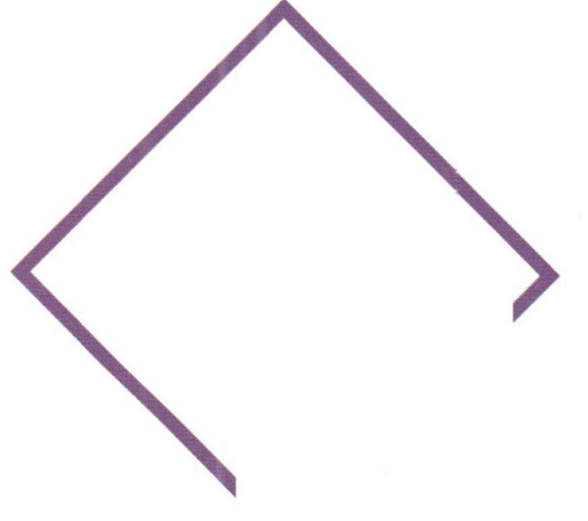

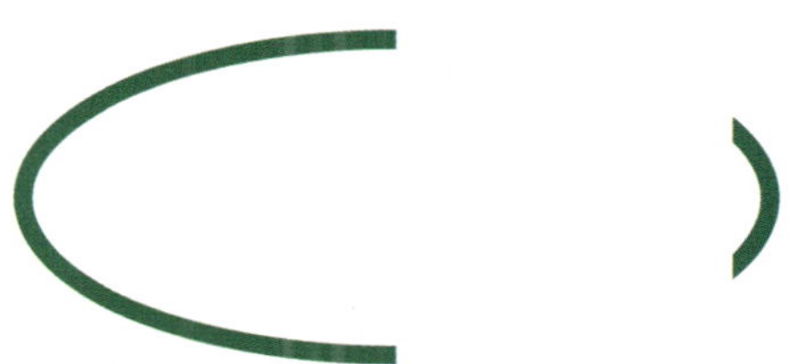

가려진 부분을 보고 그림의 이름을 **말해보세요.**

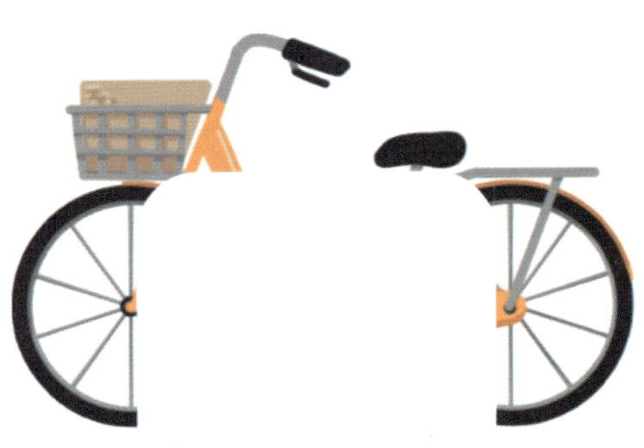

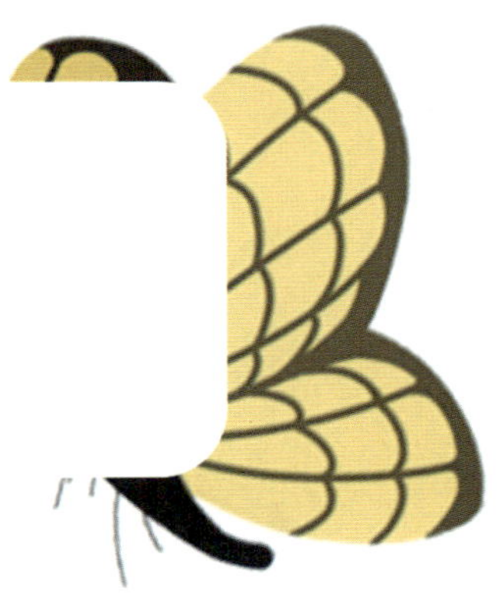

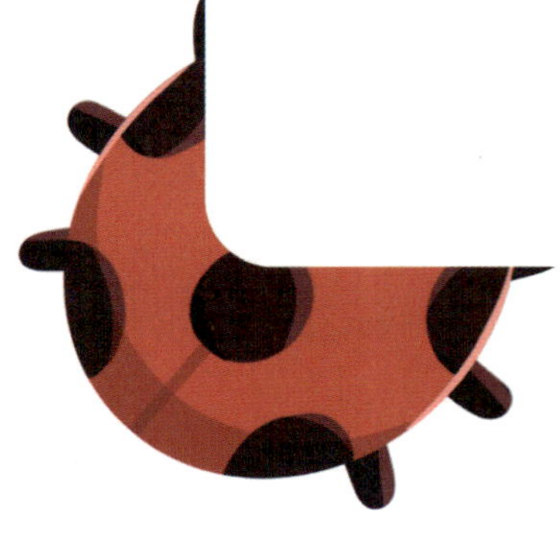

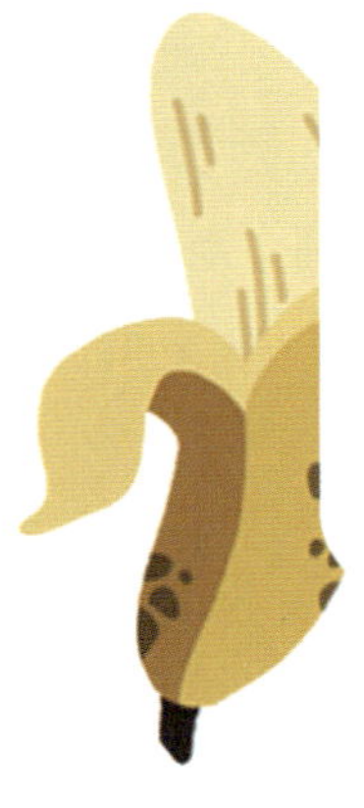

07 | 부분-전체 파악하기(4)

가려진 부분을 보고 그림의 이름을 **말해보세요.**

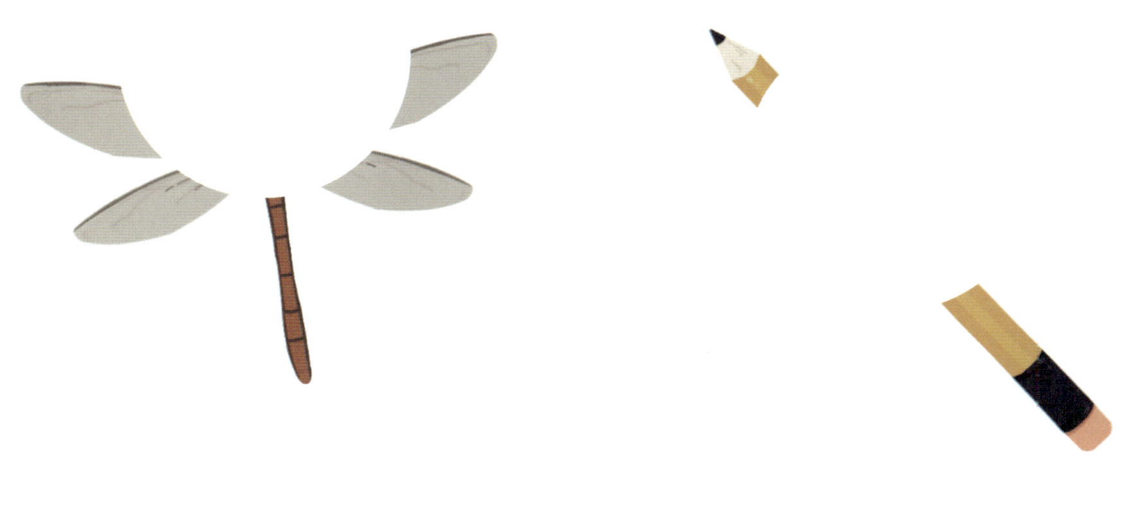

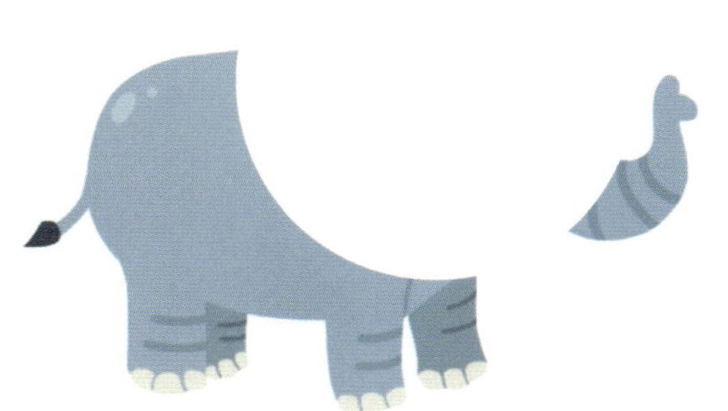

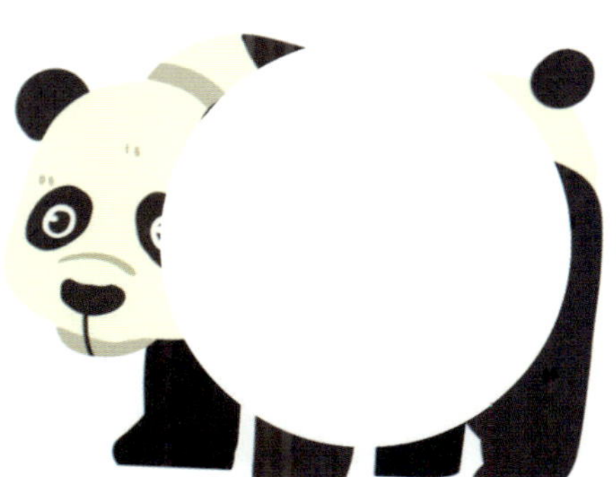

가려진 부분을 보고 그림의 이름을 **말해보세요.**

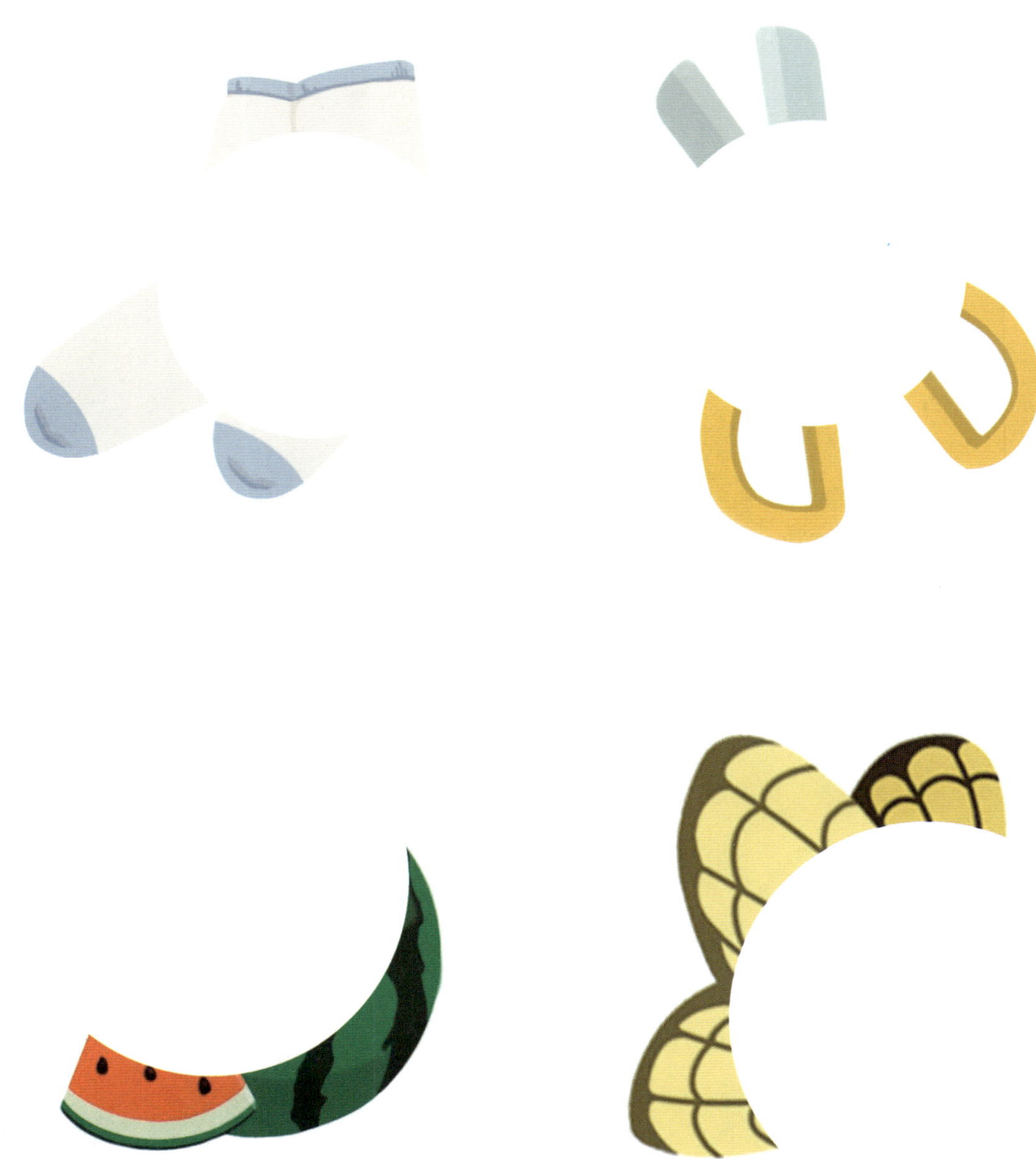

시각 운동 기술이란?

시각 운동 기술이란 손과 눈을 조화롭게 사용하기 위해서 시각 정보와 운동 산출물을 통합하는 것을 말합니다. 예를 들면, '연필로 선을 따라 그리는' 운동 패턴을 실행하기 위해서는 자신의 환경에서 '종이 위의 선'이라는 시각적 정보를 사용해야 합니다. 시각 운동 기술을 필요로 하는 활동에는 이름 쓰기, 선 따라 가위로 자르기, 신발 끈 묶기, 공 잡기, 학교에서 칠판을 보고 따라 적기 등이 있습니다.

시각 운동 기술은 아동이 학교에서 자신의 연령에 맞는 수준을 수행하는 능력, 자존감과 자신감, 친구들과 함께 참여하는 것에 영향을 미칩니다. 글자와 숫자 쓰기, 도형 그리기, 수학 문제 풀기 등의 학습적인 활동에 깊게 관여됩니다.

또한 아동의 일상생활의 자기 관리 영역에서 얼마나 독립적으로 수행할 수 있는 지에도 영향을 미칩니다. 단추 끼우기, 숟가락으로 음식을 퍼서 입에 넣기, 컵에 물 따르기, 지퍼 채우기 등 많은 자기 관리 활동에는 시각 운동 기술이 필요합니다.

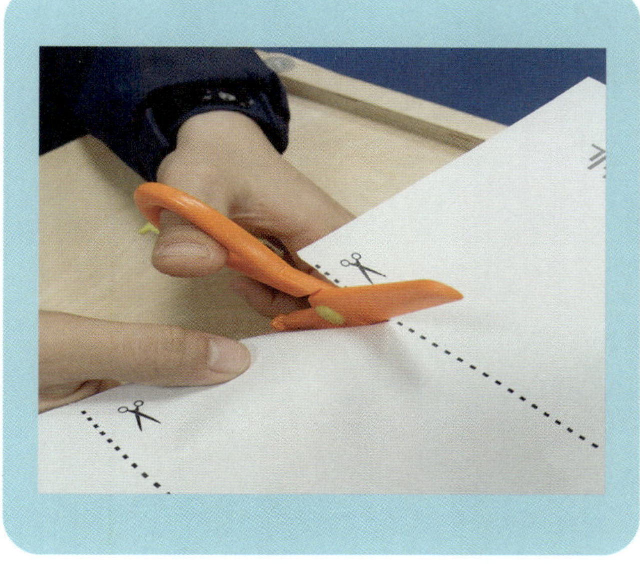

아동의 기능적인 놀이 활동에도 관여하는데, 구슬 끼우기, 퍼즐 활동, 블록 쌓기, 친구와 번갈아서 공 차기, 캐치볼 등 자신의 주변 환경 및 자극과 원활하게 상호작용하기 위해서는 시각 운동 기술이 필요합니다.

다양한 시각 운동 기술 활동

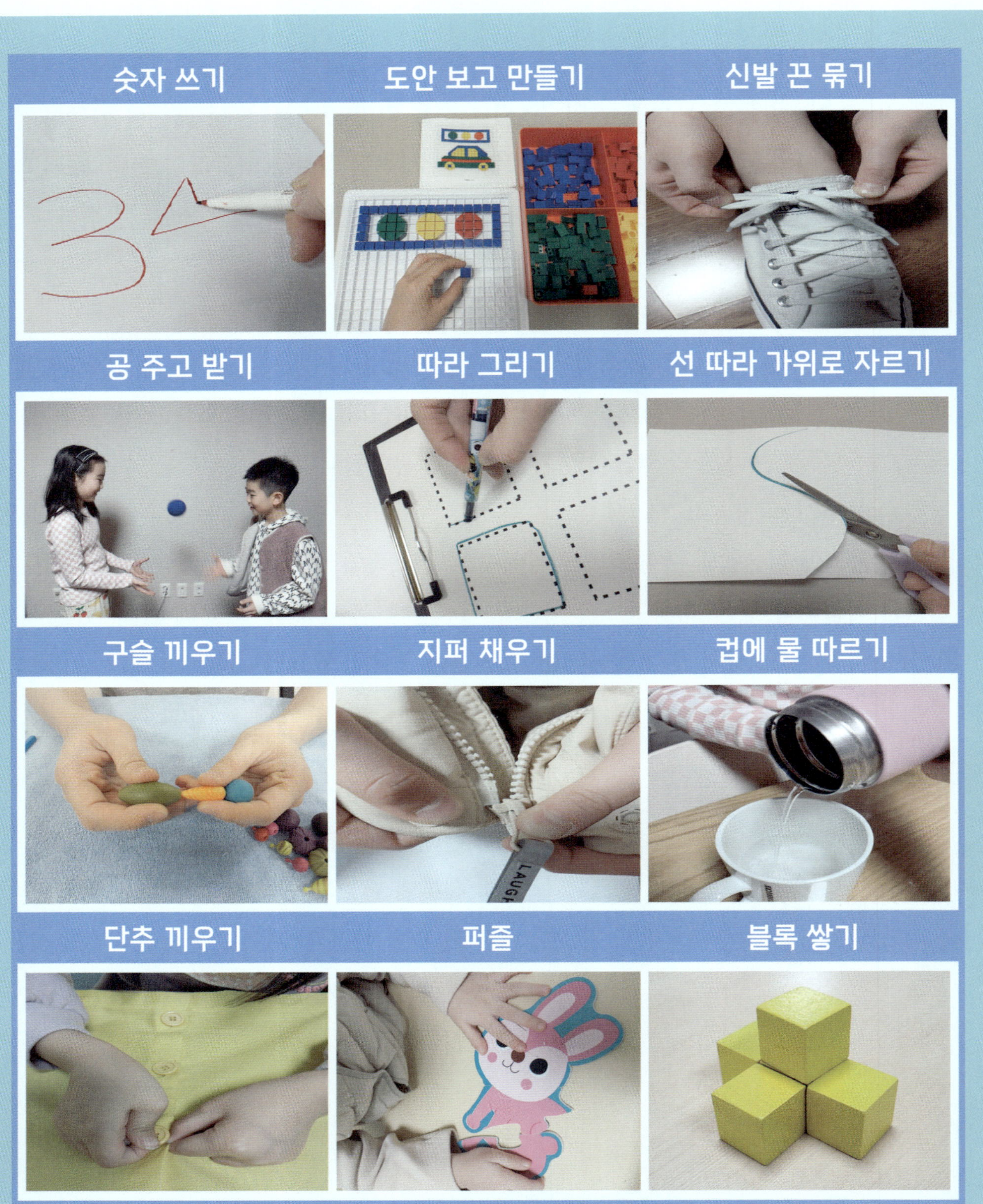

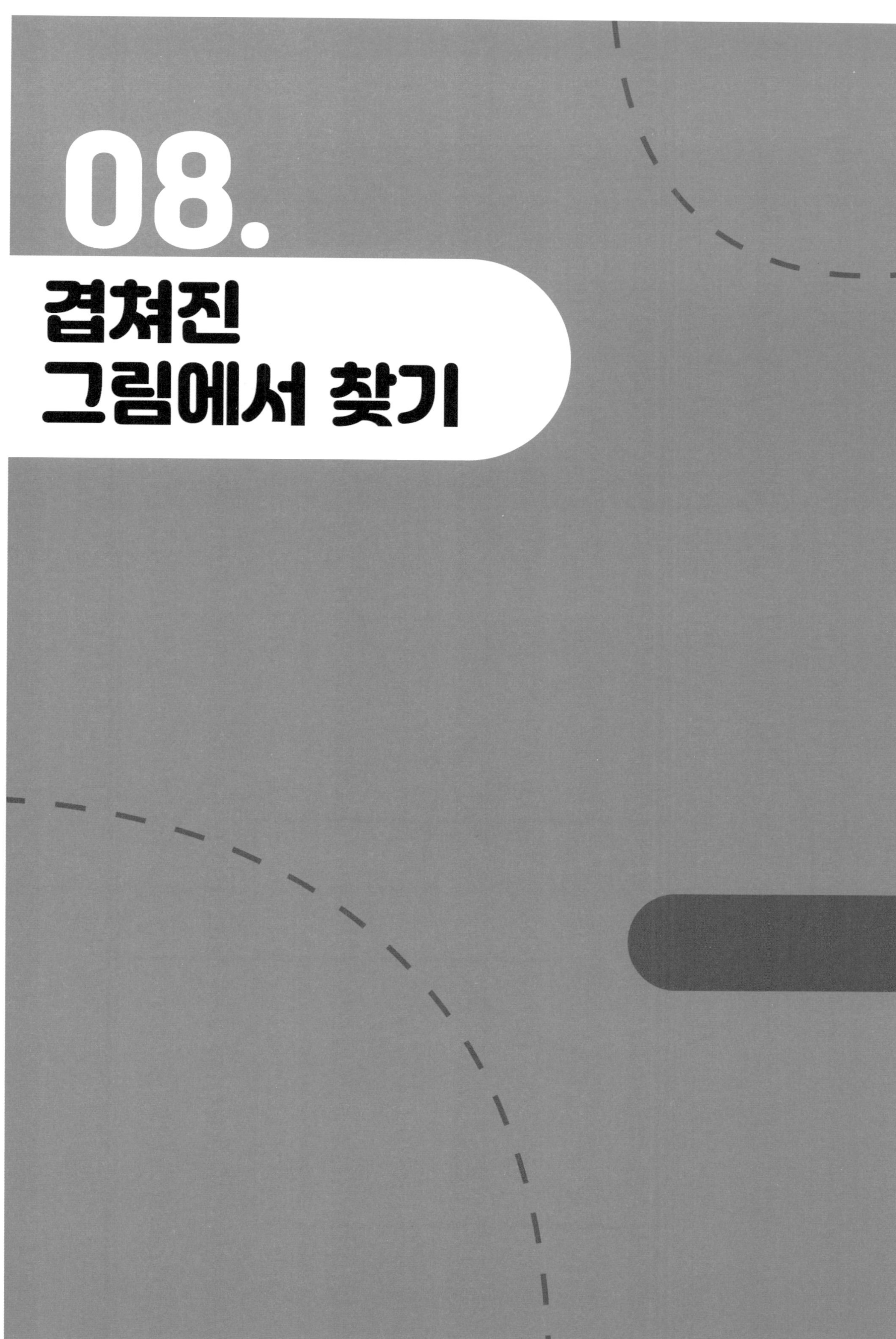

08.
겹쳐진 그림에서 찾기

다음 겹쳐진 그림을 보고 **동그라미** 에 색칠하세요.

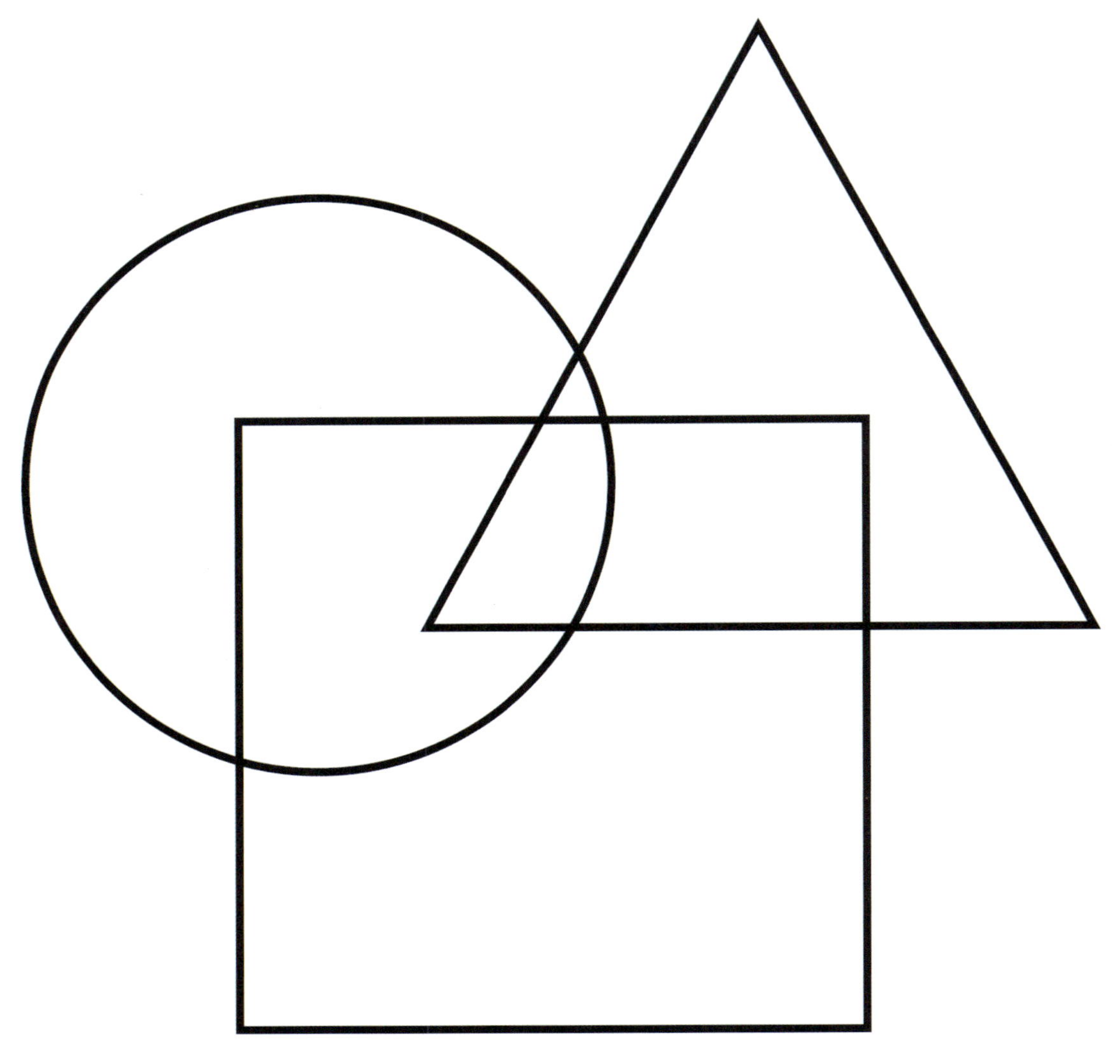

다음 겹쳐진 그림을 보고 **세모** 에 색칠하세요.

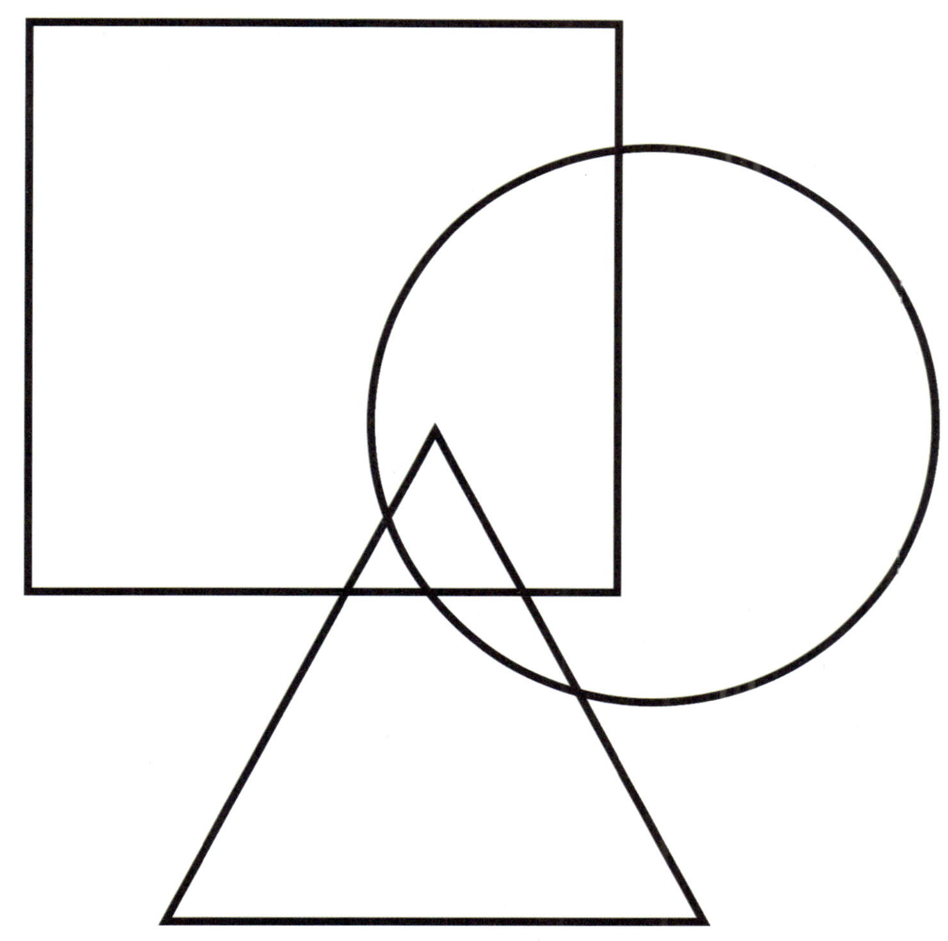

다음 겹쳐진 그림을 보고 **네모** 에 색칠하세요.

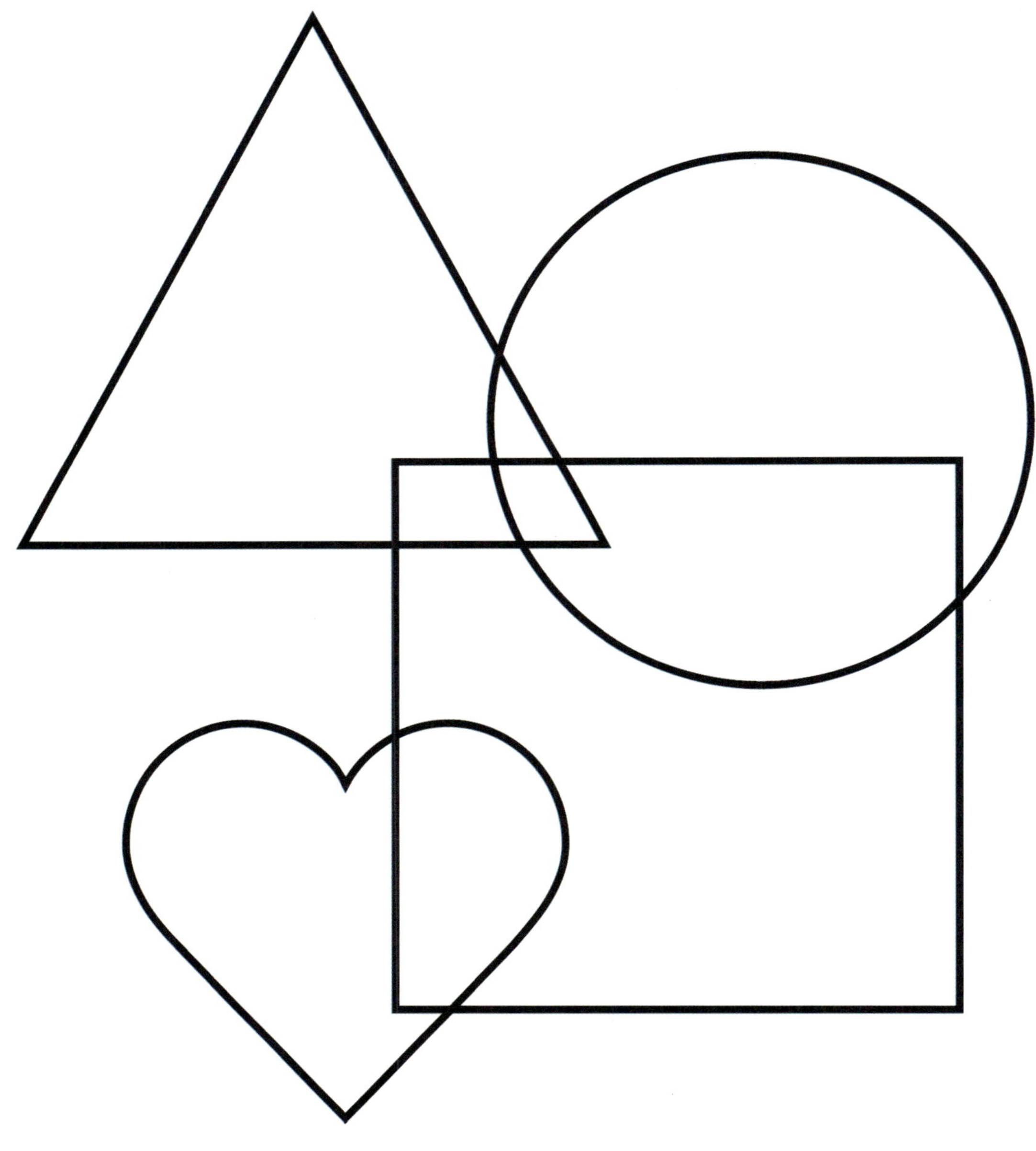

겹쳐진 그림에서 찾기(4)

다음 겹쳐진 그림을 보고 **동그라미**에 색칠하세요.

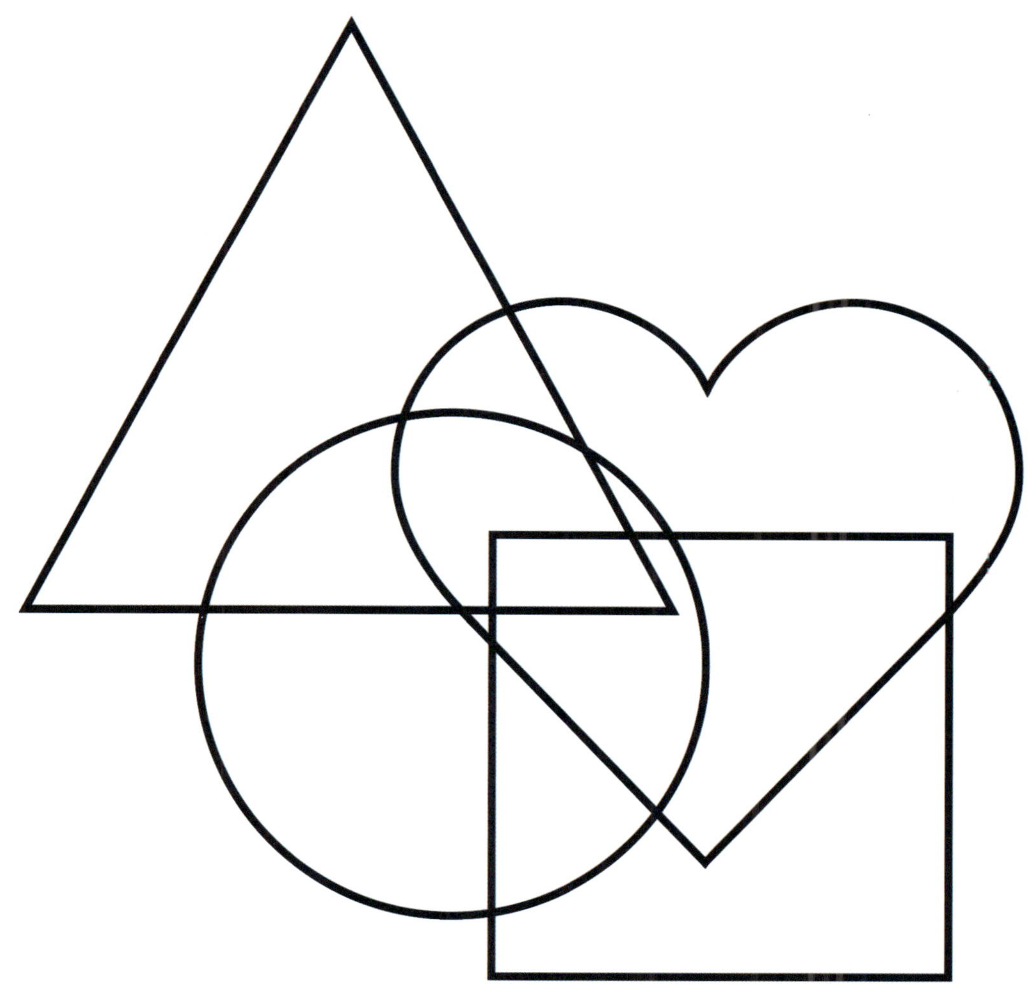

다음 겹쳐진 그림을 보고 **세모** 에 색칠하세요.

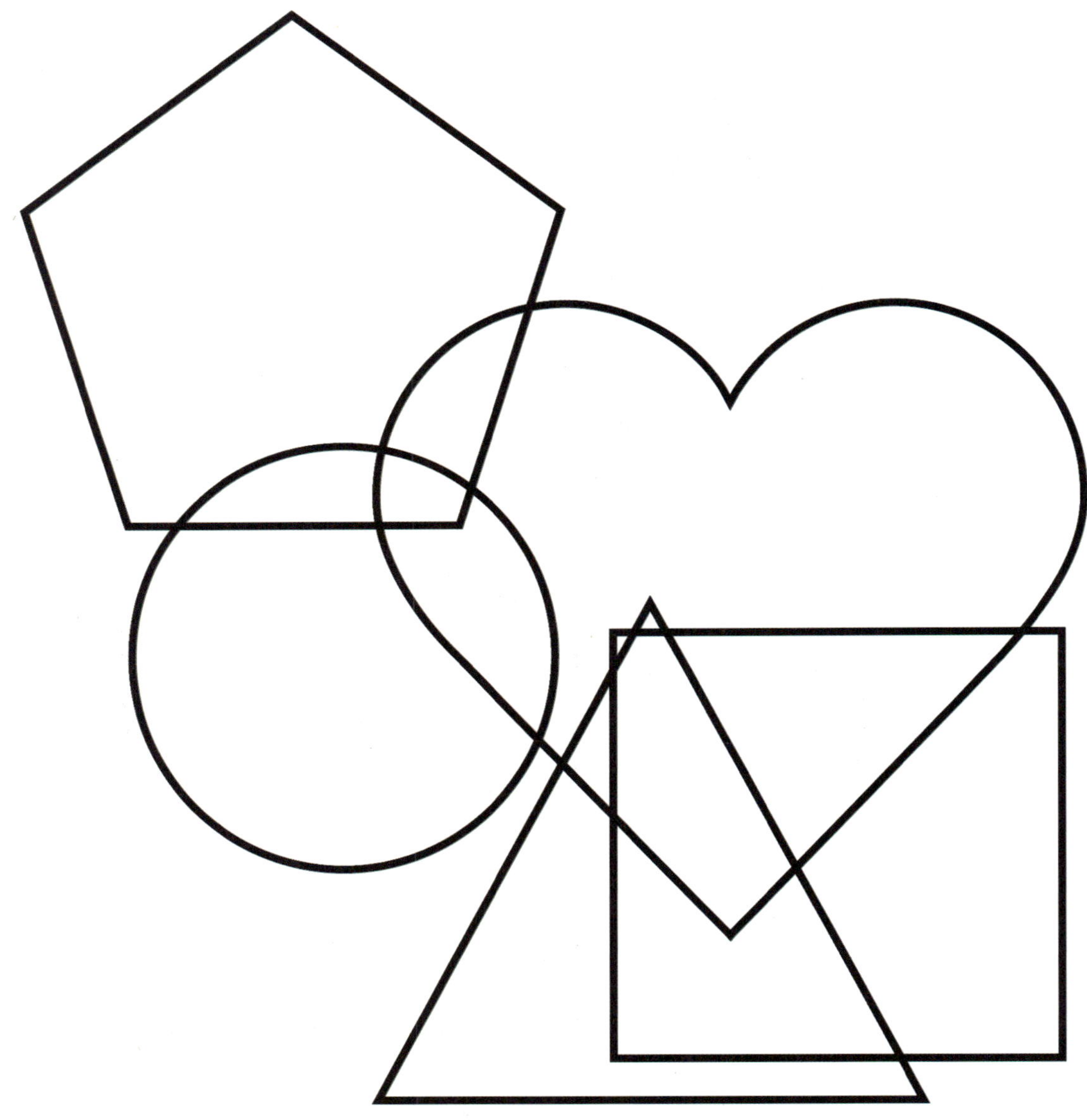

다음 겹쳐진 그림을 보고 **네모** 에 색칠하세요.

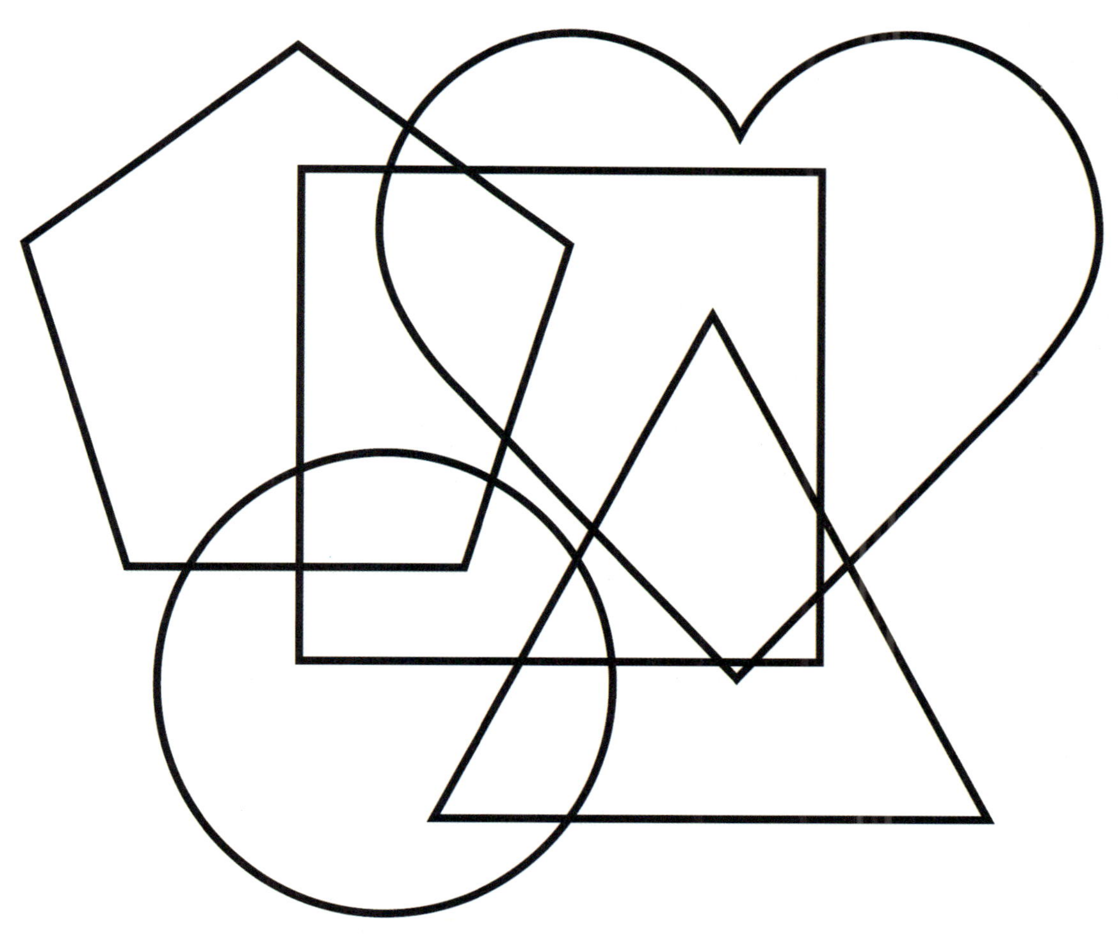

겹쳐진 그림에서 찾기(7)

다음 겹쳐진 그림을 보고 **하트** 에 색칠하세요.

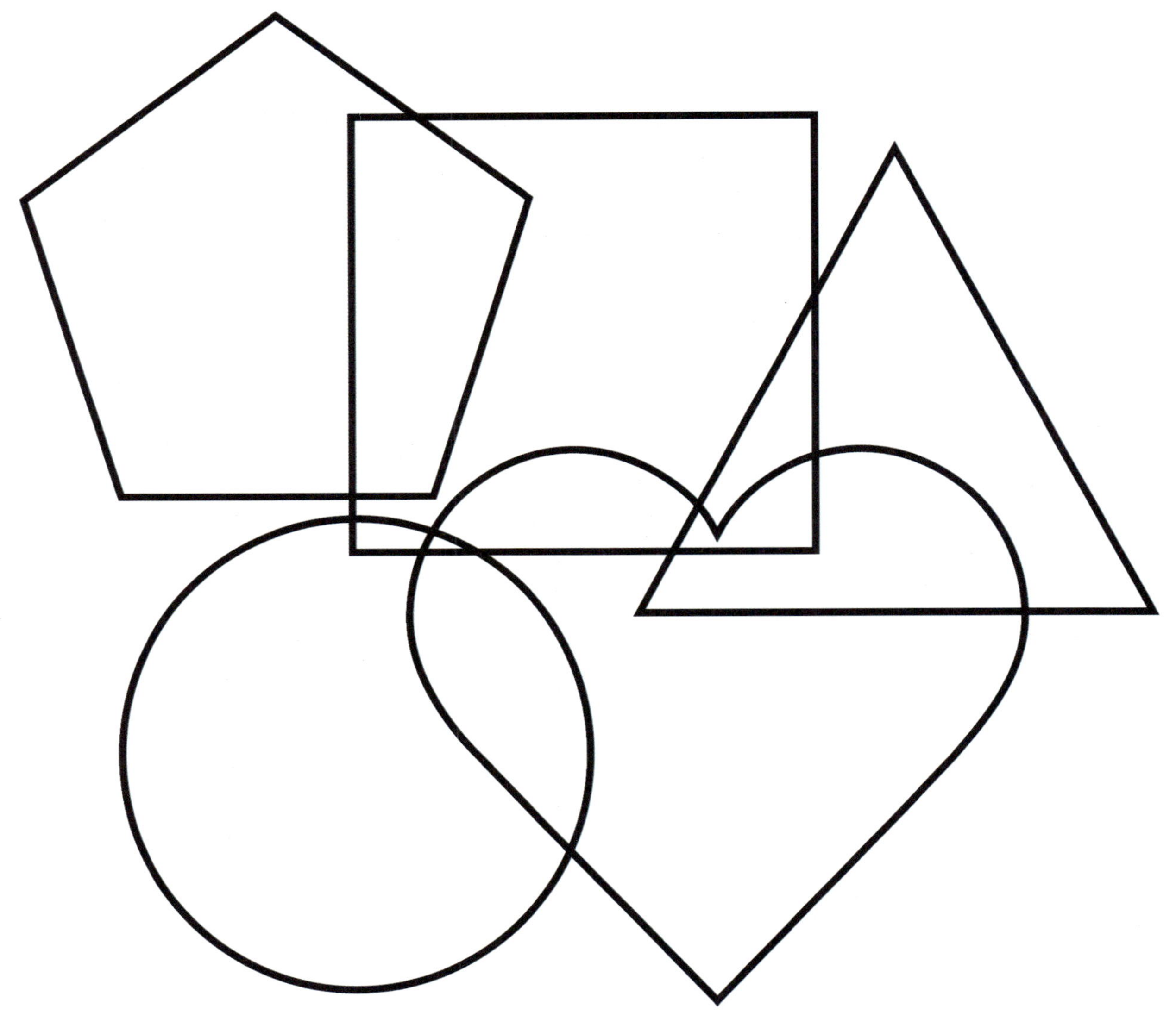

겹쳐진 그림에서 찾기(8)

다음 겹쳐진 그림을 보고 **집모양(오각형)** 에 색칠하세요.

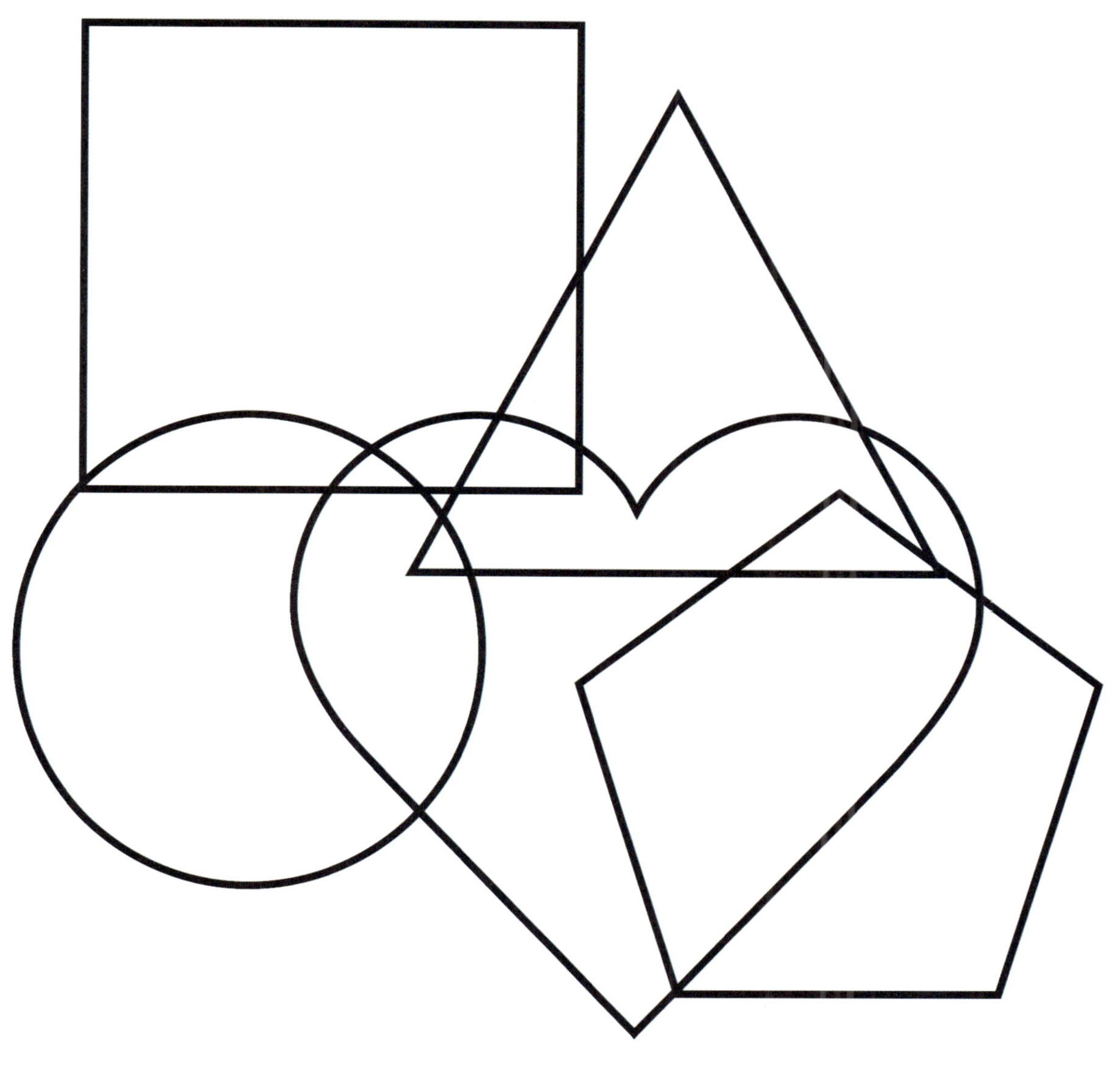

다음 겹쳐진 그림을 보고 **십자 모양** 에 색칠하세요.

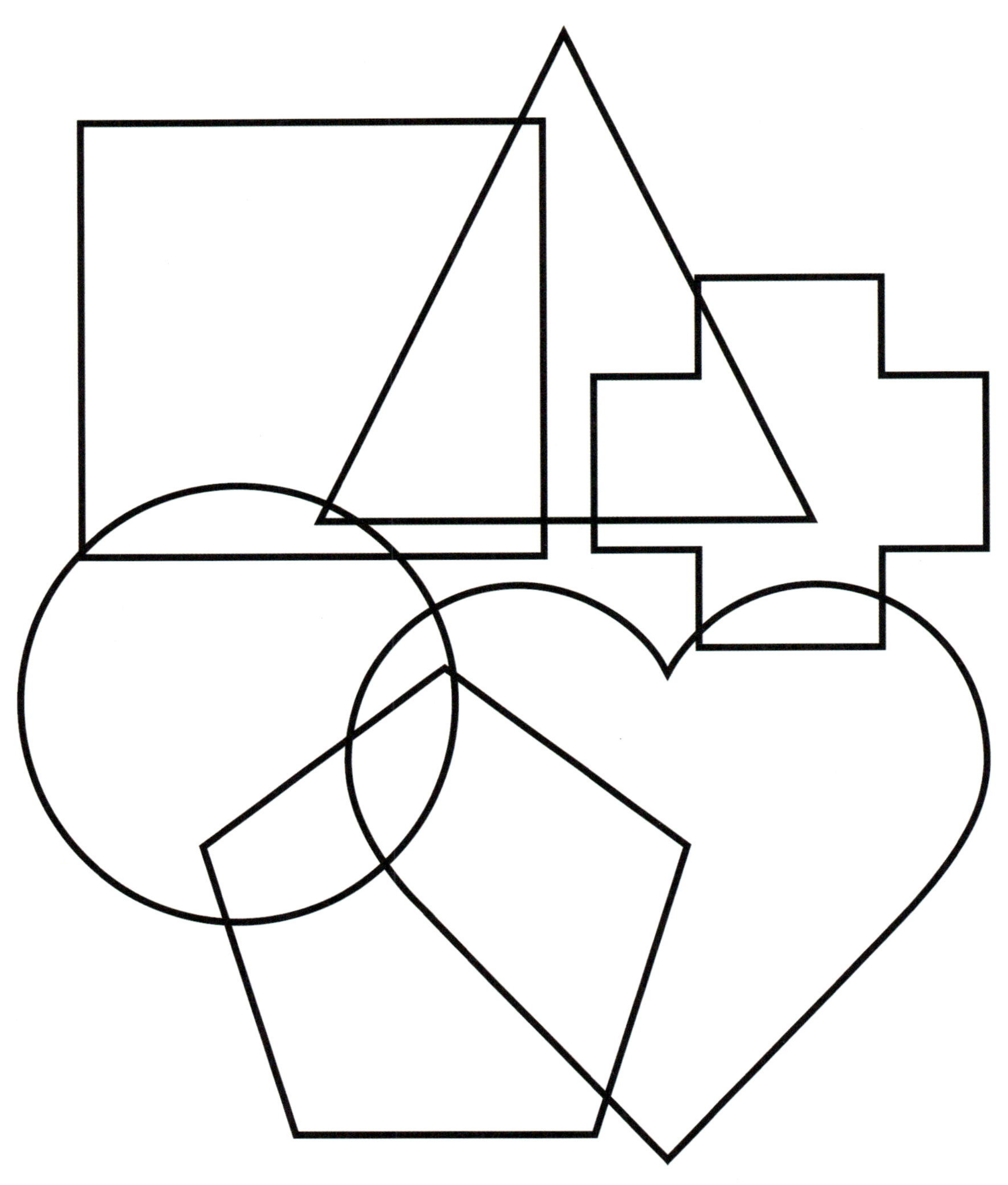

08 | 겹쳐진 그림에서 찾기(10)

다음 겹쳐진 그림을 보고 **십자 모양** 에 색칠하세요.

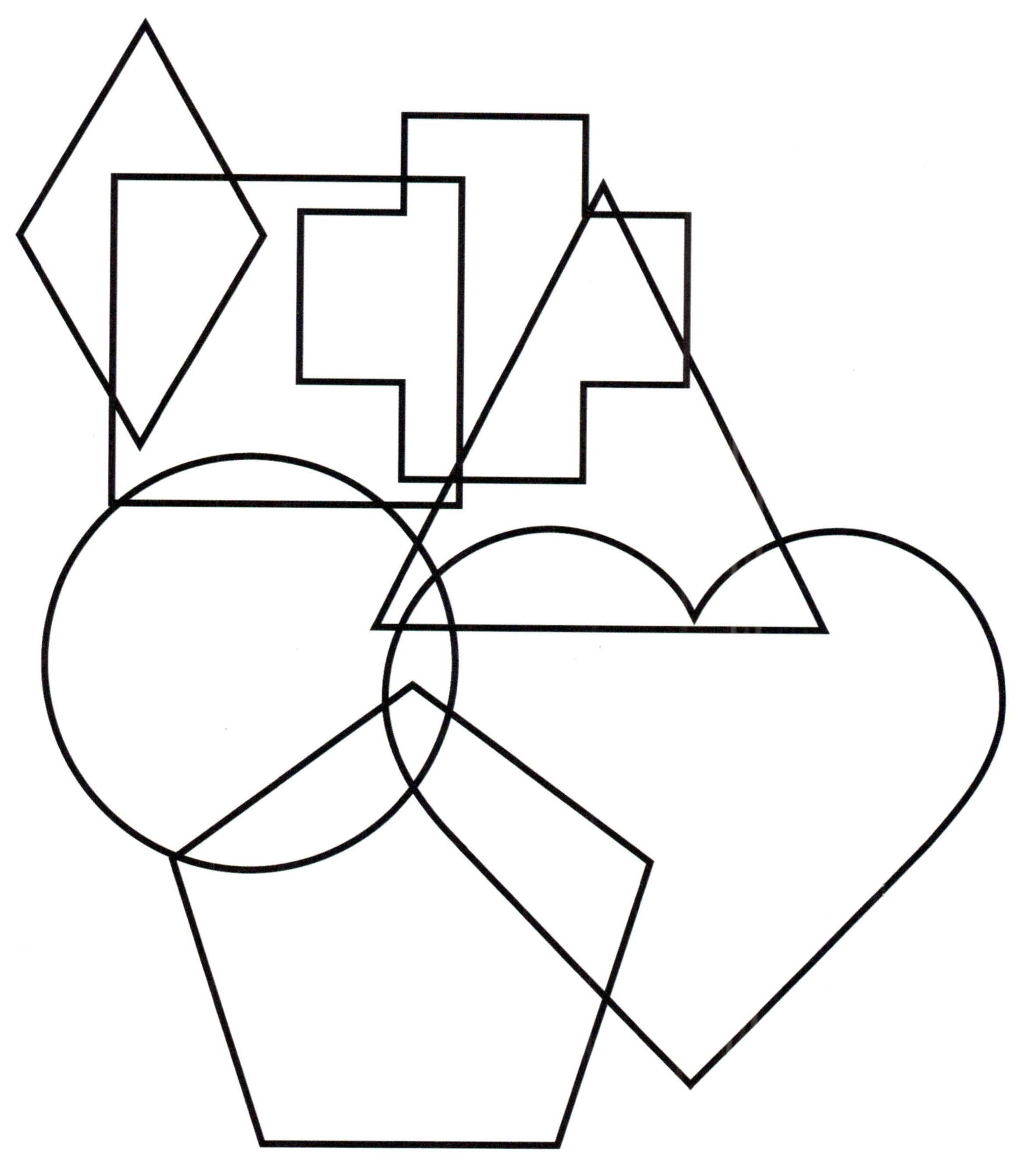

08 | 겹쳐진 그림에서 찾기(11)

다음 겹쳐진 그림을 보고 **하트** 에 색칠하세요.

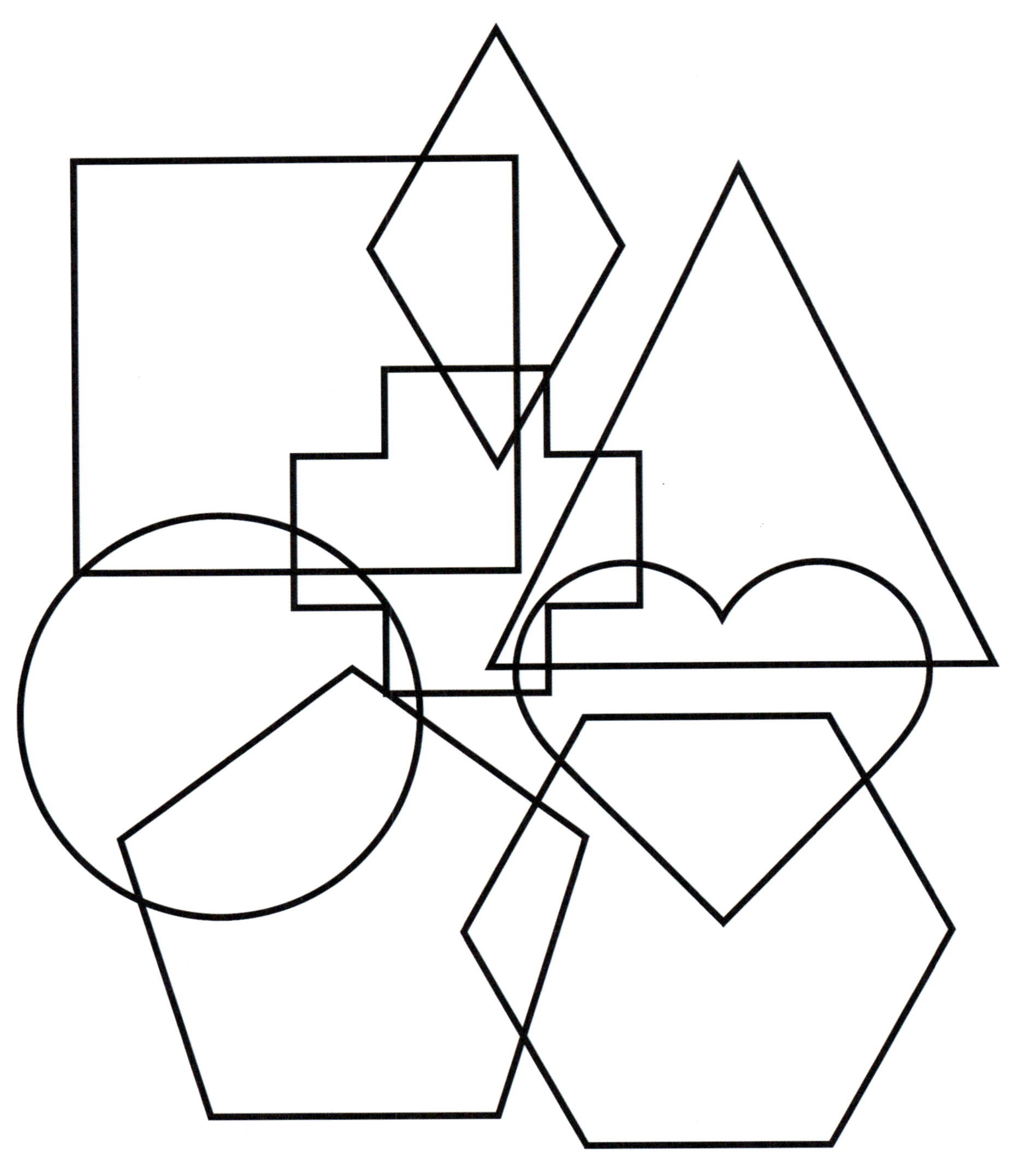

겹쳐진 그림에서 찾기(12)

다음 겹쳐진 그림을 보고 **세모** 에 색칠하세요.

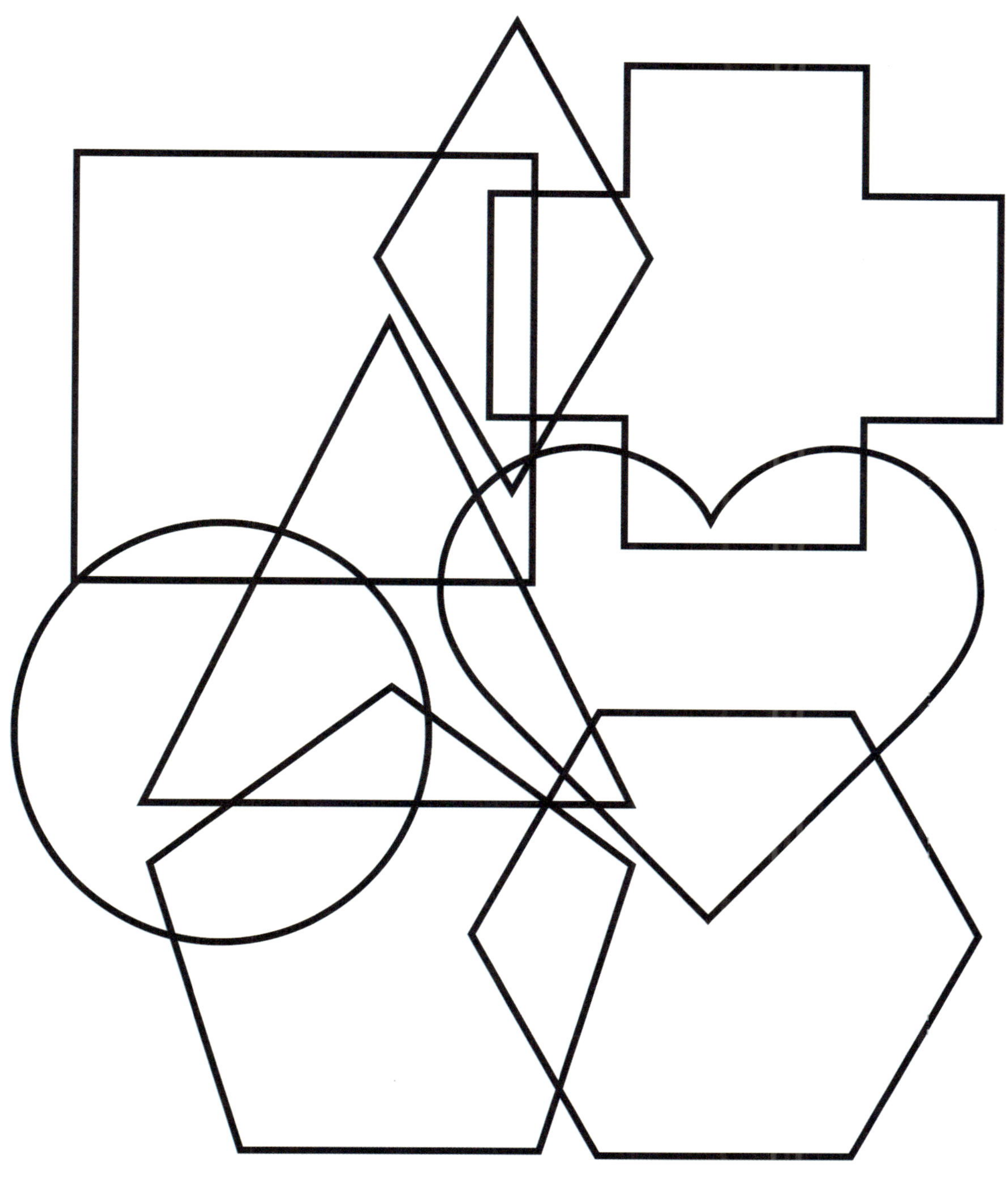

다음 겹쳐진 그림을 보고 **하트 두 개** 에 색칠하세요.

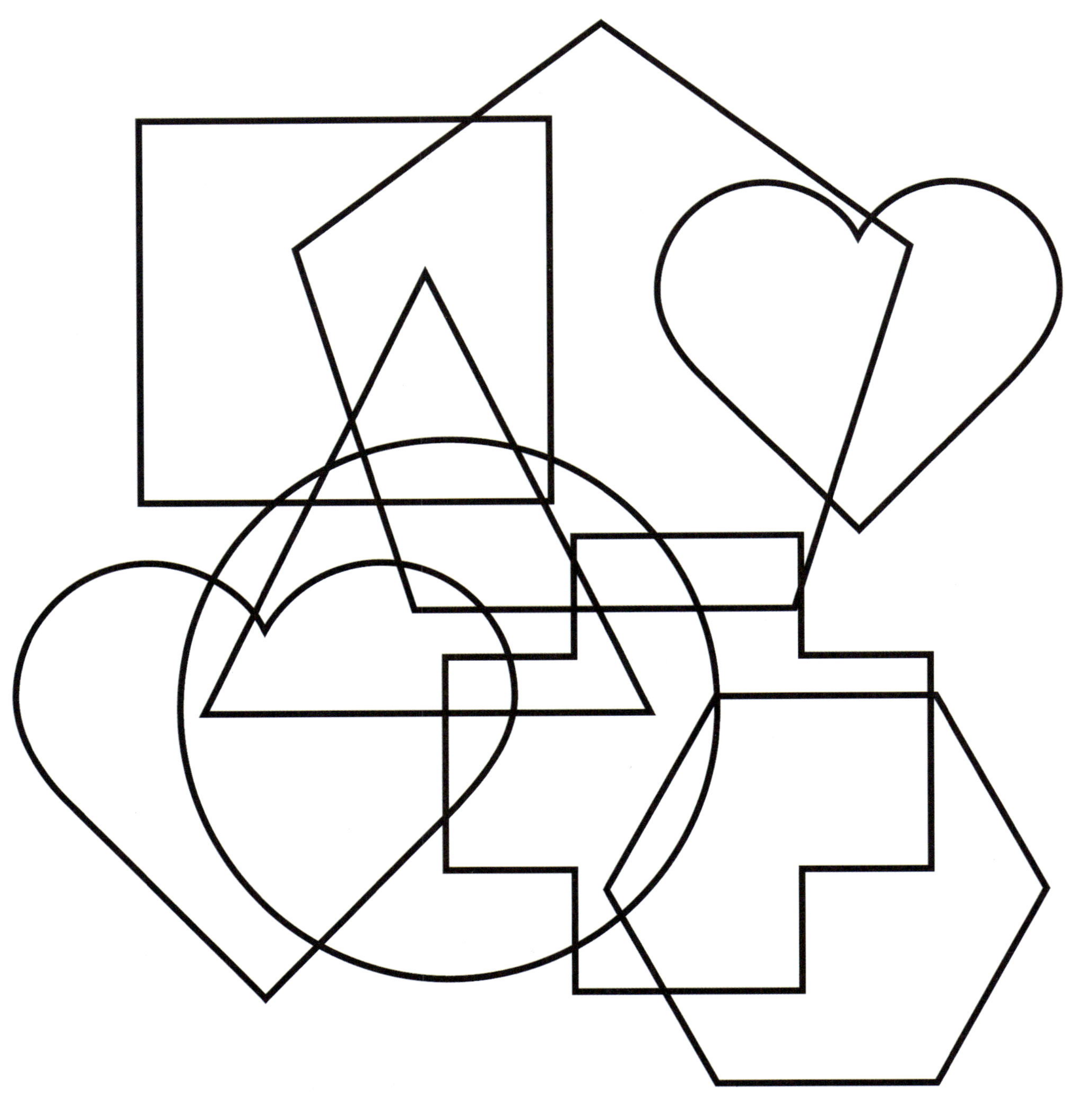

퍼즐도 전략이 있어요!

퍼즐을 맞추는 활동은 시지각, 시각-운동 기술, 문제 해결 능력 향상 등을 위해 흔히 쓰이는 치료 중 하나입니다.

다양한 종류의 퍼즐이 존재하는데, 아동의 특성과 현재 기능 상태에 맞게 적용하여 퍼즐에 대한 흥미를 잃지 않도록 하는 것이 중요합니다.

퍼즐은 쉽게 접할 수 있기 때문에 전략적으로 사용하면 좋은 효과를 볼 수 있습니다.

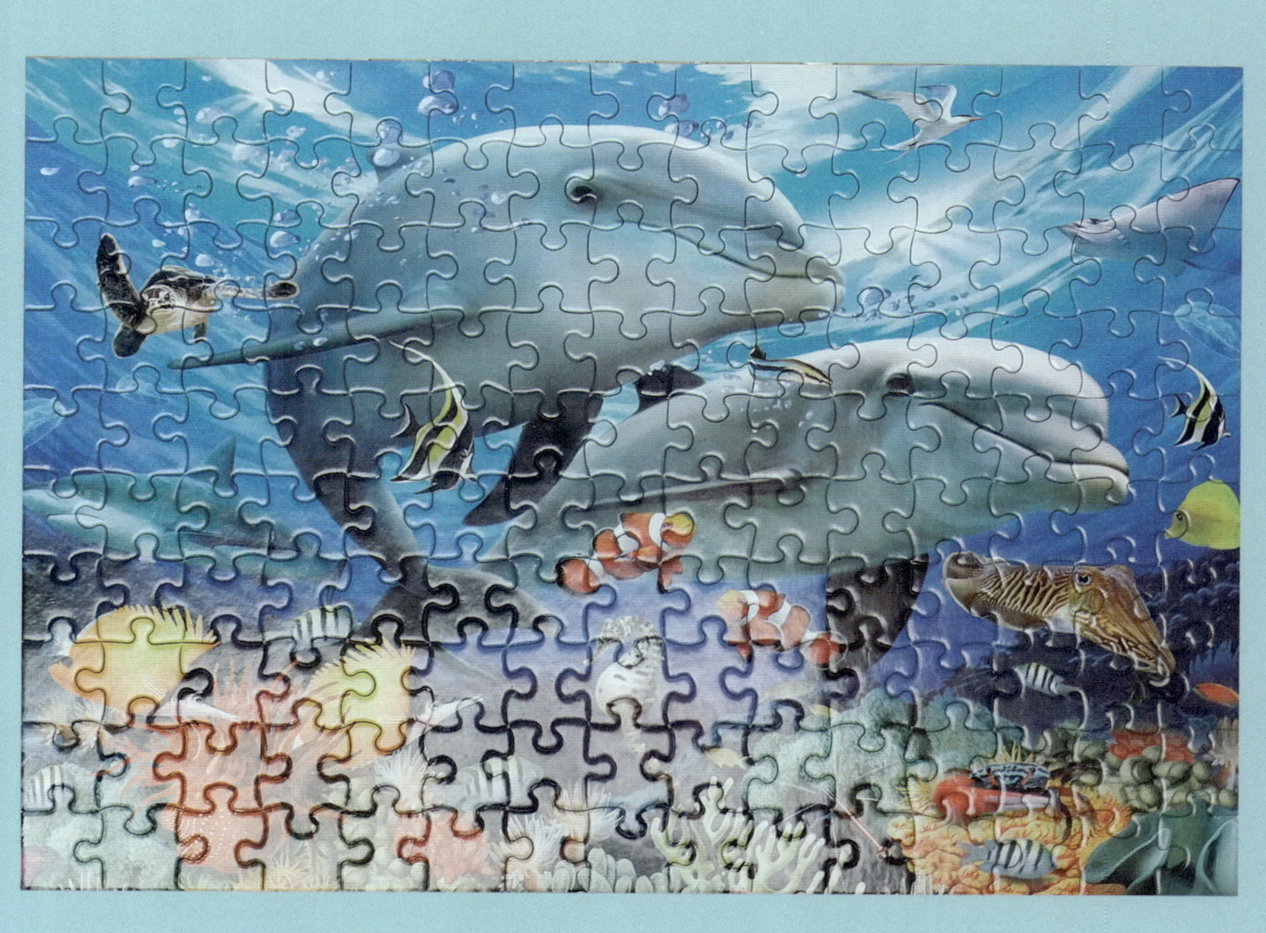

퍼즐 적용 팁

전체 그림 보고 이야기하기

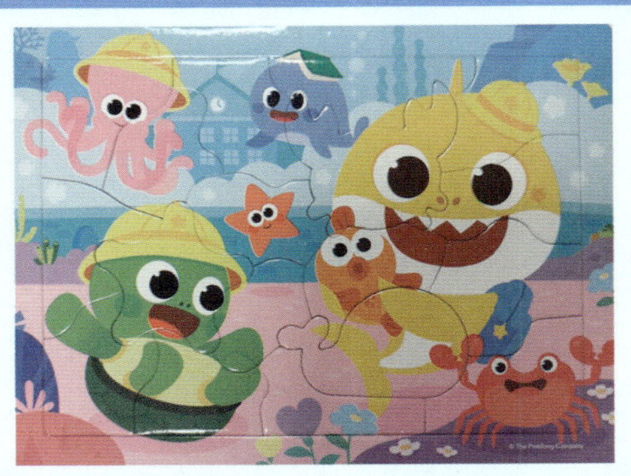

[예시]
무슨 그림일까?
어떤 동물이 보이니?
거북이는 어디에 있니?

퍼즐 조각의 그림을 보고 전체 형태 유추하기

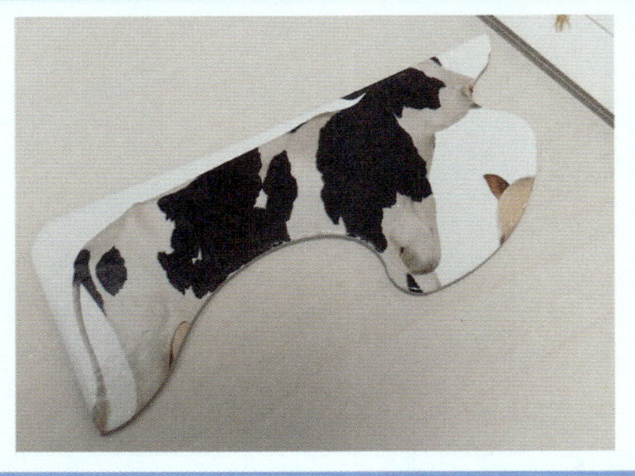

[예시]
무엇의 부분일까?
어떤 동물인 것 같니?
무늬가 알록달록하네, 누구일까?

퍼즐 판 테두리 진하게 그리기

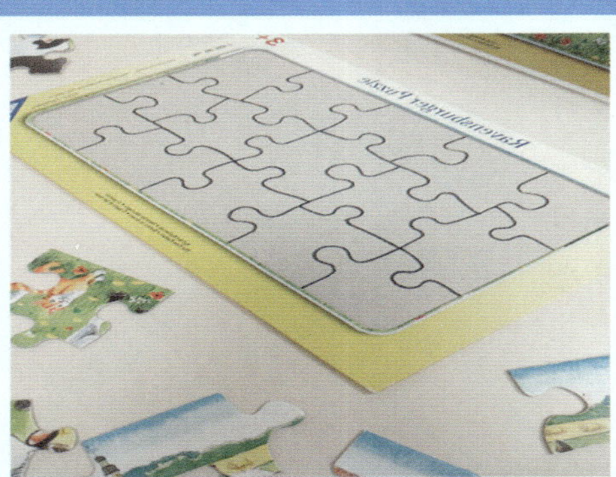

가장자리부터 맞추기

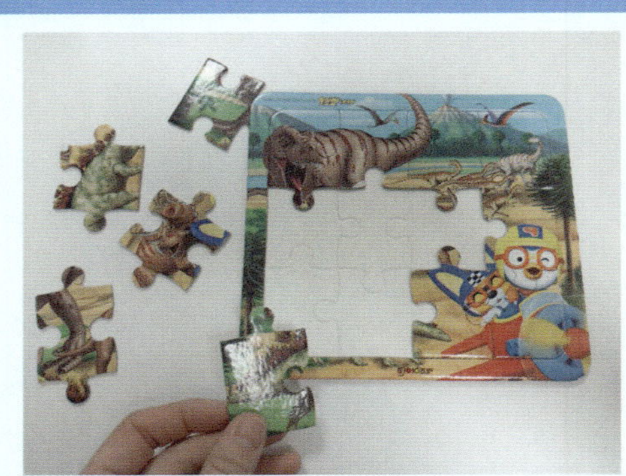

퍼즐의 다양한 난이도 변화 전략

부분적으로 빼놓은 조각 맞추기 ➡ 전체 빼놓은 조각 맞추기

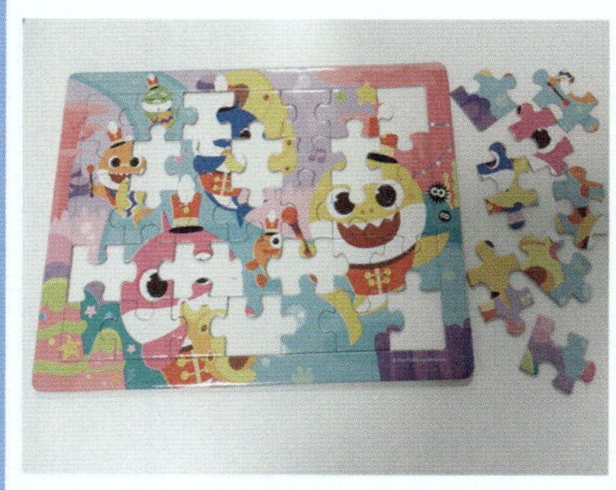 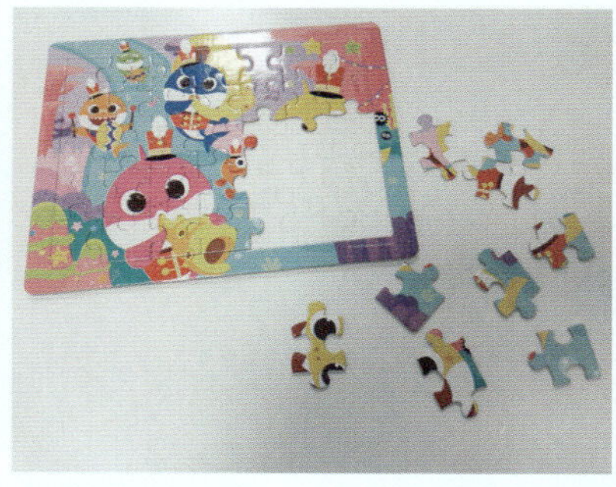 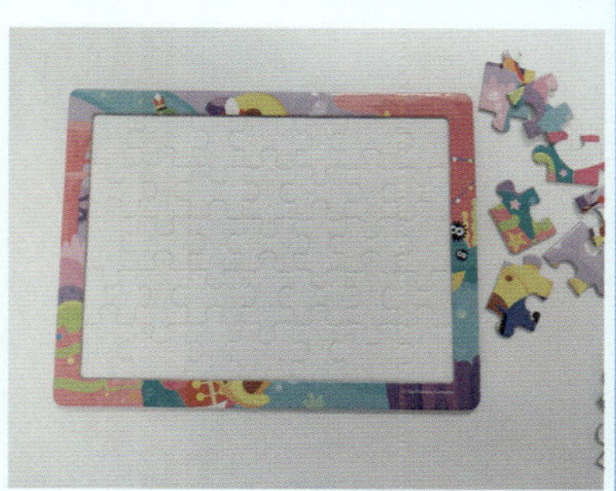

퍼즐 판 위에 맞추기 ➡ 퍼즐 판 없이 맞추기

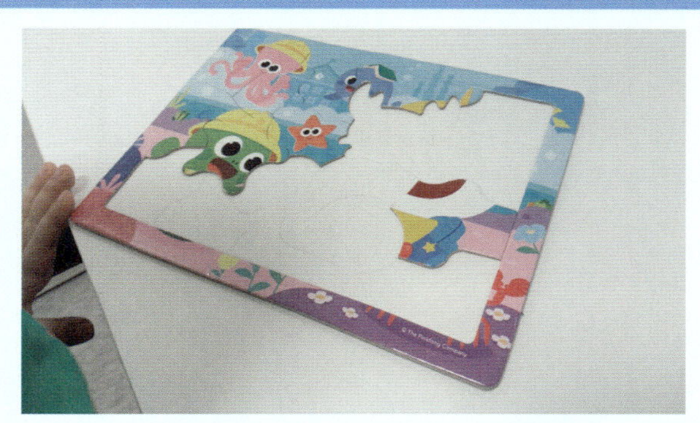 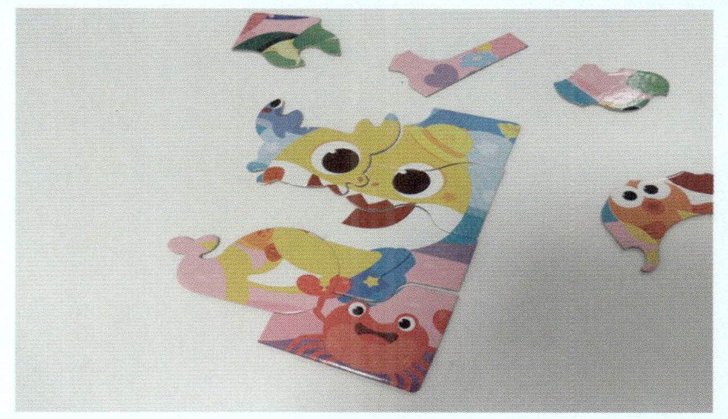

칼라 밑그림 ➡ 흑백 밑그림 ➡ 밑그림 없이 맞추기

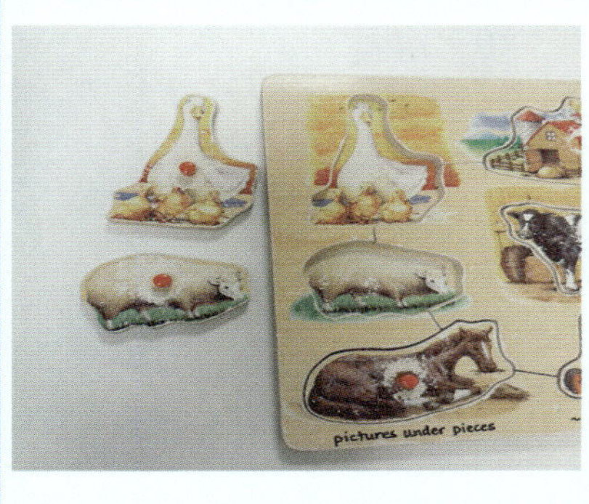 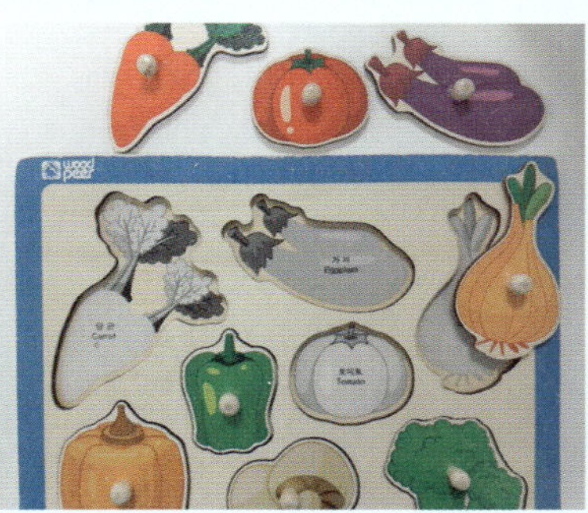 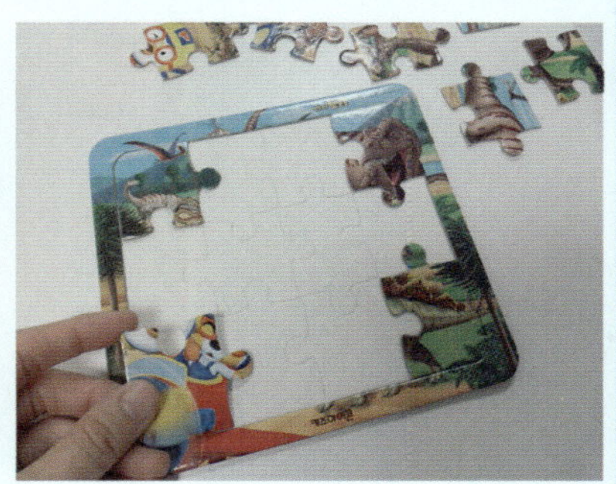

퍼즐의 다양한 난이도 변화 전략

명확한 그림 ➡ 복잡한 그림

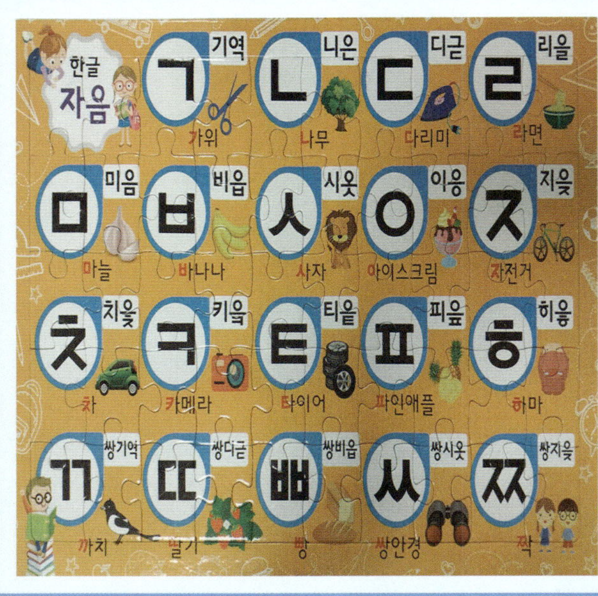

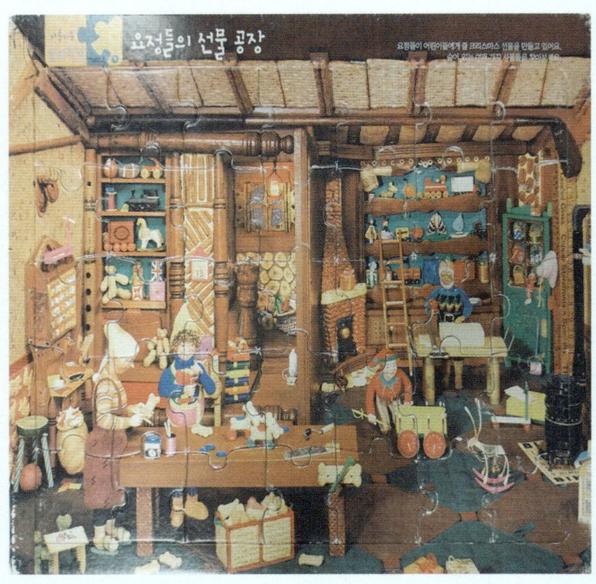

똑같은 그림 사진 보고 맞추기 ➡ 사진 없이 맞추기

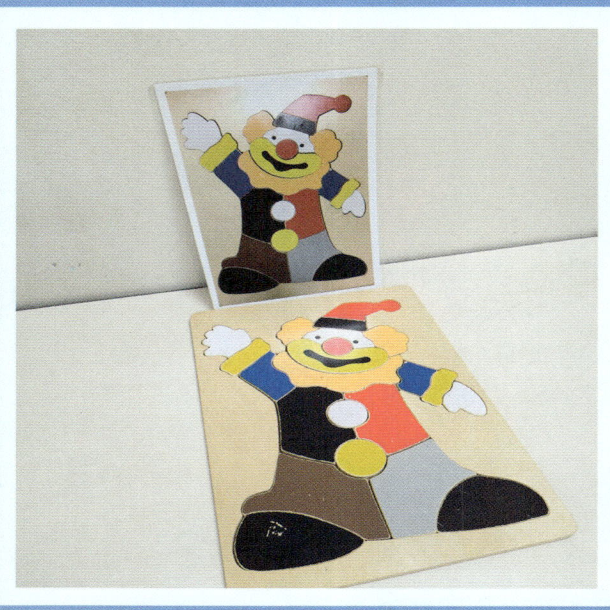

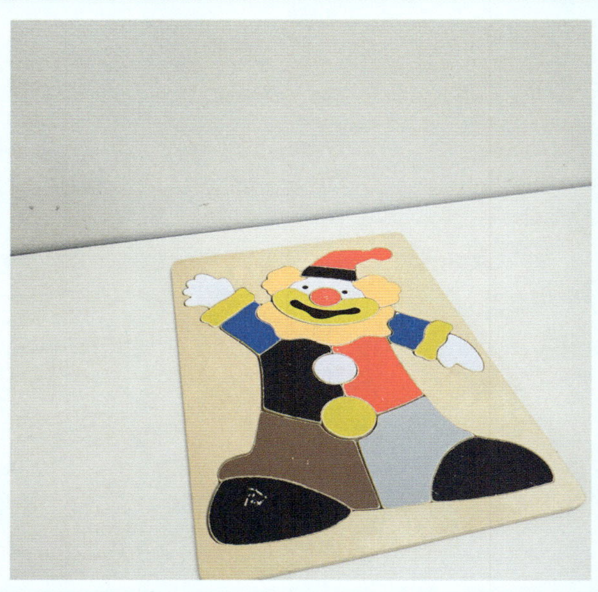

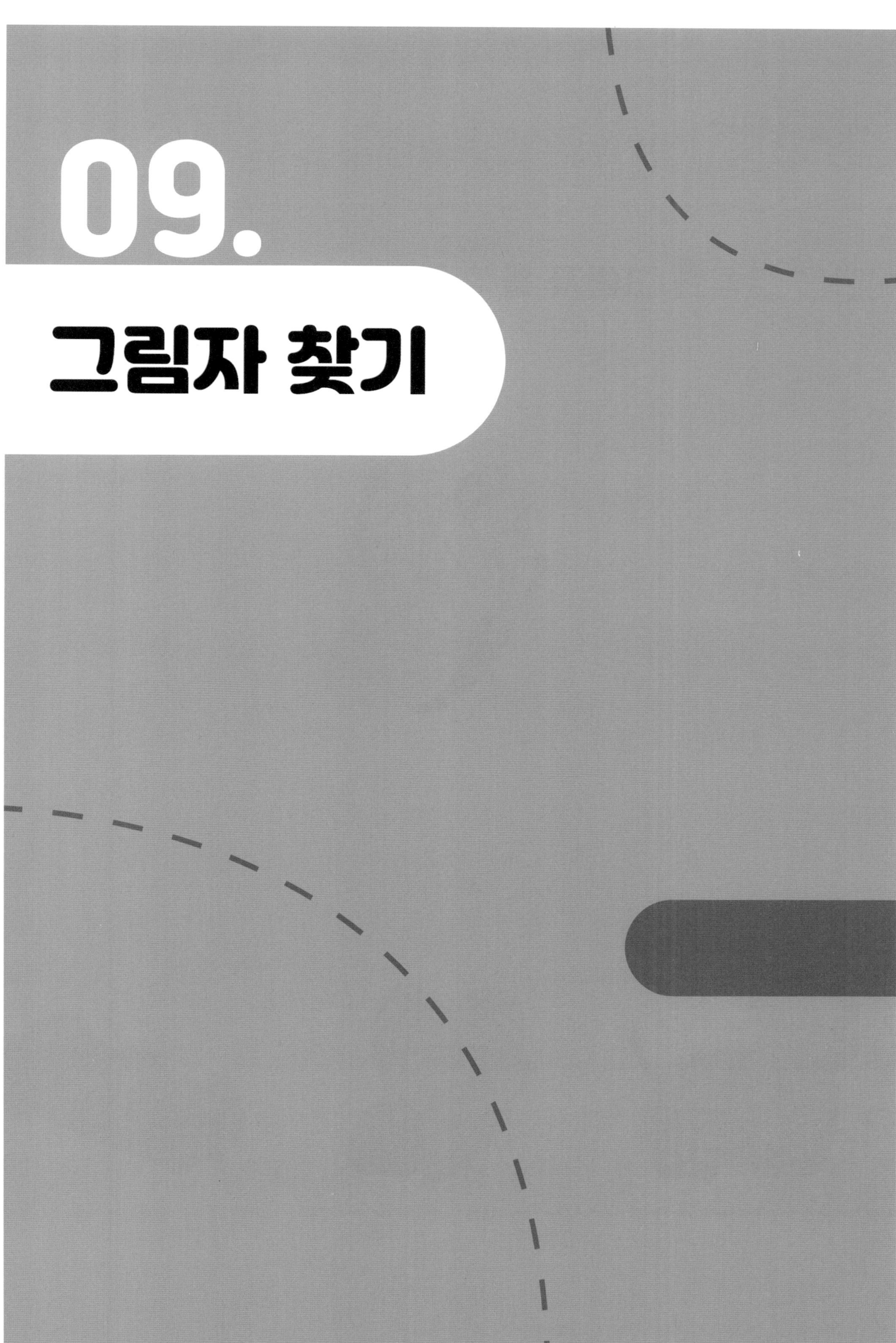

09.

그림자 찾기

09 | 그림자 찾기(1)

다음 그림의 **그림자** 를 아래에서 찾아보세요.

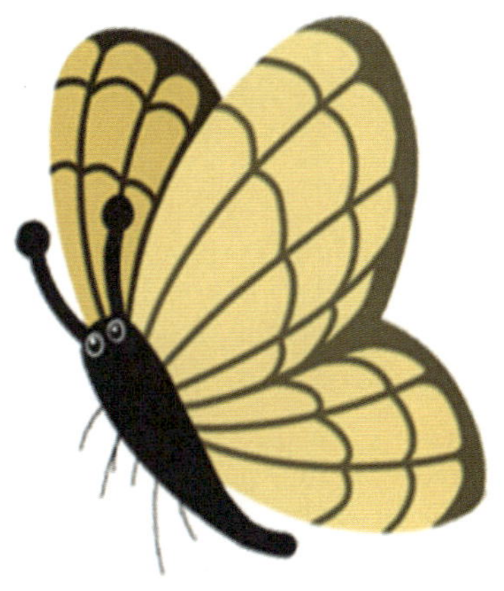

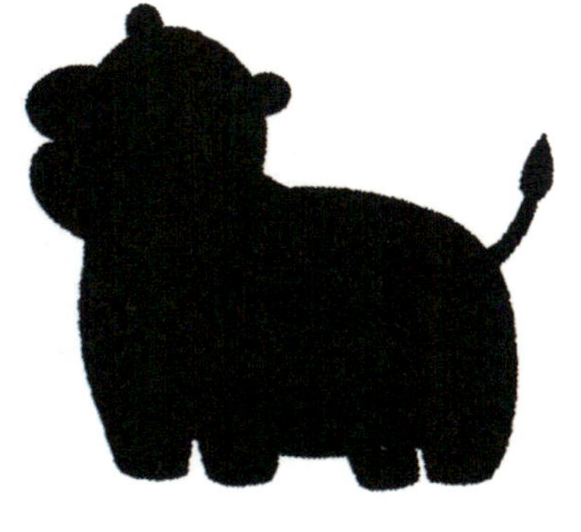 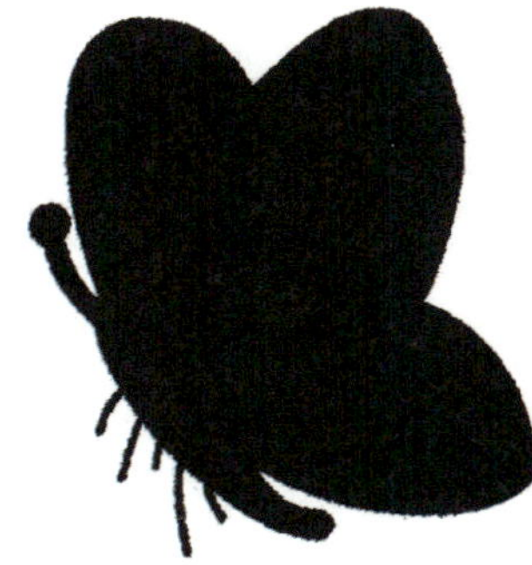 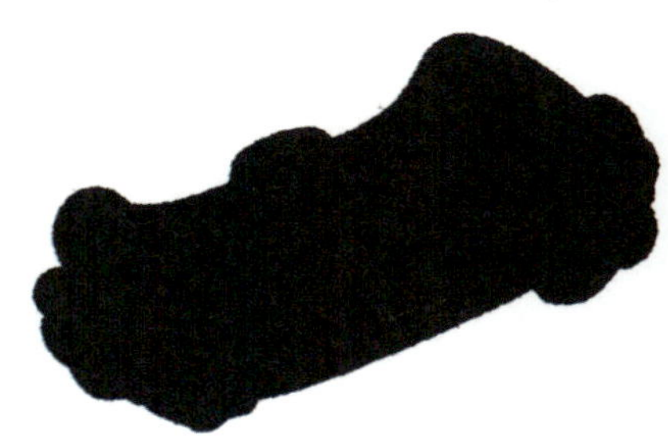

그림자 찾기(2)

다음 그림의 **그림자** 를 아래에서 찾아보세요.

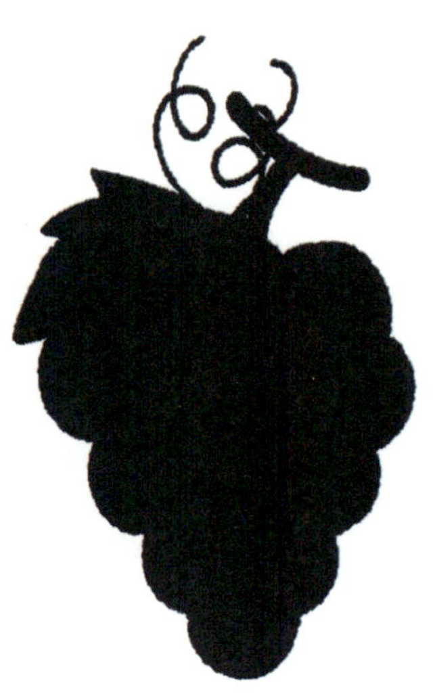

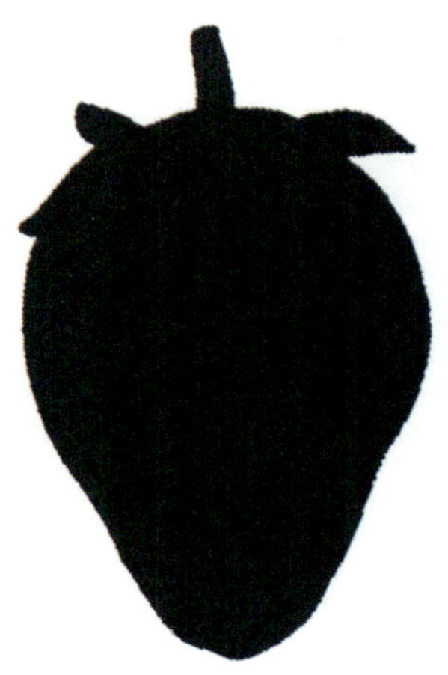

다음 그림의 **그림자** 를 아래에서 찾아보세요.

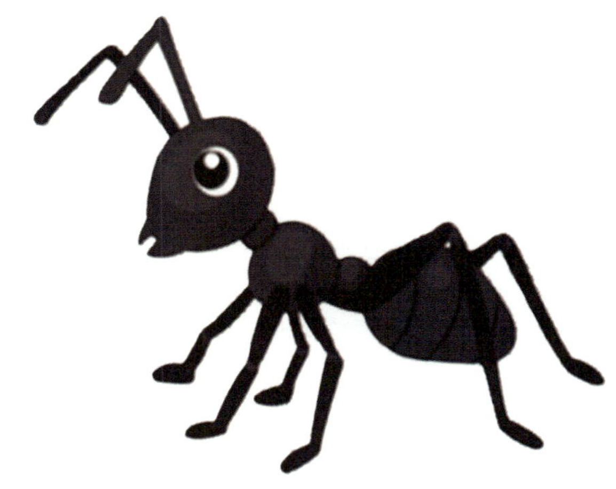

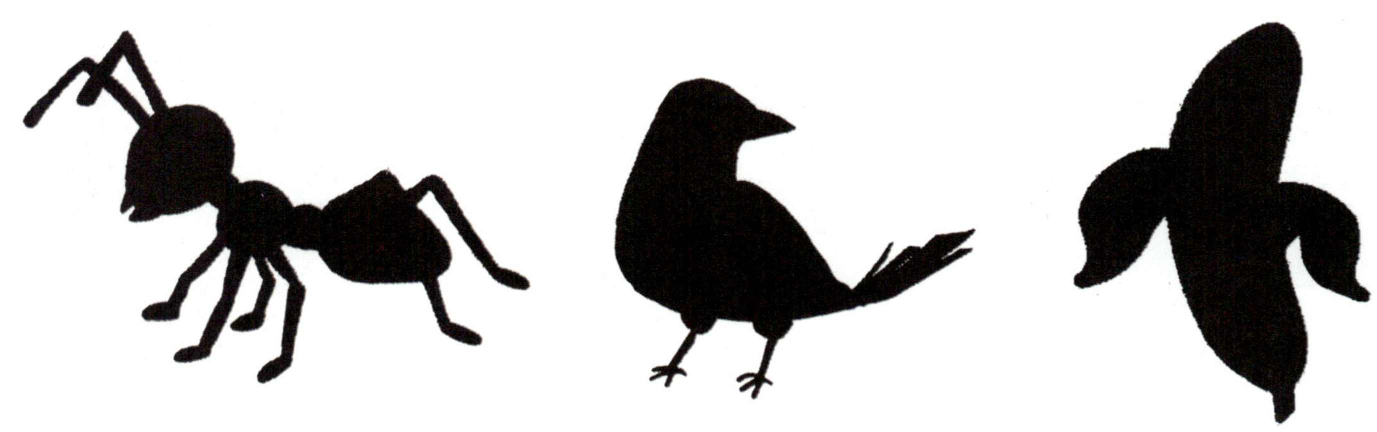

09 | 그림자 찾기(4)

다음 그림의 **그림자** 를 아래에서 찾아보세요.

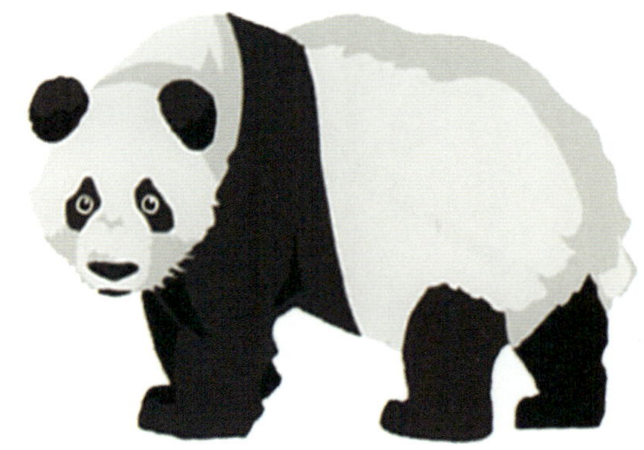

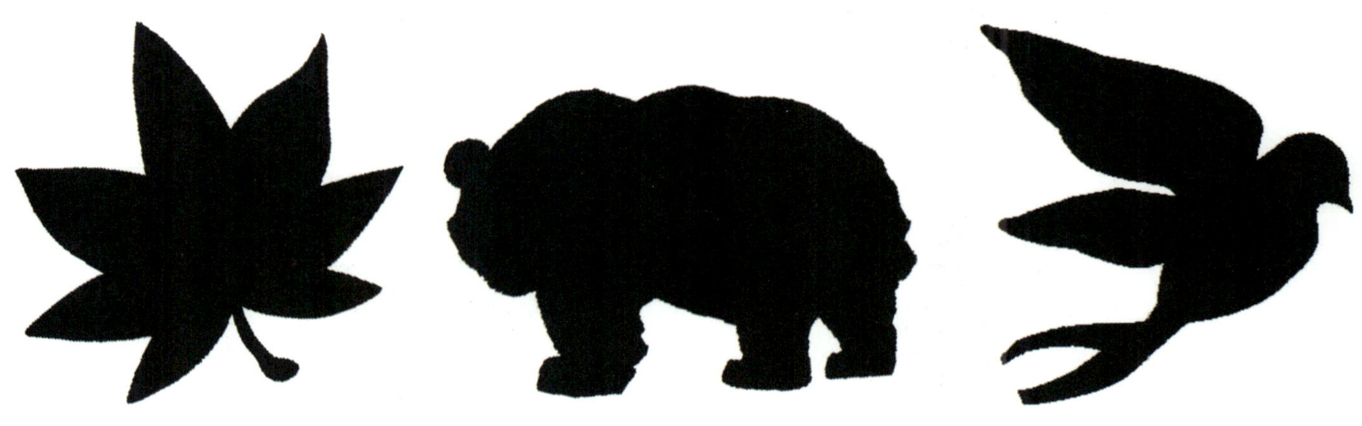

다음 그림의 **그림자** 를 아래에서 찾아보세요.

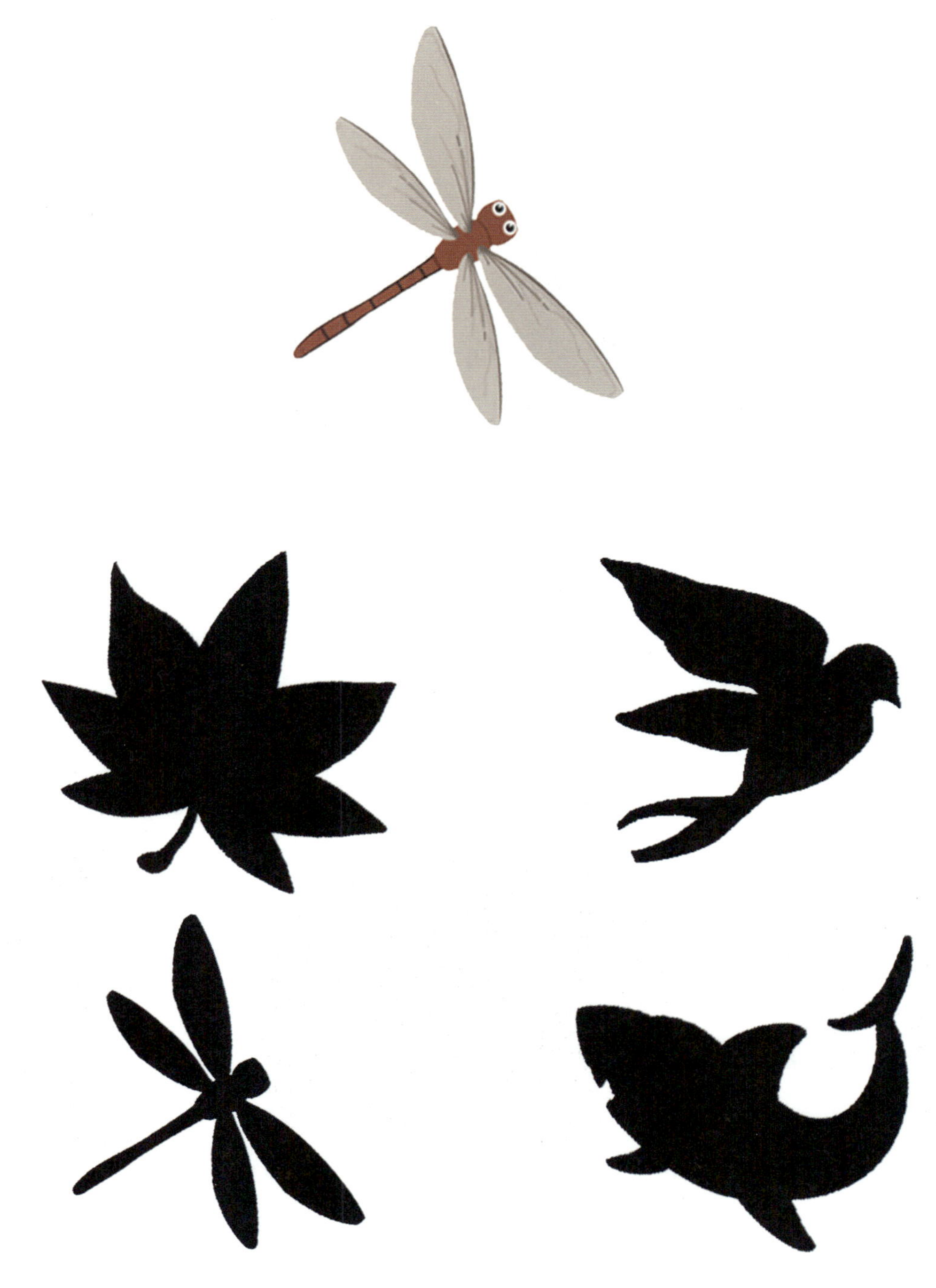

그림자 찾기(6)

다음 그림의 **그림자** 를 아래에서 찾아보세요.

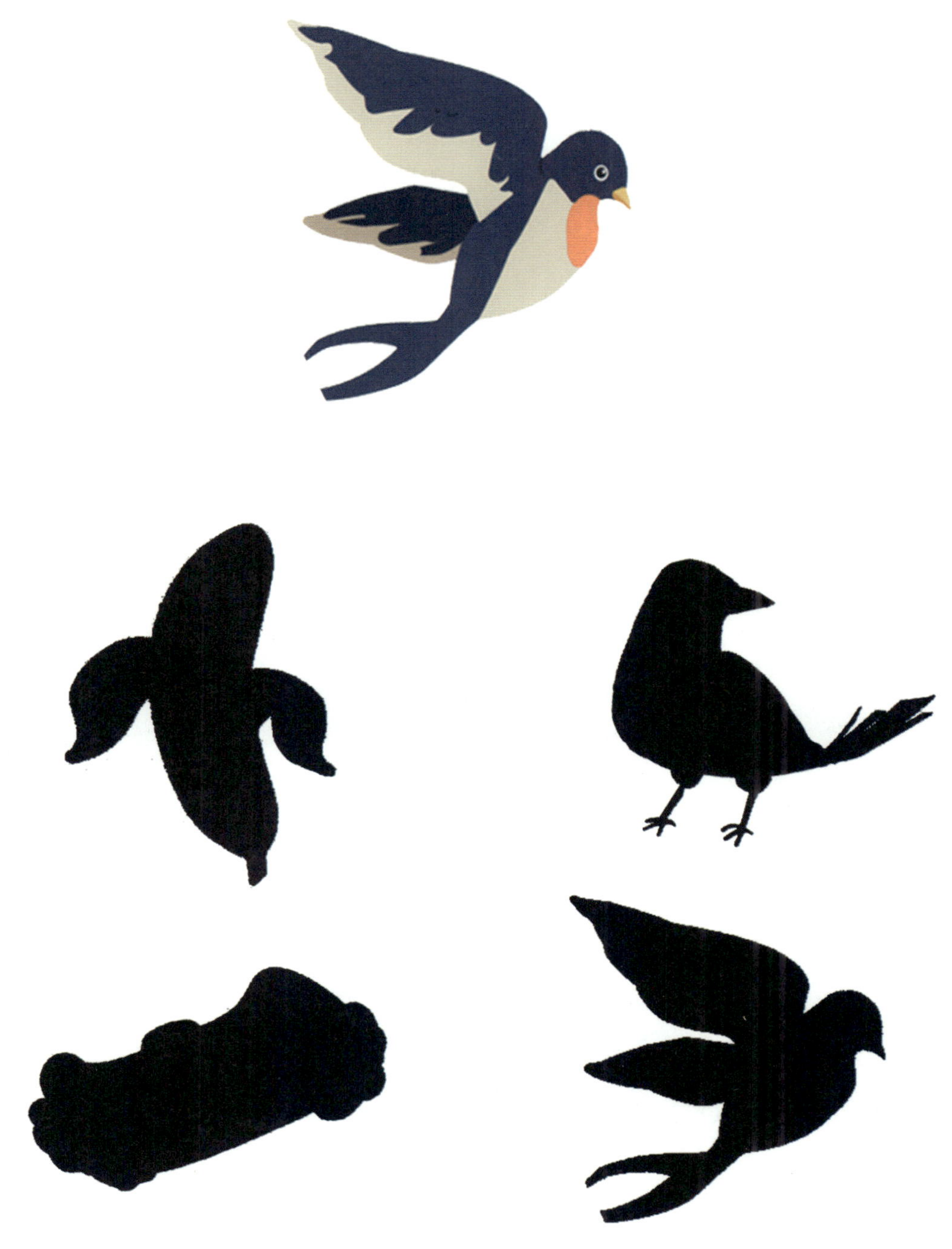

다음 그림의 **그림자** 를 아래에서 찾아보세요.

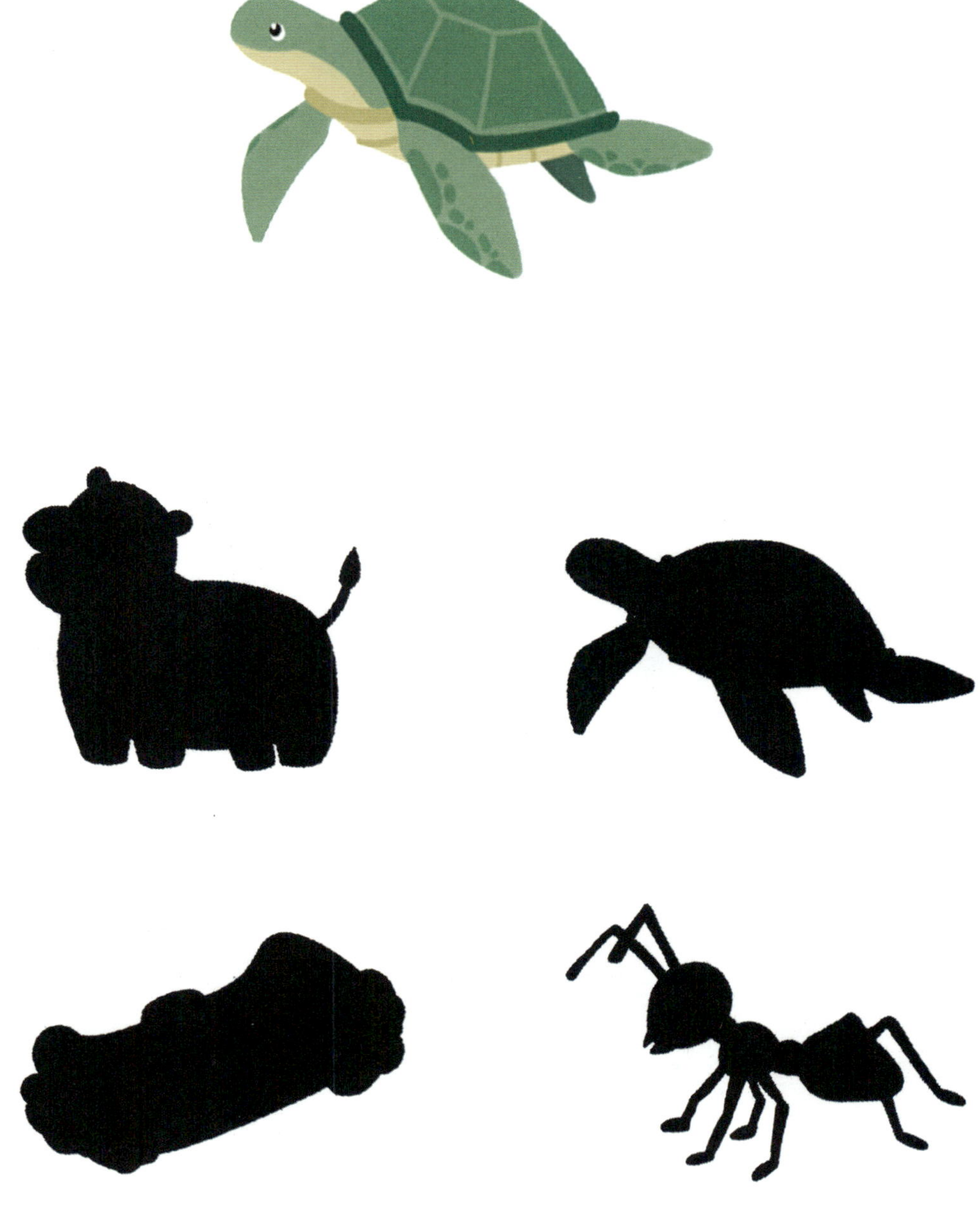

그림자 찾기(8)

다음 그림의 **그림자** 를 아래에서 찾아보세요.

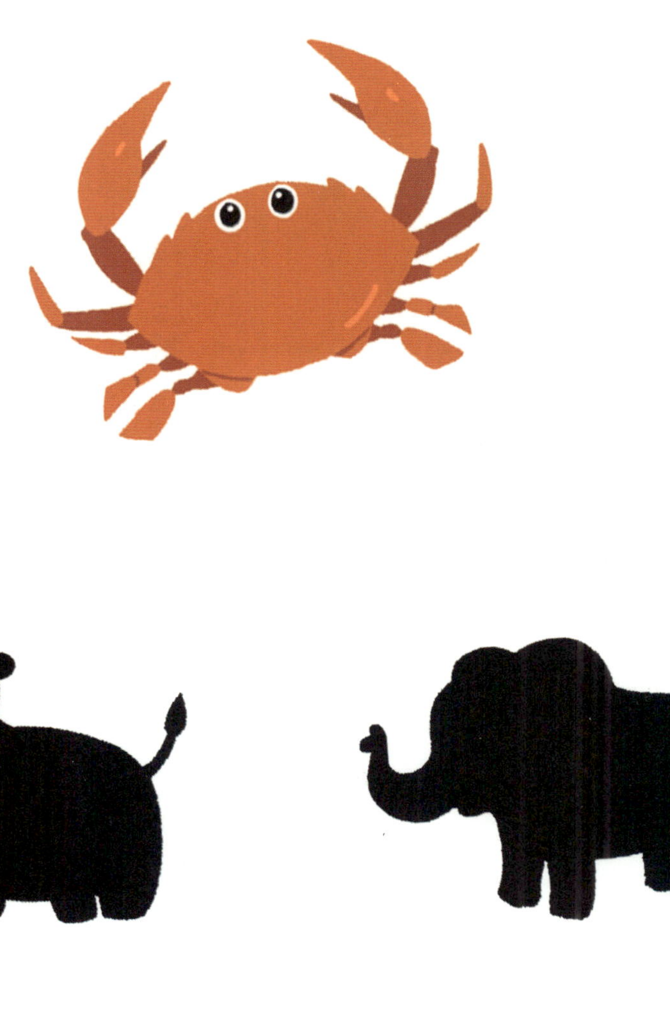

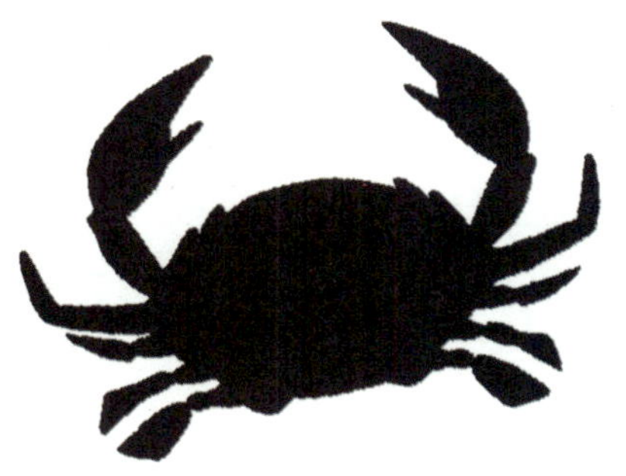

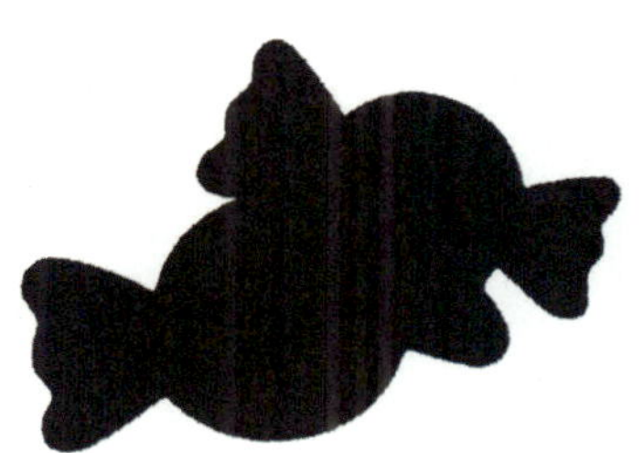

다음 그림의 **그림자** 를 아래에서 찾아보세요.

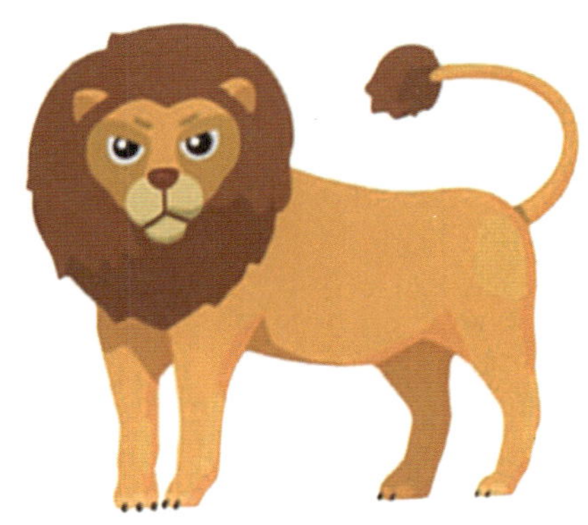

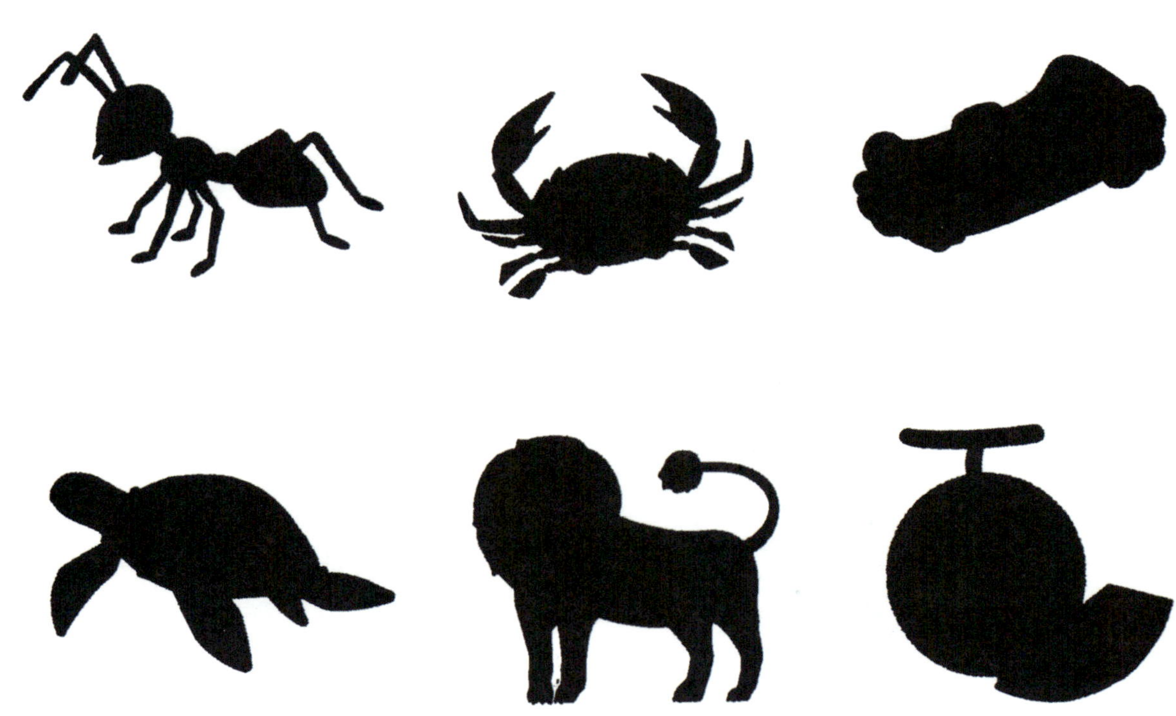

09 | 그림자 찾기(10)

다음 그림의 **그림자** 를 아래에서 찾아보세요.

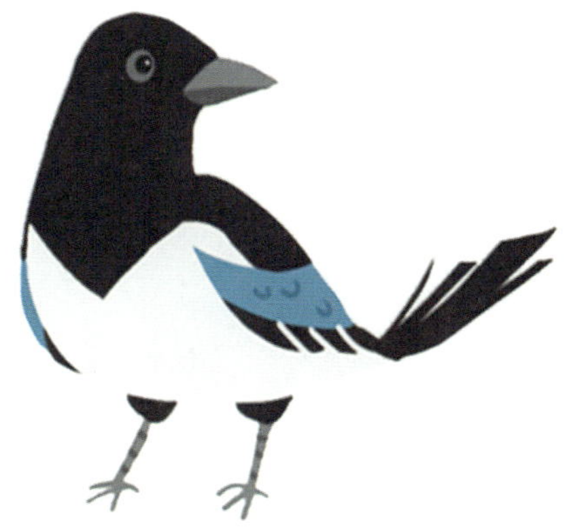

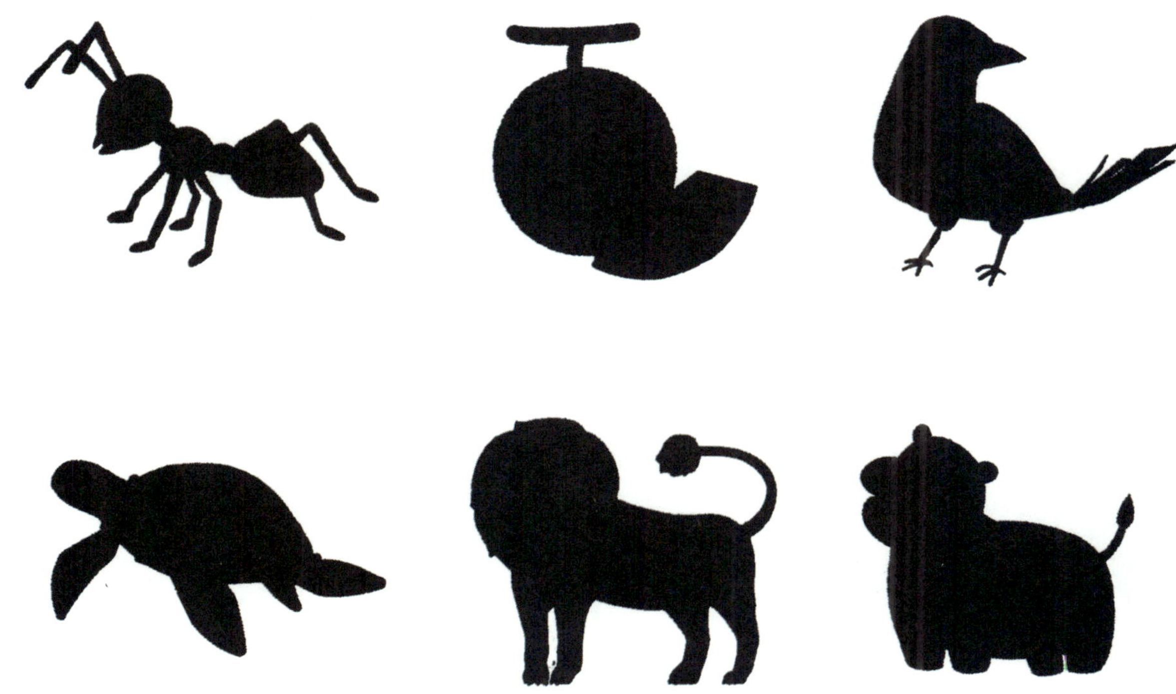

09 | 그림자 찾기(11)

다음 그림의 **그림자** 를 아래에서 찾아보세요.

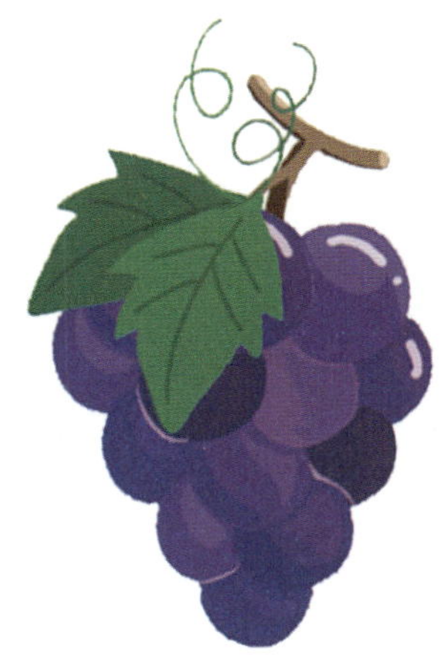

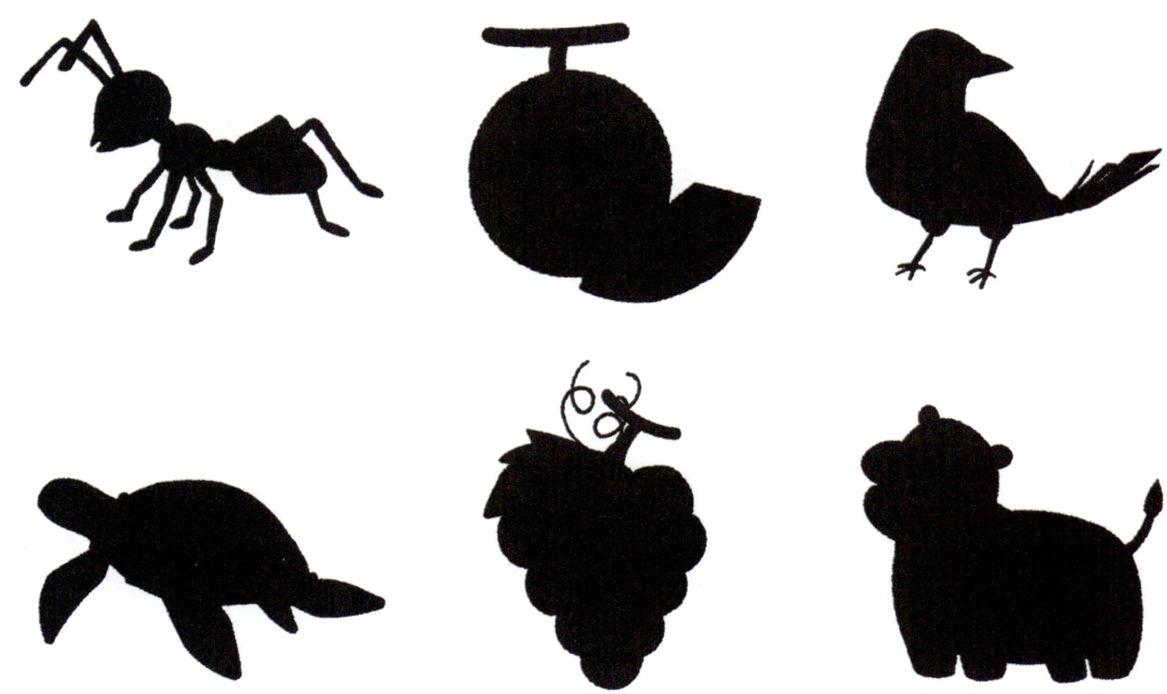

09 | 그림자 찾기(12)

다음 그림의 **그림자** 를 아래에서 찾아보세요.

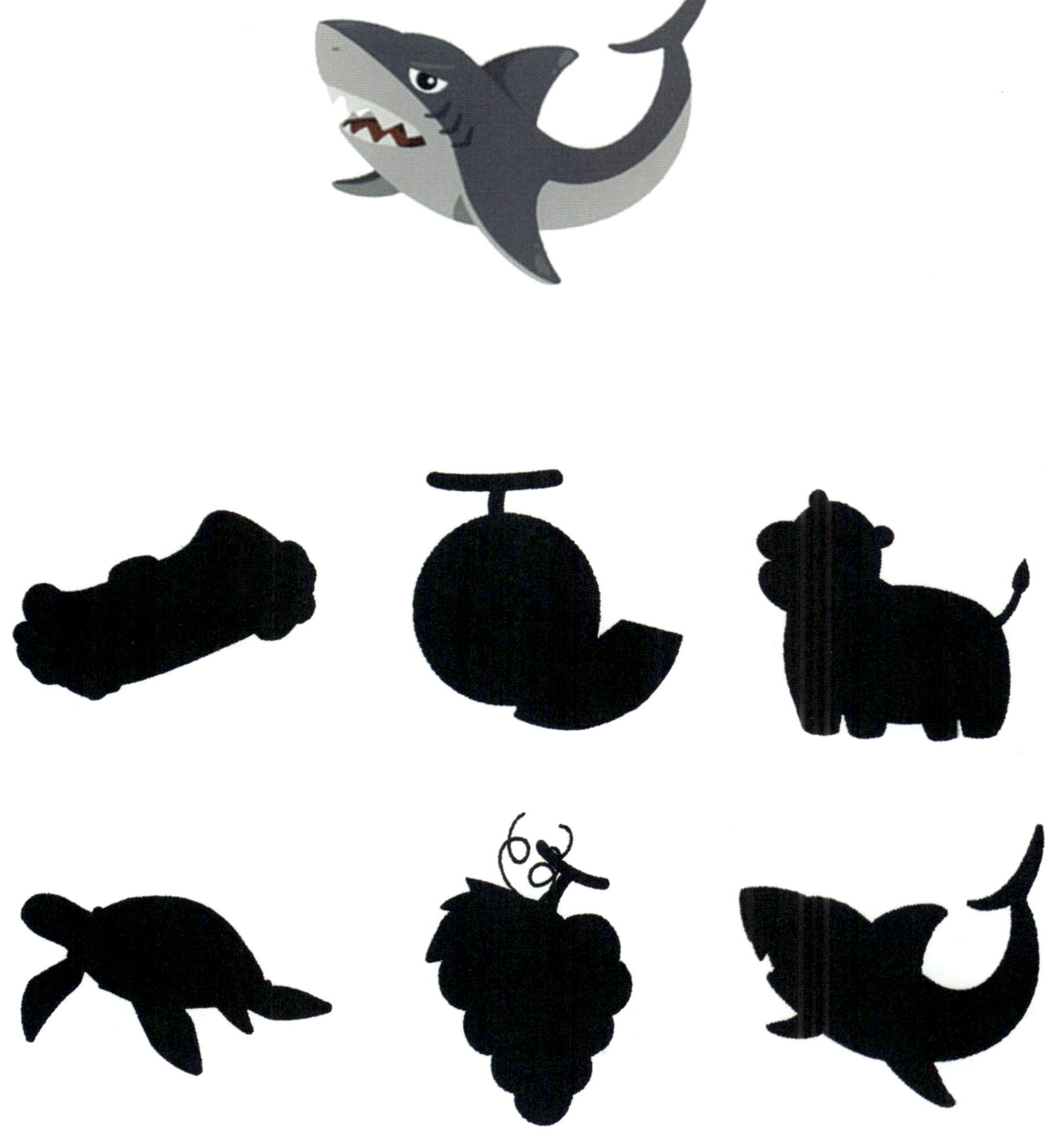

다음 그림의 **그림자** 를 아래에서 찾아보세요.

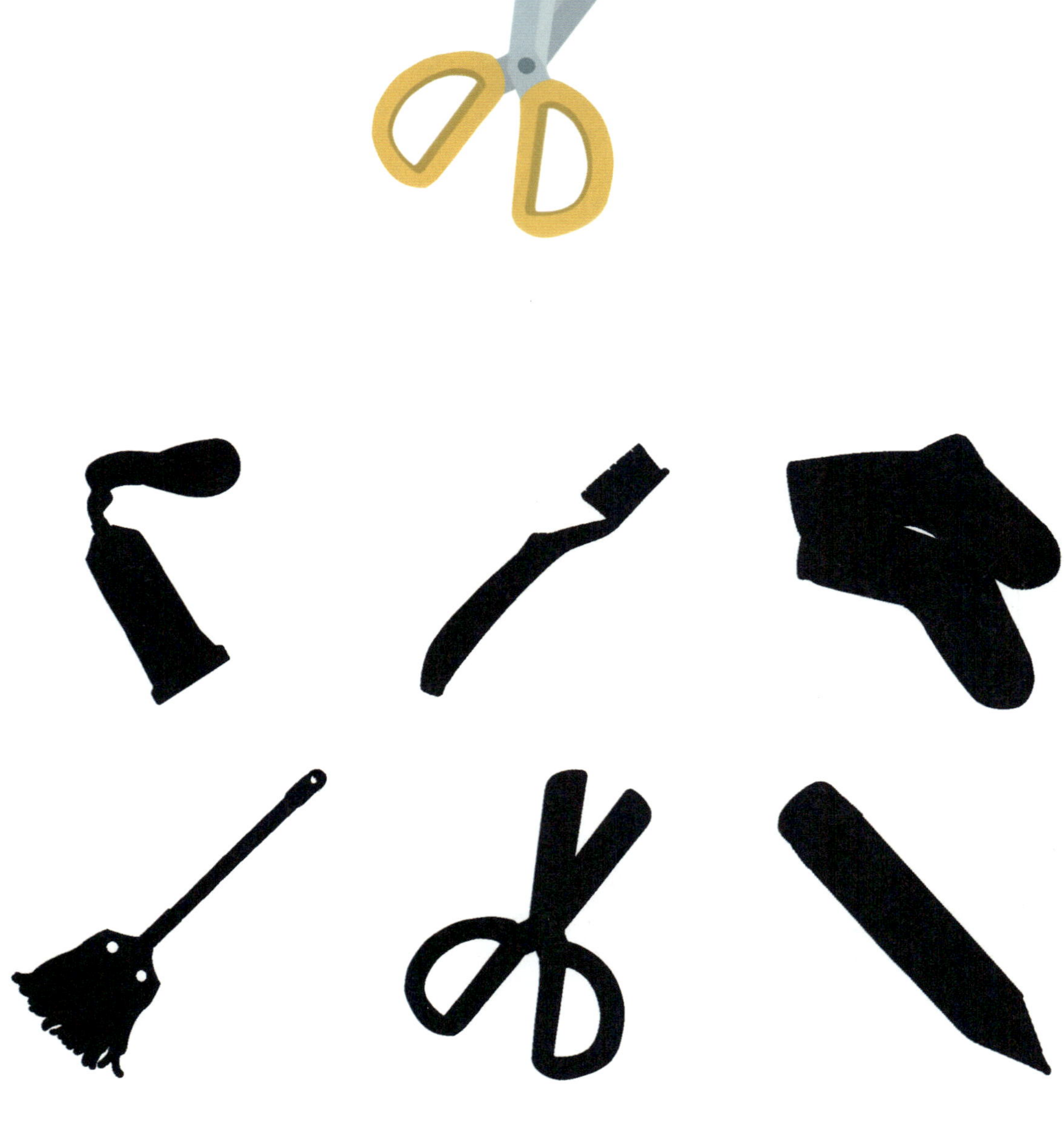

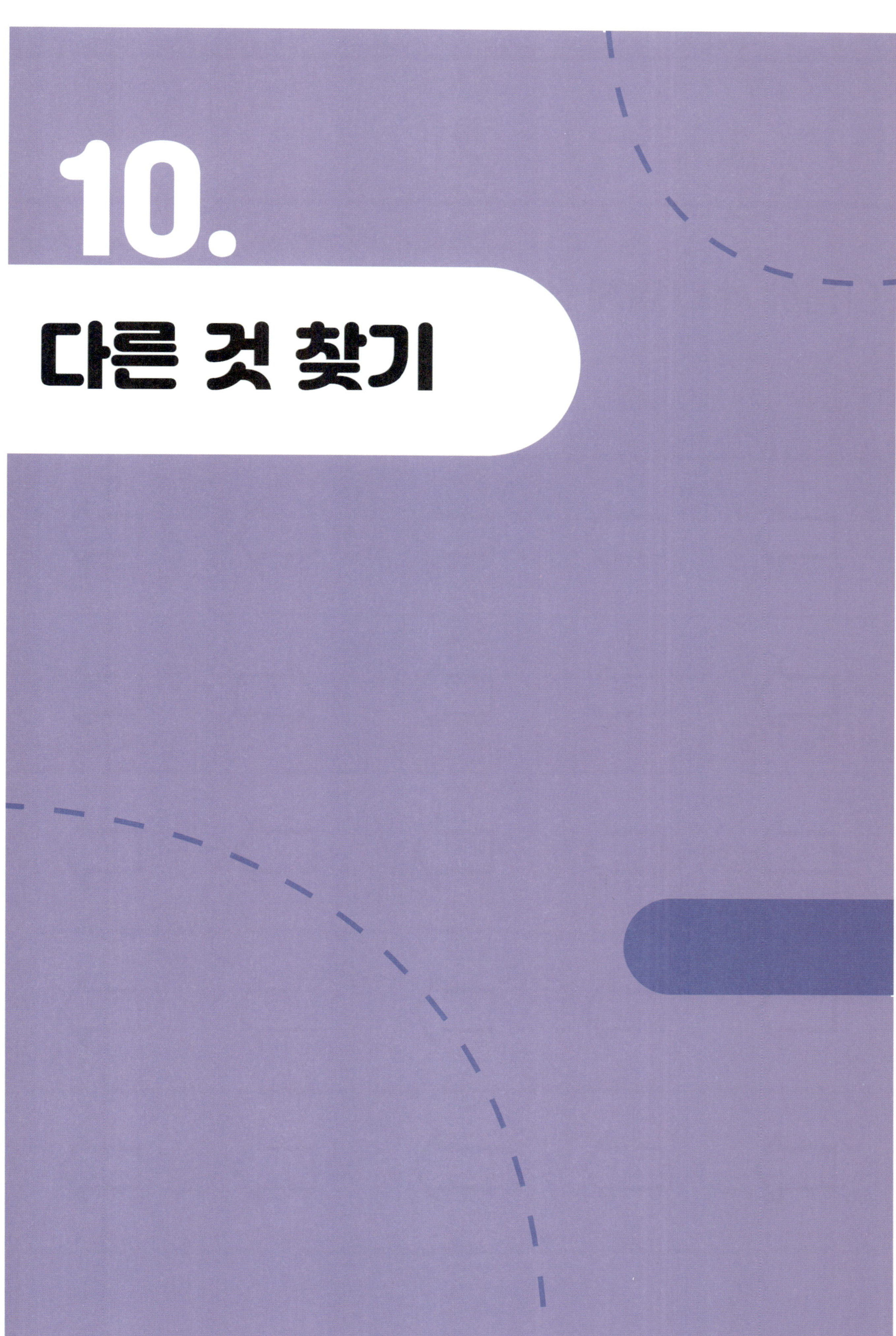

10.

다른 것 찾기

다음에서 **다르게 생긴 것** 하나를 찾아보세요.

다음에서 **다르게 생긴 것** 하나를 찾아보세요.

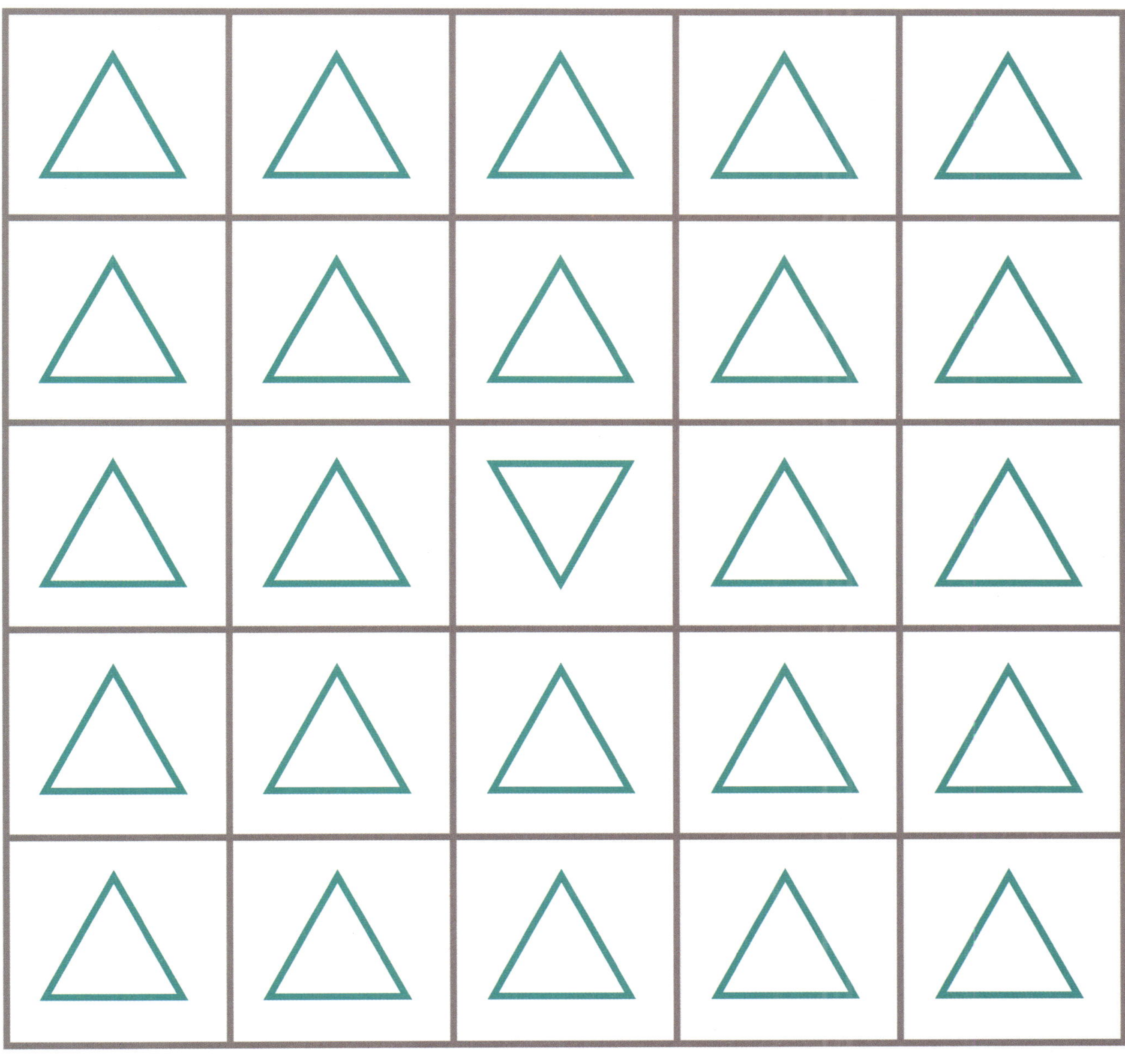

다음에서 **다르게 생긴 것** 하나를 찾아보세요.

다음에서 **다르게 생긴 것** 하나를 찾아보세요.

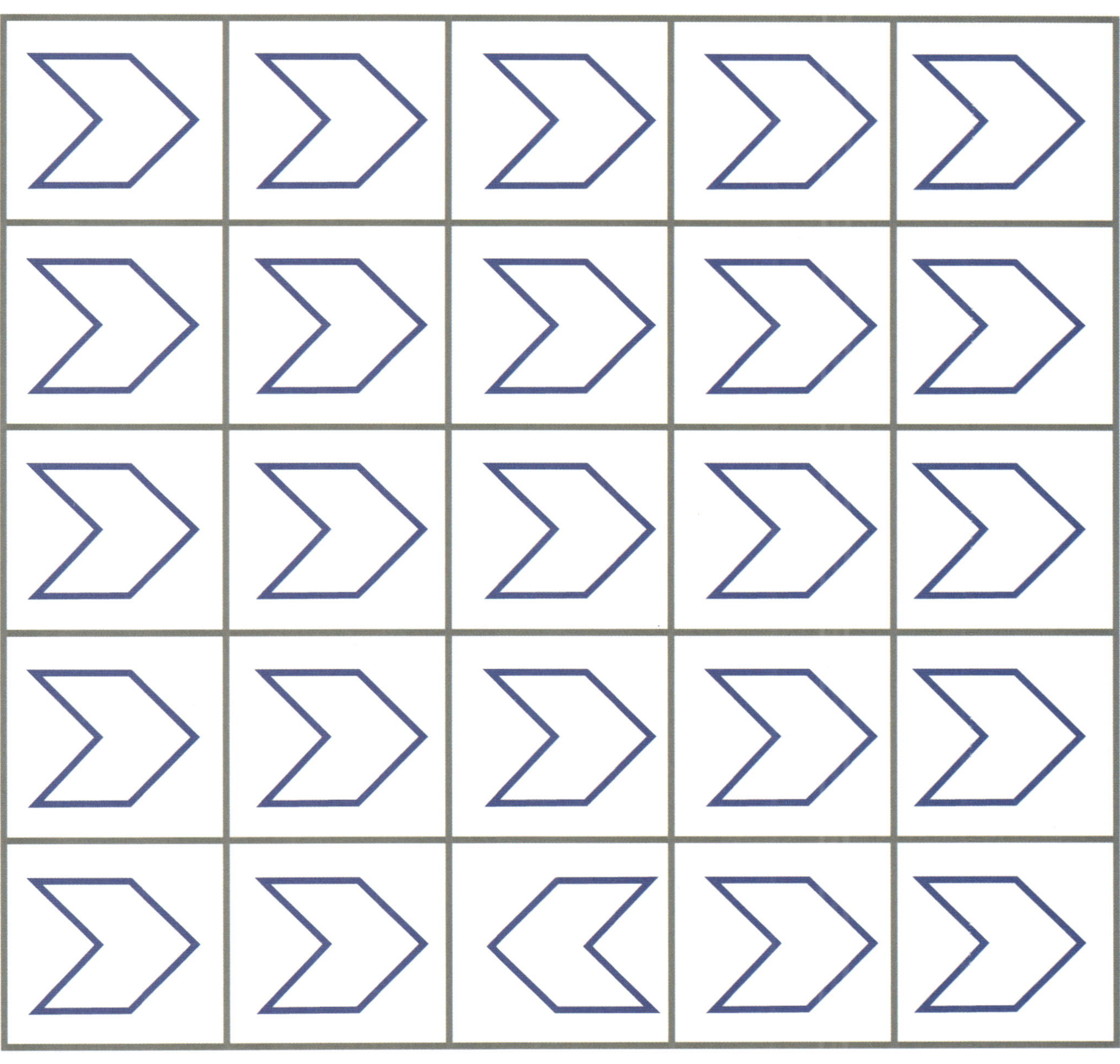

다음에서 **다르게 생긴 것** 하나를 찾아보세요.

다른 것 찾기(6)

다음에서 **다르게 생긴 것** 하나를 찾아보세요.

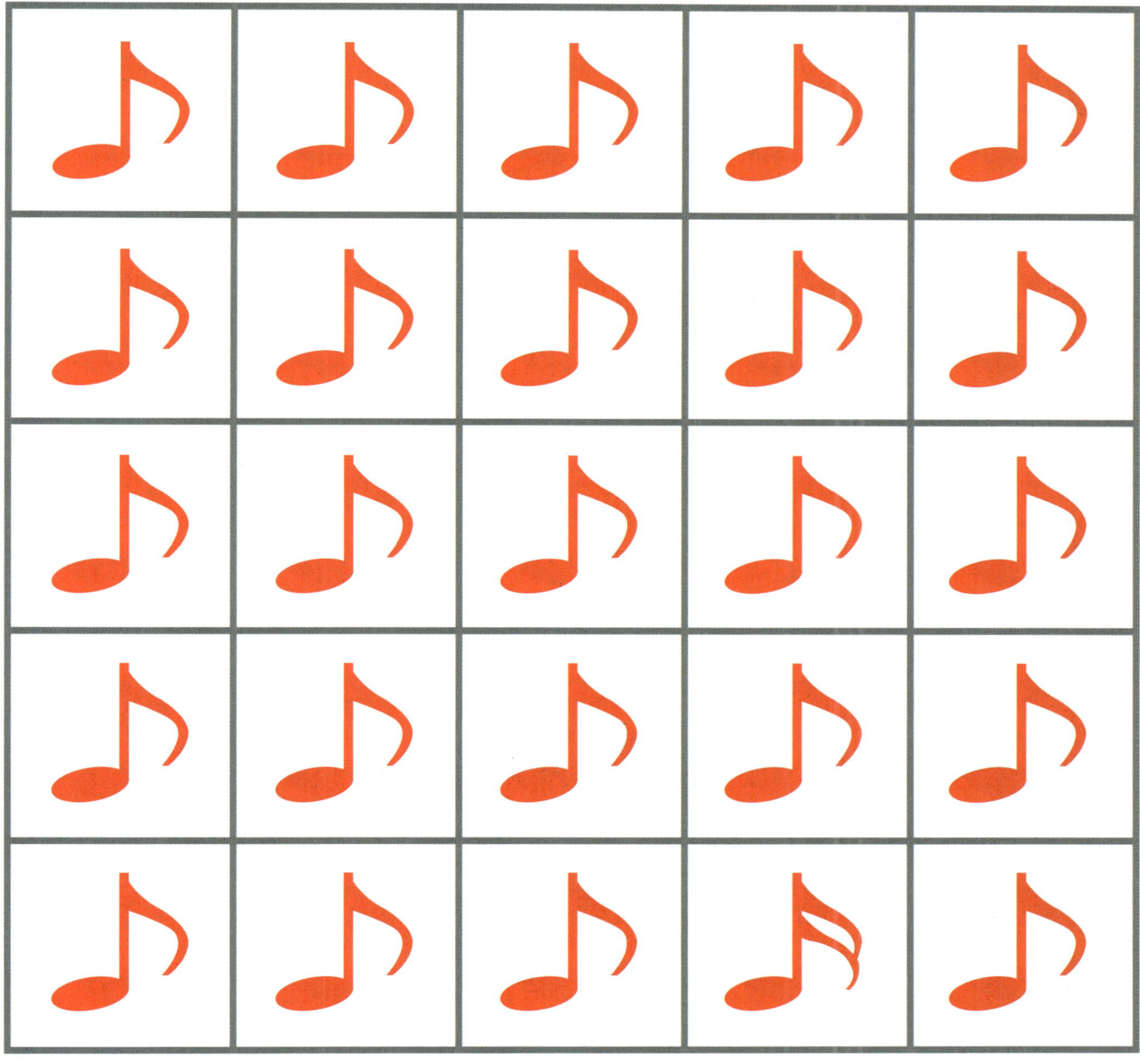

다음에서 **다르게 생긴 것** 하나를 찾아보세요.

다음에서 다르게 생긴 것 하나를 찾아보세요.

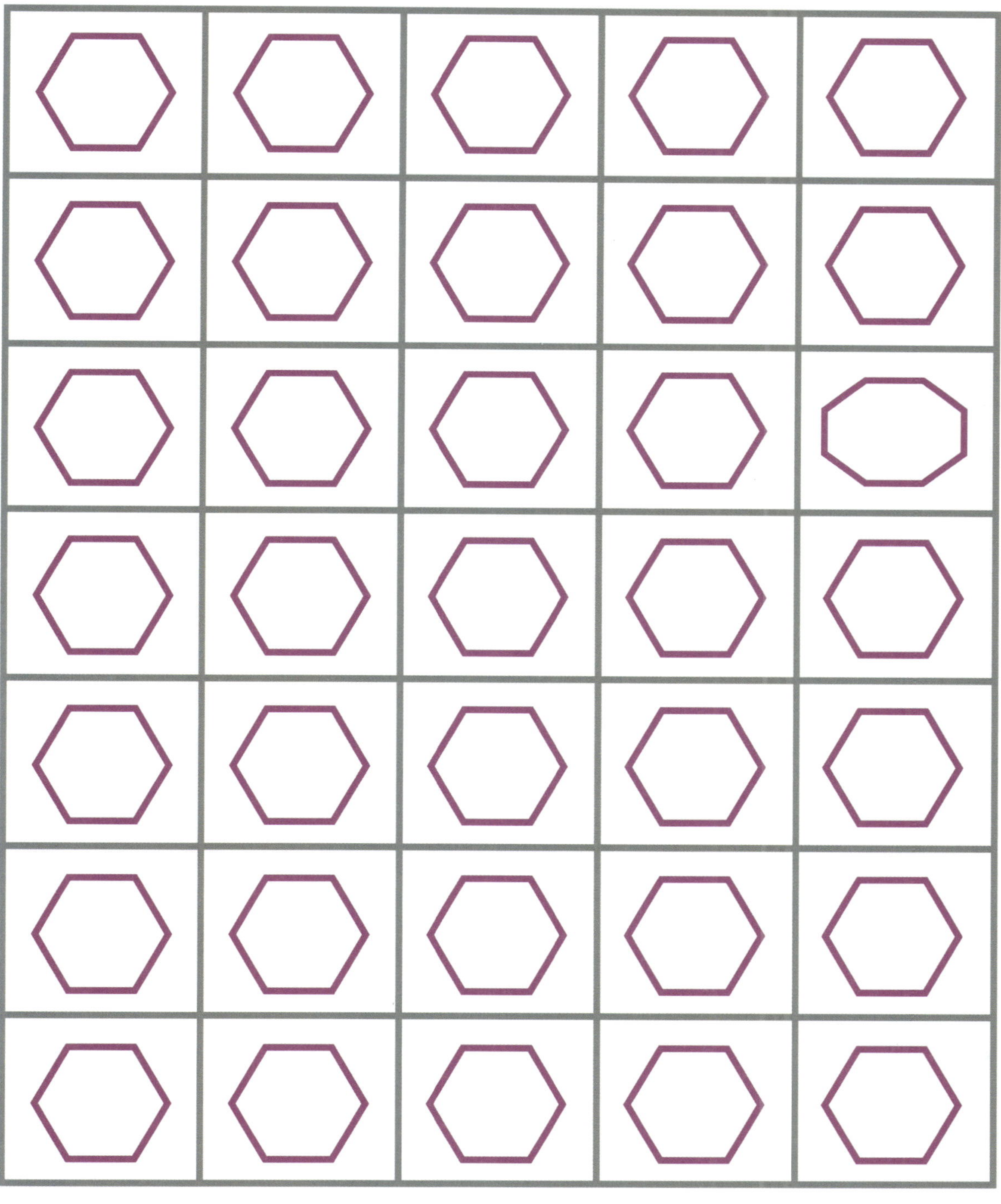

다음에서 **다르게 생긴 것** 하나를 찾아보세요.

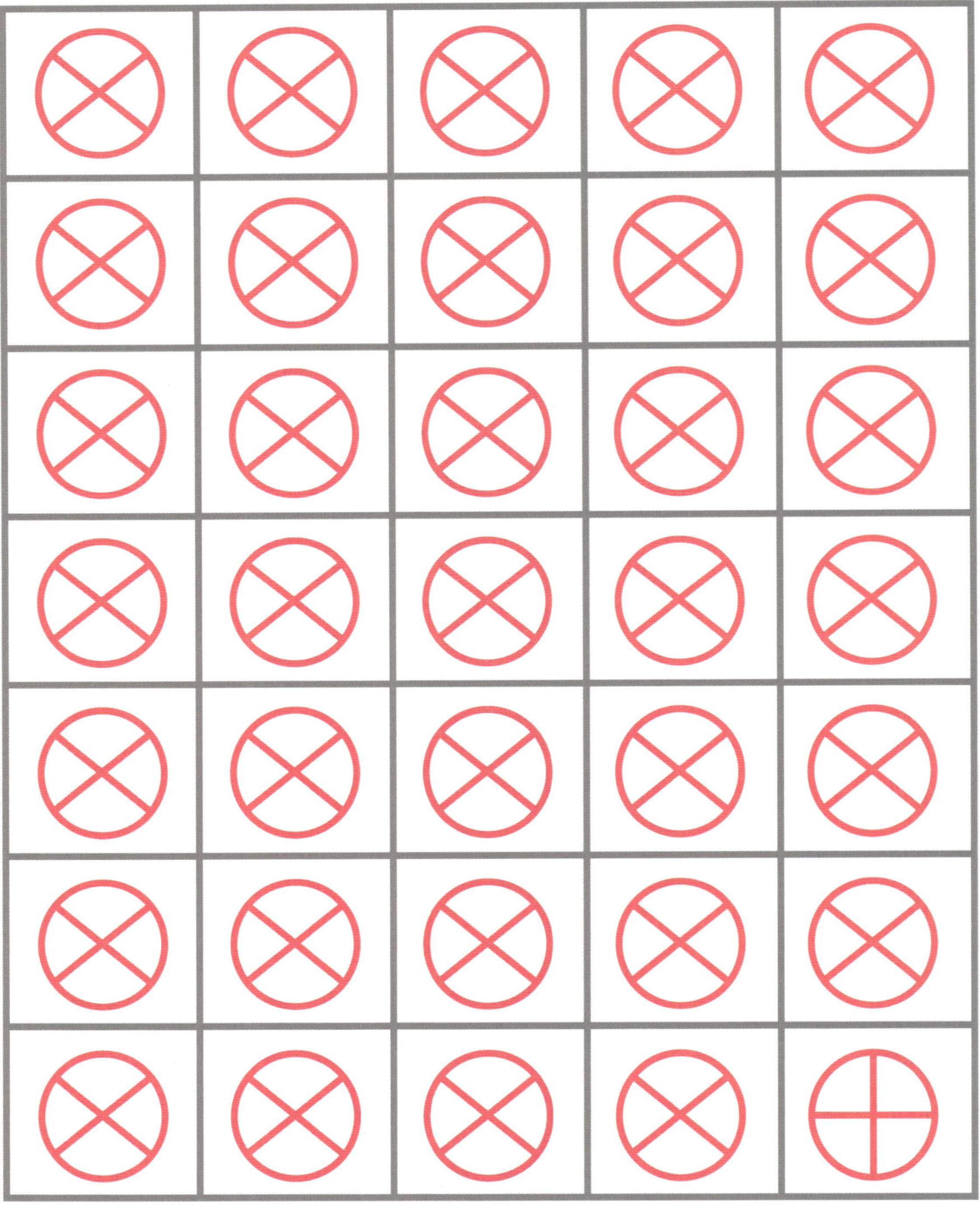

다음에서 **다르게 생긴 것** 하나를 찾아보세요.

10 | 다른 것 찾기(11)

다음에서 **다르게 생긴 것** 하나를 찾아보세요.

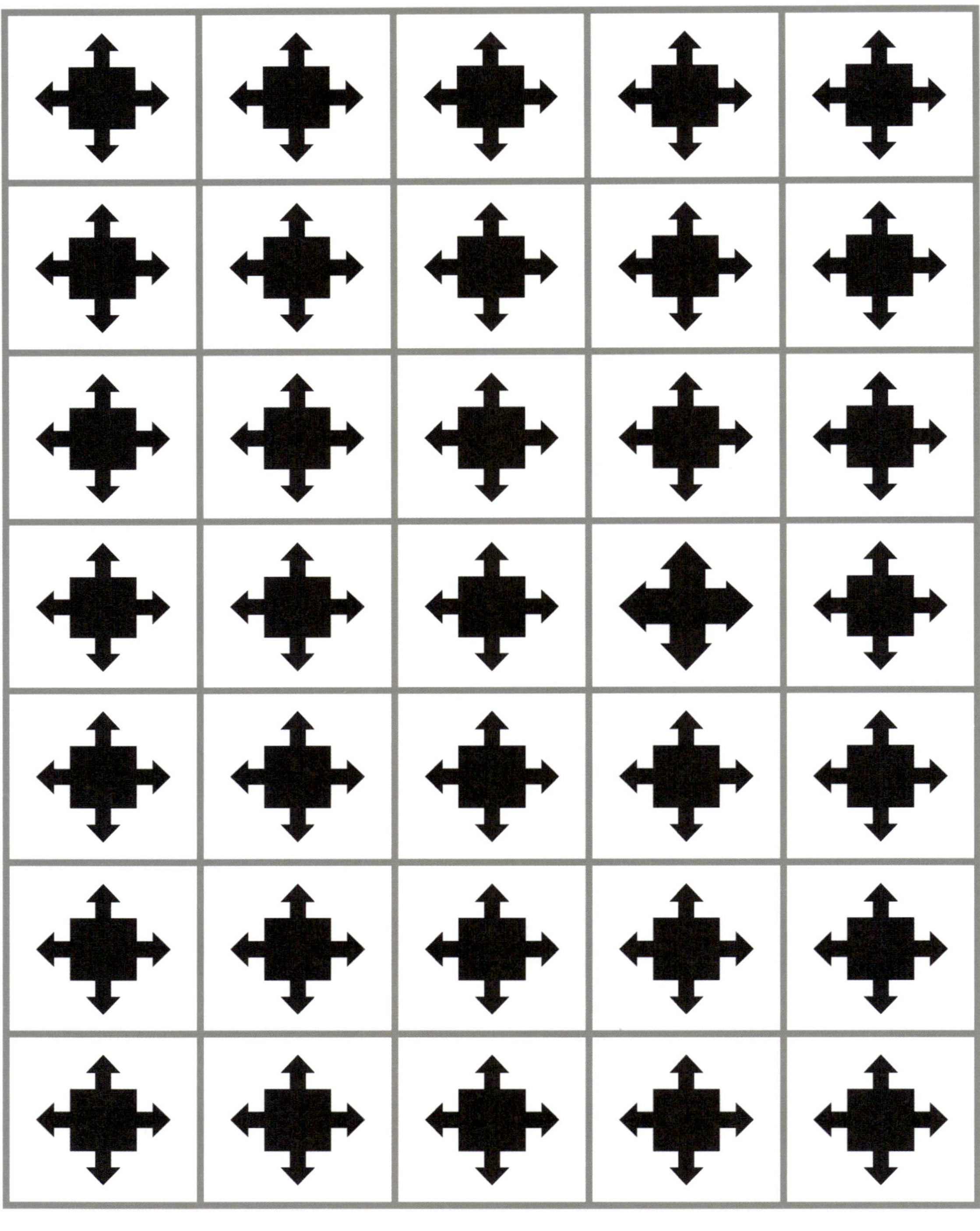

소근육 기술이란?

손은 우리의 신체에서 가장 예민한 감각 기능을 가지고 있는 부위 중 하나입니다. 손은 아주 많은 감각 수용기와 근육들을 조화롭게 조절하여 아주 정교하고 세밀하게 사물을 조작할 수 있습니다. 소근육 기술은 아동의 일상생활 수행 능력, 학업적인 활동, 기능적인 놀이 기술의 전제 조건입니다. 정확하고 조절된 소근육 기술을 통해서 아동은 자신의 능력에 대한 자신감, 독립심과 성취감을 얻을 수 있습니다. 소근육 기술의 정상적인 발달을 위해서는 시지각, 시각 운동, 대근육 기술, 감각통합, 인지, 자세 조절 등이 함께 조화롭게 발달해야 합니다.

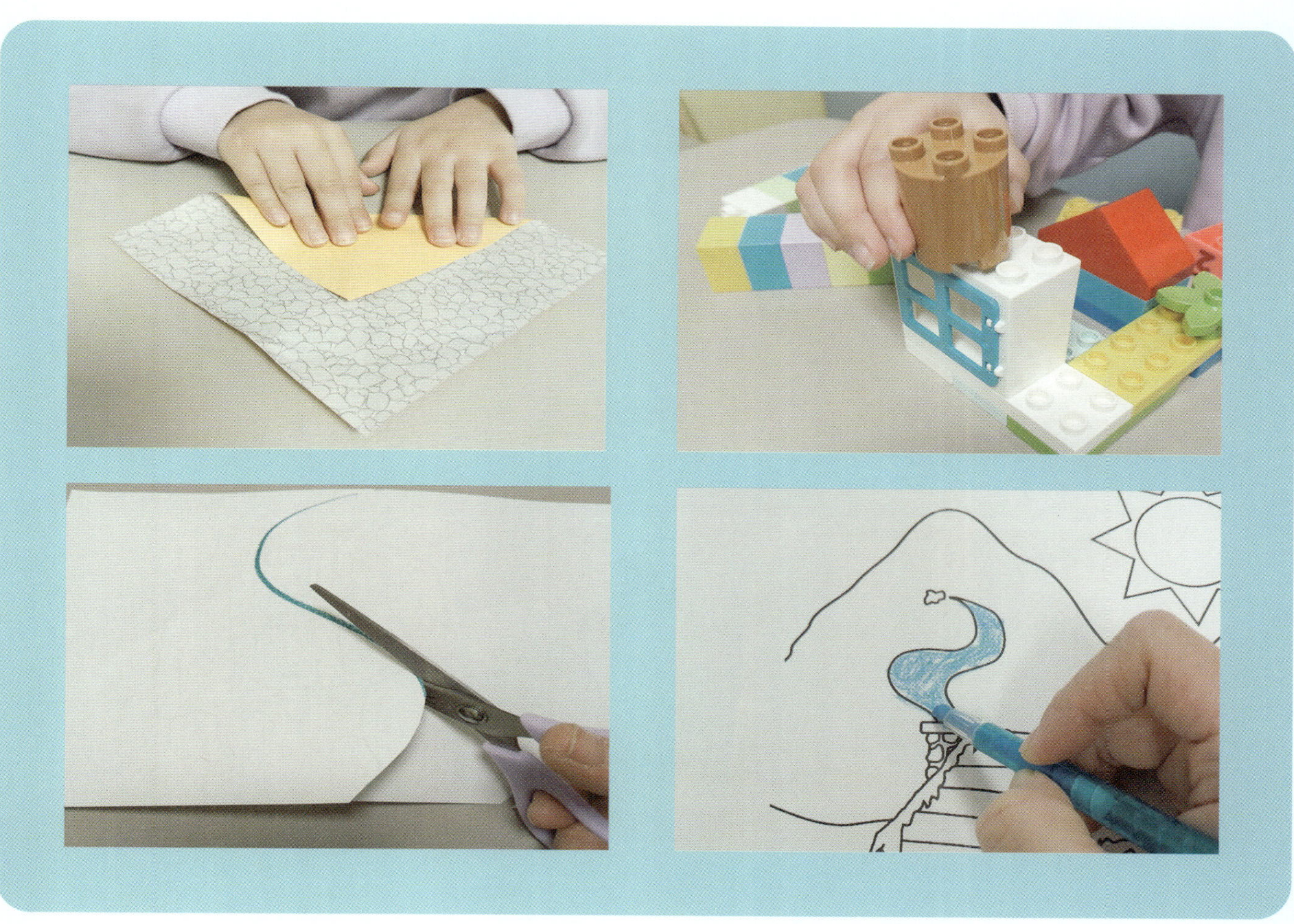

다양한 잡기 형태 및 소근육 기술 활동

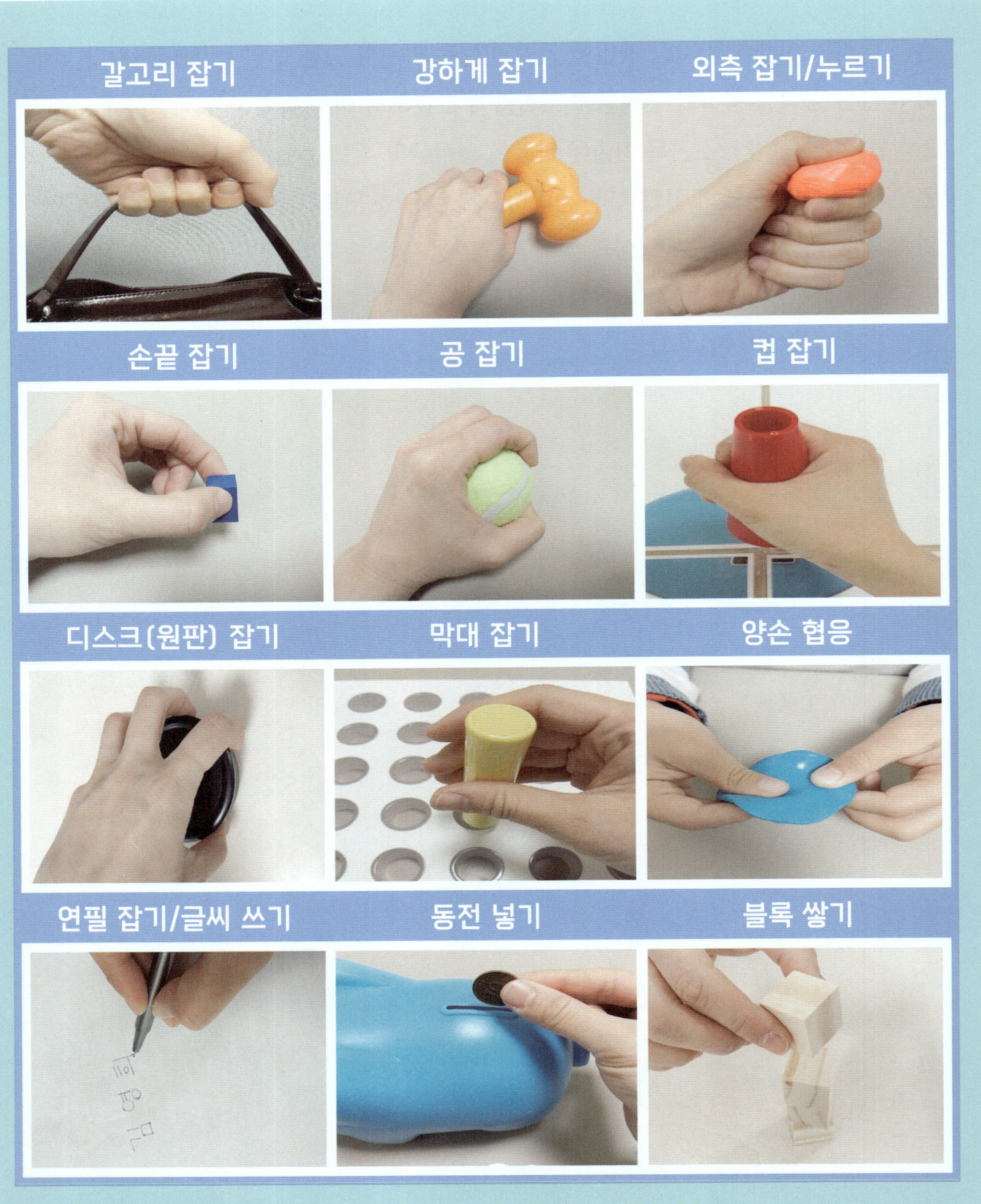

11.

다른 부분 찾기

윗부분과 아랫부분을 보고 **다른 부분** 을 찾으세요.

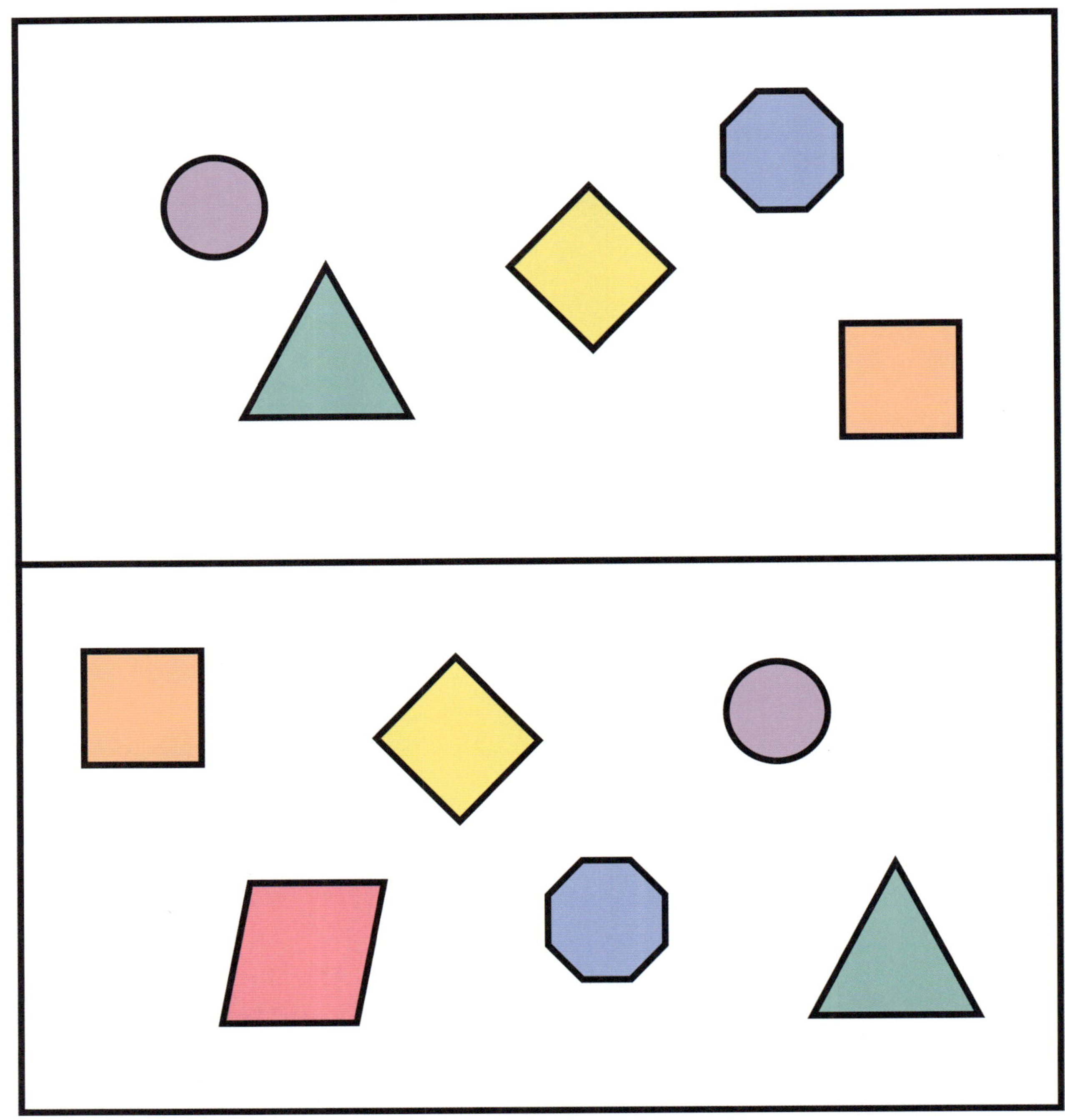

윗부분과 아랫부분을 보고 **다른 부분** 을 찾으세요.

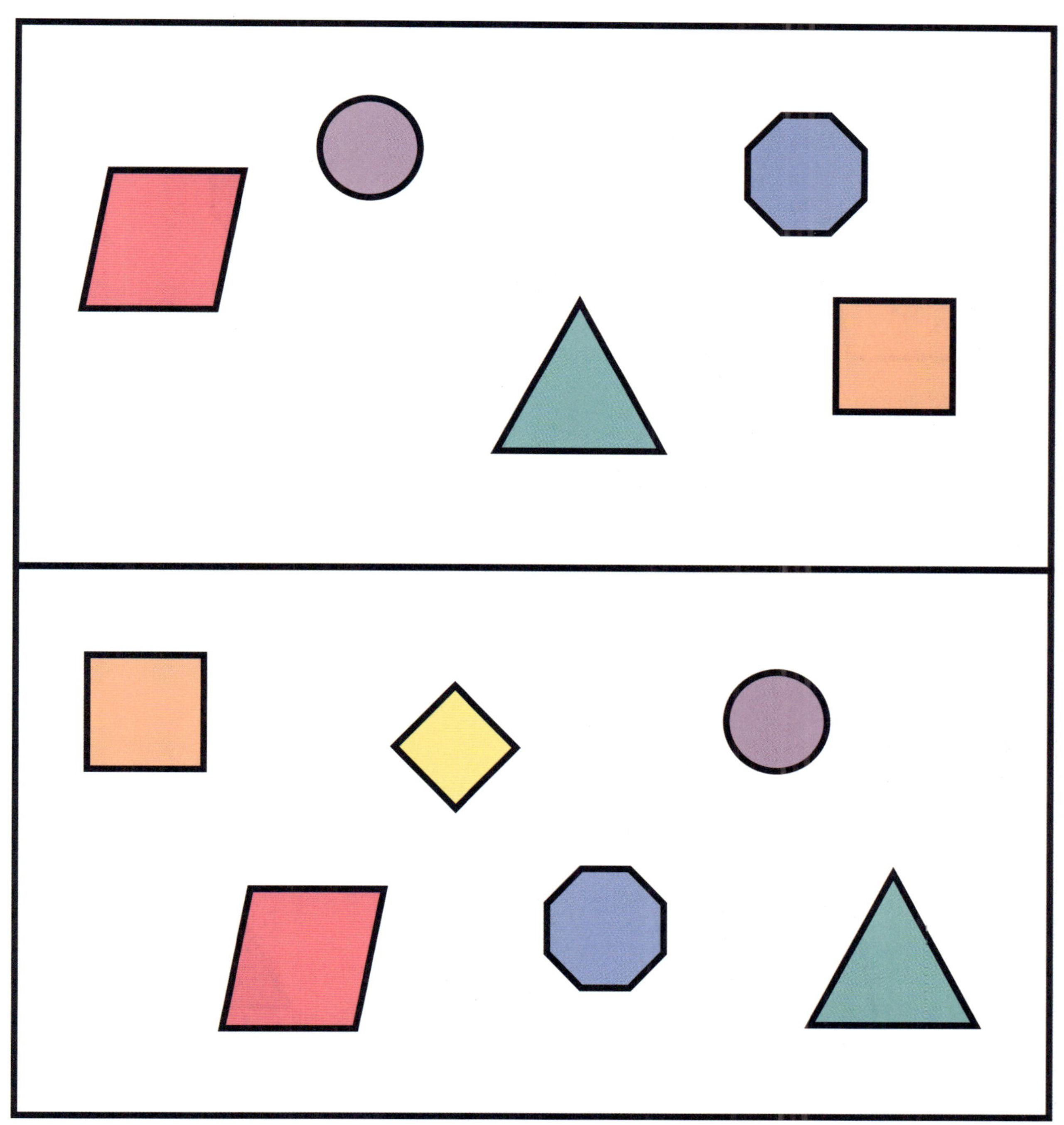

윗부분과 아랫부분을 보고 **다른 부분** 을 찾으세요.

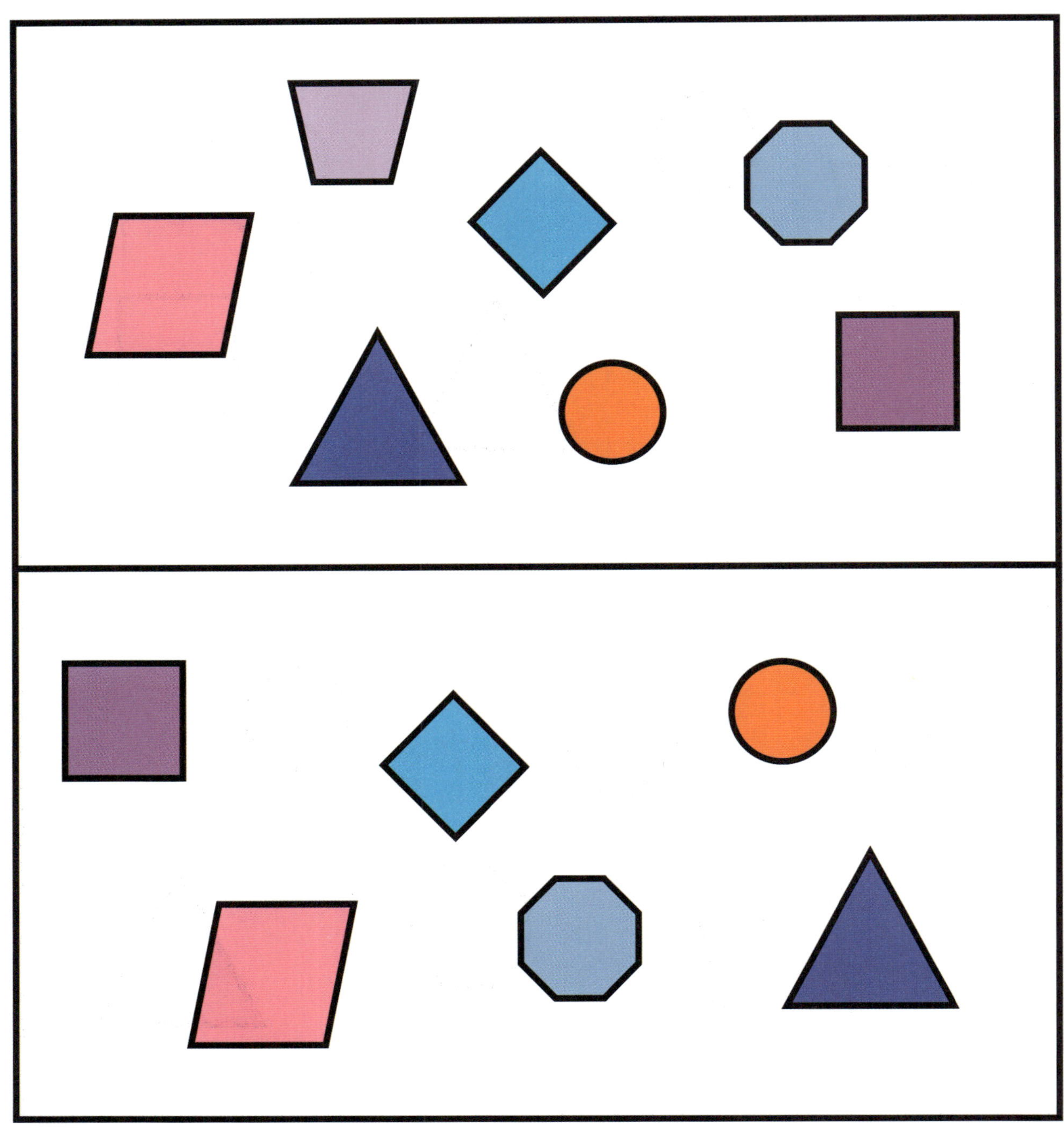

다른 부분 찾기(4)

윗부분과 아랫부분을 보고 **다른 부분** 을 찾으세요.

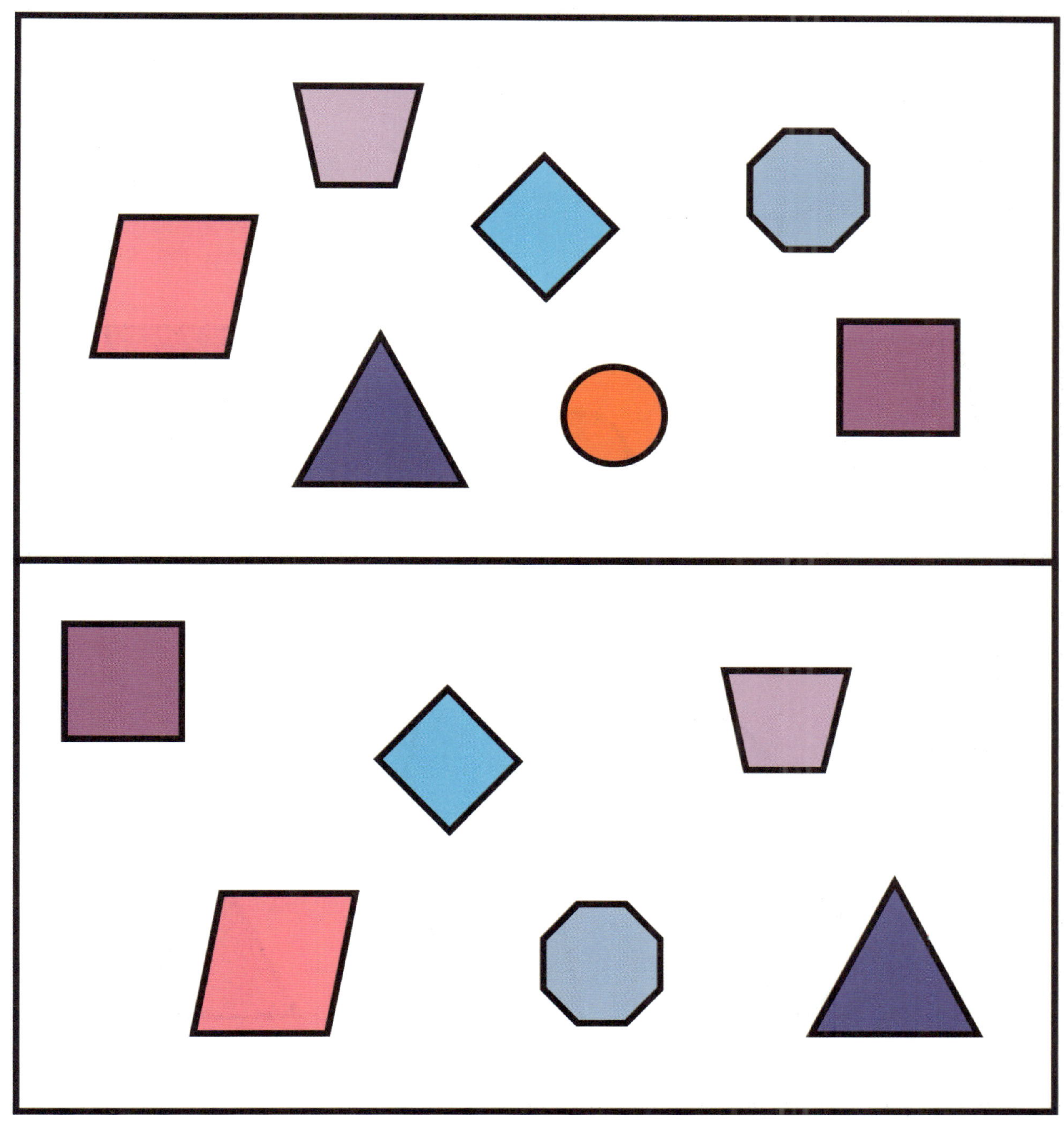

윗부분과 아랫부분을 보고 **다른 부분** 을 찾으세요.

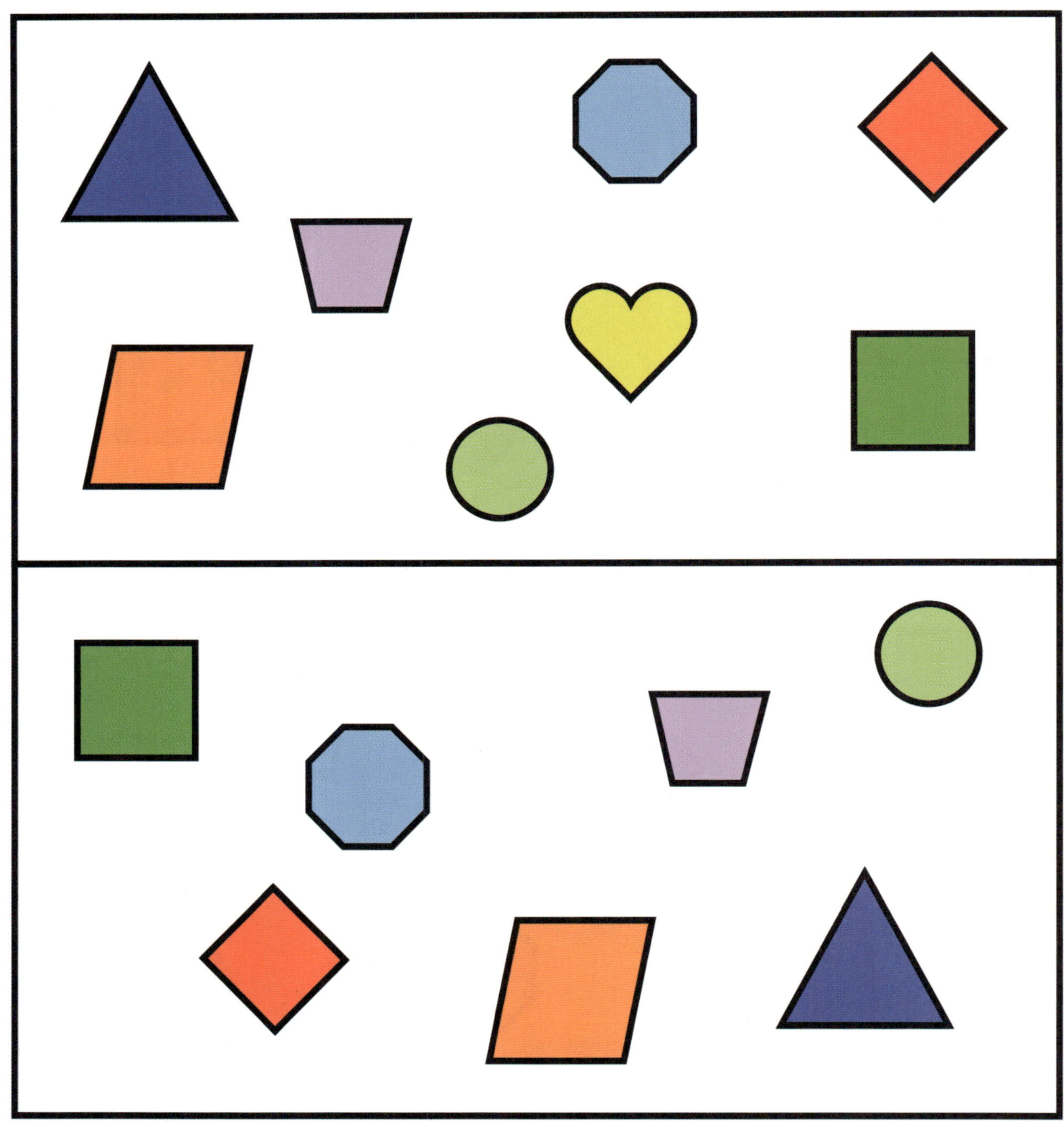

윗부분과 아랫부분을 보고 **다른 부분** 을 찾으세요.

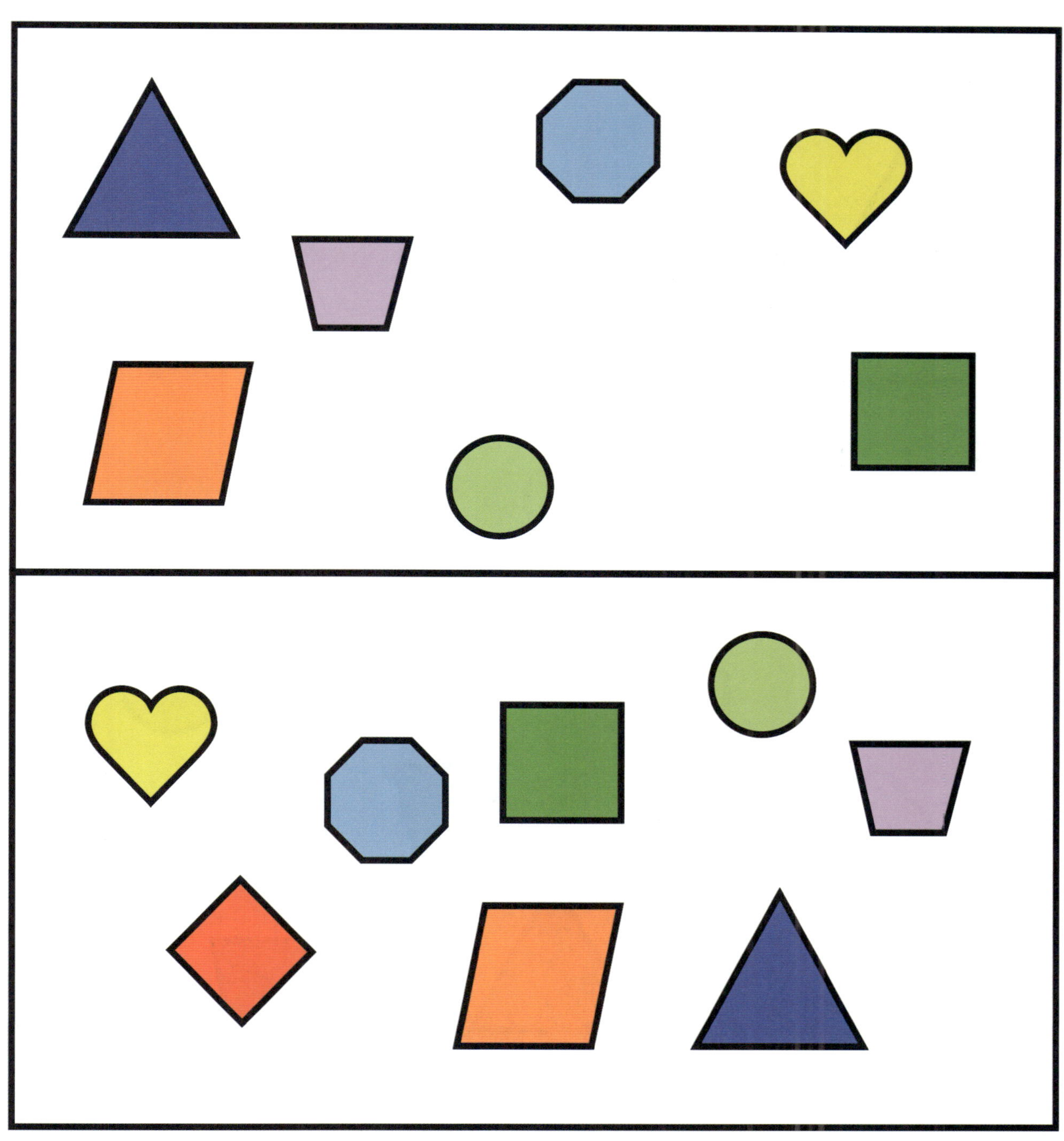

윗부분과 아랫부분을 보고 **다른 부분** 을 찾으세요.

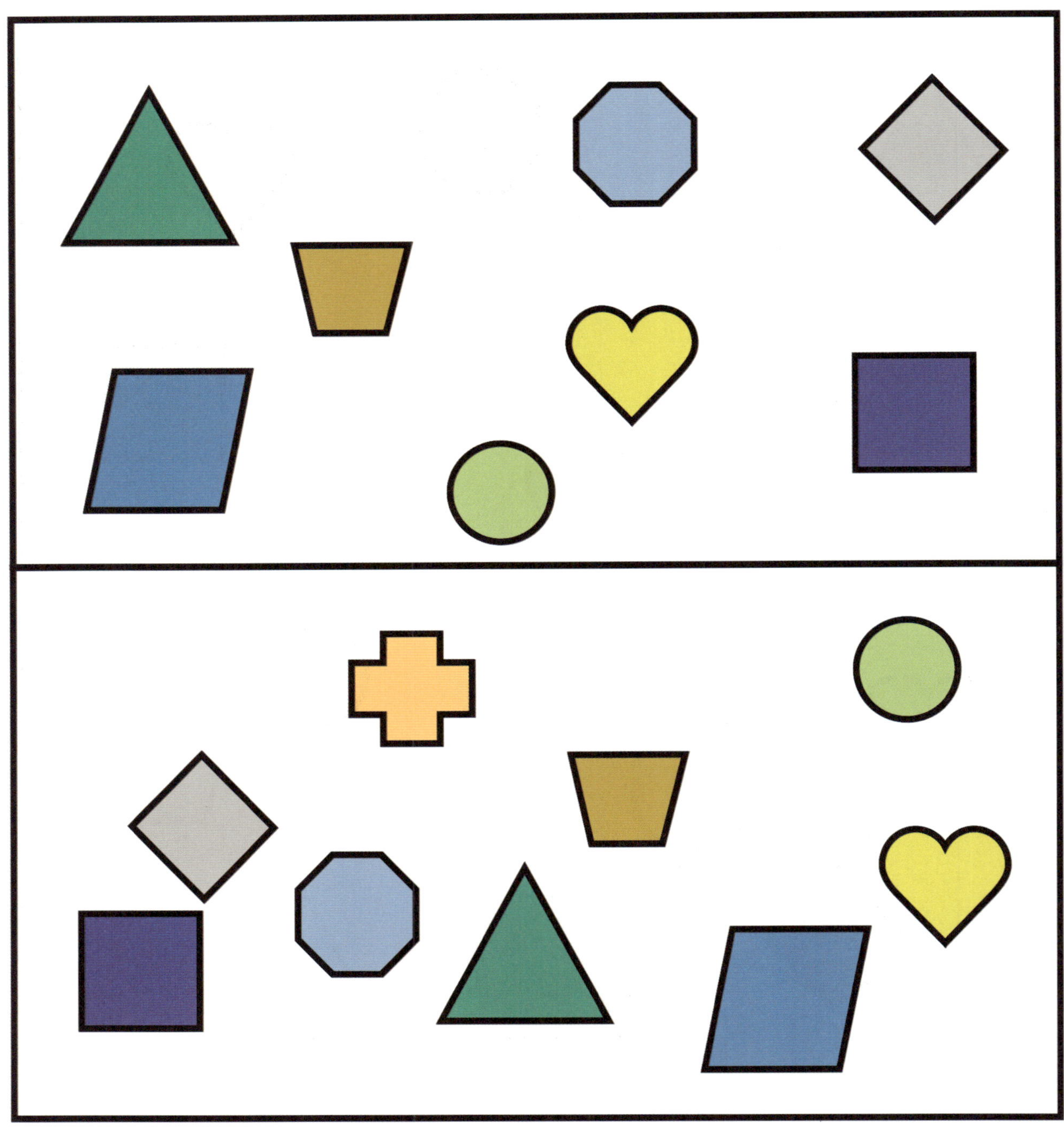

윗부분과 아랫부분을 보고 **다른 부분** 을 찾으세요.

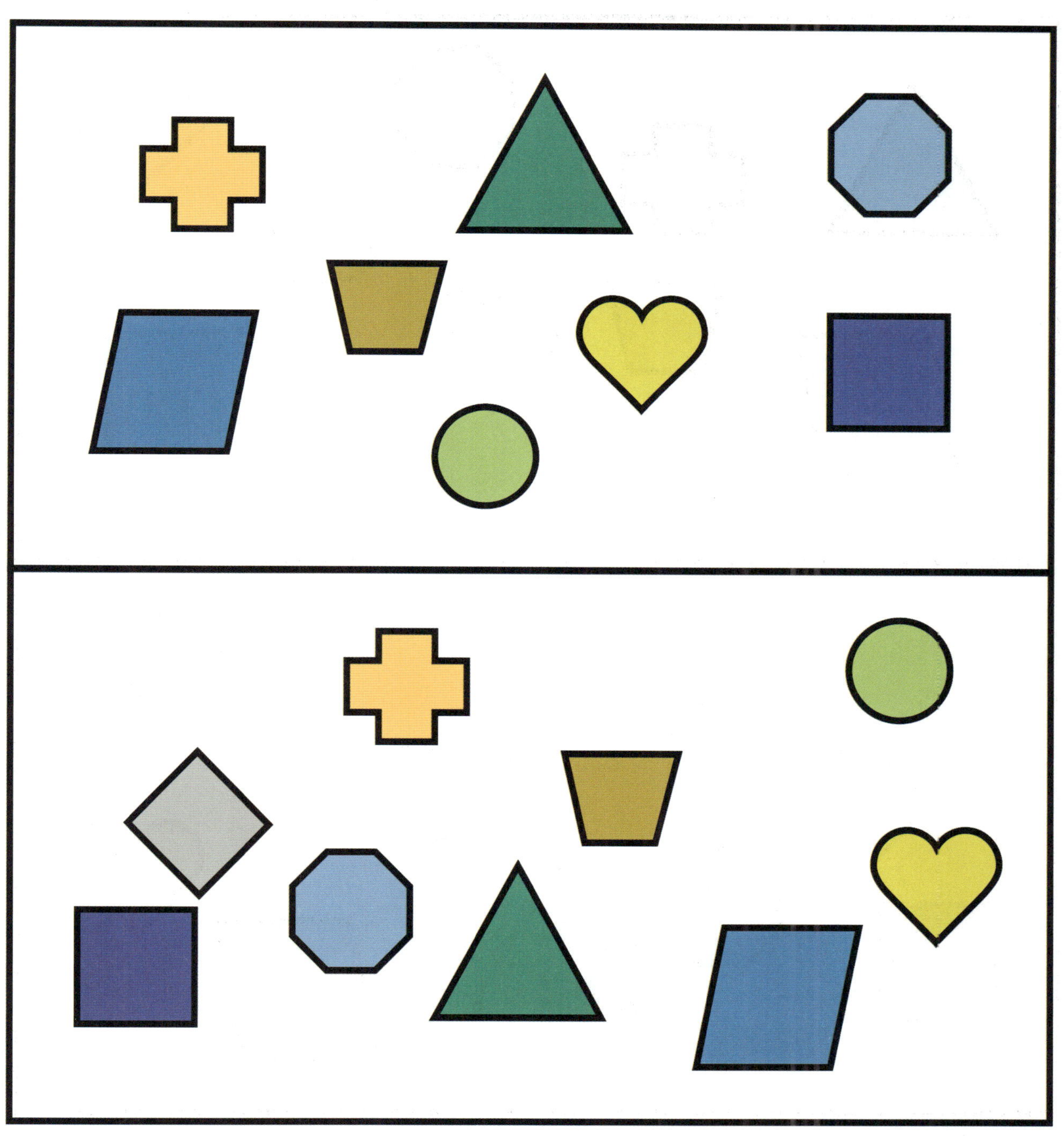

윗부분과 아랫부분을 보고 **다른 부분** 을 찾으세요.

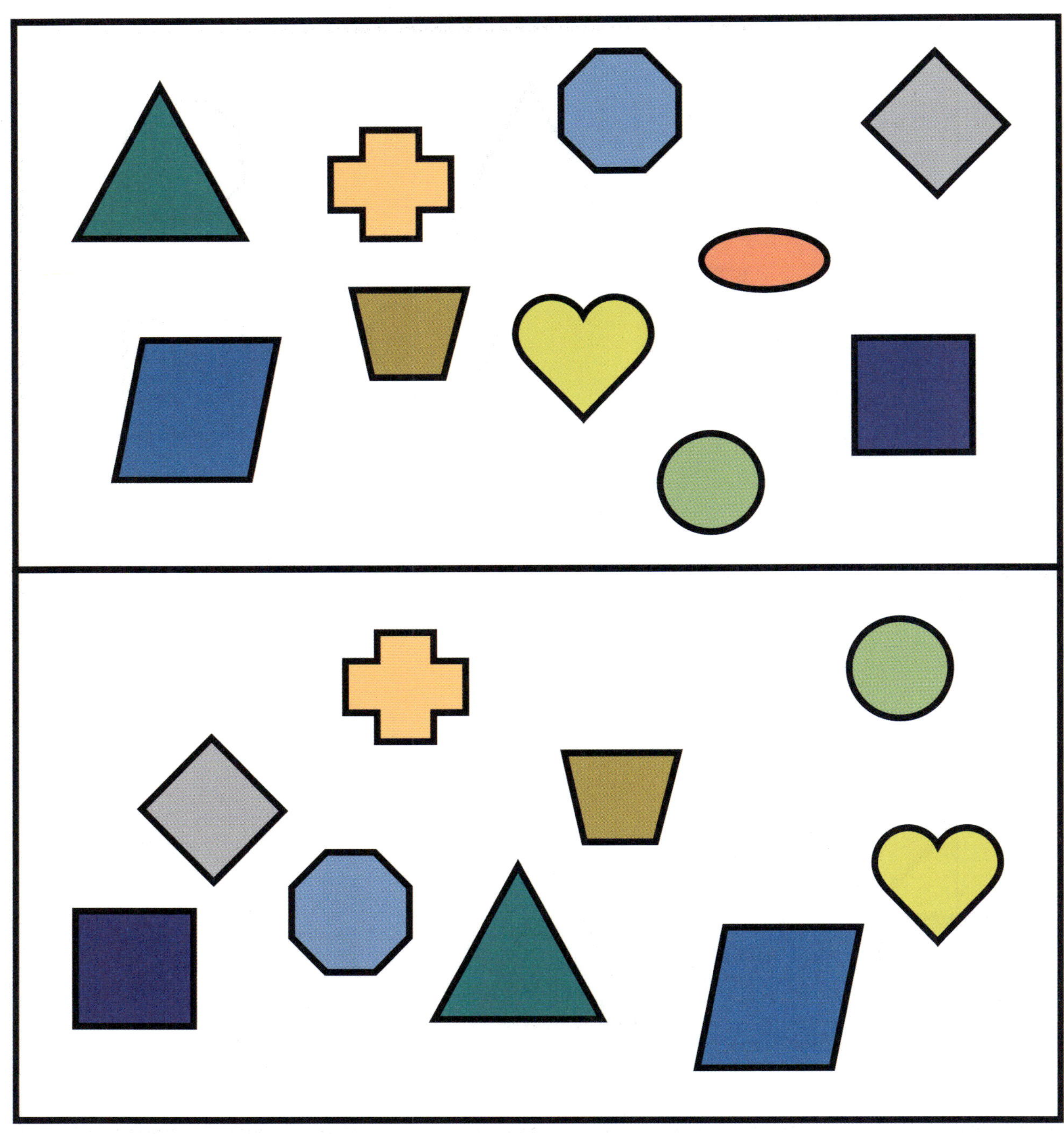

윗부분과 아랫부분을 보고 **다른 부분** 을 찾으세요.

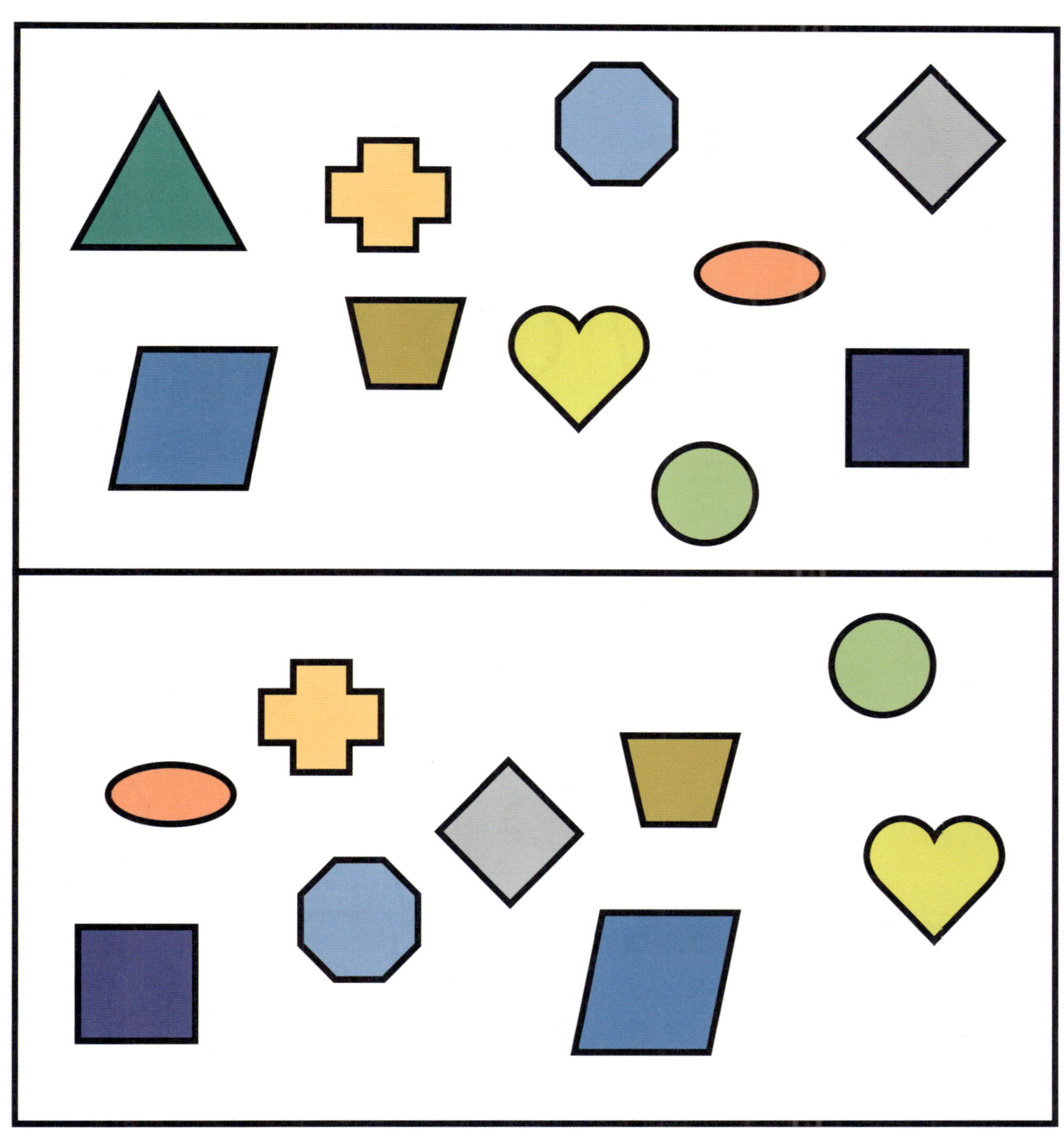

윗부분과 아랫부분을 보고 **다른 부분** 을 찾으세요.

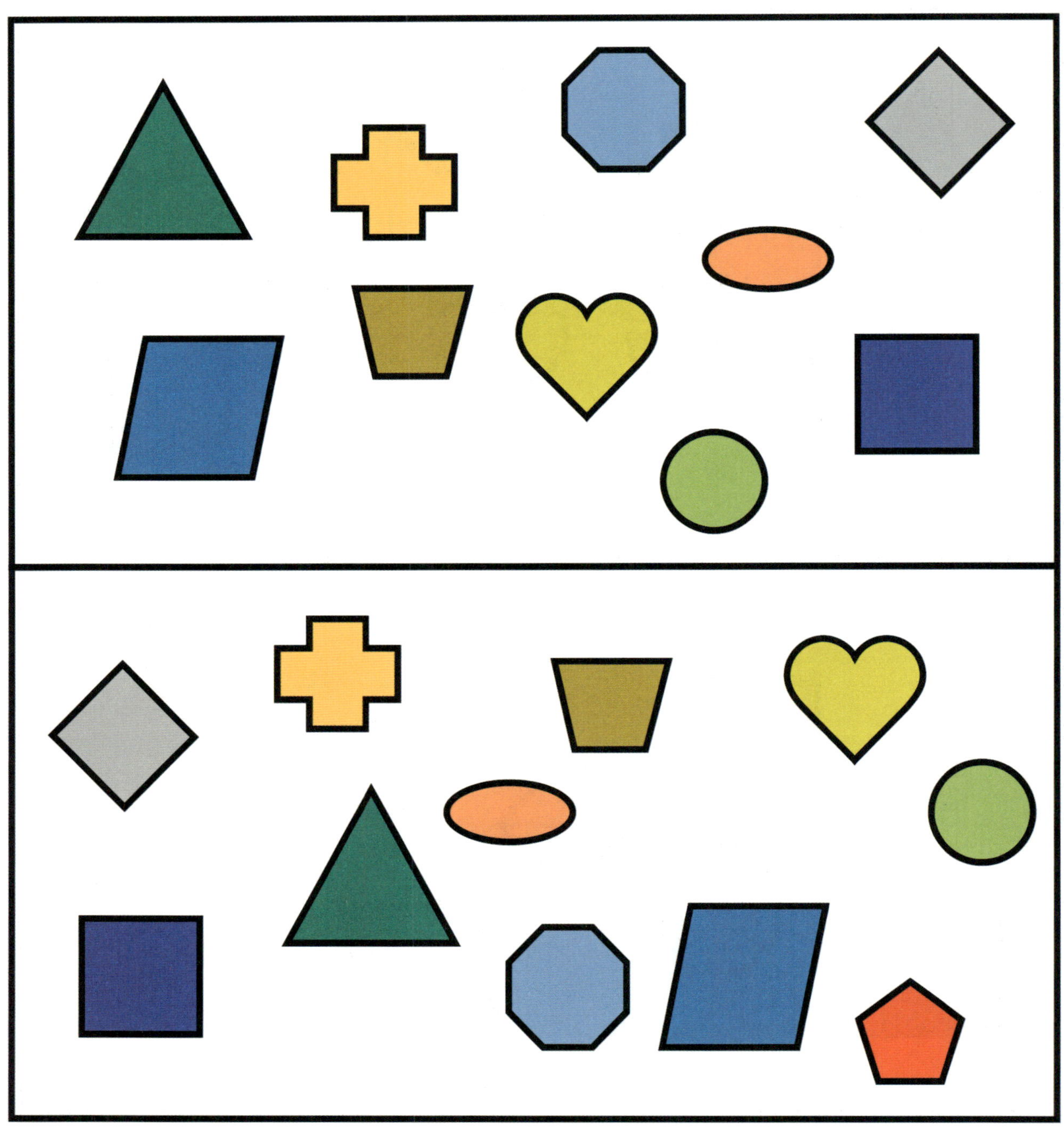

윗부분과 아랫부분을 보고 **다른 부분** 을 찾으세요.

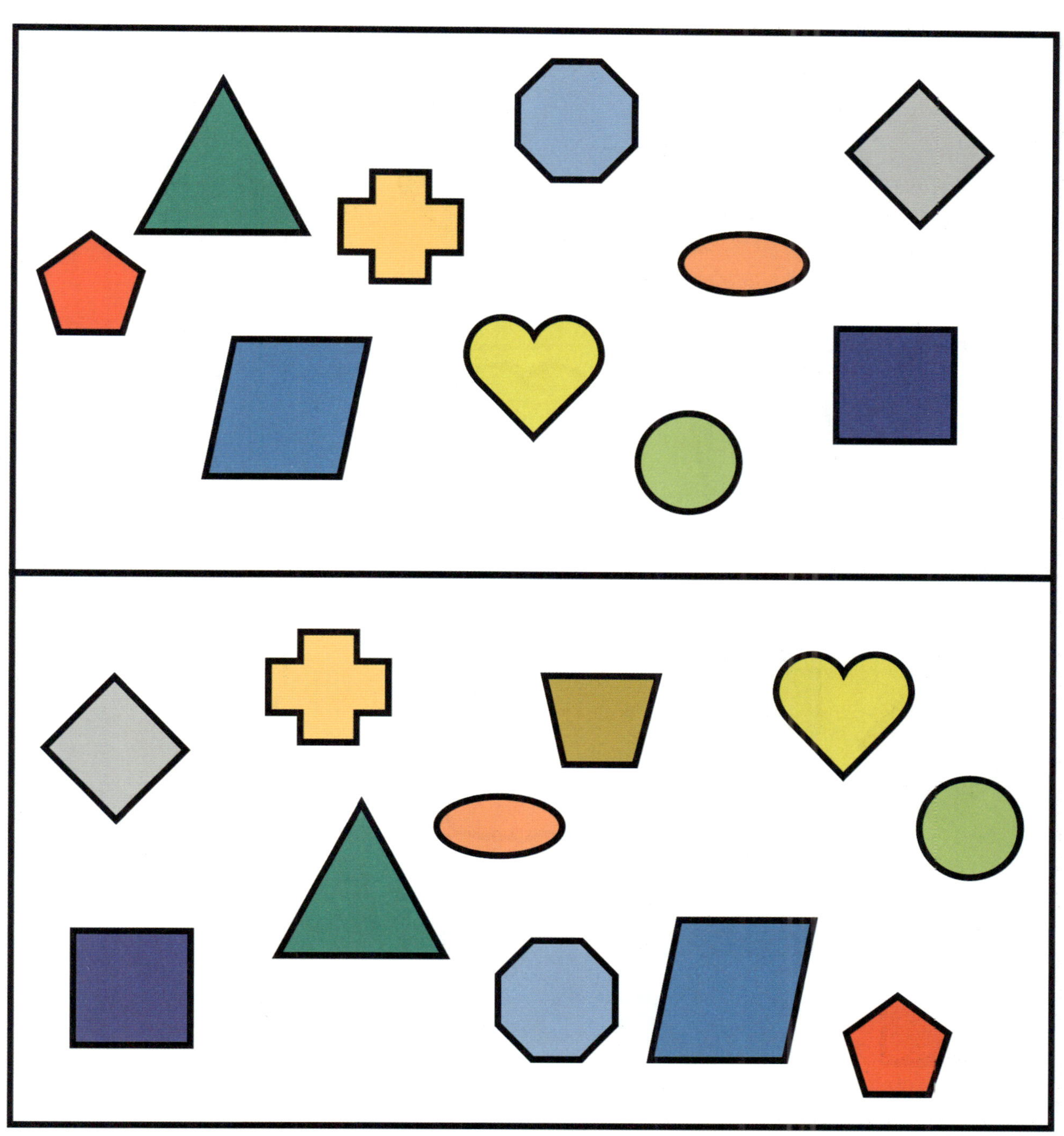

윗부분과 아랫부분을 보고 **다른 부분** 을 찾으세요.

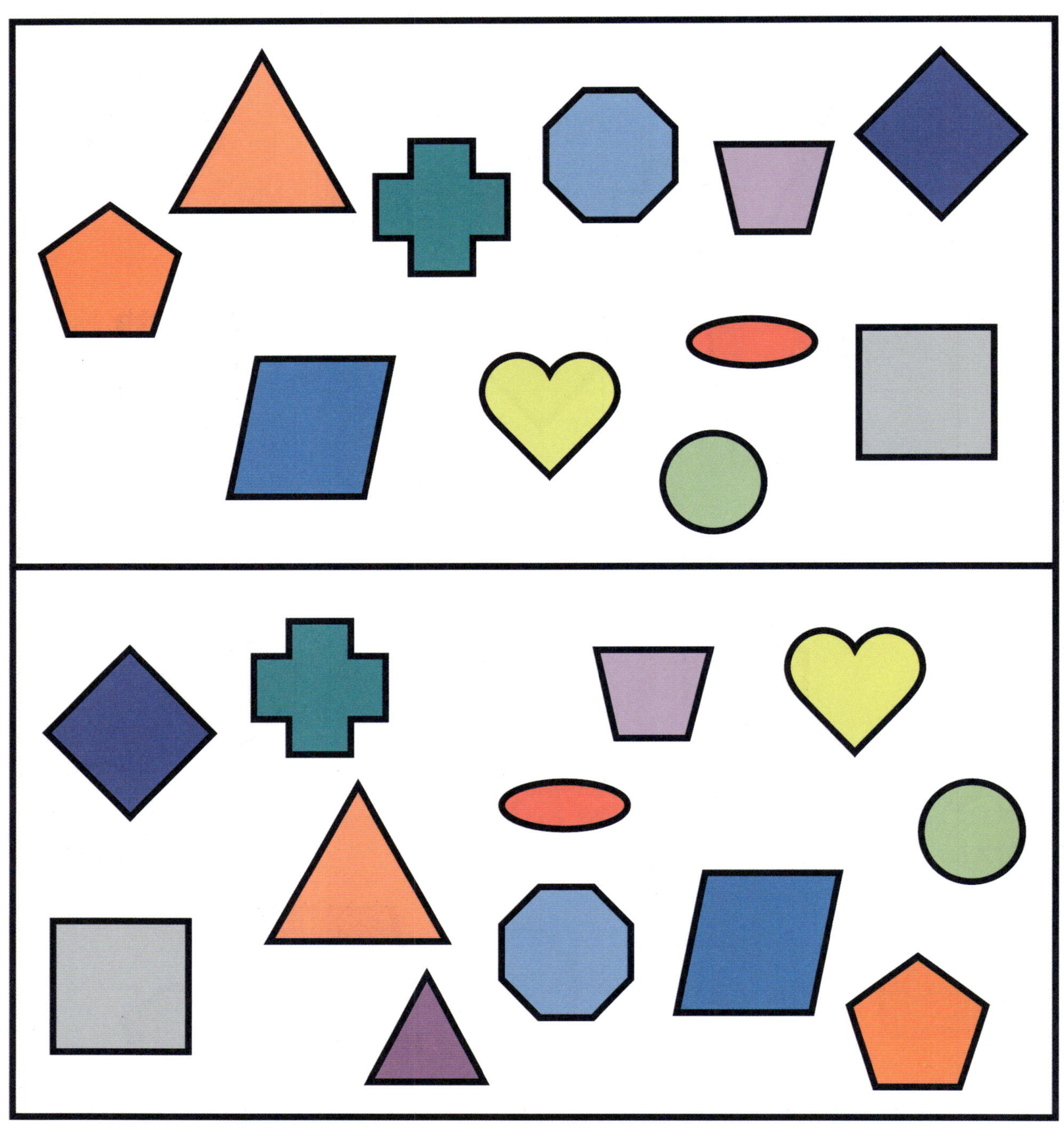

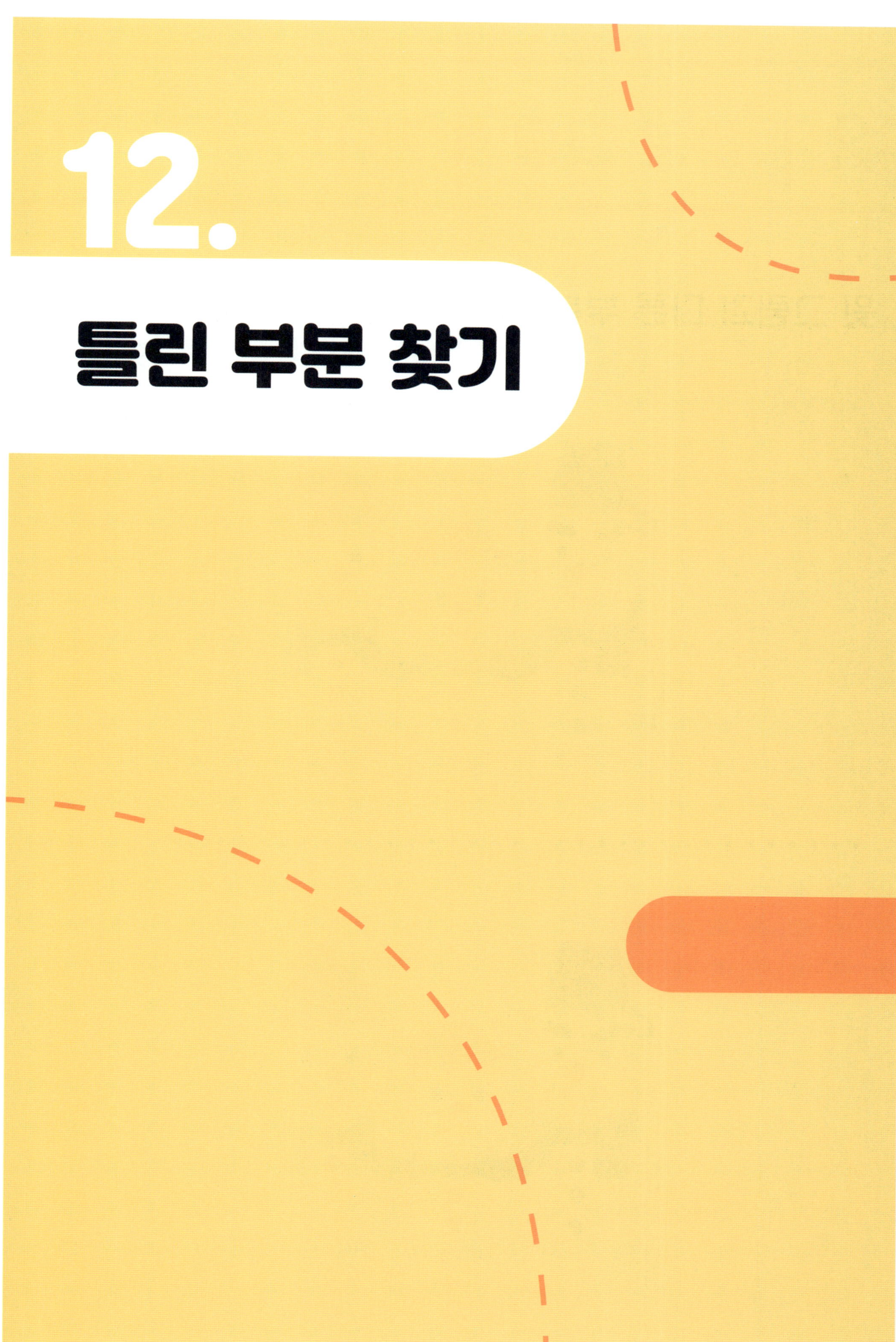

12.
틀린 부분 찾기

12 | 틀린 그림 찾기(1)

윗 그림과 다른 부분 **하나** 를 아래 그림에서 찾아요.

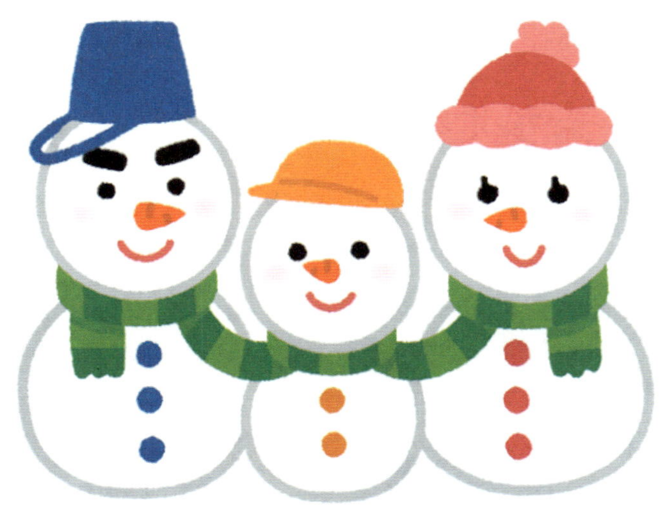

윗 그림과 다른 부분 **하나** 를 아래 그림에서 찾아요.

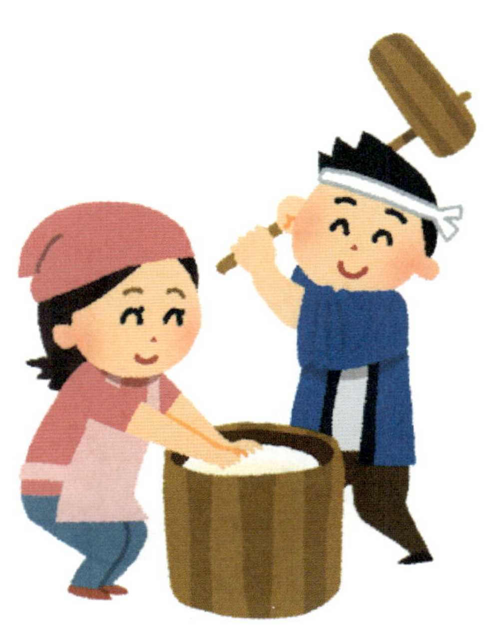

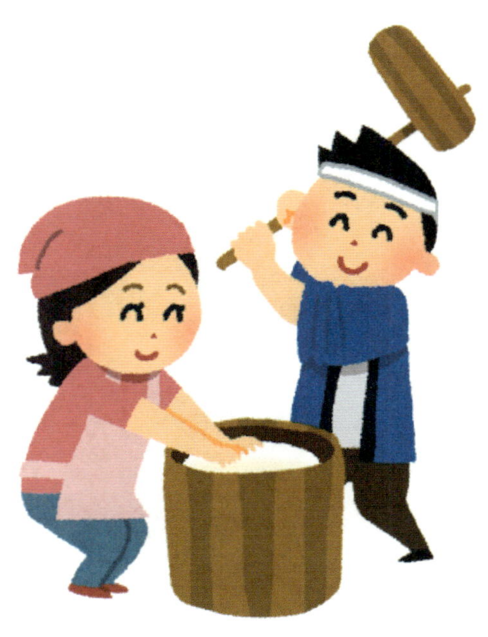

윗 그림과 다른 부분 **하나** 를 아래 그림에서 찾아요.

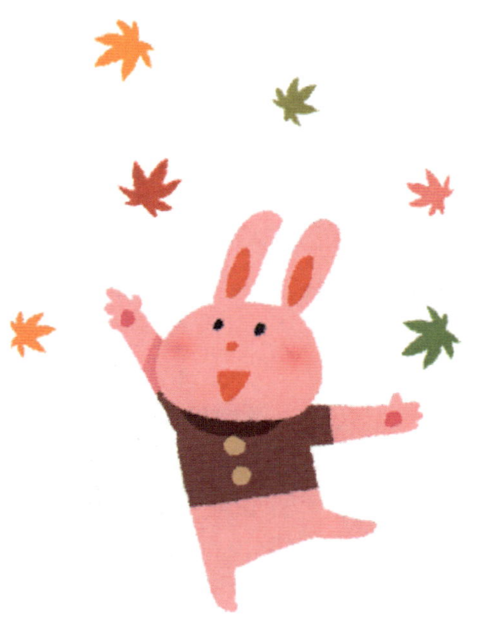

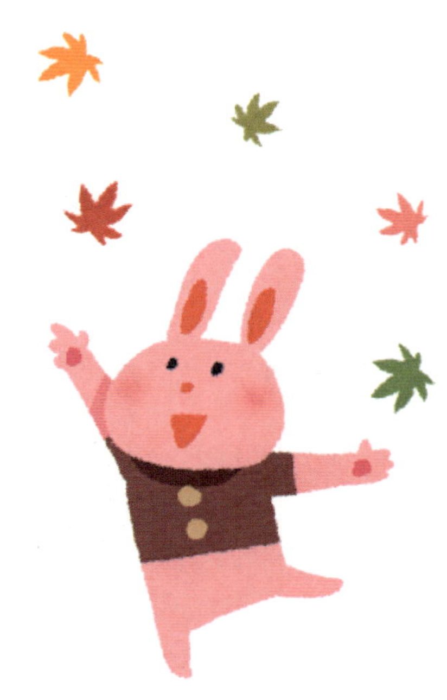

12 | 틀린 그림 찾기(4)

윗 그림과 다른 부분 **하나** 를 아래 그림에서 찾아요.

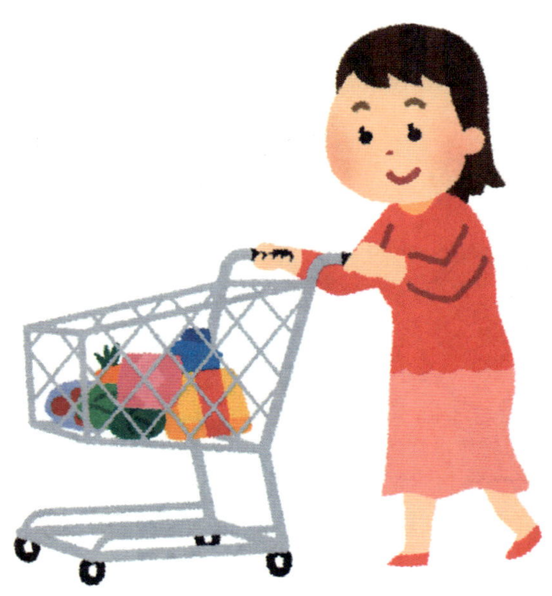

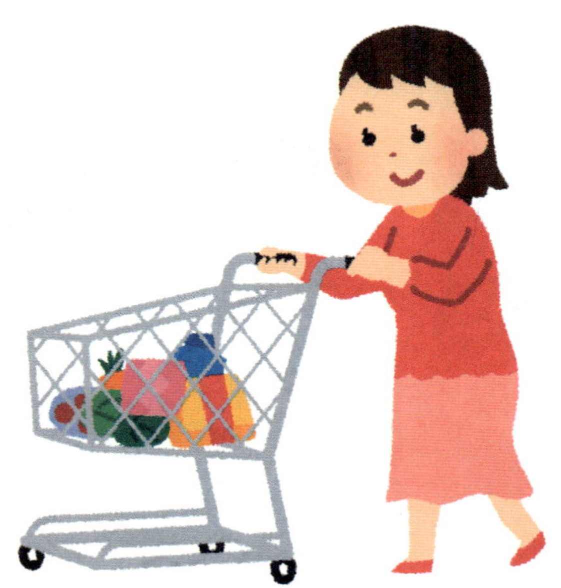

윗 그림과 다른 부분 **하나** 를 아래 그림에서 찾아요.

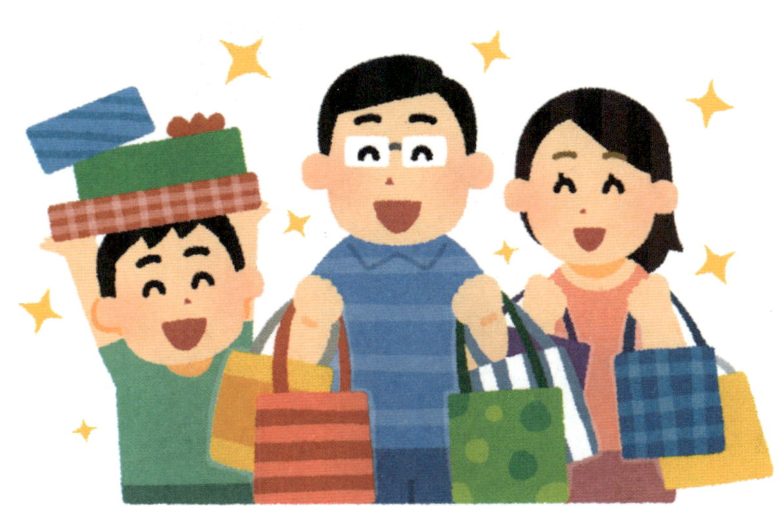

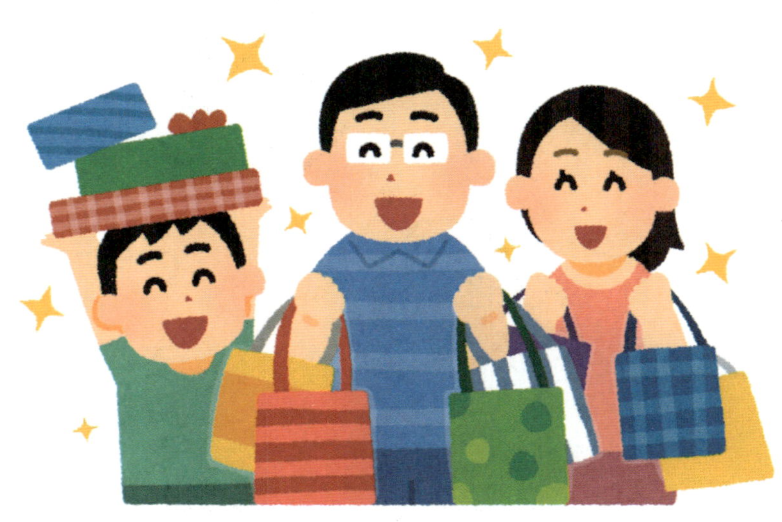

13. 지워진 부분 읽기

지워진 부분이 있는 **숫자** 를 읽어보세요.

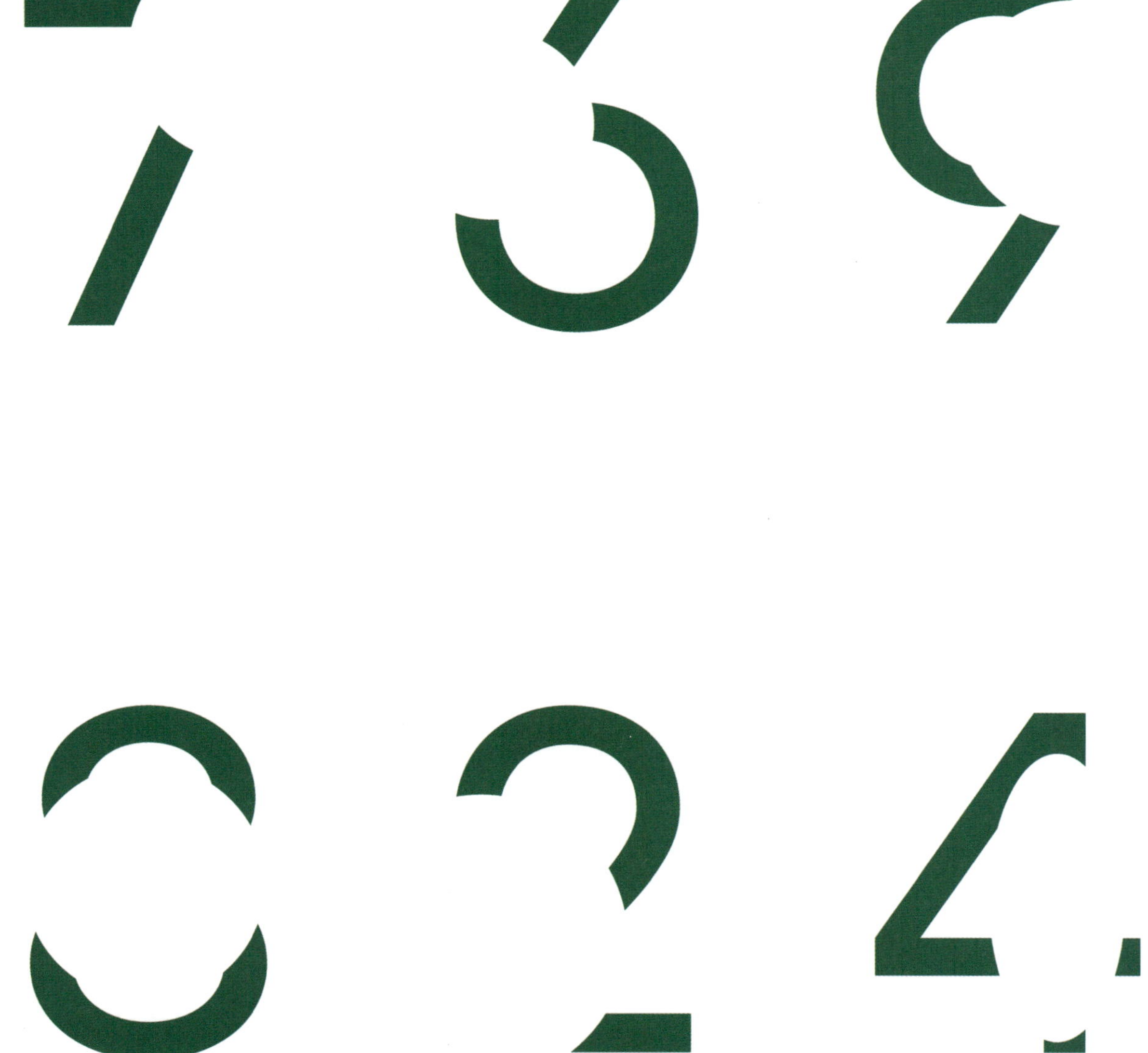

지워진 부분이 있는 **숫자** 를 읽어보세요.

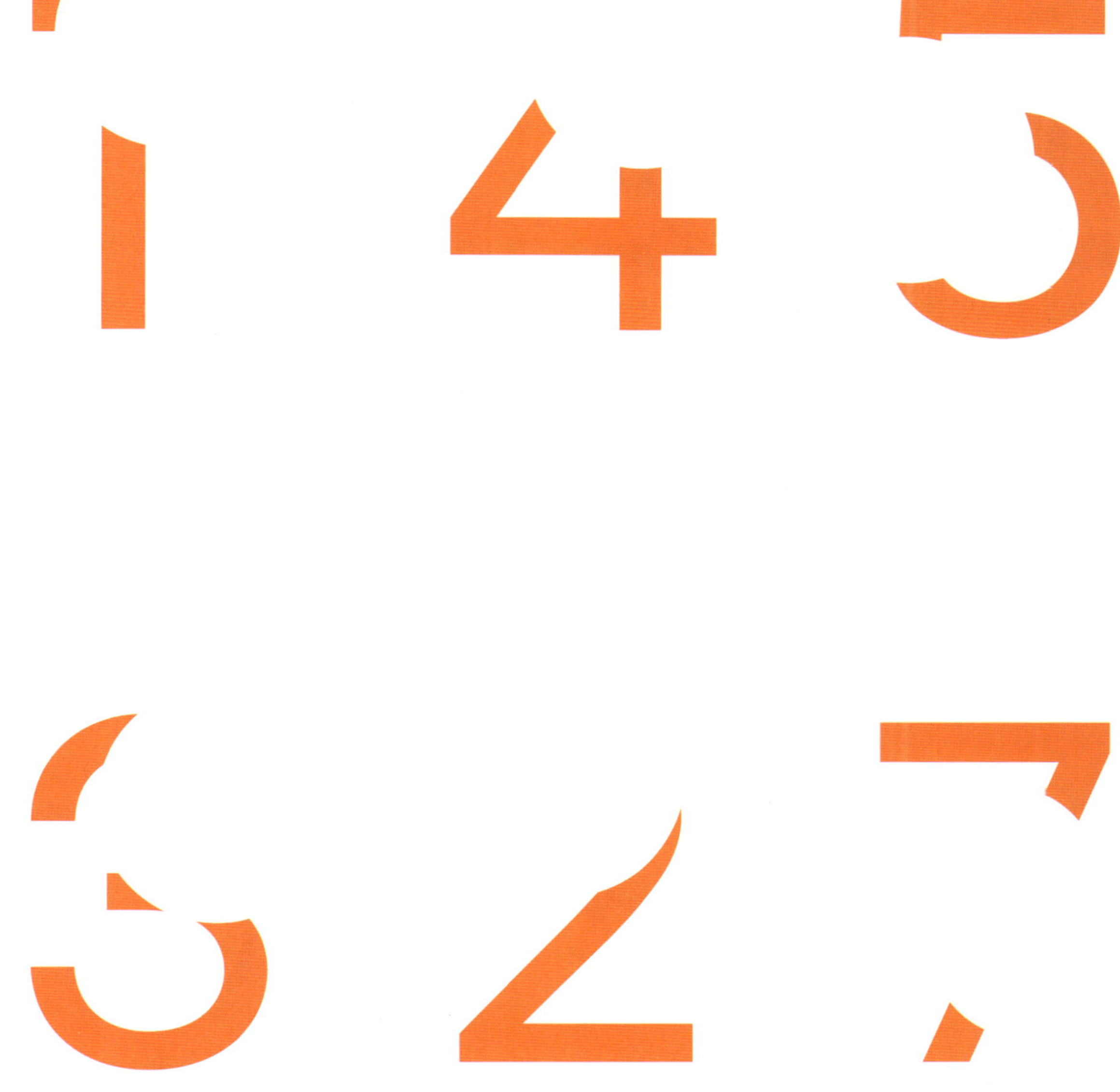

지워진 부분이 있는 **자음** 을 읽어보세요.

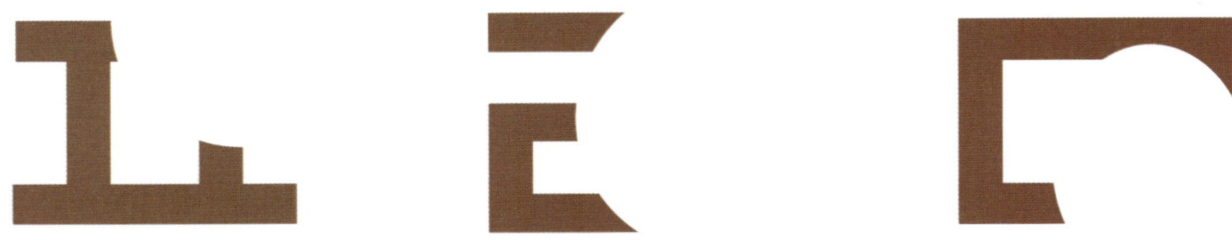

13 | 지워진 자음 읽기(4)

지워진 부분이 있는 **자음** 을 읽어보세요.

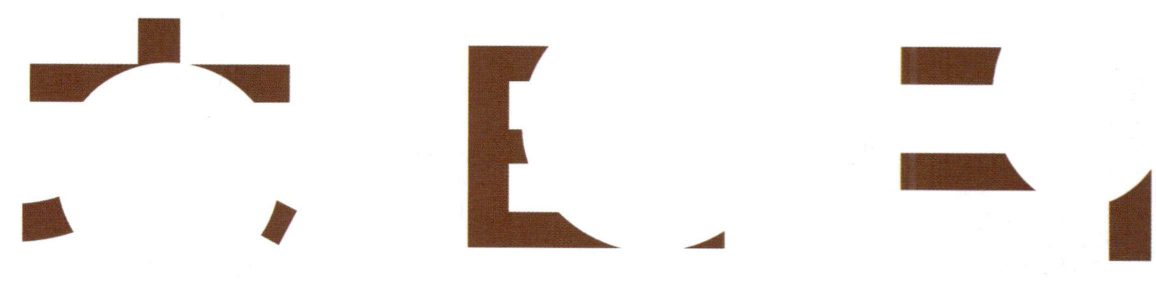

지워진 부분이 있는 **글자** 을 읽어보세요.

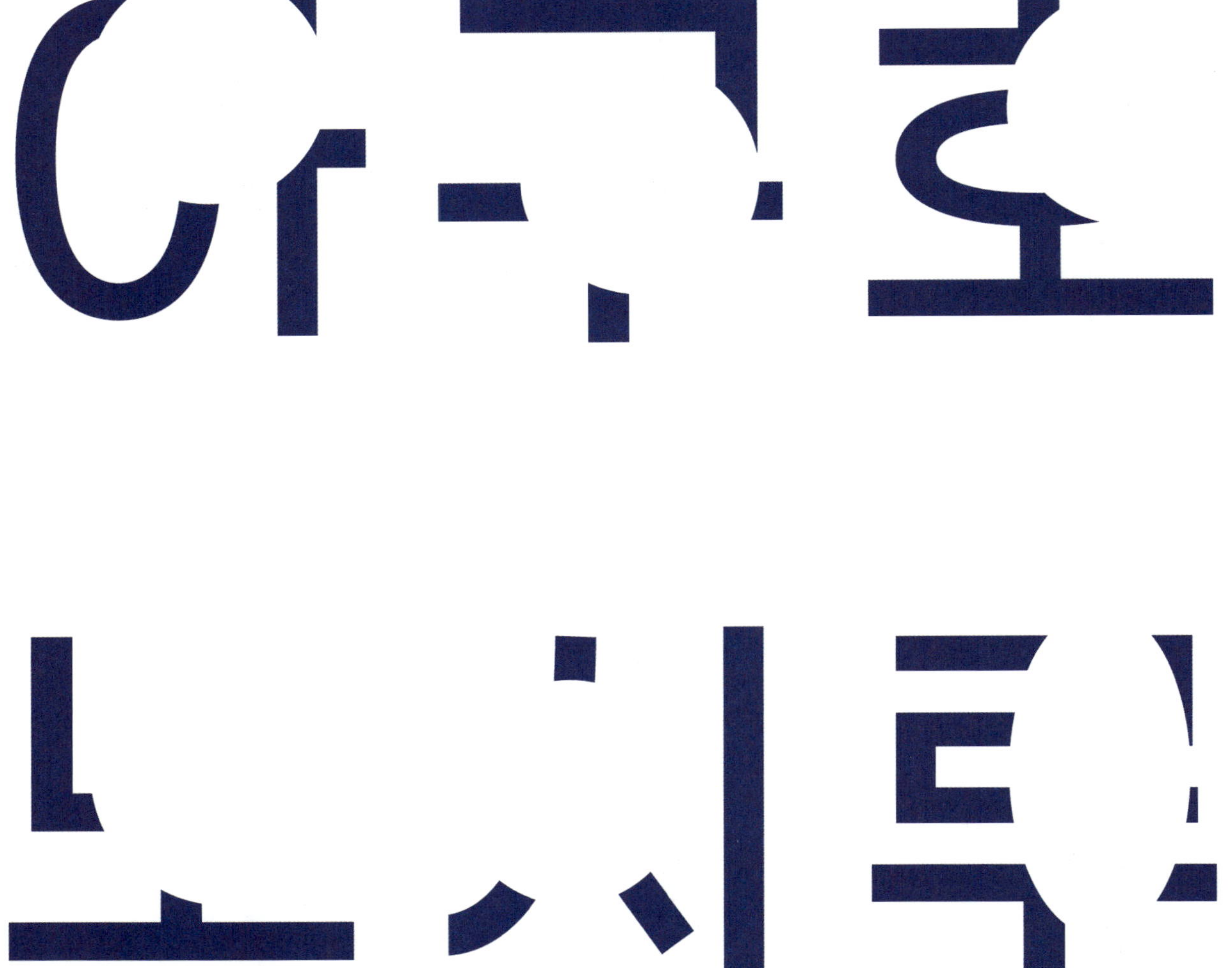

주의 집중력이란?

주의 집중력이란 주변 환경으로부터 들어오는 다양한 자극을 선택하고 받아들임으로써 효율적인 행동 반응을 이끌어 내는 능력입니다. 주의 집중력은 특징에 따라 보통 다섯 가지로 나누어 구분합니다. 주의 집중력이 저하되면 일상생활을 효과적으로 수행하는 것이 방해되고, 자극에 쉽게 산만해지며, 과제를 시작하고, 지속하고, 끝까지 마무리하는 것이 어렵습니다.

주의집중력의 종류

초점적 주의 집중

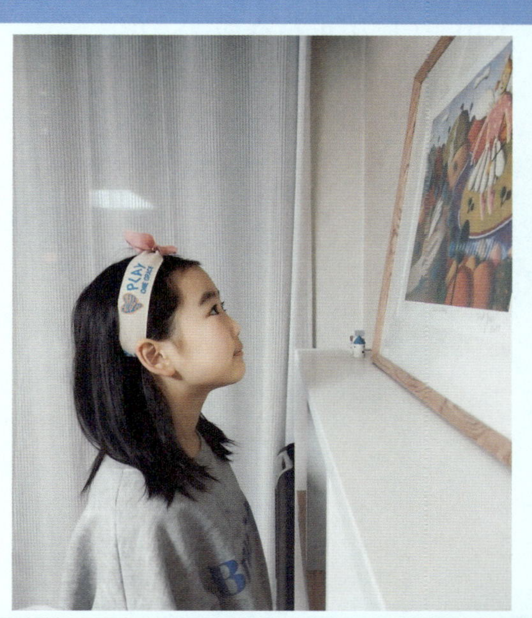

정보 자극에 단순하게
관심을 기울이는 능력

(예시1. 그림이나 사진을 관심을 가지고 보기
예시2. 새로운 소리에 귀 기울이기
예시3. 이름을 불렀을 때 반응하기 등)

지속적 주의 집중

지속적, 반복적인 활동을 일정 시간 동안
유지하는 능력
(예시1. 책 읽기
예시2. 뜨개질하기 등)

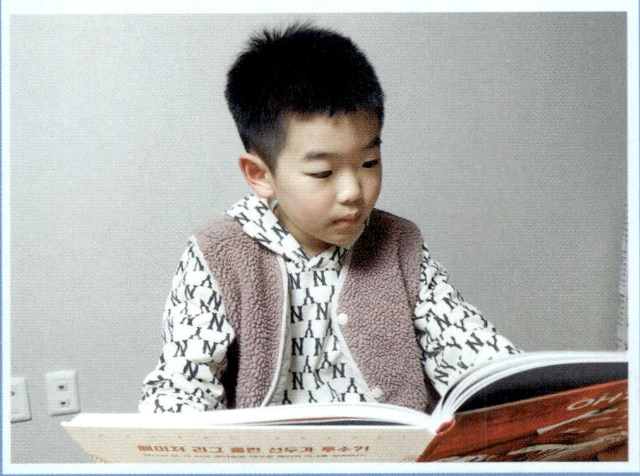

선택적 주의 집중

여러 가지 자극 중에서 관련 없는 자극은
무시하고 필요한 자극에만
선택적으로 집중하는 능력
(예시1. 시끄러운 곳에서 공부하기
예시2. 정해진 색깔의 구슬만 찾아내기 등)

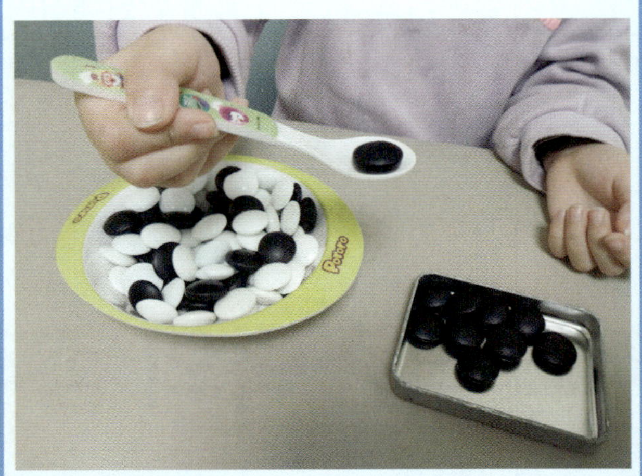

교대/전환적 주의 집중

집중하고 있는 일정한 자극에서
다른 자극으로 유연하게 이동하여
집중하거나, 두 개 이상의 자극에
번갈아 가며 집중할 수 있는 능력
(예시1. 두 가지 색깔의 구슬을
번갈아서 끼우기)

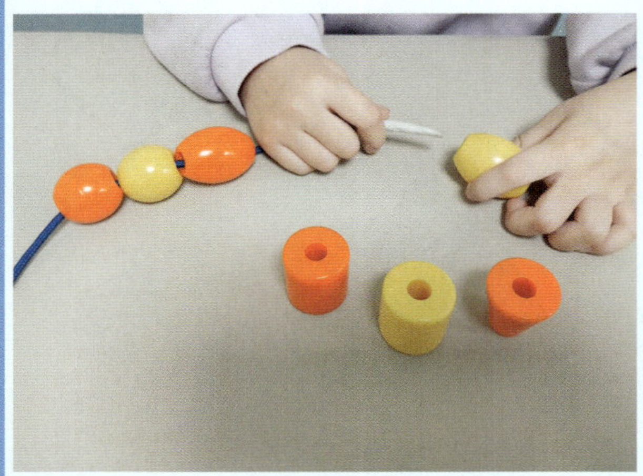

동시적 주의 집중

동시에 두 가지 이상의 자극이나 행동을
처리하는 능력
(예시1. 전화를 받으면서 빨래를 정리하는 것
예시2. 운전을 하면서 노래를 하는 것 등)

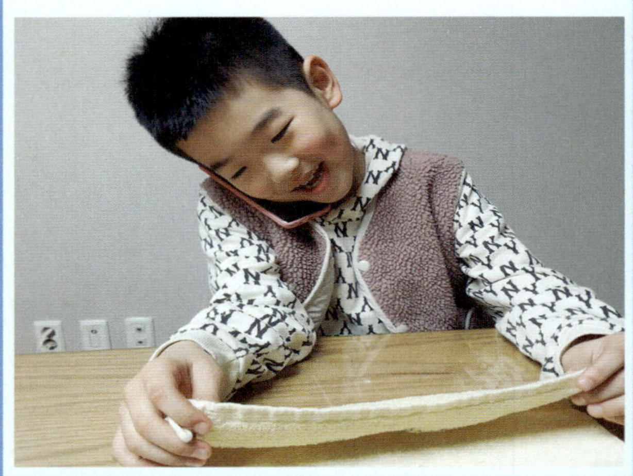

14. 글자 만들기

다음 **글자를** 쓰는데 필요한 자음과 모음을 찾아요.

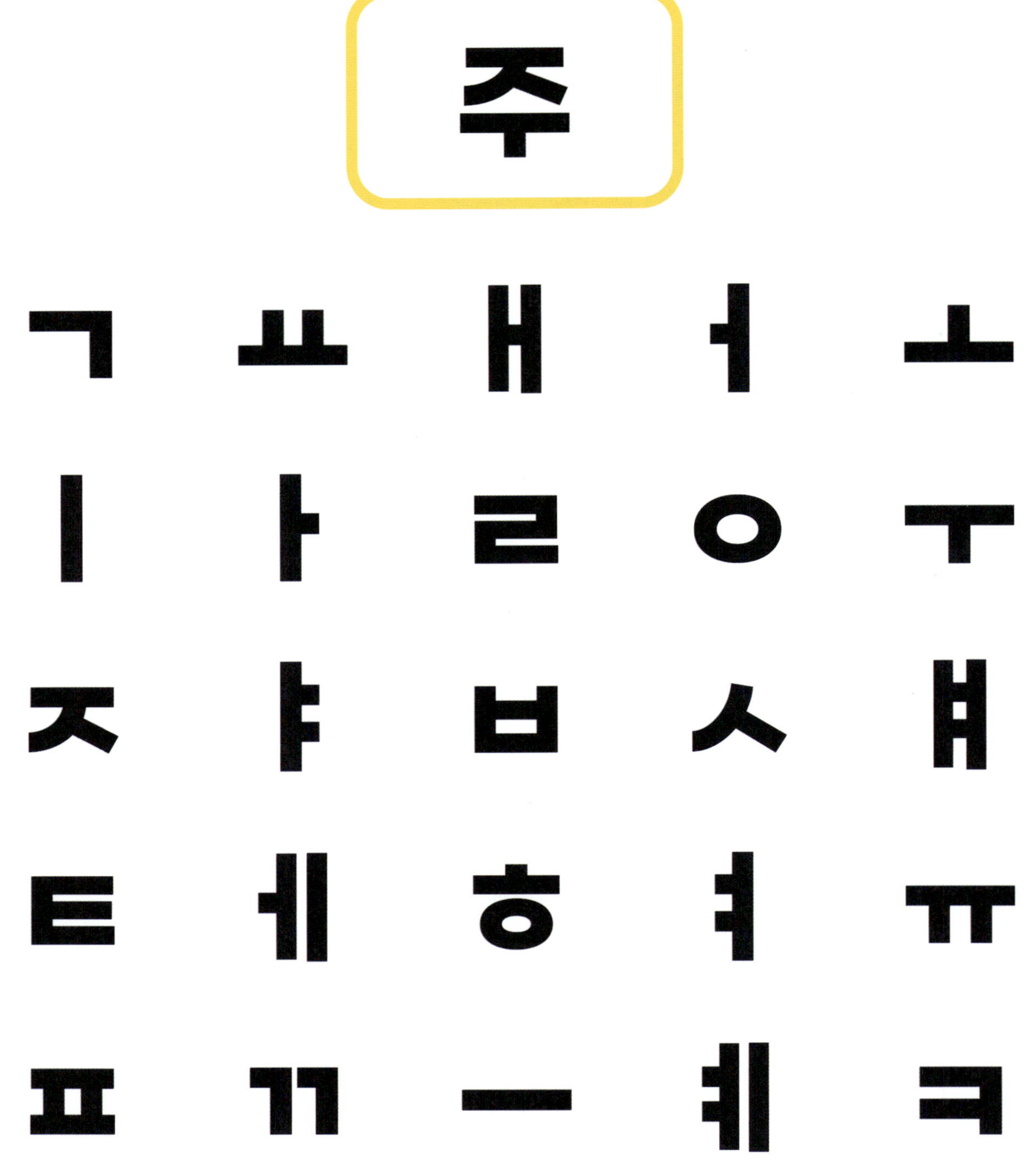

다음 **글자를** 쓰는데 필요한 자음과 모음을 찾아요.

마

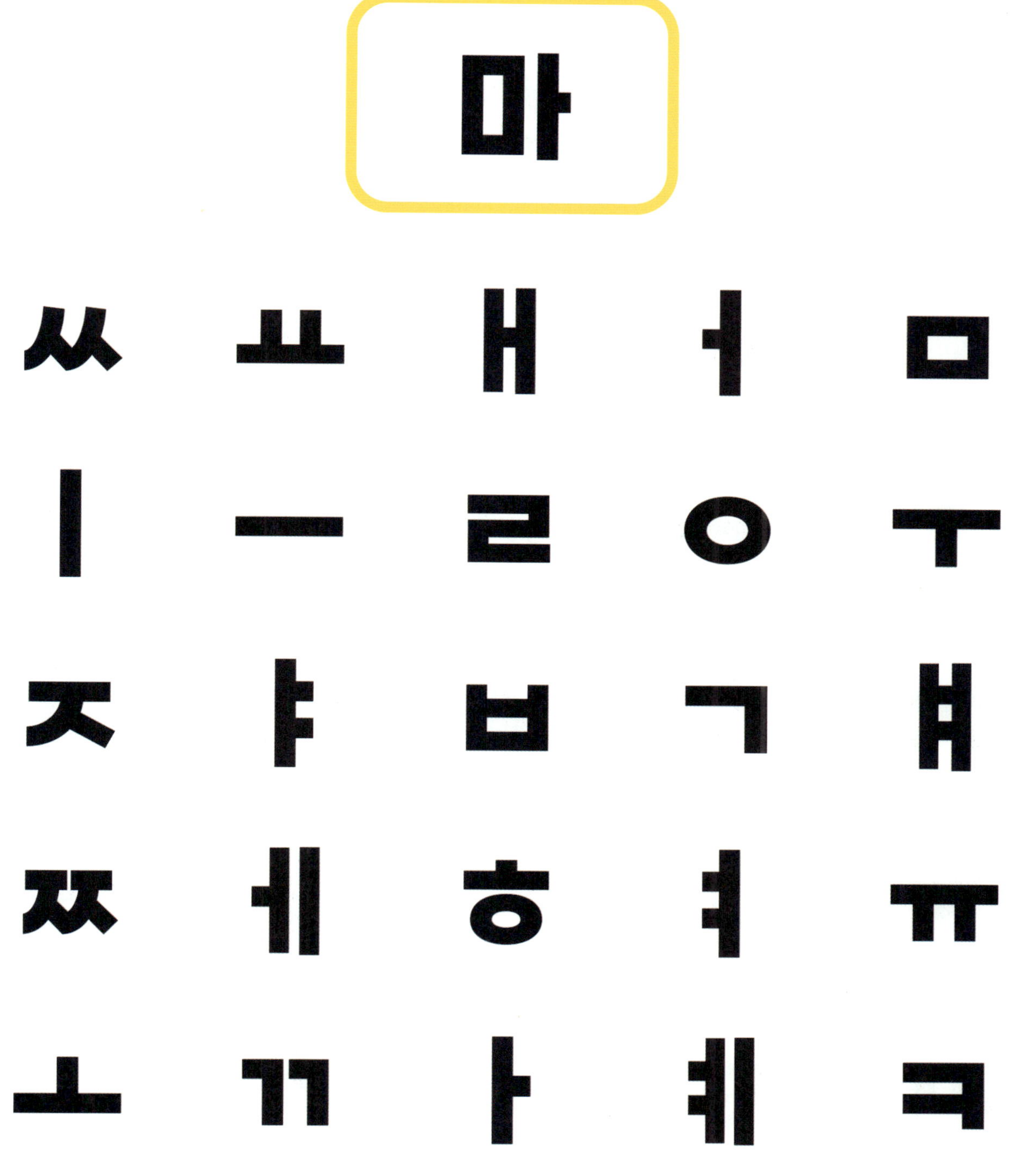

다음 **글자를** 쓰는데 필요한 자음과 모음을 찾아요.

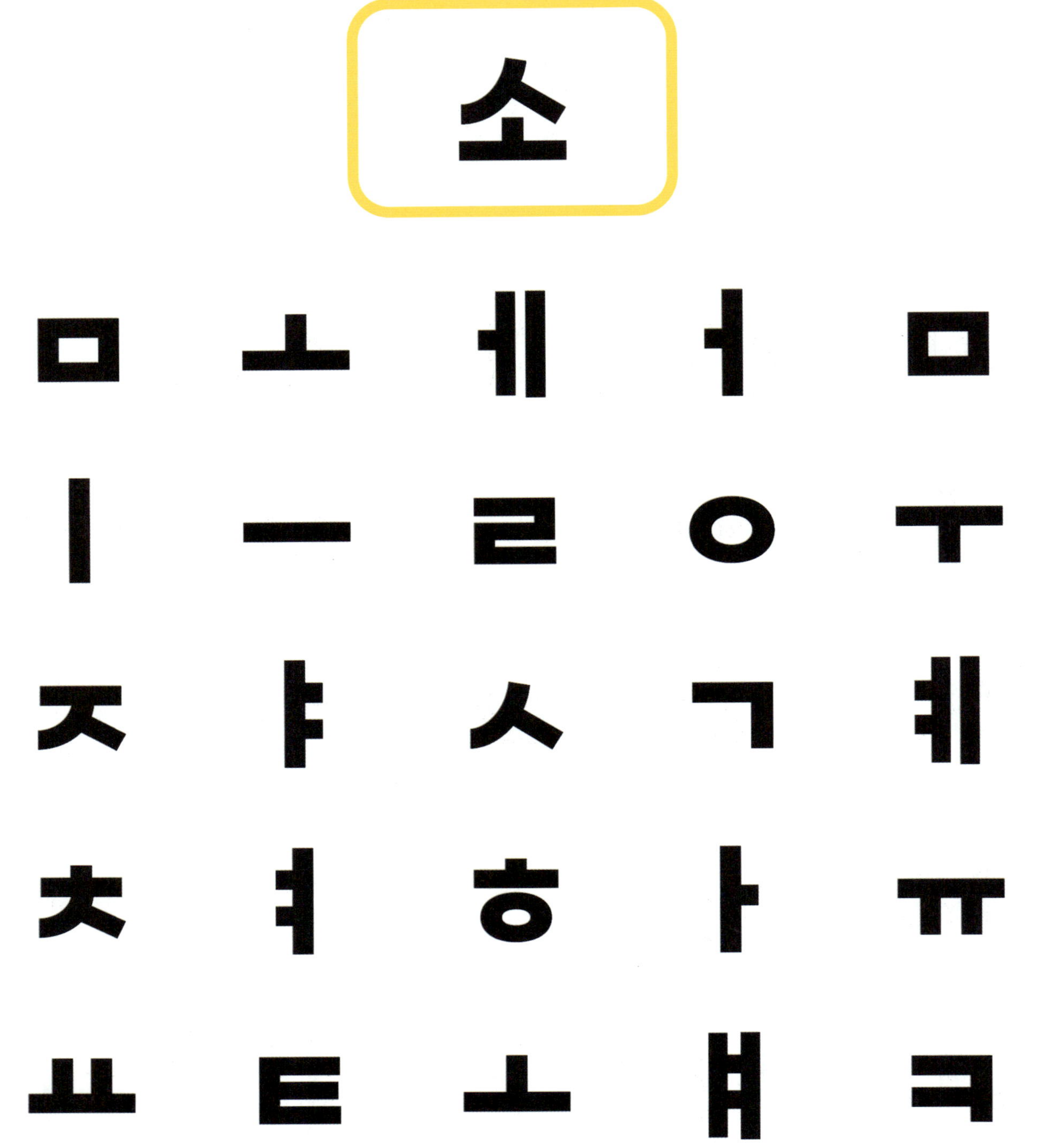

다음 **글자를** 쓰는데 필요한 자음과 모음을 찾아요.

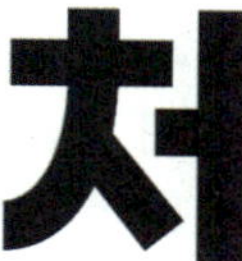

ㅁ ㅍ ㅔ ㅎ ㅐ

ㅓ ㅡ ㄹ ㅇ ㅜ

ㅈ ㅑ ㅅ ㄱ ㅖ

ㅍ ㅕ ㅃ ㅊ ㅋ

ㅕ ㅌ ㅗ ㅒ ㅠ

다음 **글자를** 쓰는데 필요한 자음과 모음을 찾아요.

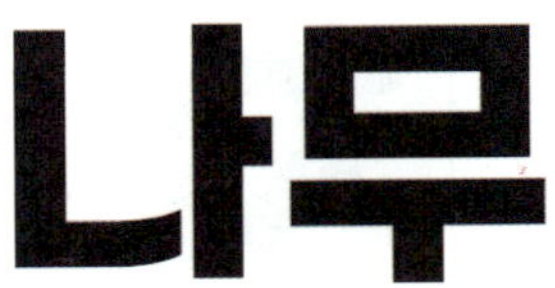

ㅍ ㄴ ㅔ ㅎ ㅒ

ㅓ ㅡ ㄹ ㅇ ㅜ

ㅈ ㅑ ㅅ ㄱ ㅖ

ㅁ ㅕ ㅏ ㅊ ㅋ

ㅍ ㅌ ㅗ ㅒ ㅠ

다음 **글자를** 쓰는데 필요한 자음과 모음을 찾아요.

기차

ㅍ ㄴ ㅔ ㅜ ㅐ

ㅖ ㅡ ㄹ ㅏ ㅎ

ㅈ ㅑ ㅅ ㄱ ㅐ

ㅁ ㅣ ㄲ ㅊ ㅋ

ㅍ ㅌ ㅗ ㅐ ㄸ

다음 **글자를** 쓰는데 필요한 자음과 모음을 찾아요.

파도

ㅊ ㄴ ㅔ ㅜ ㅐ

ㅖ ㅡ ㄹ ㅕ ㅎ

ㅈ ㅑ ㅅ ㄱ ㅏ

ㄷ ㅣ ㄲ ㅍ ㅋ

ㅛ ㅌ ㅓ ㅒ ㅗ

14 | 글자 만들기(8)

다음 글자를 쓰는데 필요한 자음과 모음을 찾아요.

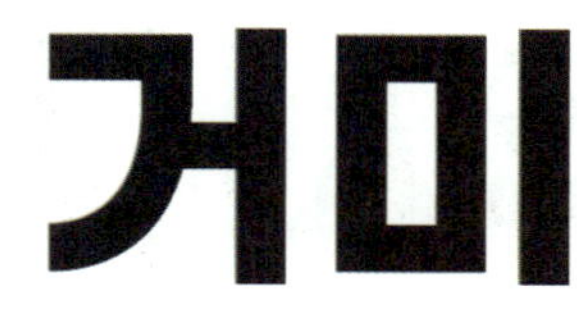

ㅕ ㄷ ㅊ ㅐ ㅑ

ㅖ ㄱ ㅅ ㅎ ㅣ

ㅜ ㅁ ㅠ ㄴ ㅞ

ㅂ ㅒ ㅓ ㅇ ㅡ

ㅏ ㅌ ㅗ ㅋ ㅍ

14 | 글자 만들기(9)

다음 **글자를** 쓰는데 필요한 자음과 모음을 찾아요.

주사기

ㅖ　ㅐ　ㅊ　ㅒ　ㅑ

ㄱ　ㅁ　ㅎ　ㅅ　ㅡ

ㅜ　ㄷ　ㅠ　ㄴ　ㅖ

ㅂ　ㅓ　ㅈ　ㅇ　ㅣ

ㅏ　ㅌ　ㅗ　ㅋ　ㅍ

14 | 글자 만들기(10)

다음 글자를 쓰는데 필요한 자음과 모음을 찾아요.

> ## 피아노

ㅕ　ㅐ　ㅈ　ㅔ　ㅑ

ㅁ　ㄱ　ㅎ　ㅅ　ㅡ

ㅜ　ㄷ　ㅠ　ㅗ　ㅖ

ㅂ　ㅓ　ㅊ　ㅏ　ㅍ

ㅇ　ㅌ　ㄴ　ㅋ　ㅣ

다음 **글자를** 쓰는데 필요한 자음과 모음을 찾아요.

주머니

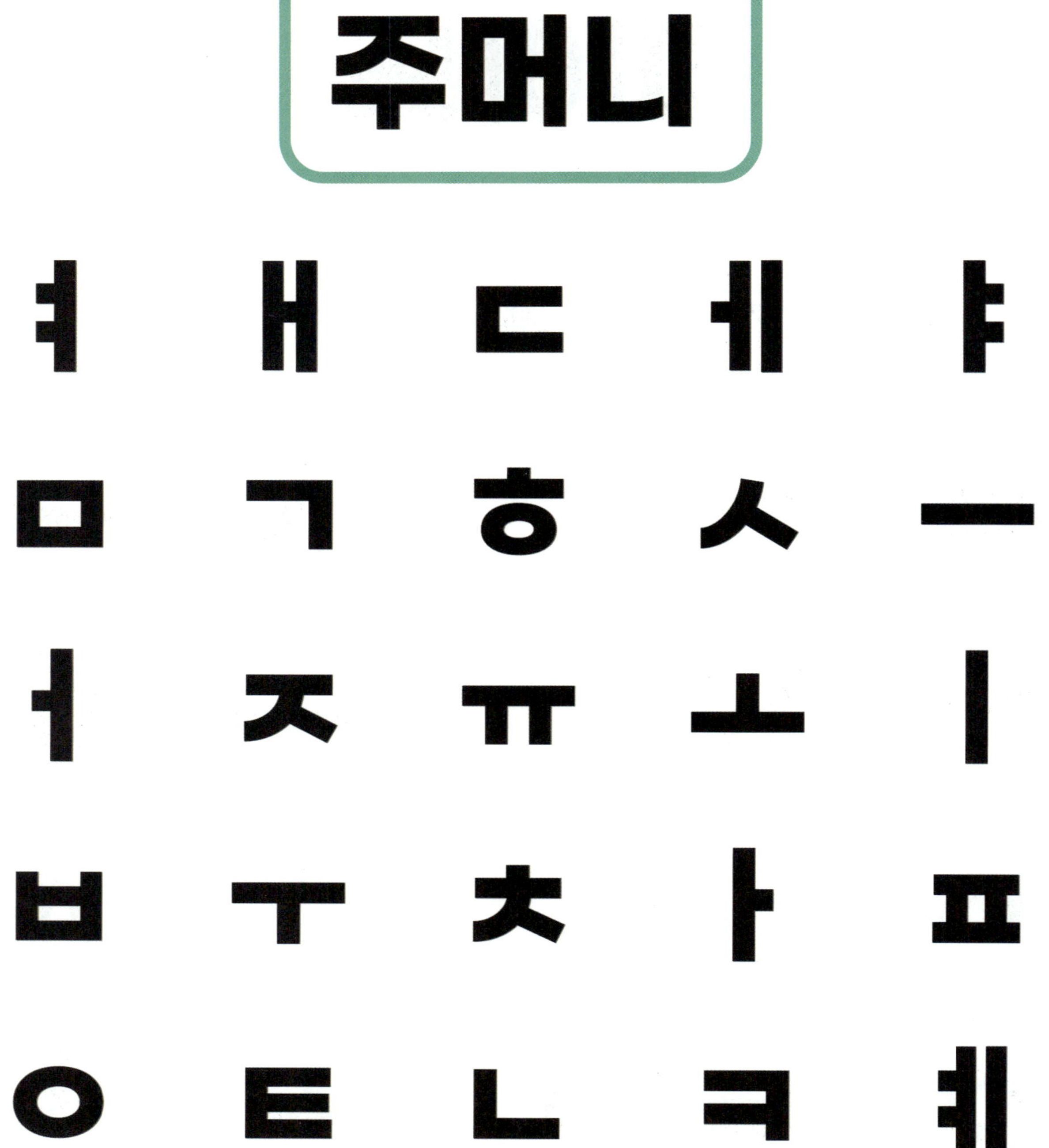

다음 **글자를** 쓰는데 필요한 자음과 모음을 찾아요.

도자기

ㅣ ㅐ ㄷ ㅔ ㅑ

ㅁ ㅍ ㅎ ㅅ ㅡ

ㅓ ㅈ ㅠ ㅗ ㅖ

ㅂ ㅡ ㅊ ㅌ ㄱ

ㅏ ㅇ ㄴ ㅋ ㅖ

다음 **단어를** 쓰는데 필요한 자음과 모음을 찾아요.

치약

ㅍ	ㅖ	ㅊ	ㅜ	ㄱ
ㅐ	ㄷ	ㅎ	ㅡ	ㄷ
ㅣ	ㅁ	ㅣ	ㅑ	ㅂ
ㅓ	ㅗ	ㅠ	ㅏ	ㅅ
ㄹ	ㅋ	ㅕ	ㅌ	ㅇ

15.

단어 만들기

다음 그림에 **알맞은 글자**를 찾아 단어를 완성하세요.

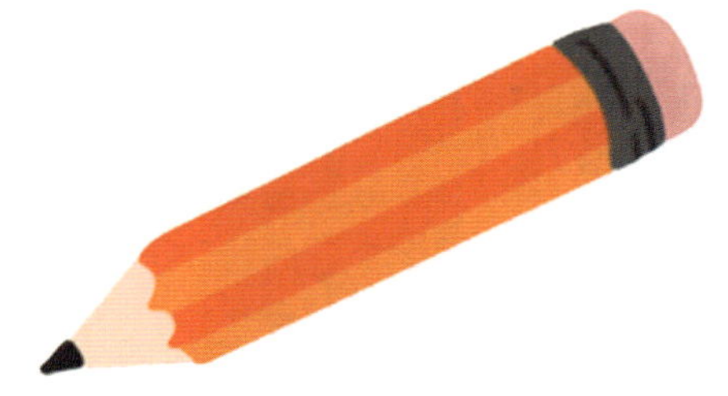

야	피	라	수	당
바	연	포	중	가
억	모	도	구	검
부	서	강	필	마
주	시	여	숭	기

다음 그림에 알맞은 글자 를 찾아 단어를 완성하세요.

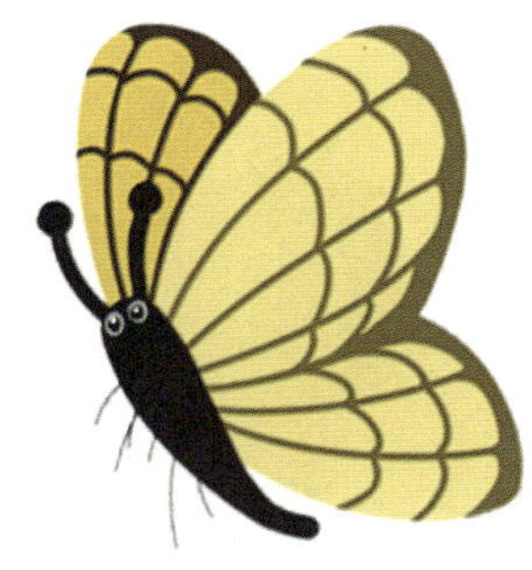

슈 여 태 구 비

아 카 팔 코 터

기 추 봉 바 풀

나 미 모 달 리

성 해 후 거 누

15 | 단어 만들기(3)

다음 그림에 **알맞은 글자** 를 찾아 단어를 완성하세요.

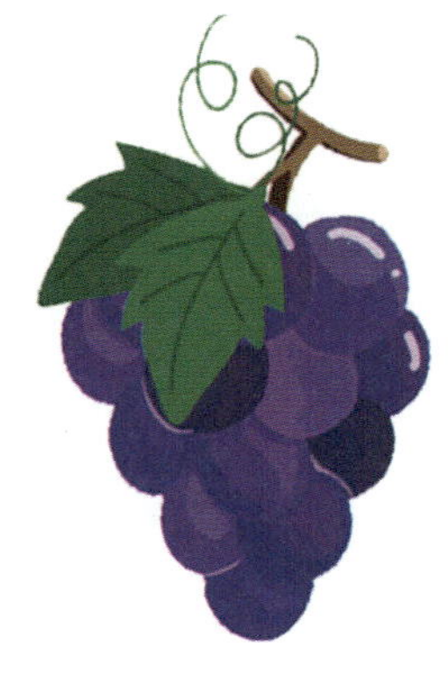

당	치	카	밀	라
거	주	대	어	포
칭	두	구	사	바
랑	비	채	오	부
수	도	파	티	콩

다음 그림에 **알맞은 글자** 를 찾아 단어를 완성하세요.

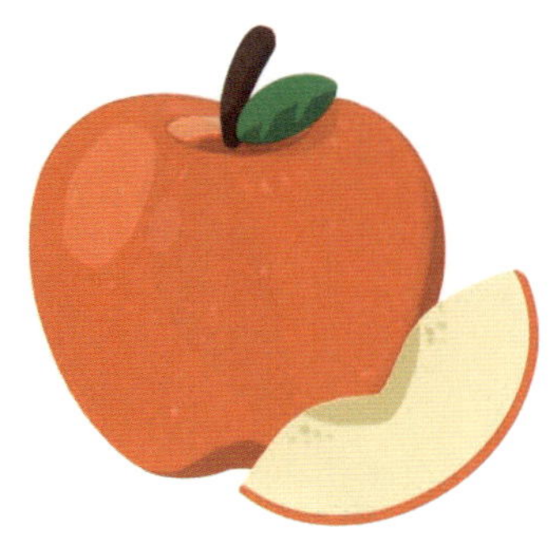

가	사	도	카	구
미	소	하	샤	마
거	마	상	기	강
주	서	청	포	시
리	고	추	조	과

다음 그림에 **알맞은 글자** 를 찾아 단어를 완성하세요.

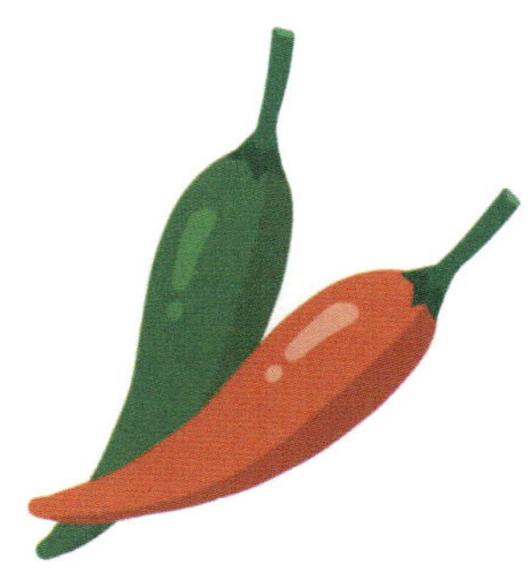

게	서	청	카	구	
미	오	이	세	모	
거	마	상	멍	네	
고	샤	마	포	추	
리	기	강	조	과	

다음 그림에 **알맞은 글자** 를 찾아 단어를 완성하세요.

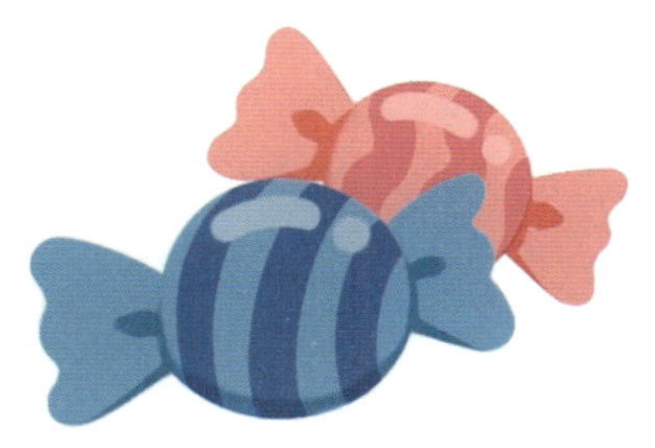

곡	서	청	카	숫
탕	워	추	세	치
거	마	상	머	노
오	세	초	이	포
쇼	기	사	송	까

다음 그림에 **알맞은 글자** 를 찾아 단어를 완성하세요.

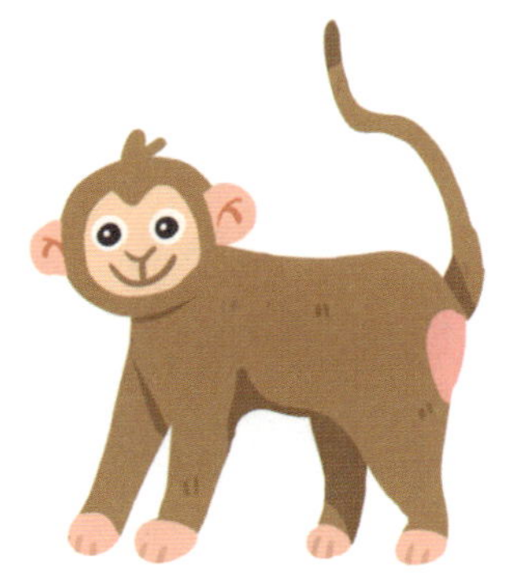

고 서 청 카 숭
미 원 추 세 모
거 마 상 머 네
오 샤 마 이 포
수 기 갸 송 과

다음 그림에 **알맞은 글자** 를 찾아 단어를 완성하세요.

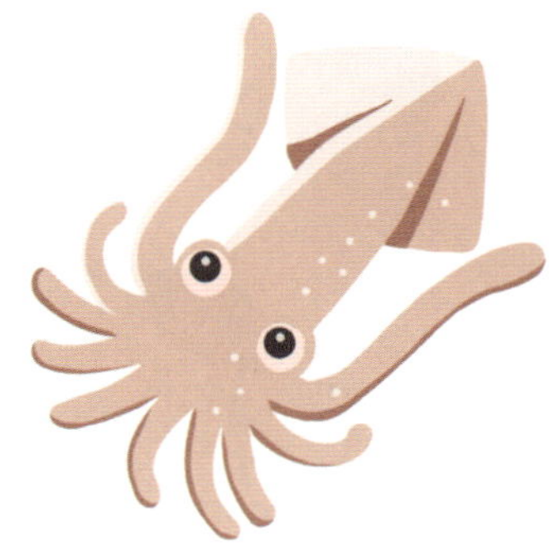

니	고	새	우	마
개	의	궁	오	뚝
징	상	칠	구	책
굴	기	지	싹	어
처	가	차	연	자

다음 그림에 **알맞은 글자** 를 찾아 단어를 완성하세요.

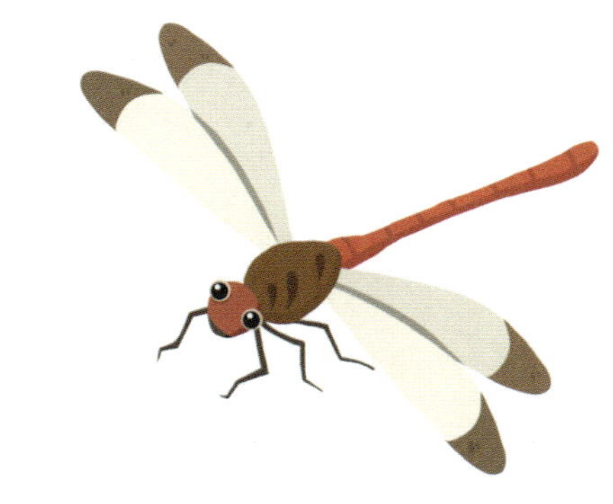

자	라	장	로	암
루	러	하	저	리
가	져	잠	모	래
사	송	삼	르	쟈
점	링	정	주	재

16.

스트룹 검사

다음 **단어를** 읽어보세요.

검정	초록	파랑
노랑	주황	빨강
보라	초록	검정
노랑	빨강	주황
초록	파랑	보라

16 | 스트룹 검사(2)

다음 **색깔을** 차례대로 말해보세요.

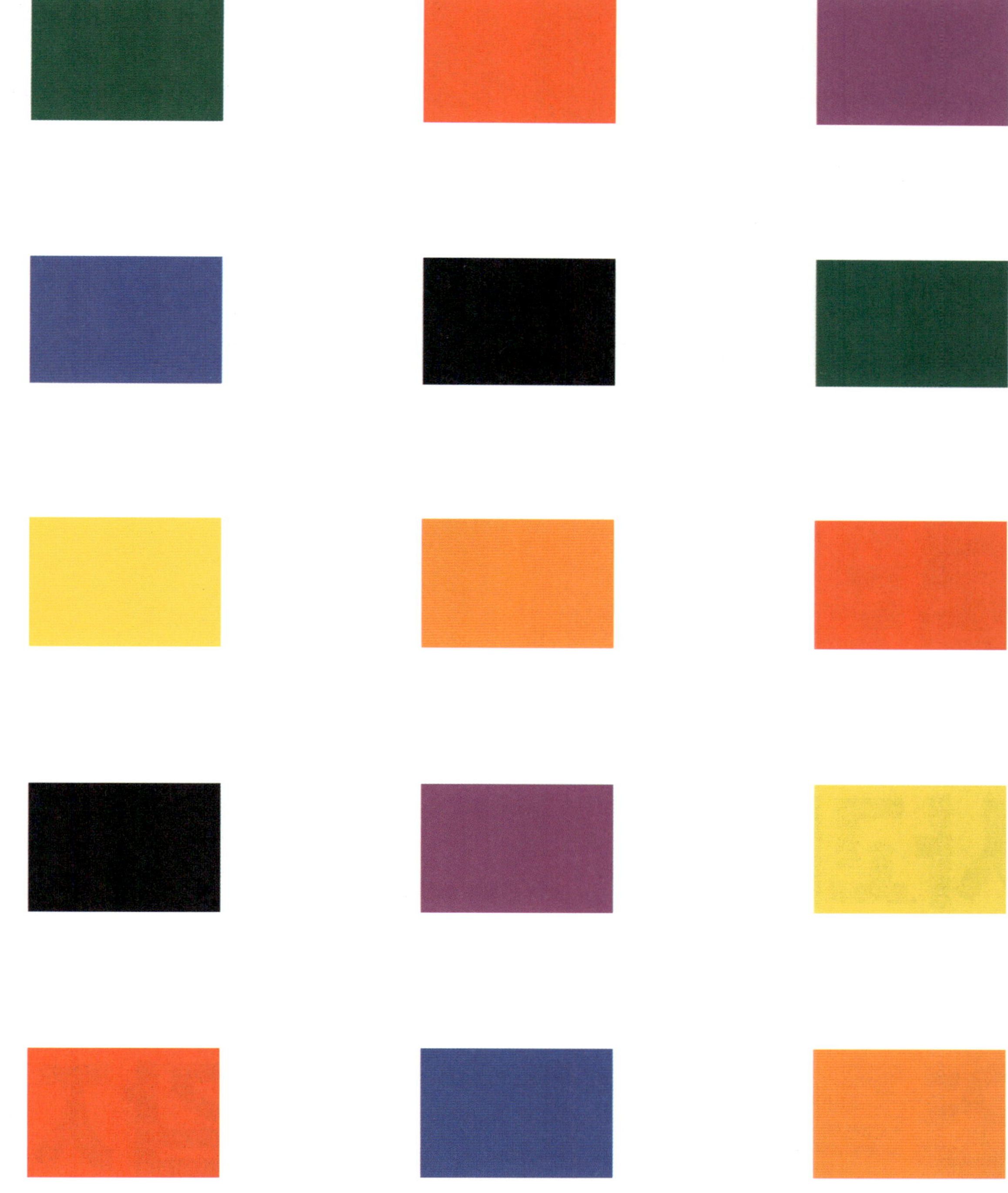

다음 글자를 **그대로** 읽어보세요.

거미	가방	기차
개미	파리	가지
수박	딸기	나비
사과	양파	책상
연필	포도	감자

16 | 스트룹 검사(4)

다음 글자의 **색깔을** 말해보세요.

노랑	주황	빨강
초록	보라	파랑
주황	초록	검정
노랑	검정	보라
초록	빨강	주황

16 | 스트룹 검사(5)

다음 글자의 **색깔을** 말해보세요.

노랑	주황	빨강
초록	보라	파랑
주황	초록	검정
노랑	검정	보라
초록	빨강	주황

16 | 스트룹 검사(6)

다음 글자와 **색깔을** 연결하세요.

노랑 ·   ·

초록 ·   ·

주황 ·   ·

파랑 ·   ·

빨강 ·   ·

다음 **글자의 색깔과** 같은 색깔을 연결하세요.

노랑 ·   · 

초록 ·   · 

주황 ·   · 

파랑 ·   · 

빨강 ·   · 

17.

선 그리기

17 선 그리기(1)

점선을 따라서 **선**을 그려보세요.

점선을 따라서 **선**을 그려보세요.

점선을 따라서 **선**을 그려보세요.

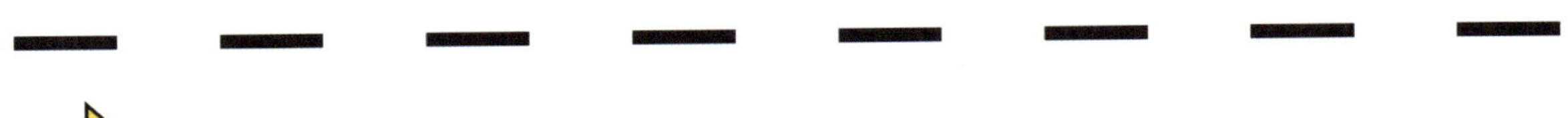

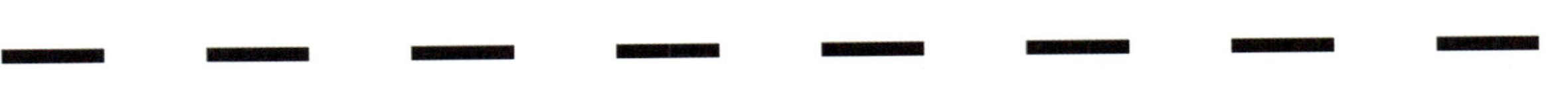

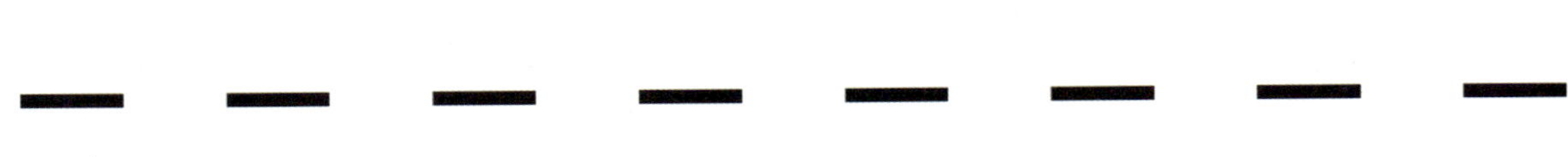

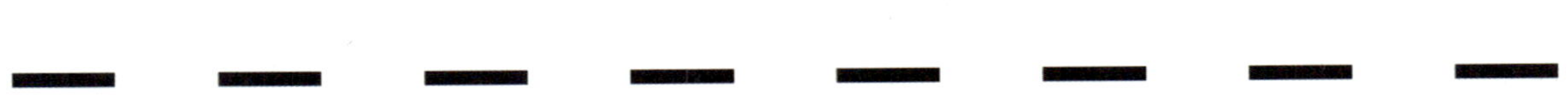

17 | 선 그리기(4)

점선을 따라서 선을 그려보세요.

선 그리기(5)

점선을 따라서 **선**을 그려보세요.

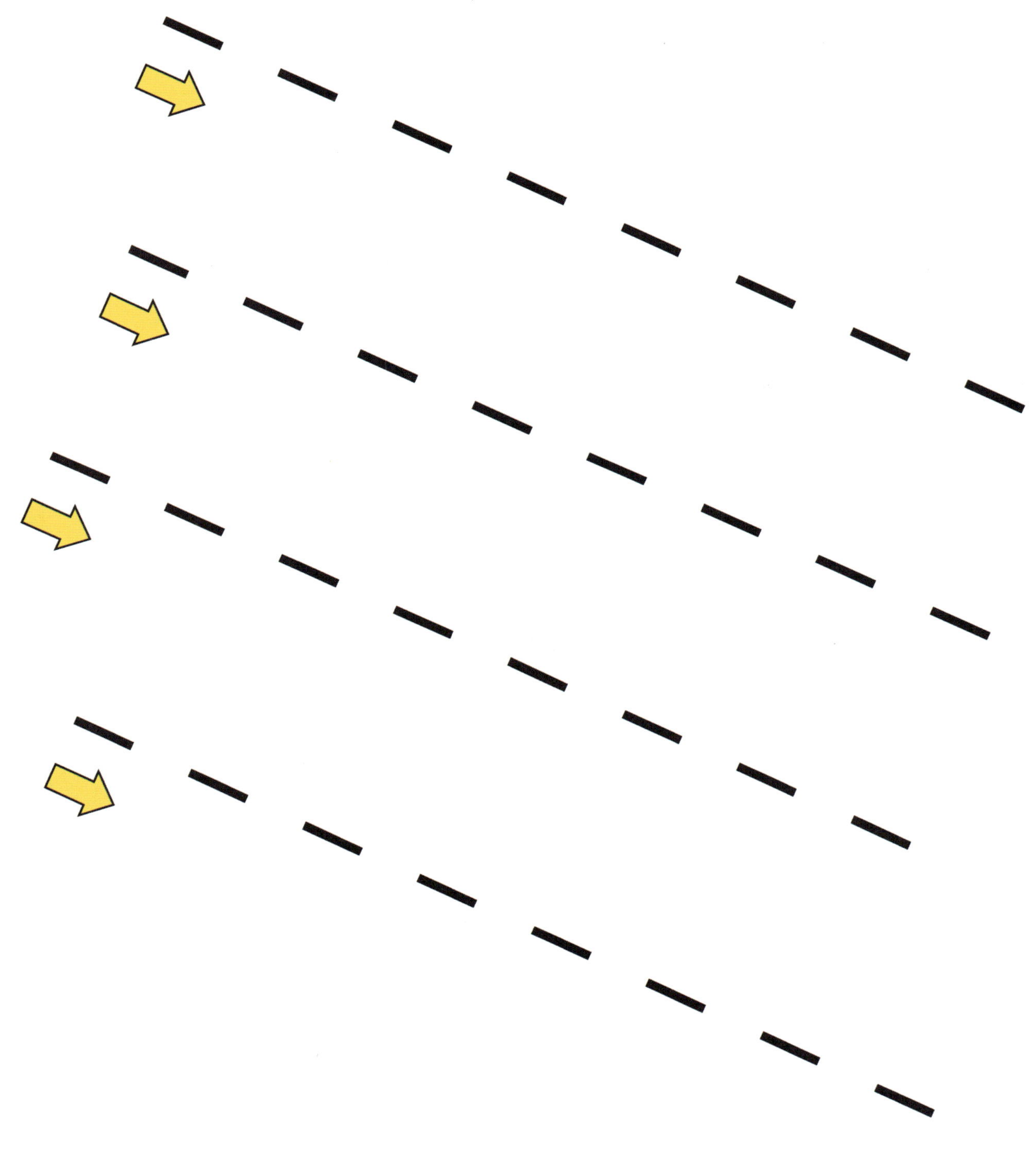

점선을 따라서 **선**을 그려보세요.

17 | 선 그리기(7)

점선을 따라서 **선**을 그려보세요.

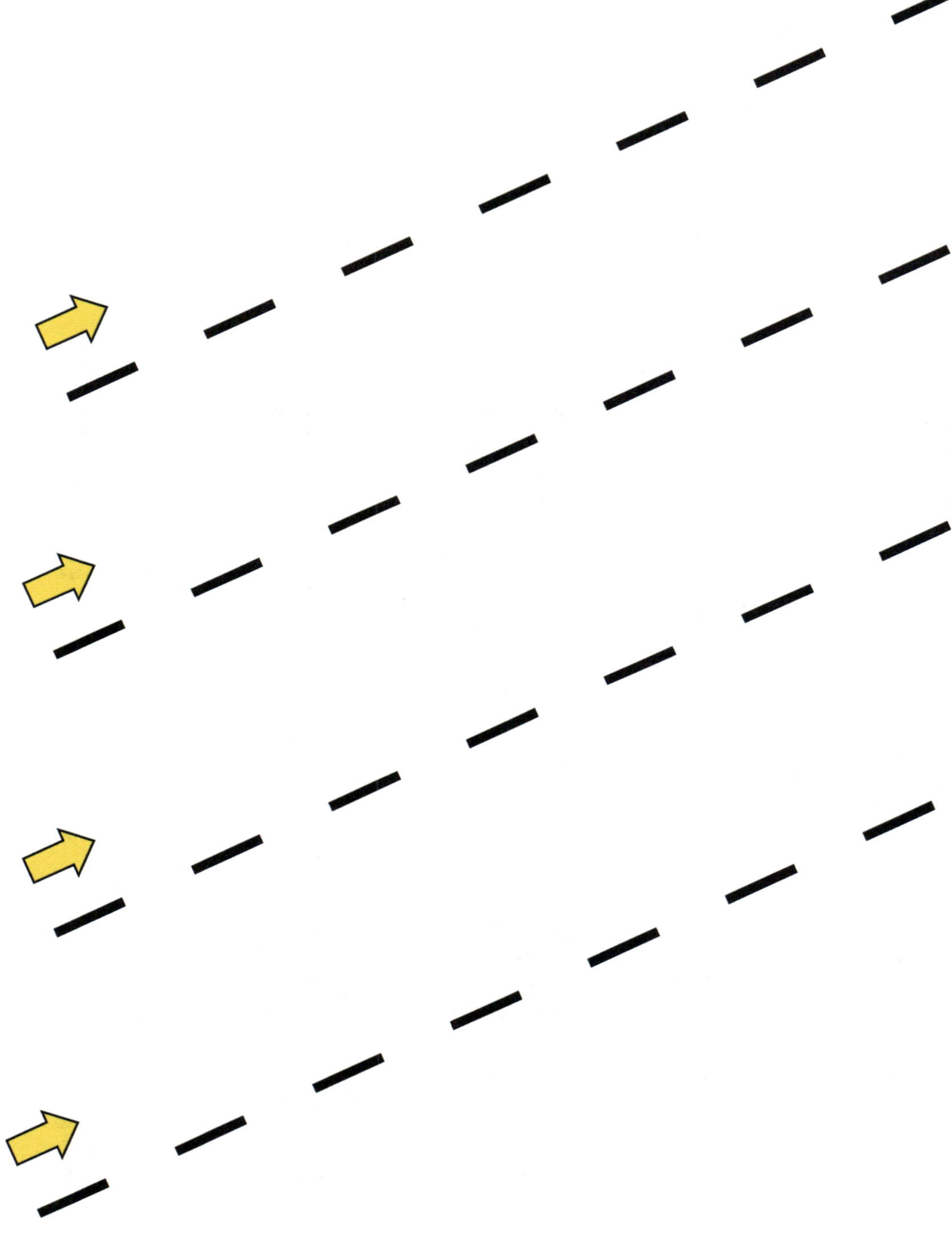

점선을 따라서 **선**을 그려보세요.

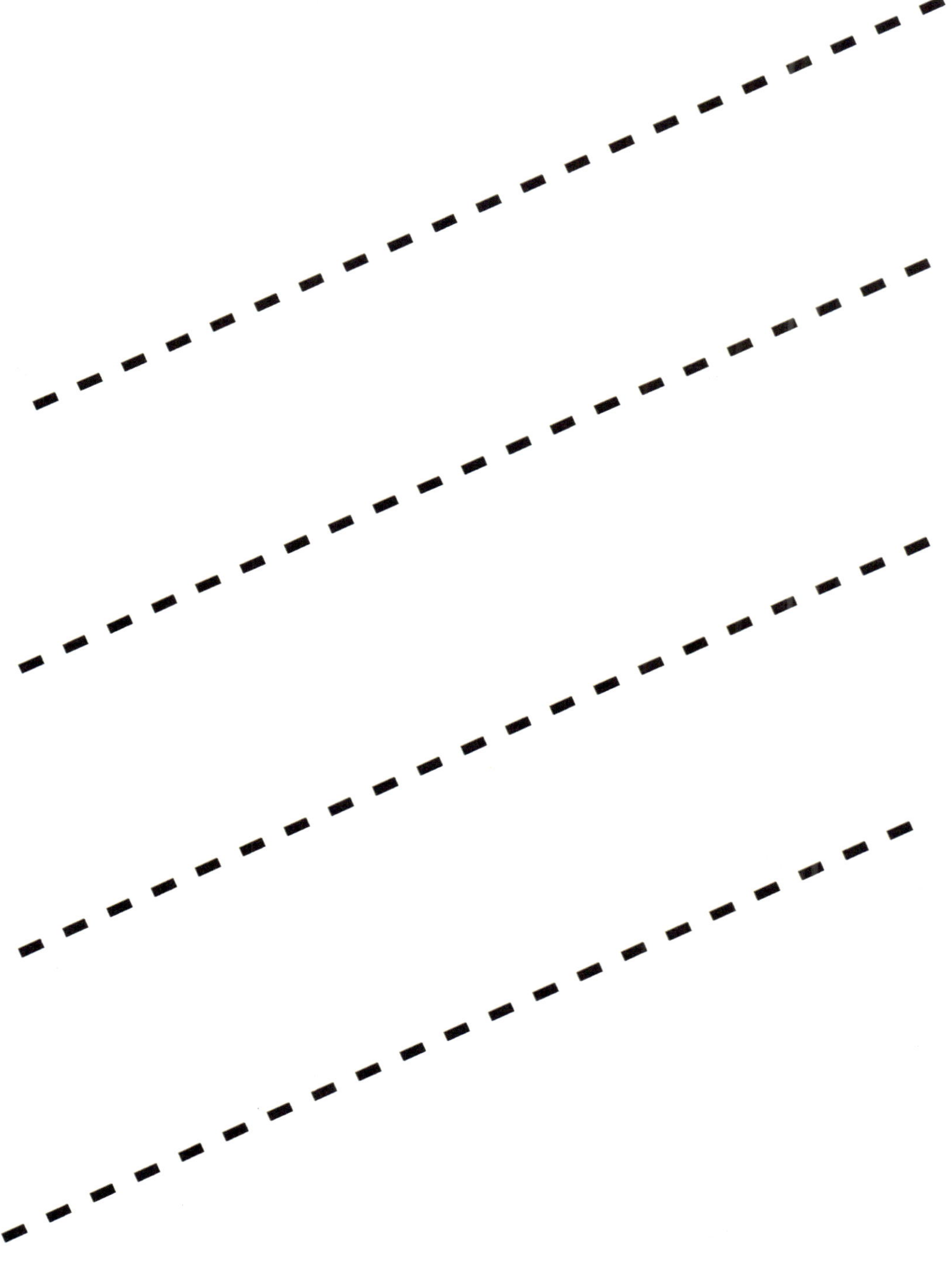

점선을 따라서 선을 그려보세요.

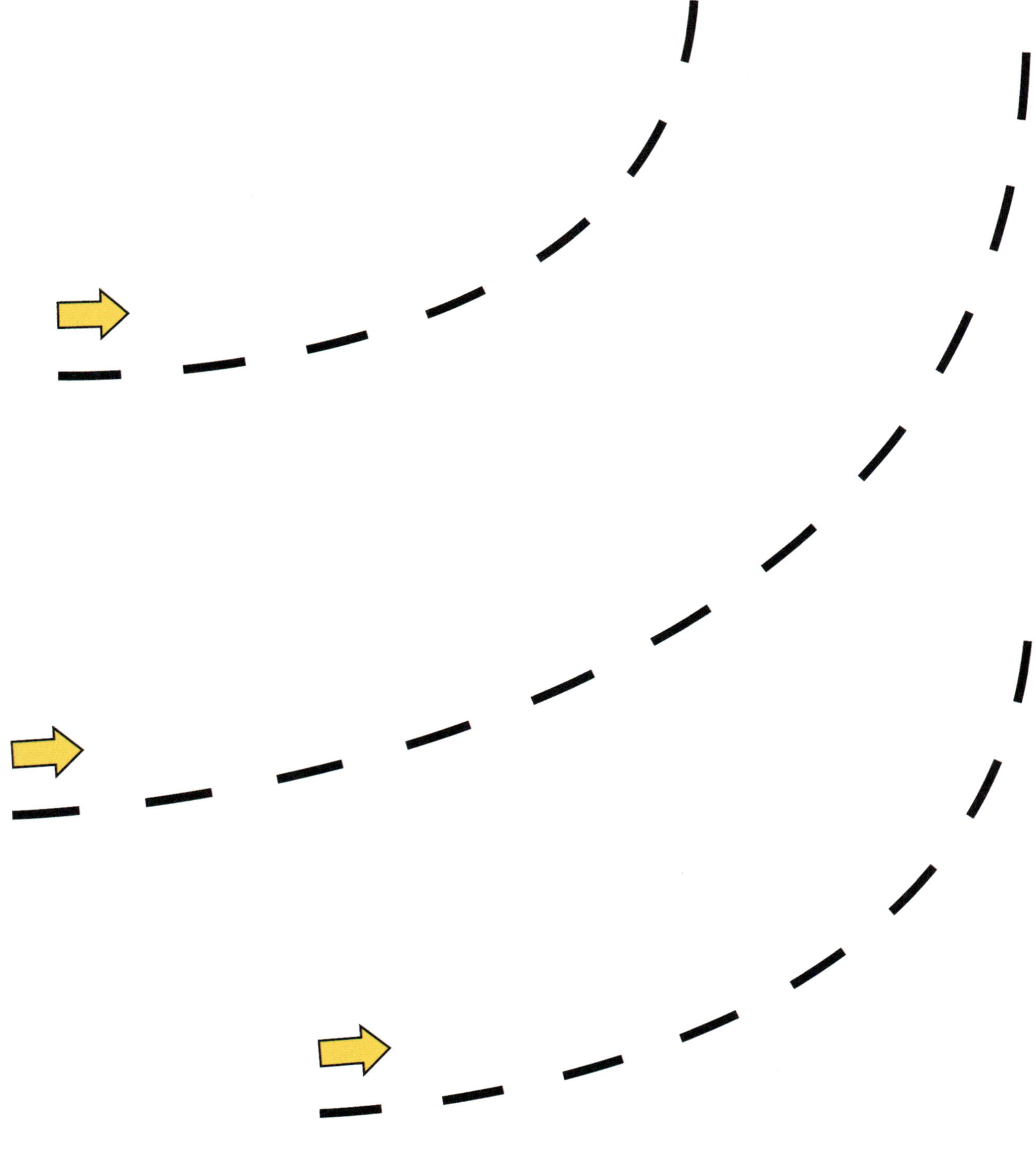

점선을 따라서 **선**을 그려보세요.

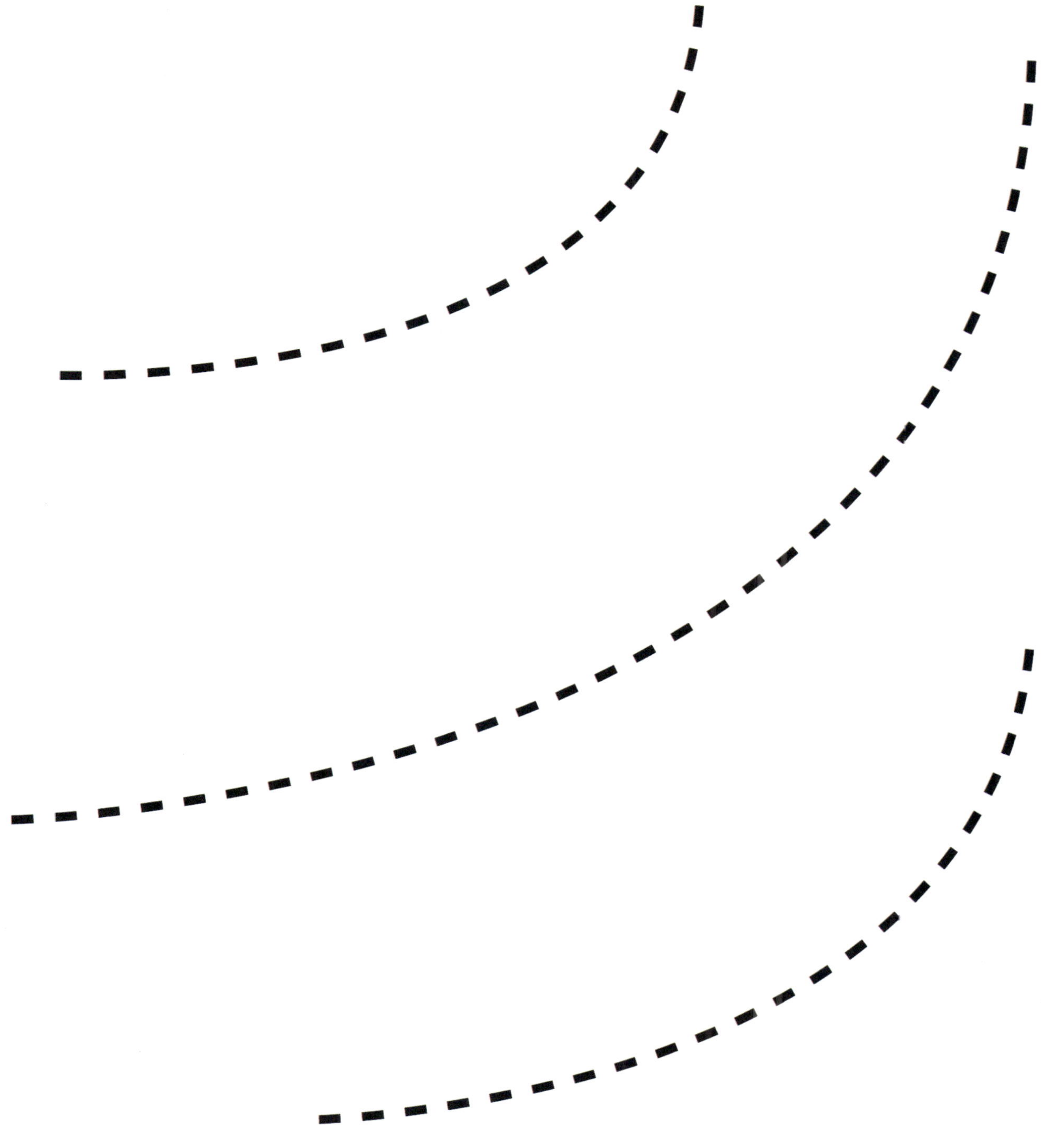

점선을 따라서 **선**을 그려보세요.

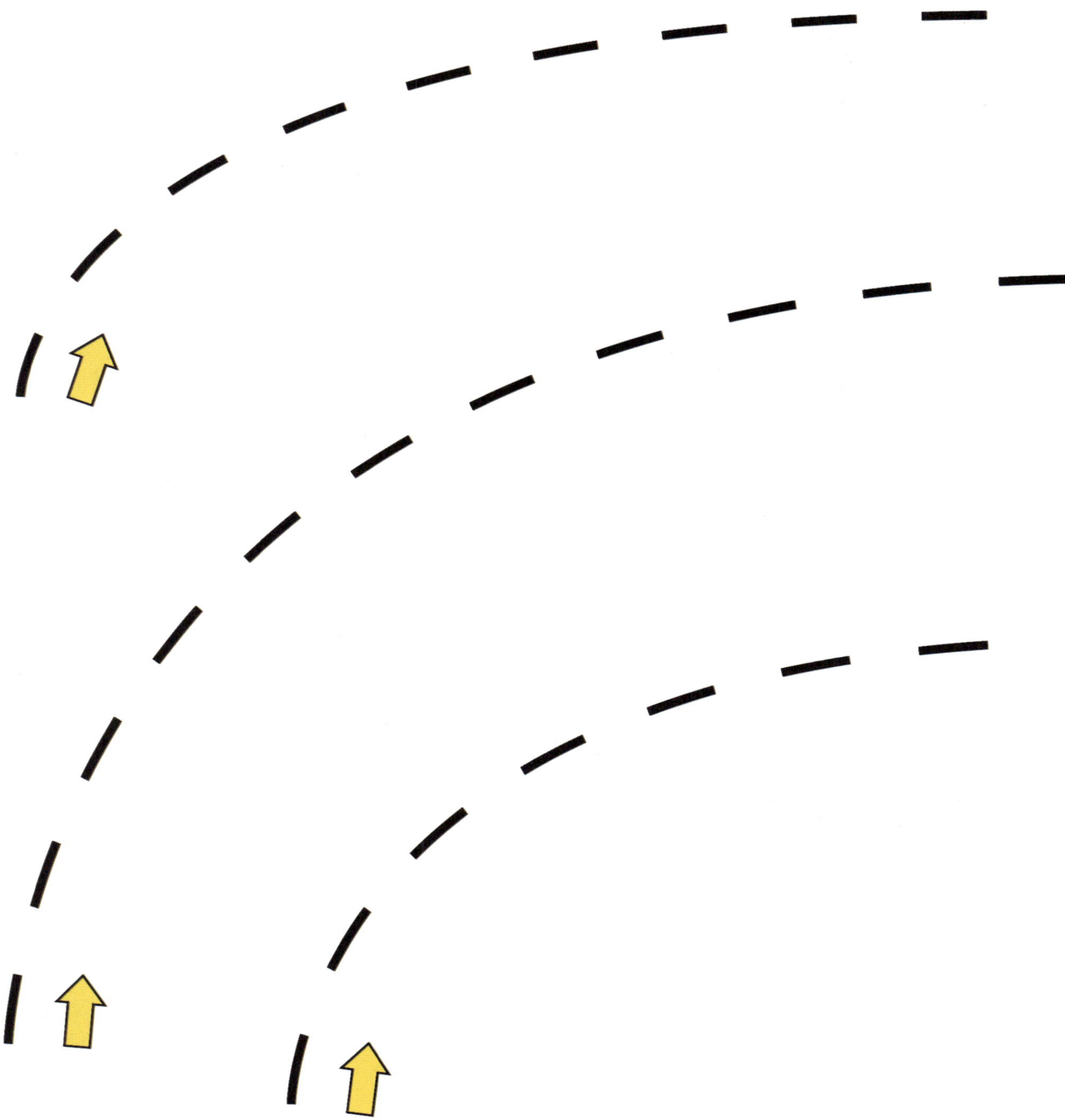

점선을 따라서 **선**을 그려보세요.

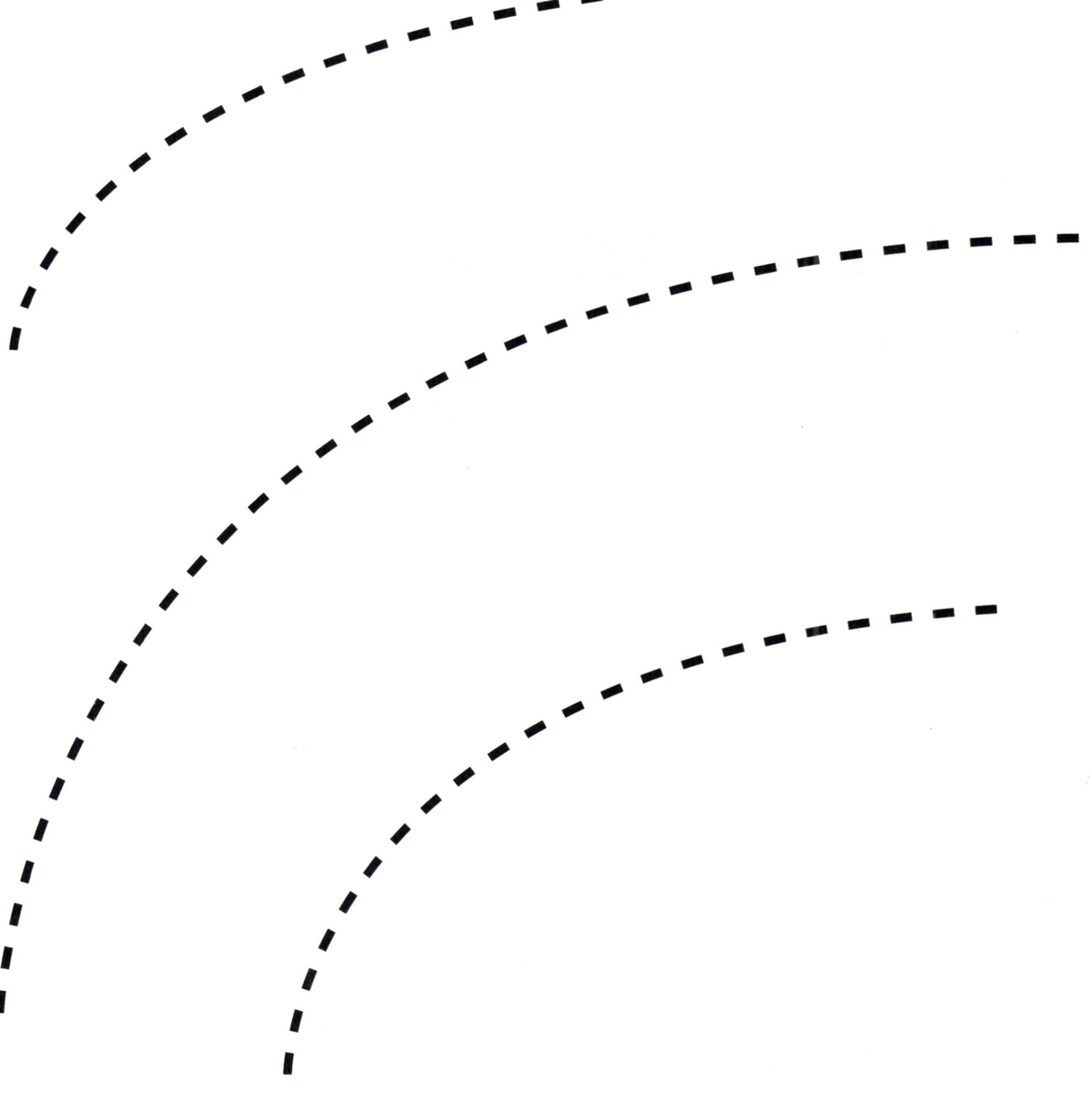

선 그리기(13)

점선을 따라서 **선**을 그려보세요.

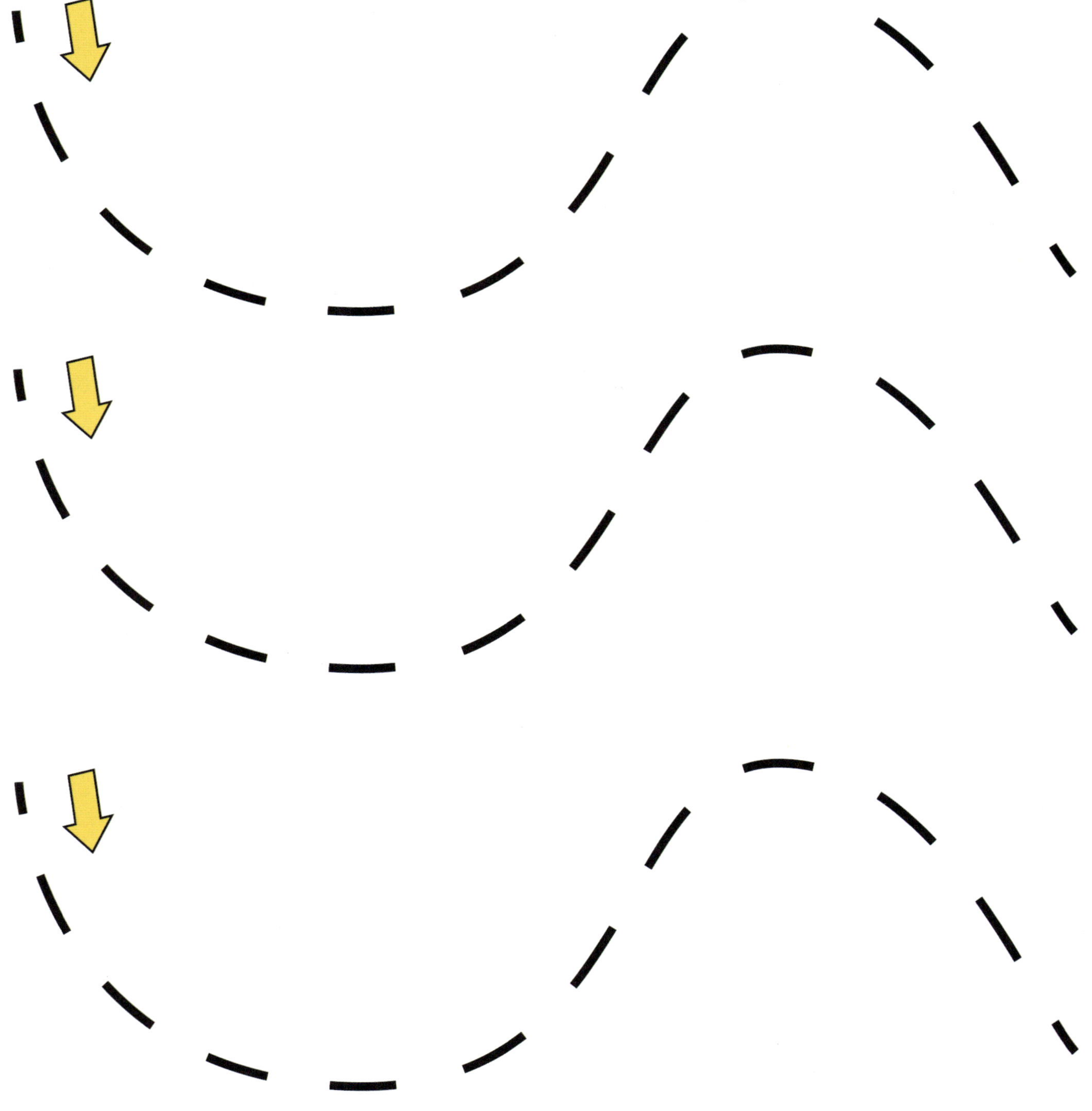

점선을 따라서 **선**을 그려보세요.

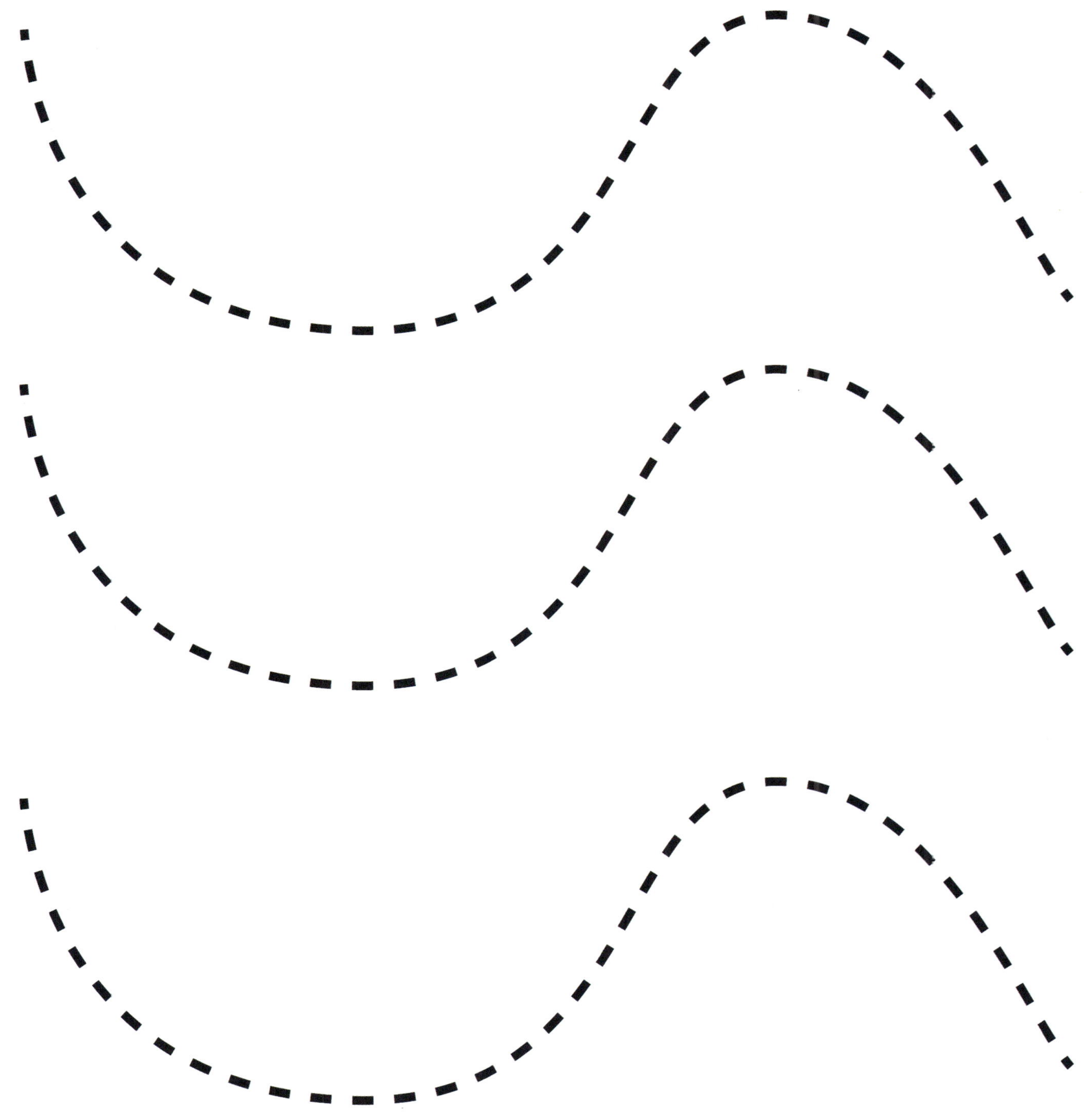

점선을 따라서 **선**을 그려보세요.

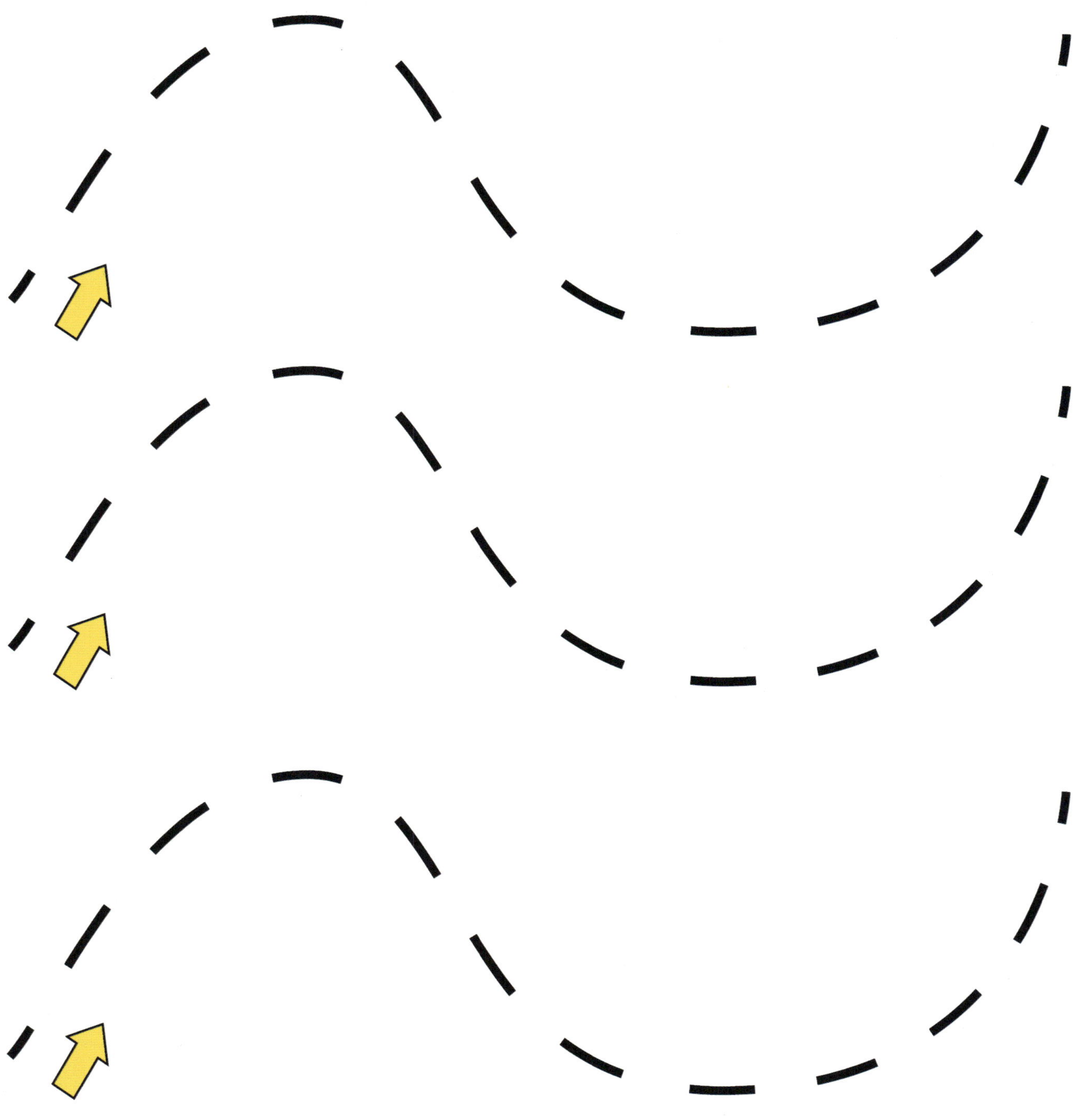

점선을 따라서 **선**을 그려보세요.

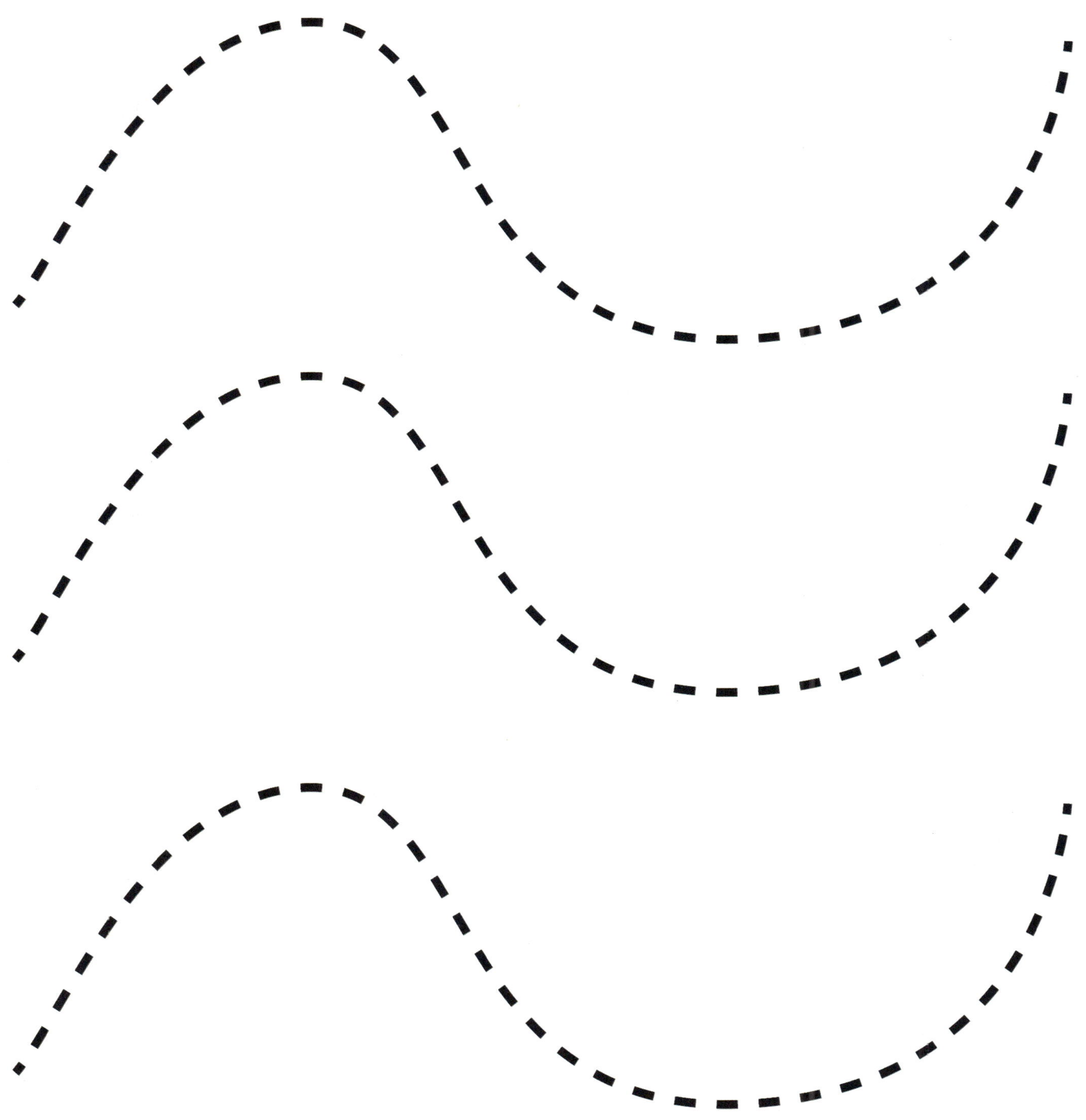

17 | 선 그리기(17)

점선을 따라서 **선**을 그려보세요.

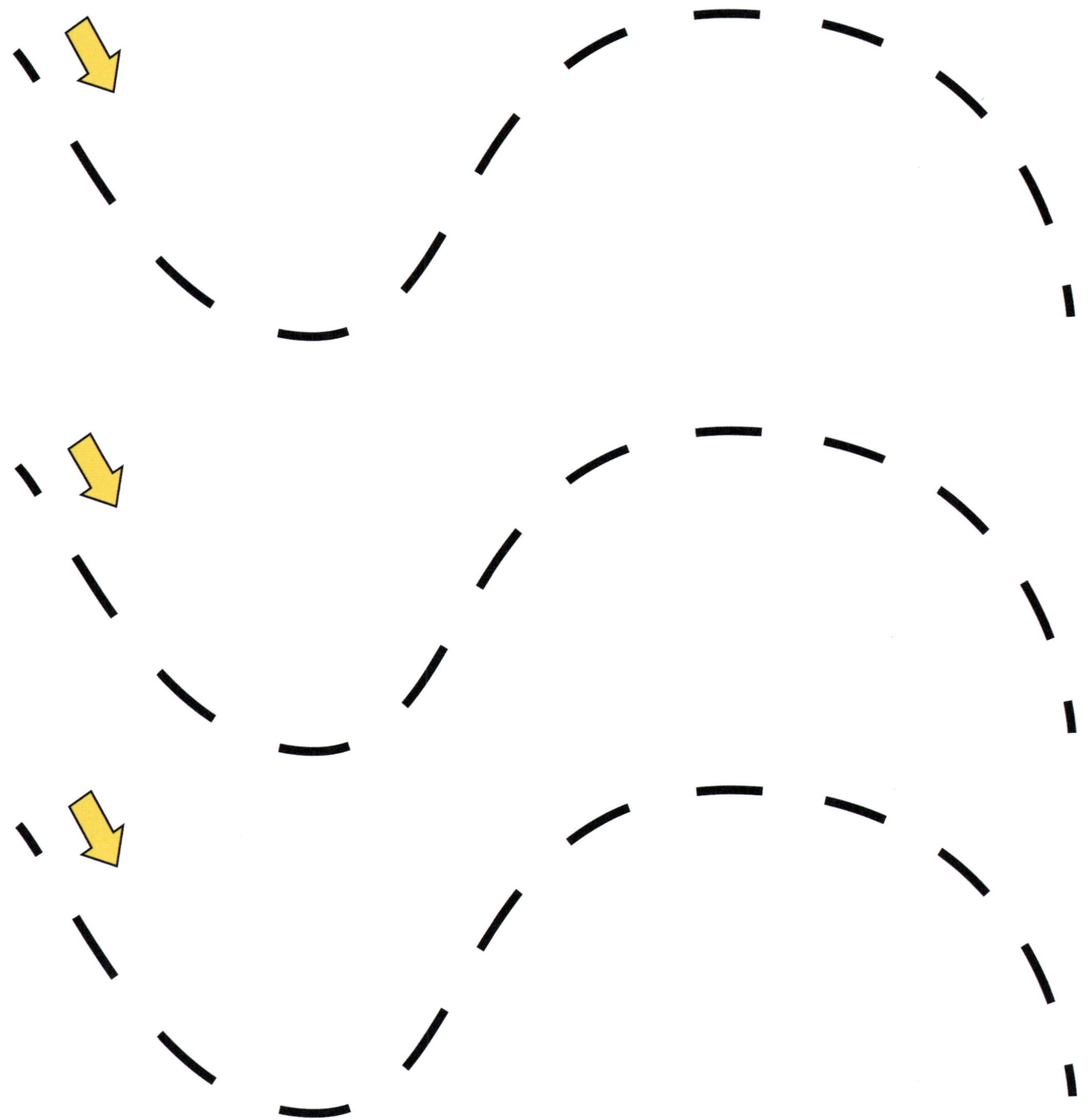

점선을 따라서 **선**을 그려보세요.

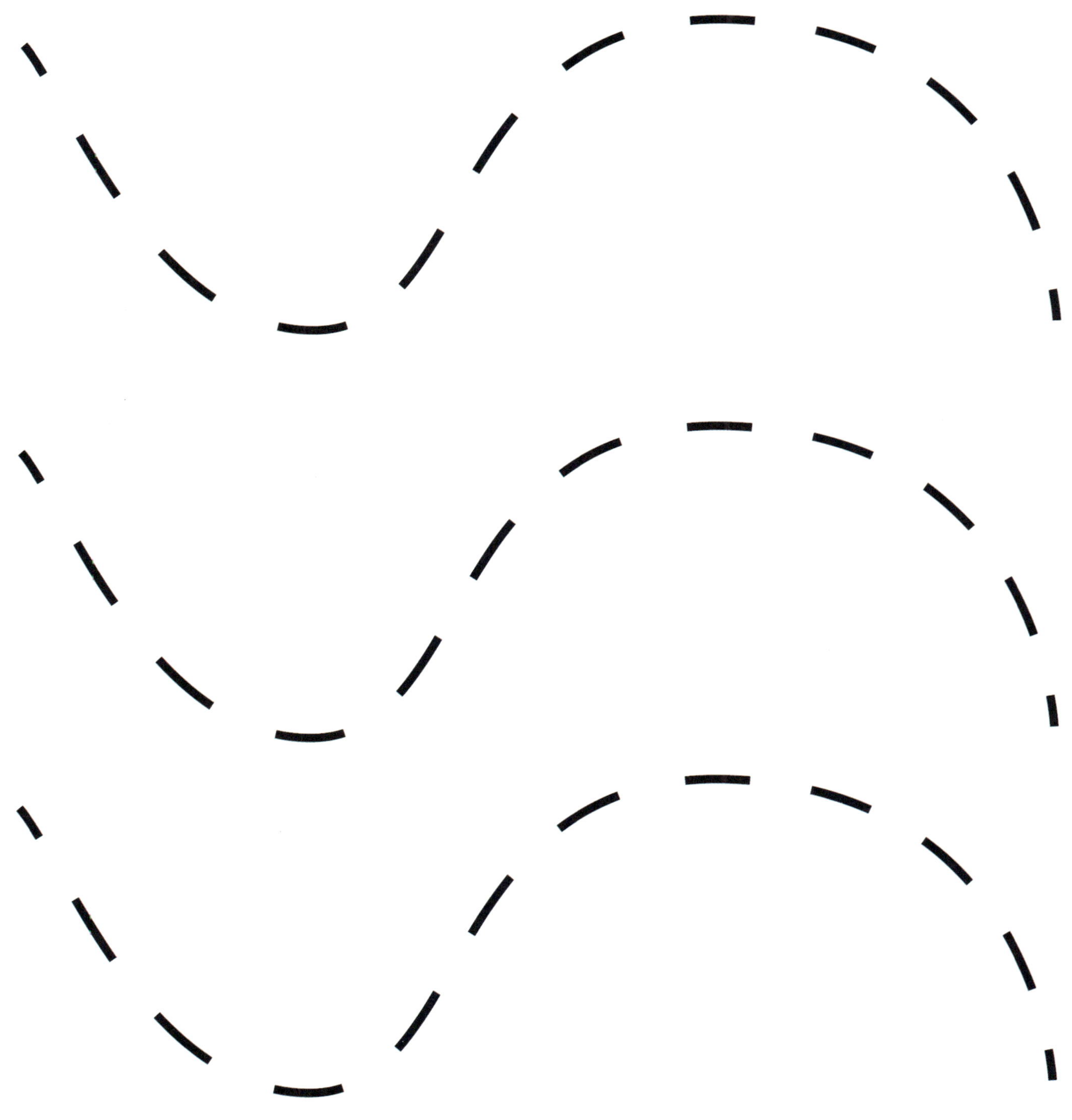

17 | 선 그리기(19)

점선을 따라서 **선**을 그려보세요.

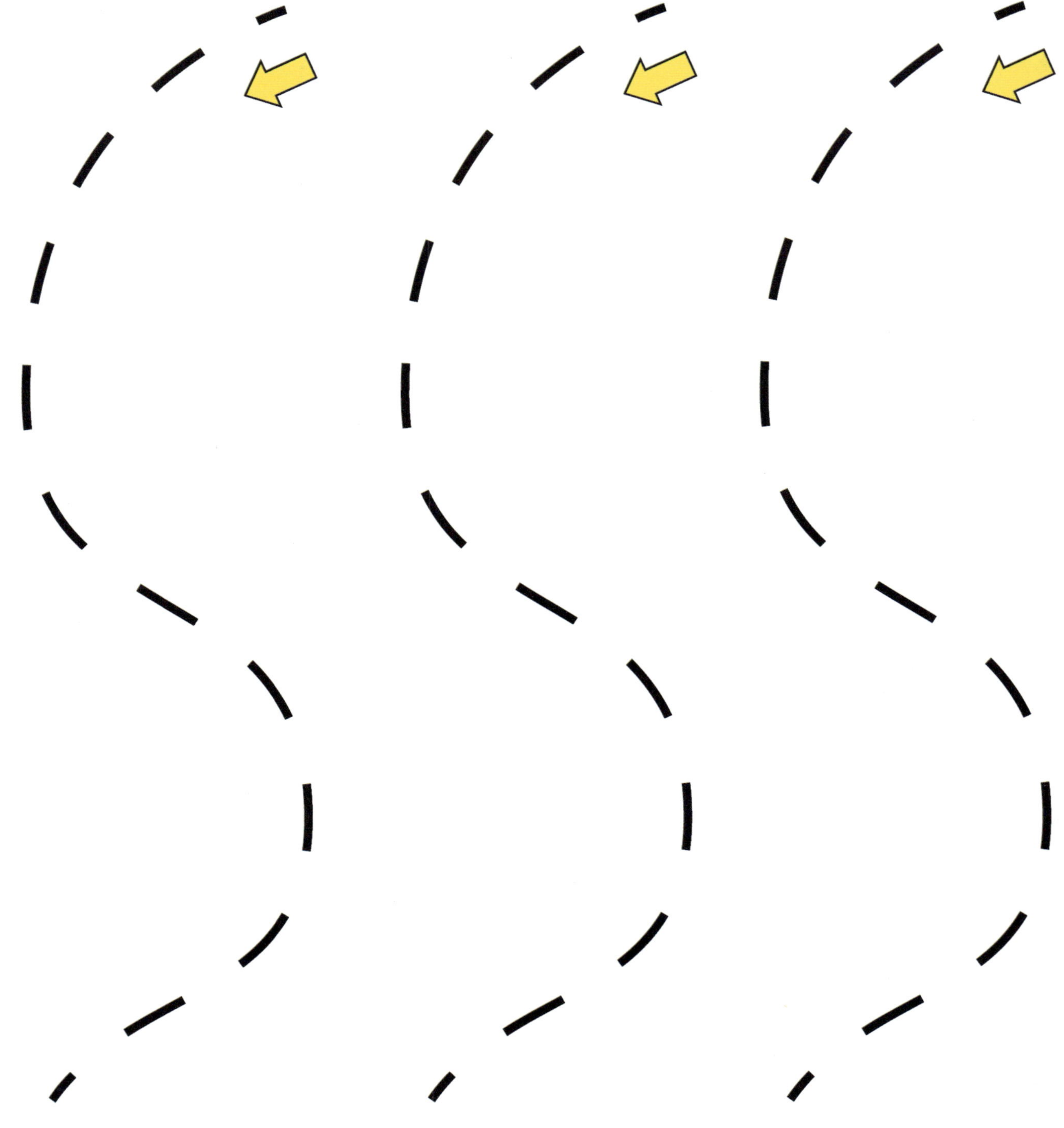

점선을 따라서 **선**을 그려보세요.

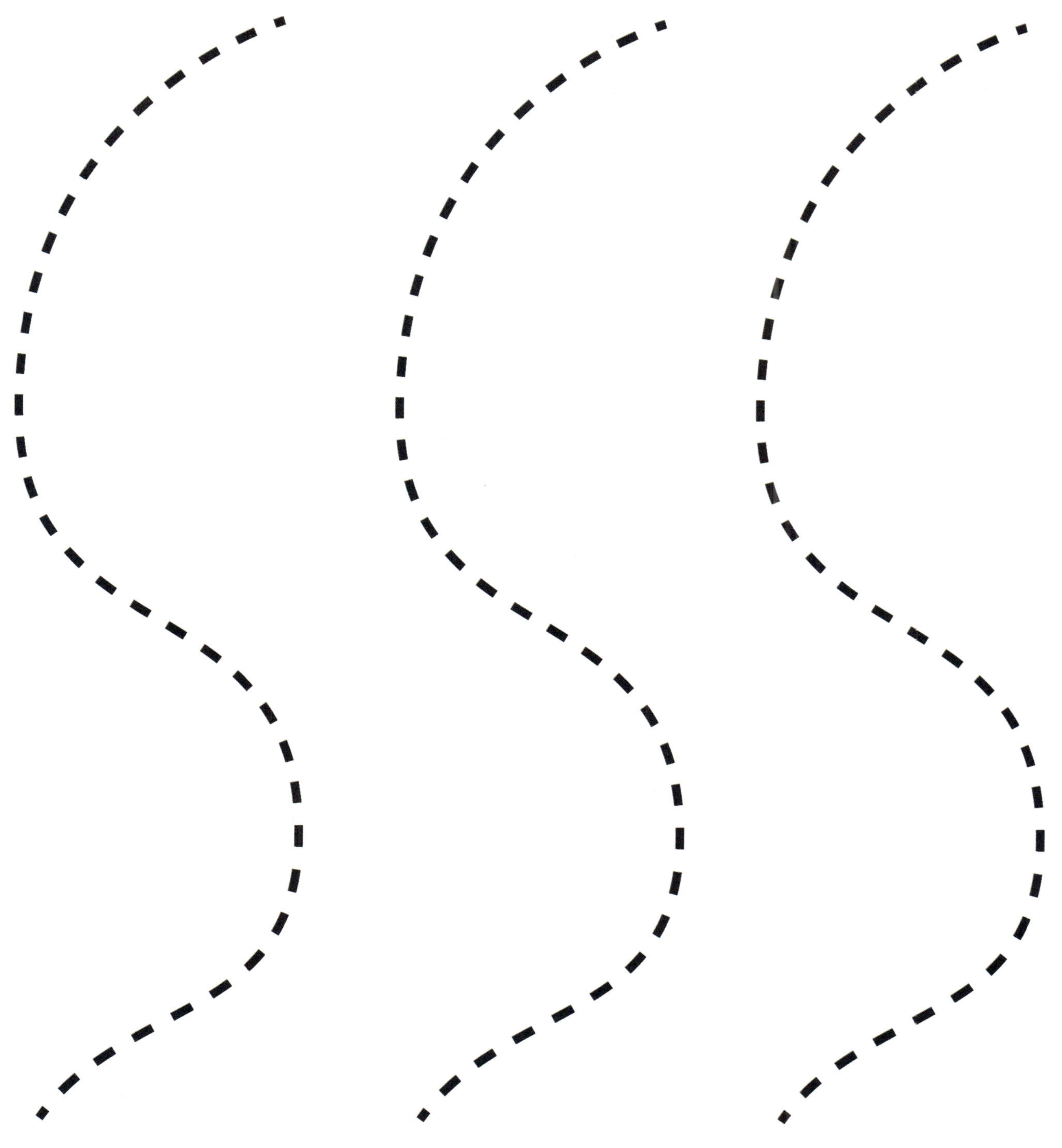

점선을 따라서 **선**을 그려보세요.

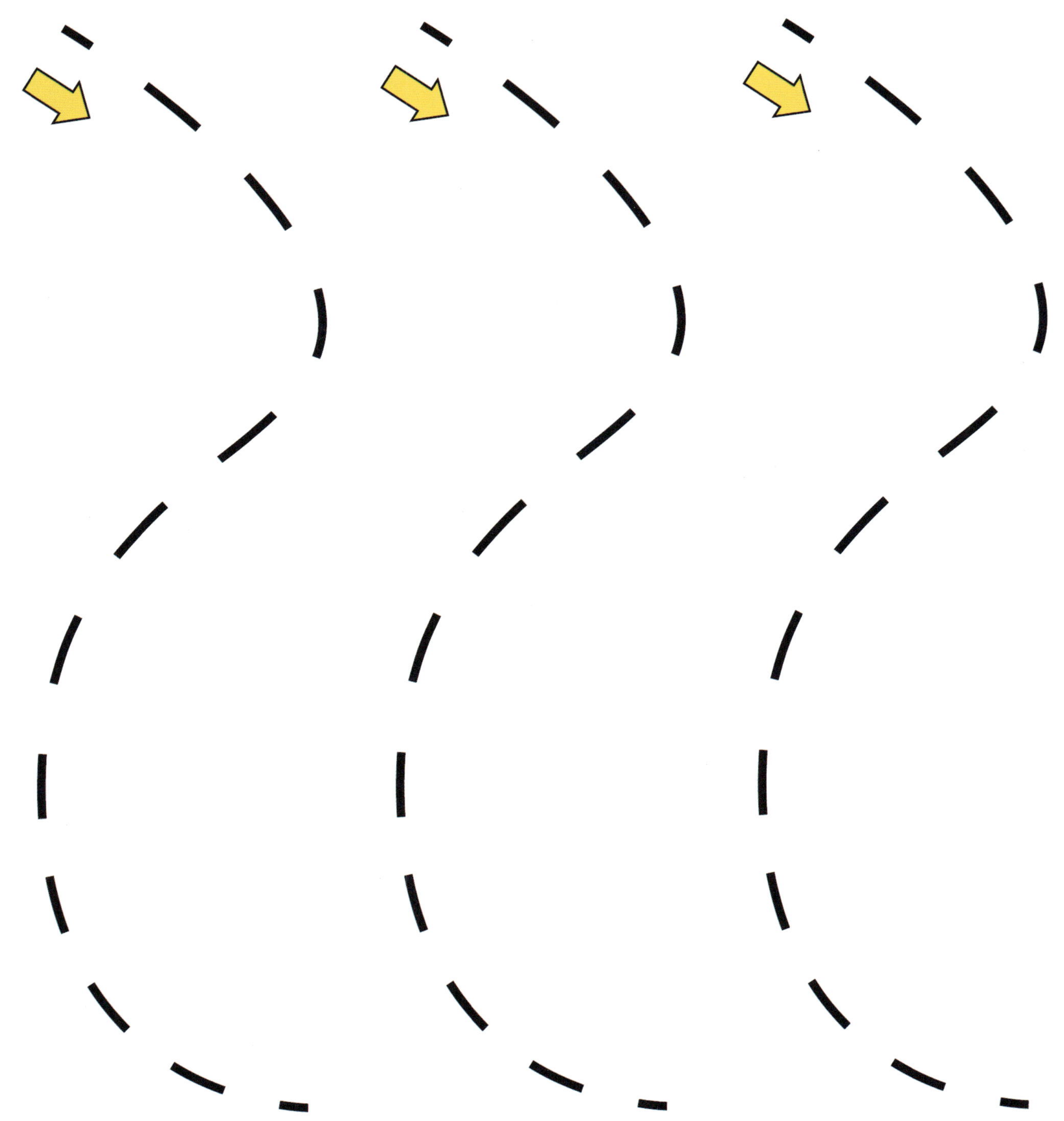

점선을 따라서 선을 그려보세요.

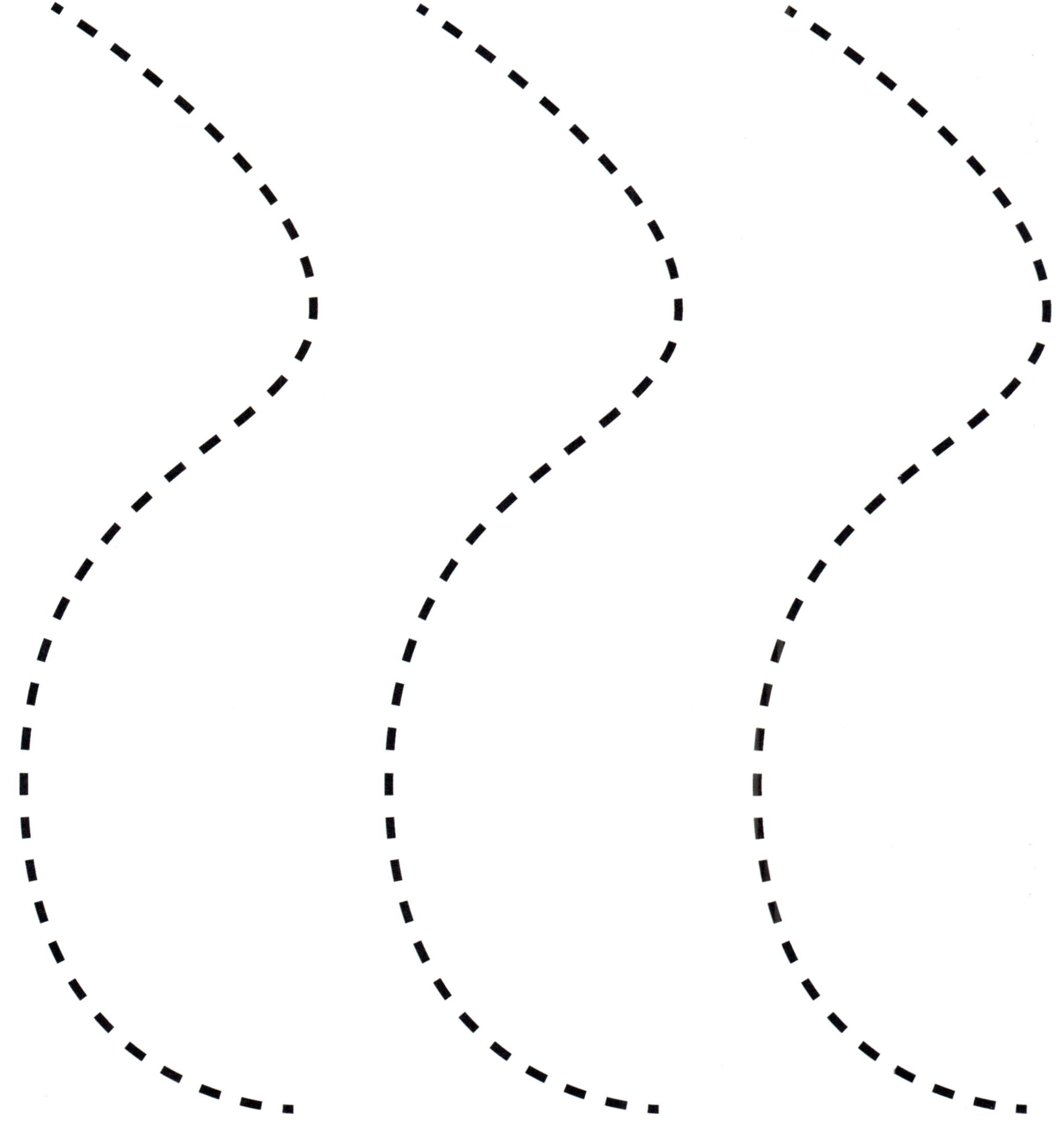

점선을 따라서 **선**을 그려보세요.

점선을 따라서 **선**을 그려보세요.

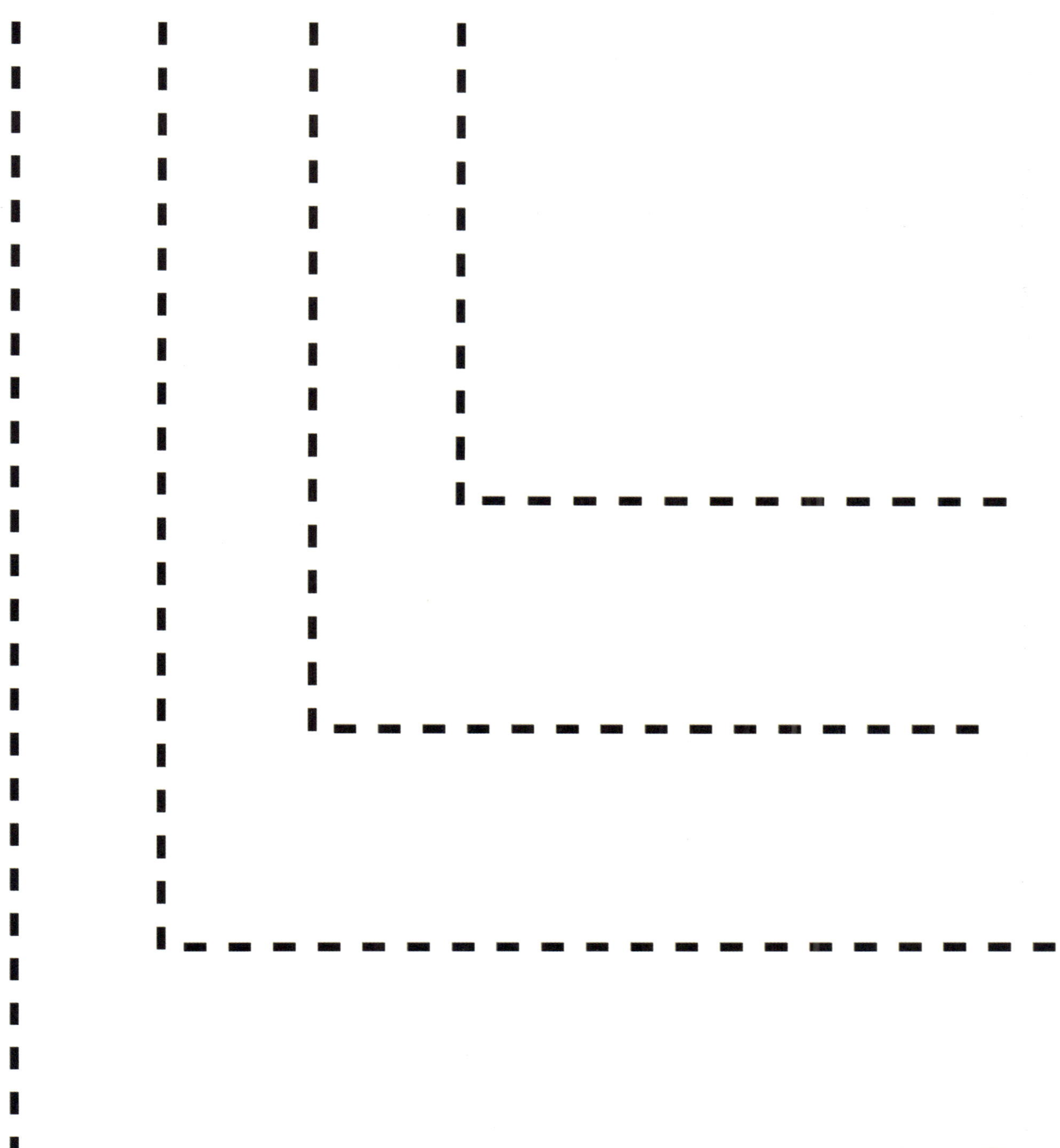

점선을 따라서 **선**을 그려보세요.

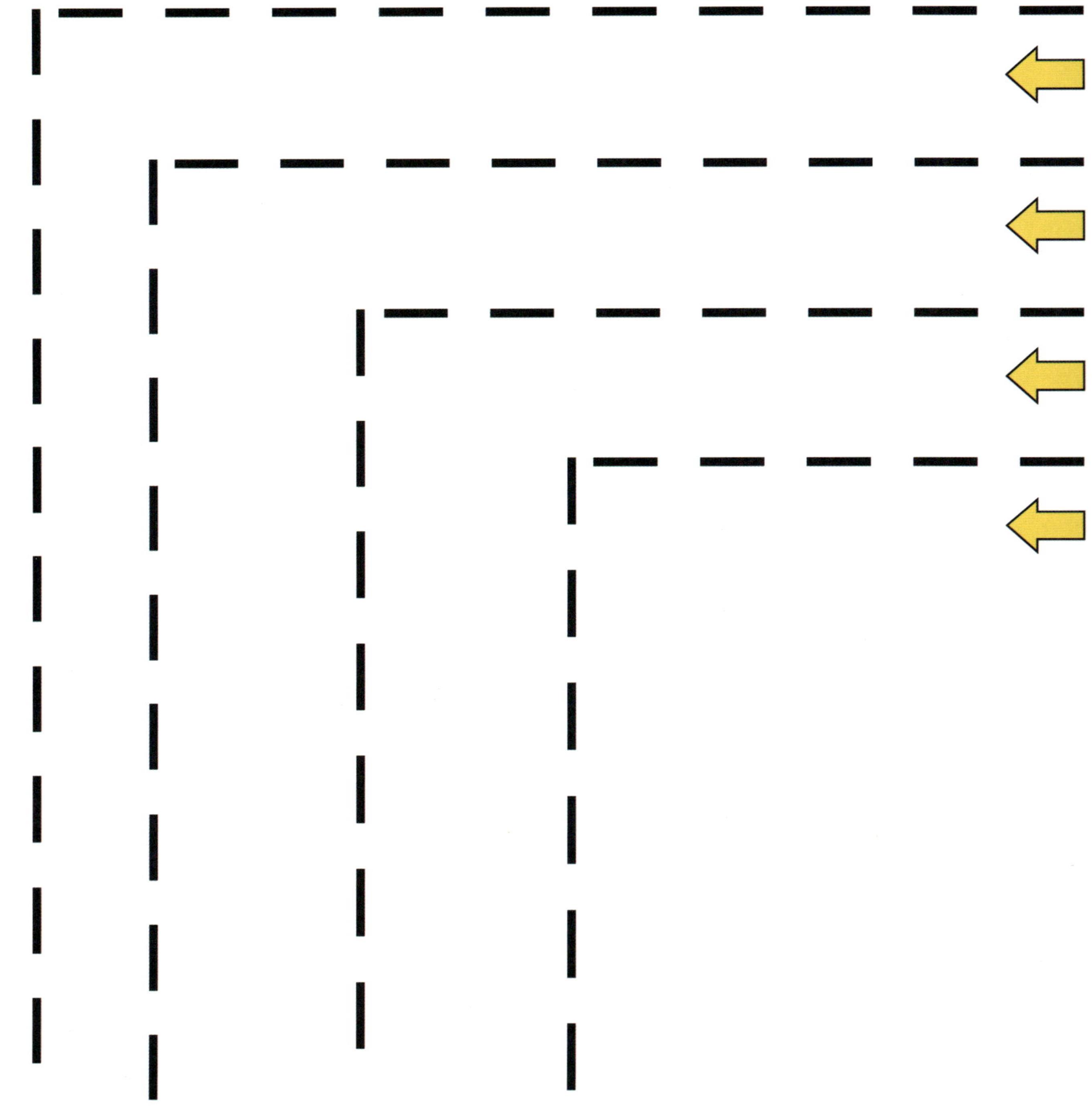

점선을 따라서 **선**을 그려보세요.

점선을 따라서 **선**을 그려보세요.

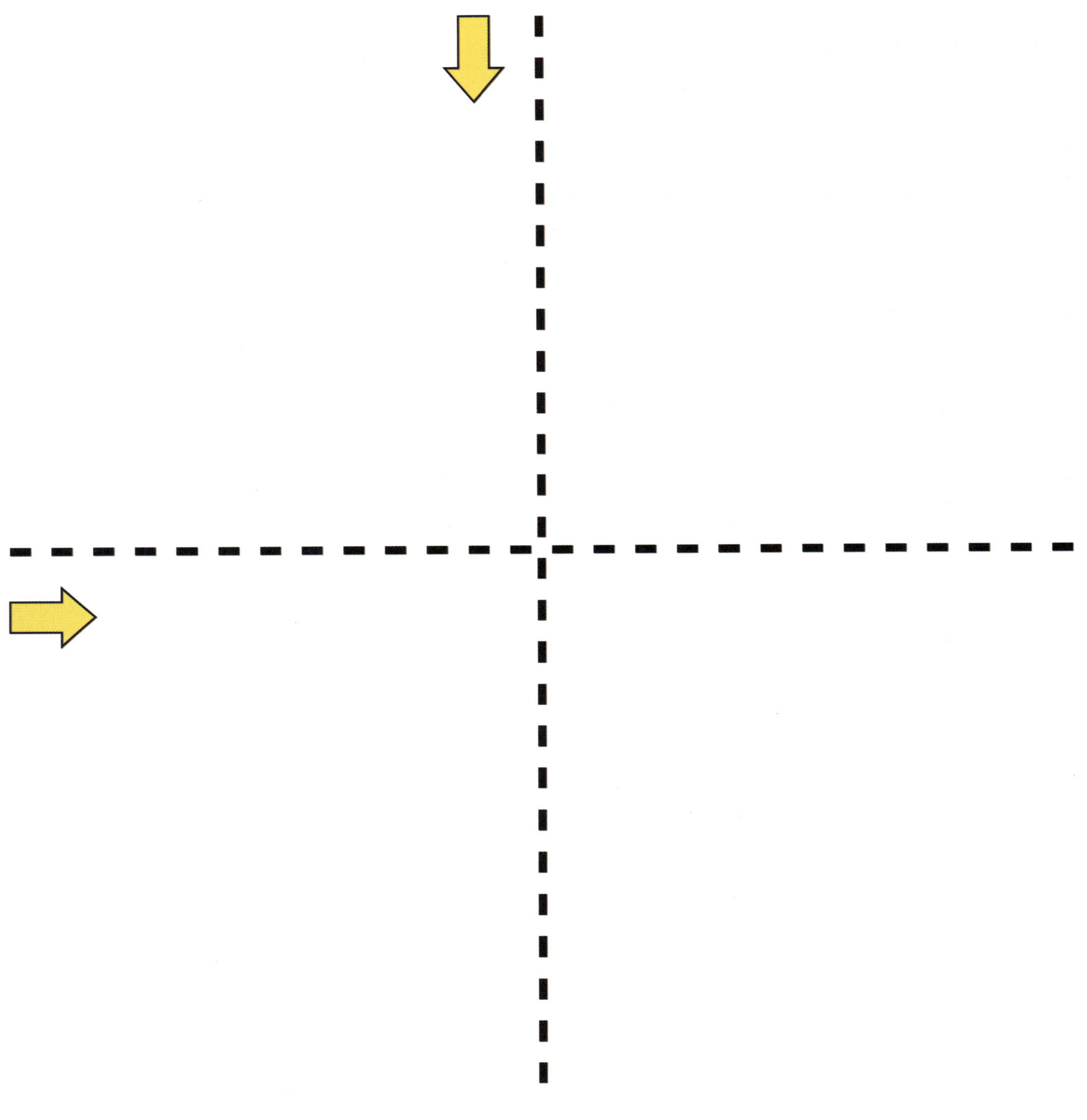

점선을 따라서 **선**을 그려보세요.

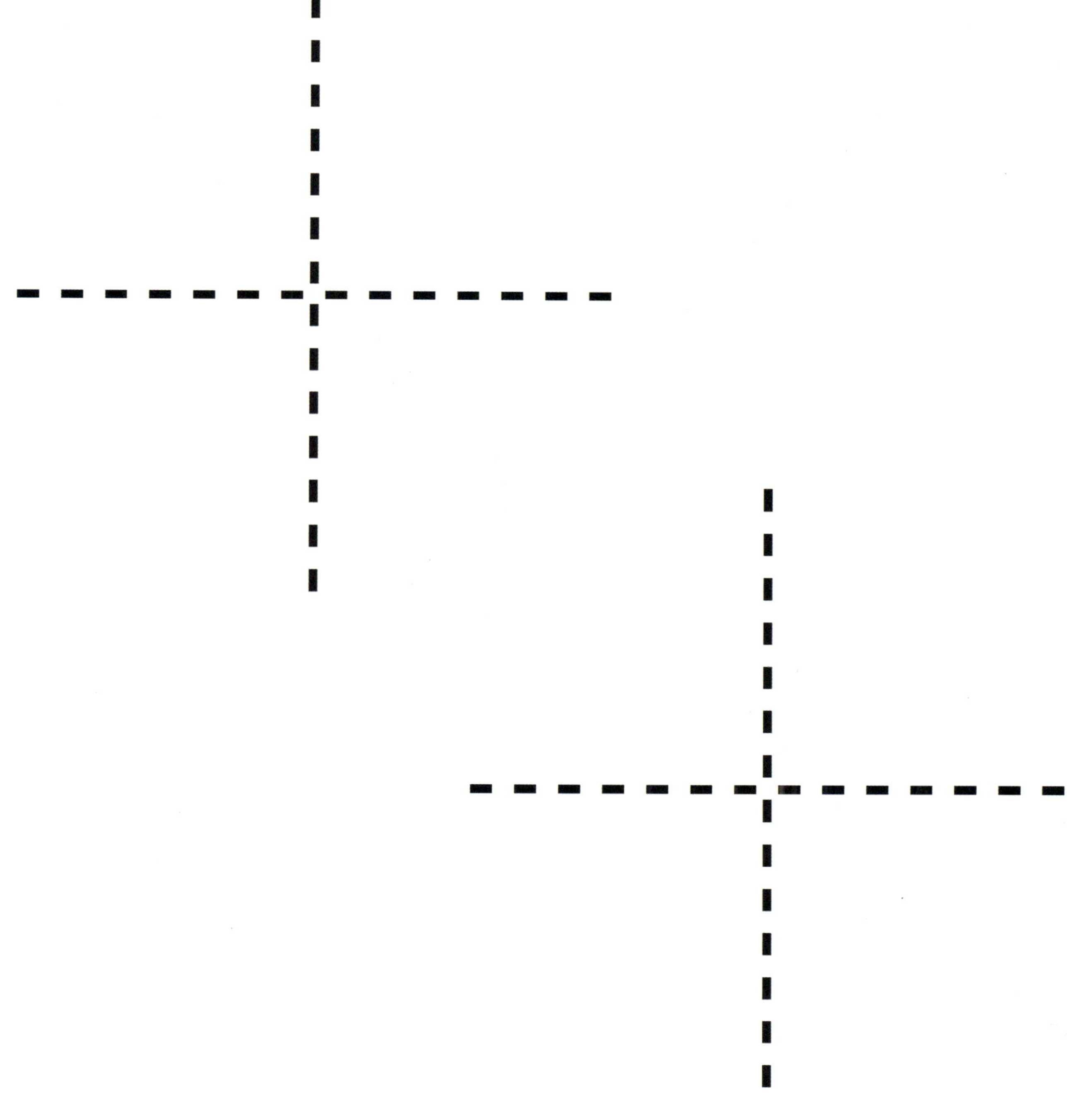

점선을 따라서 **선**을 그려보세요.

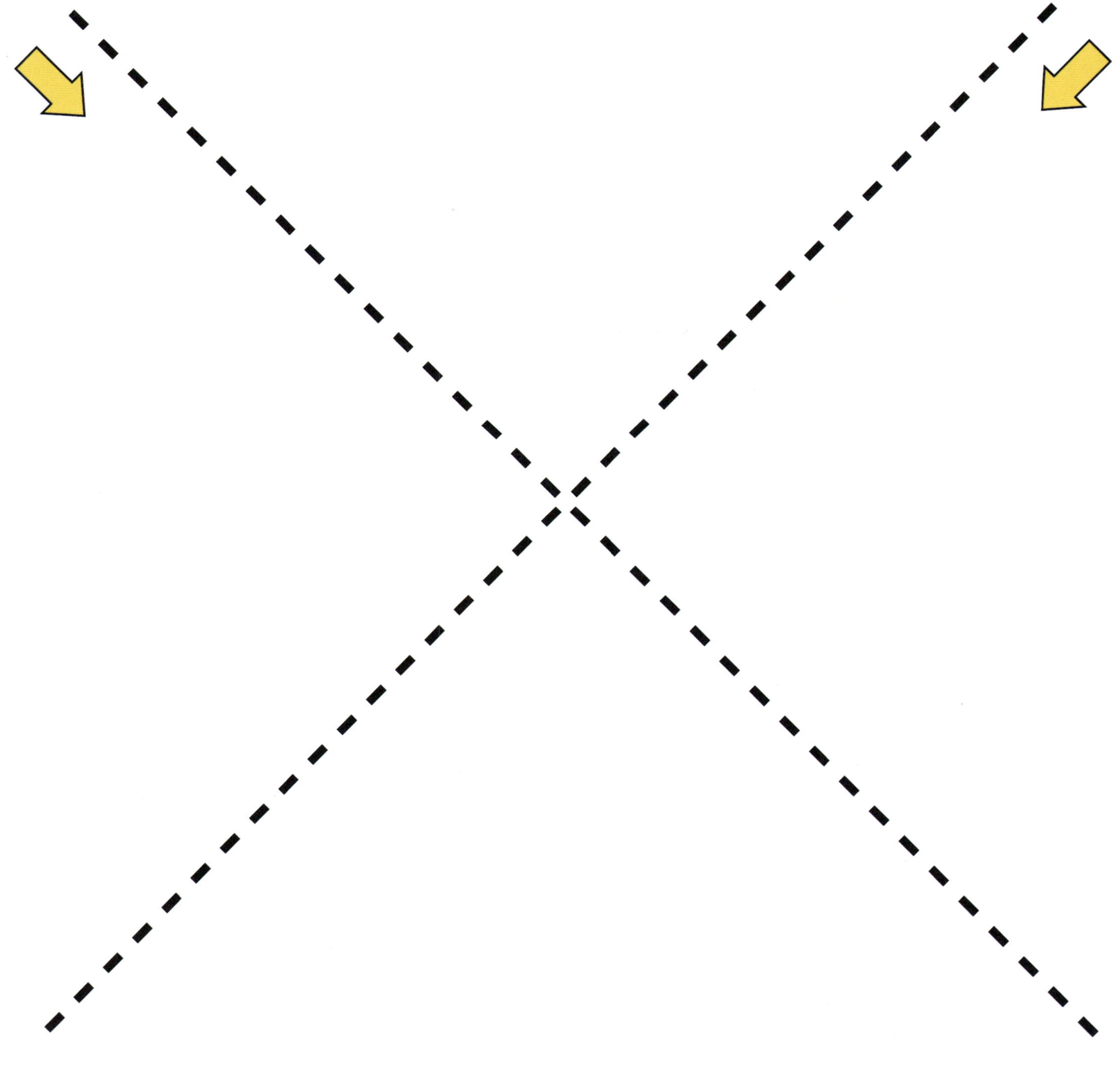

점선을 따라서 선을 그려보세요.

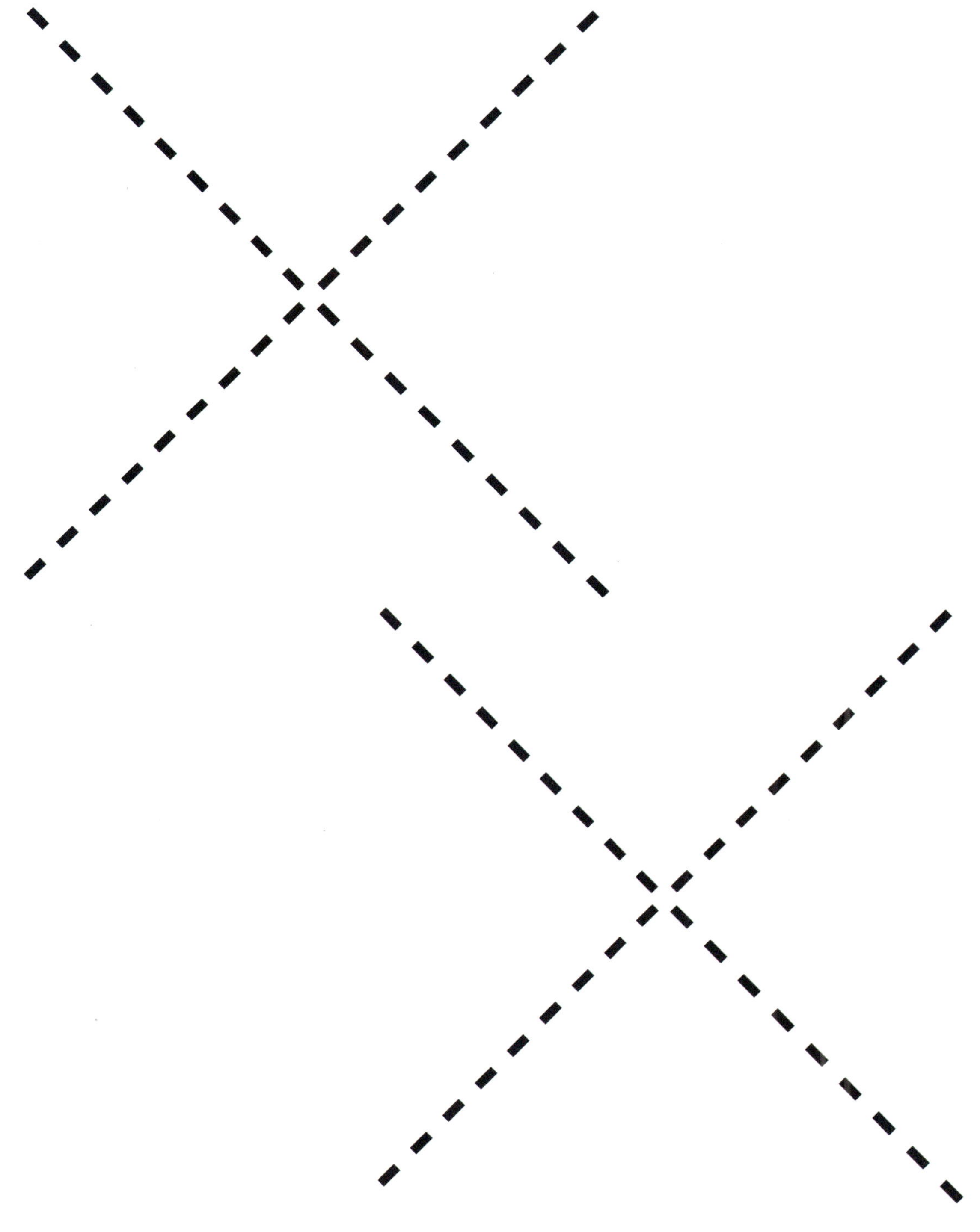

선과 모양 그리기의 발달

1~2세부터 모방
3세 전후 보고 그리기 가능
2.5세부터 모방
3세 전후 보고 그리기 가능
2.5세부터 모방
3세 전후 보고 그리기 가능
3~3.5세부터 모방
4~4.5세 전후 보고 그리기
4.5세부터 모방
5세 전후 보고 그리기 가능
4.5세부터 모방
5세 전후 보고 그리기 가능
4~4.5세부터 모방
5세 전후 보고 그리기 가능
5세부터 모방
5.5~6세 전후 보고 그리기
5세부터 모방
5.5~6세 전후 보고 그리기

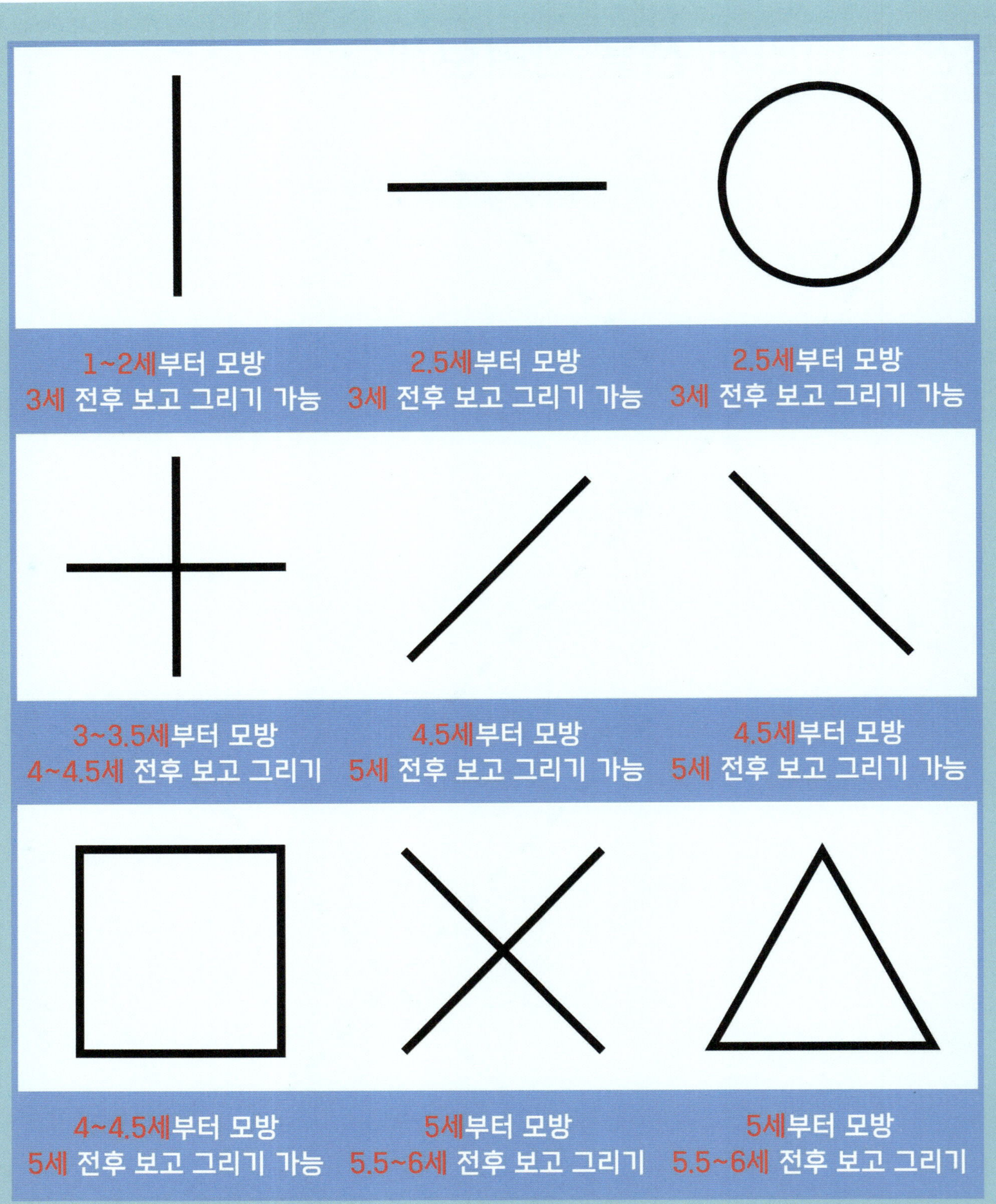

18.

따라그리기

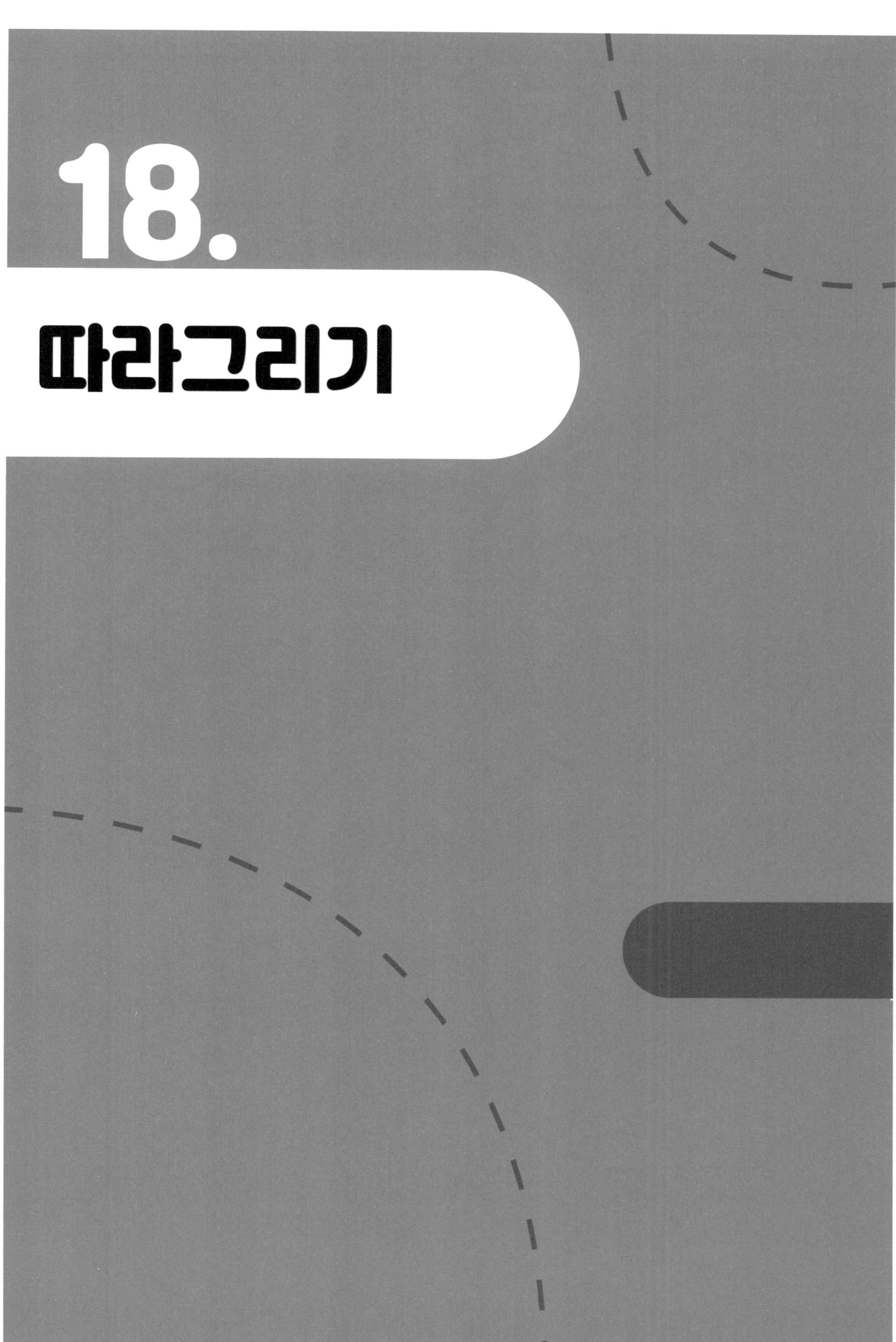

점선을 따라서 **동그라미**를 그려보세요.

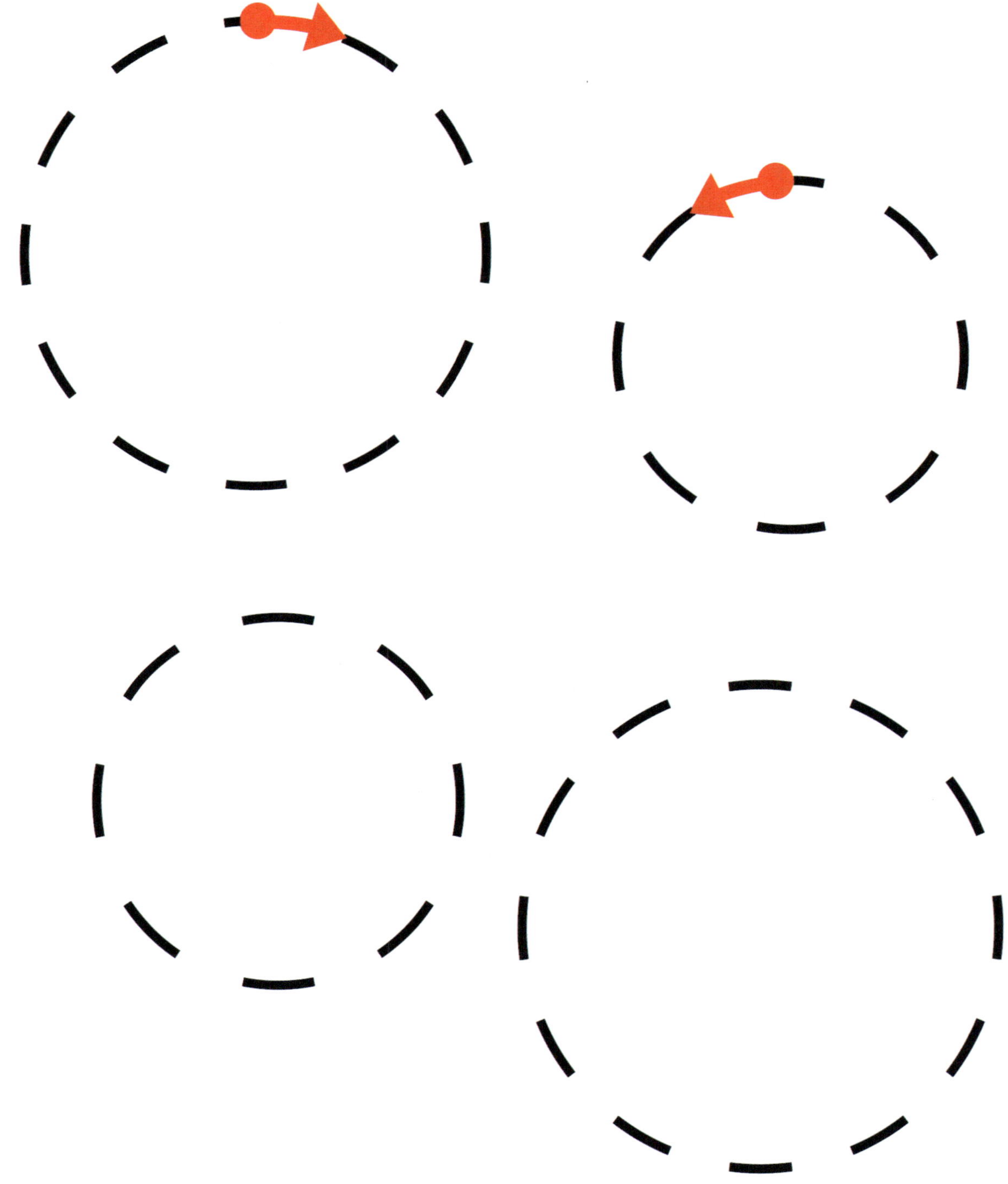

점선을 따라서 **동그라미**를 그려보세요.

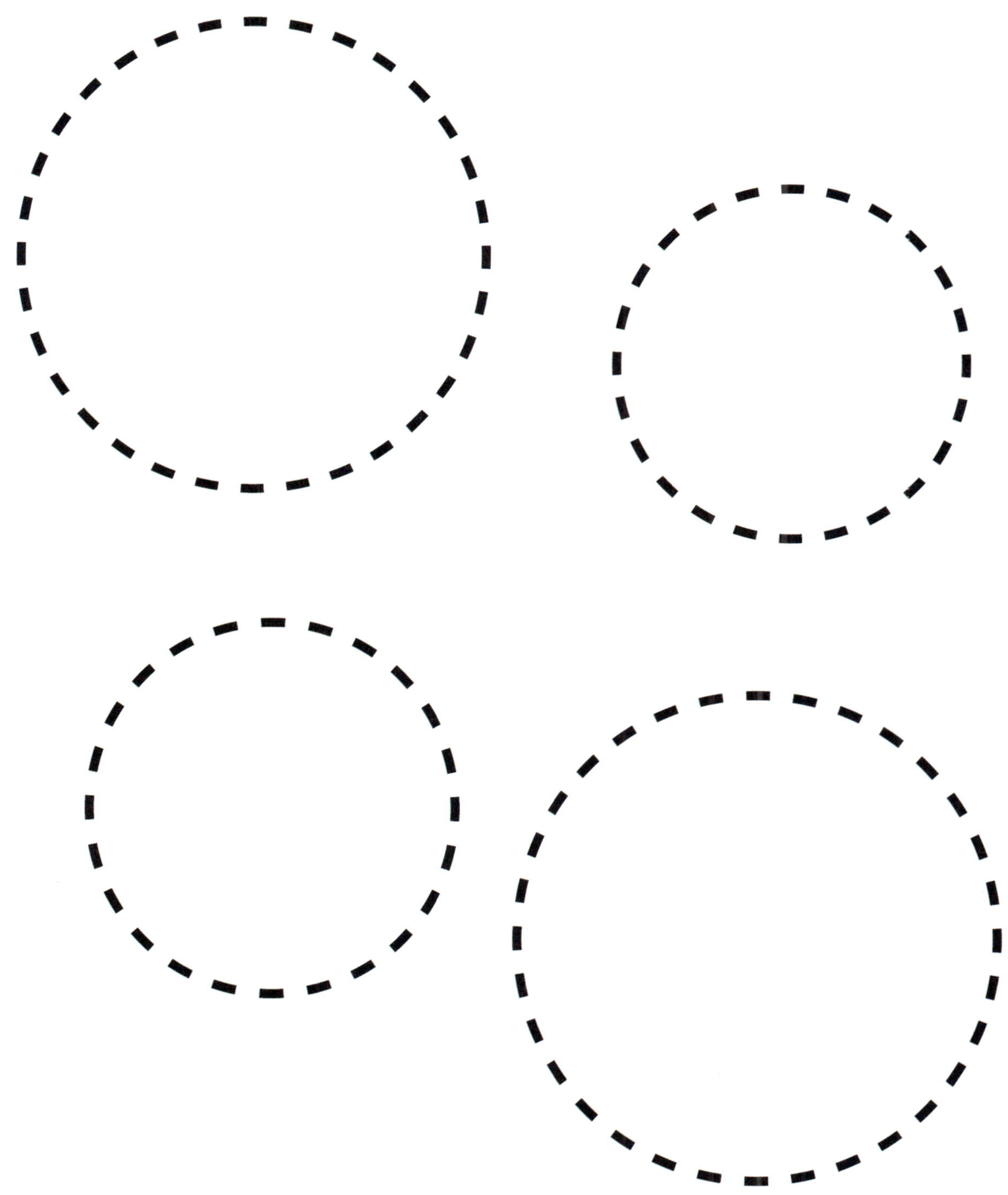

점선을 따라서 **세모**를 그려보세요.

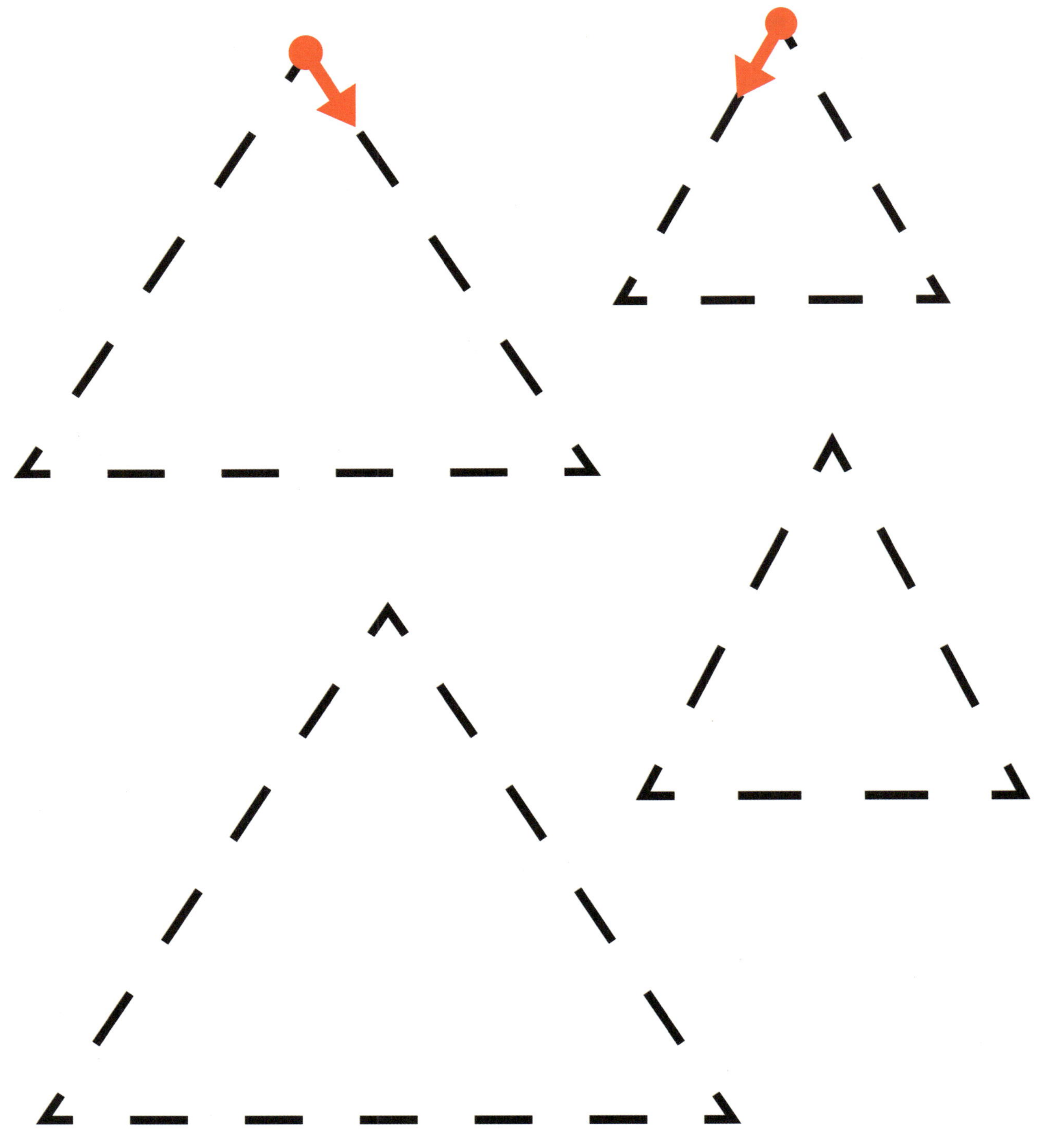

점선을 따라서 **세모**를 그려보세요.

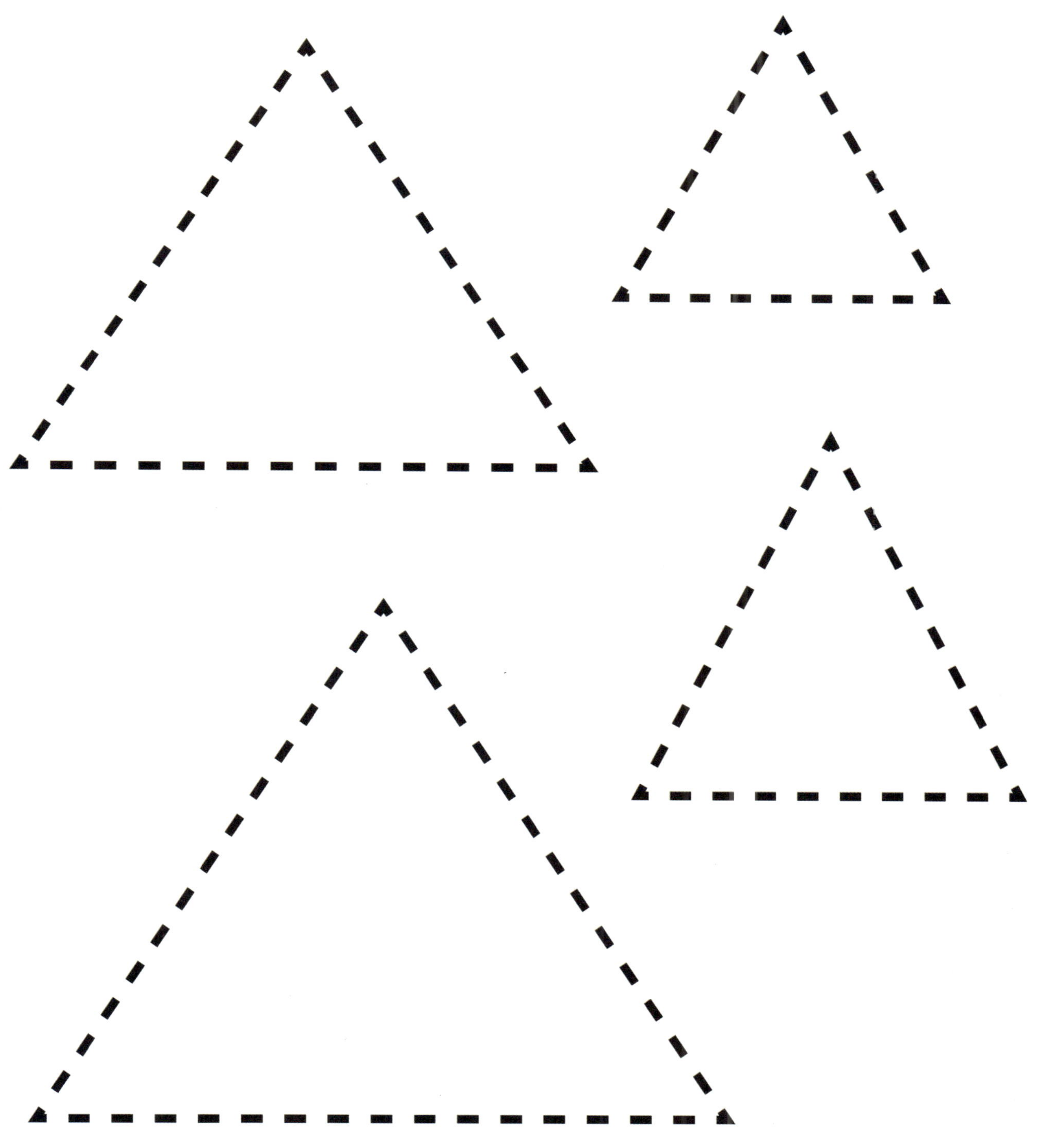

따라그리기(5)

점선을 따라서 **네모**를 그려보세요.

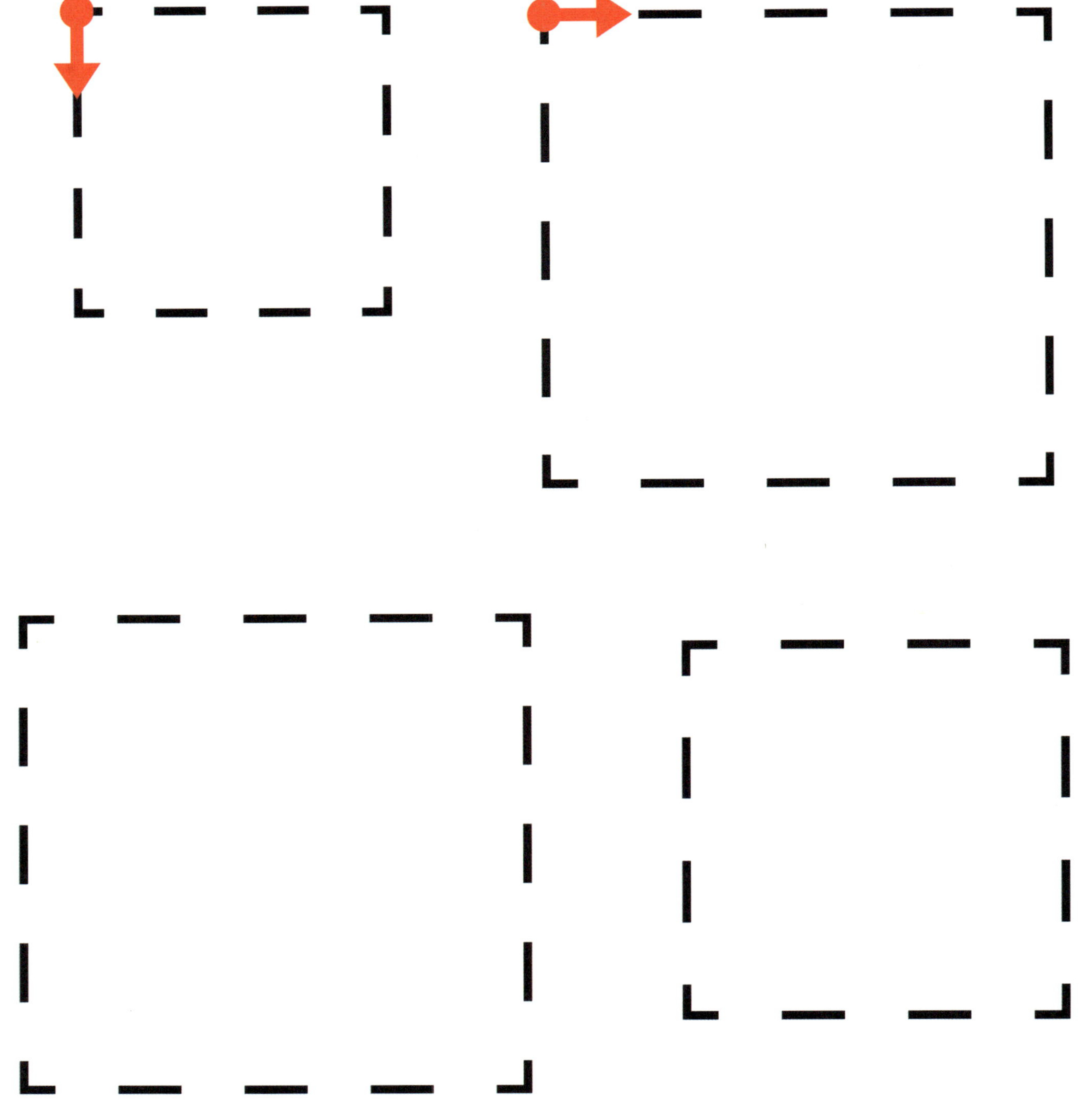

점선을 따라서 **네모**를 그려보세요.

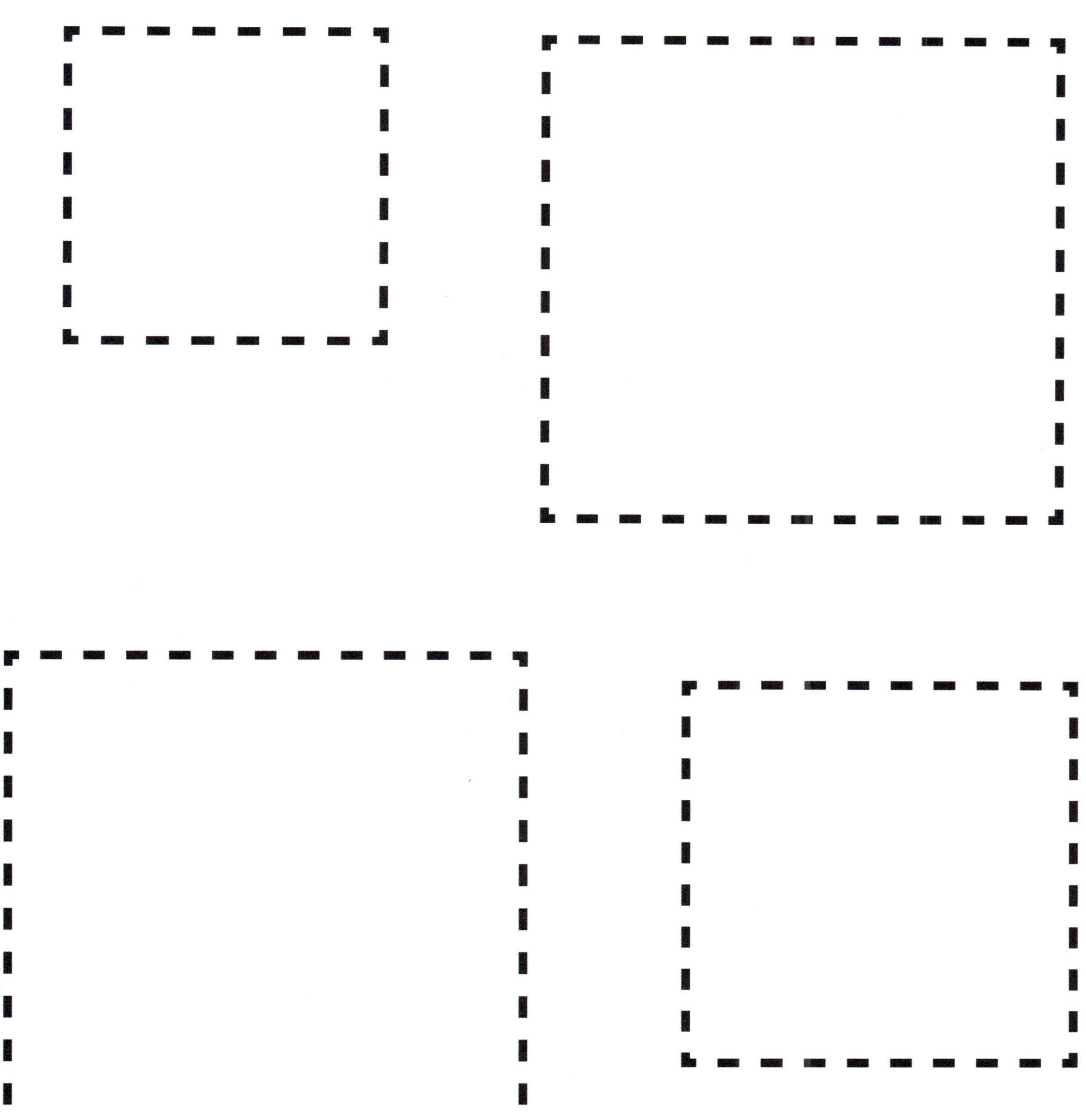

점선을 따라서 **마름모**를 그려보세요.

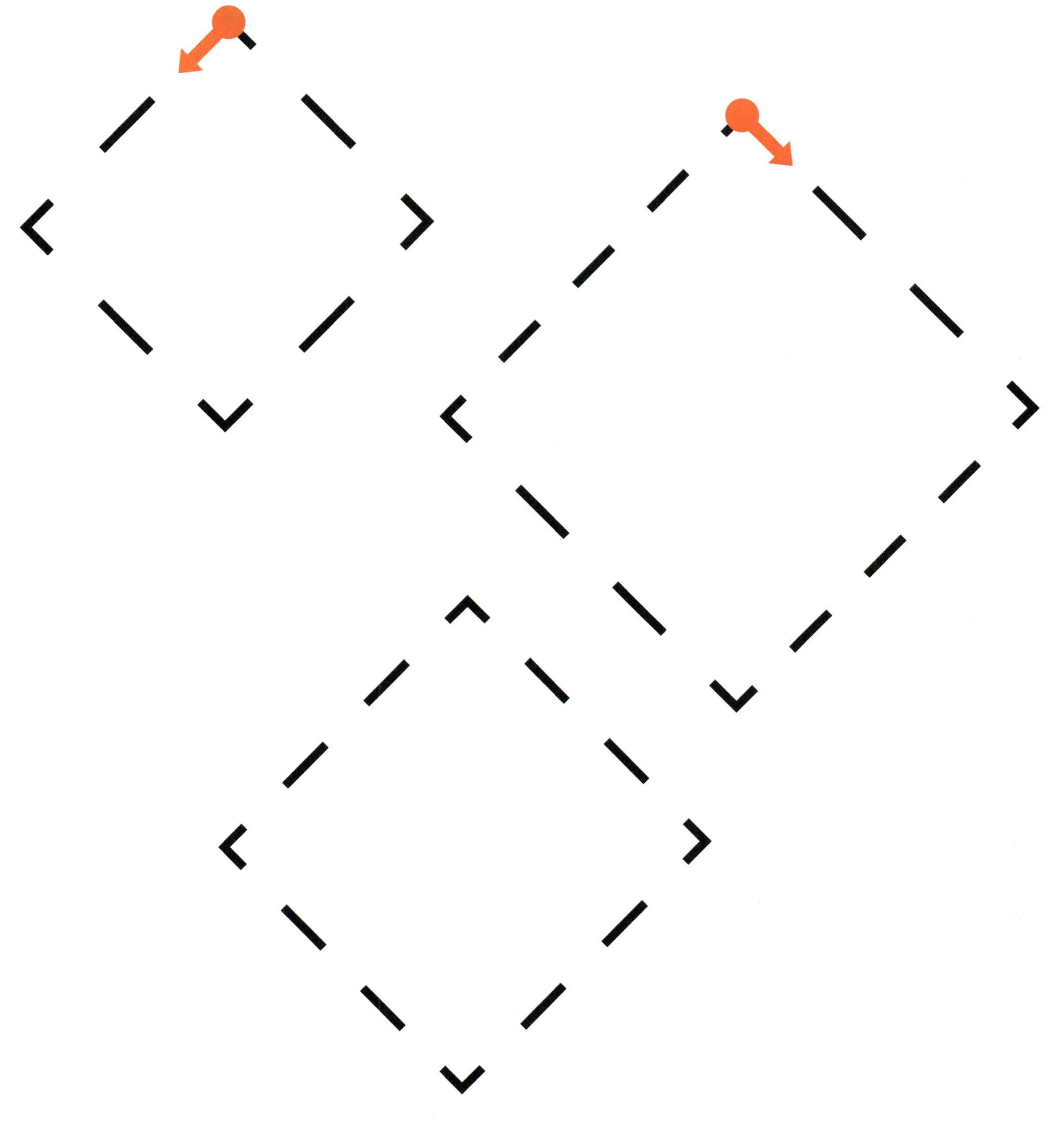

점선을 따라서 **마름모**를 그려보세요.

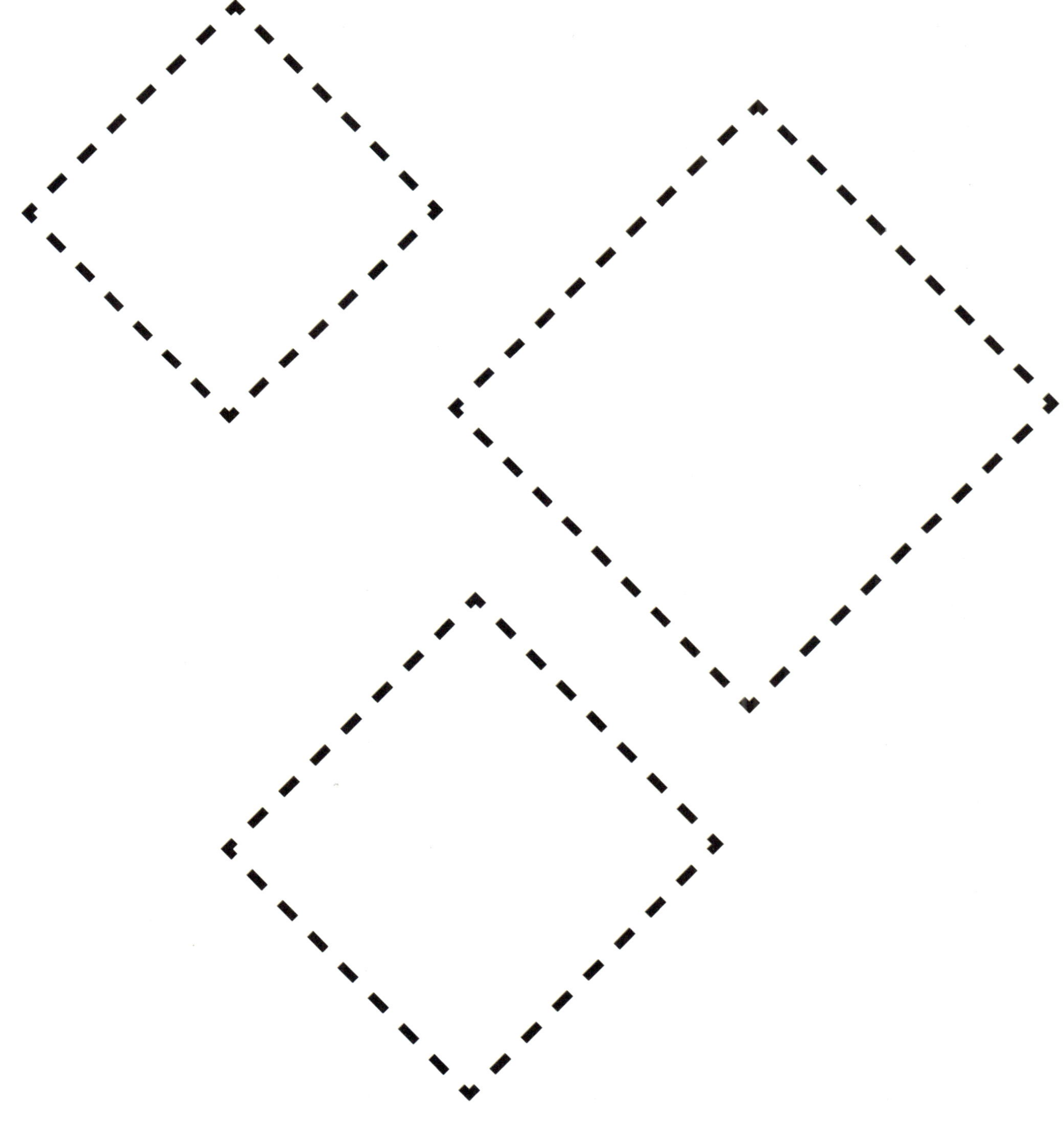

18 | 따라그리기(9)

점선을 따라서 **긴 네모**를 그려보세요.

점선을 따라서 **긴 네모**를 그려보세요.

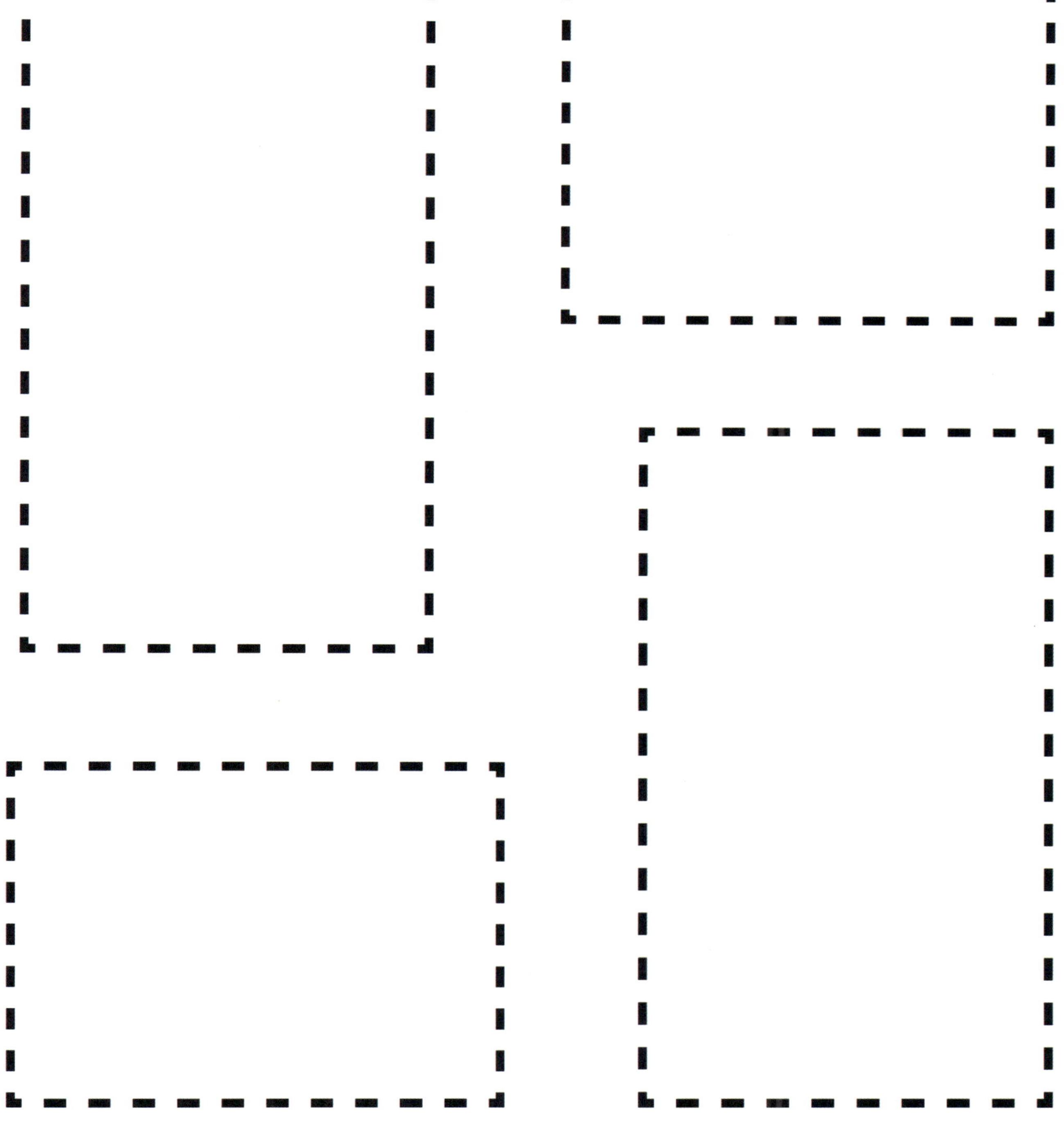

점선을 따라서 **그림**을 그려보세요.

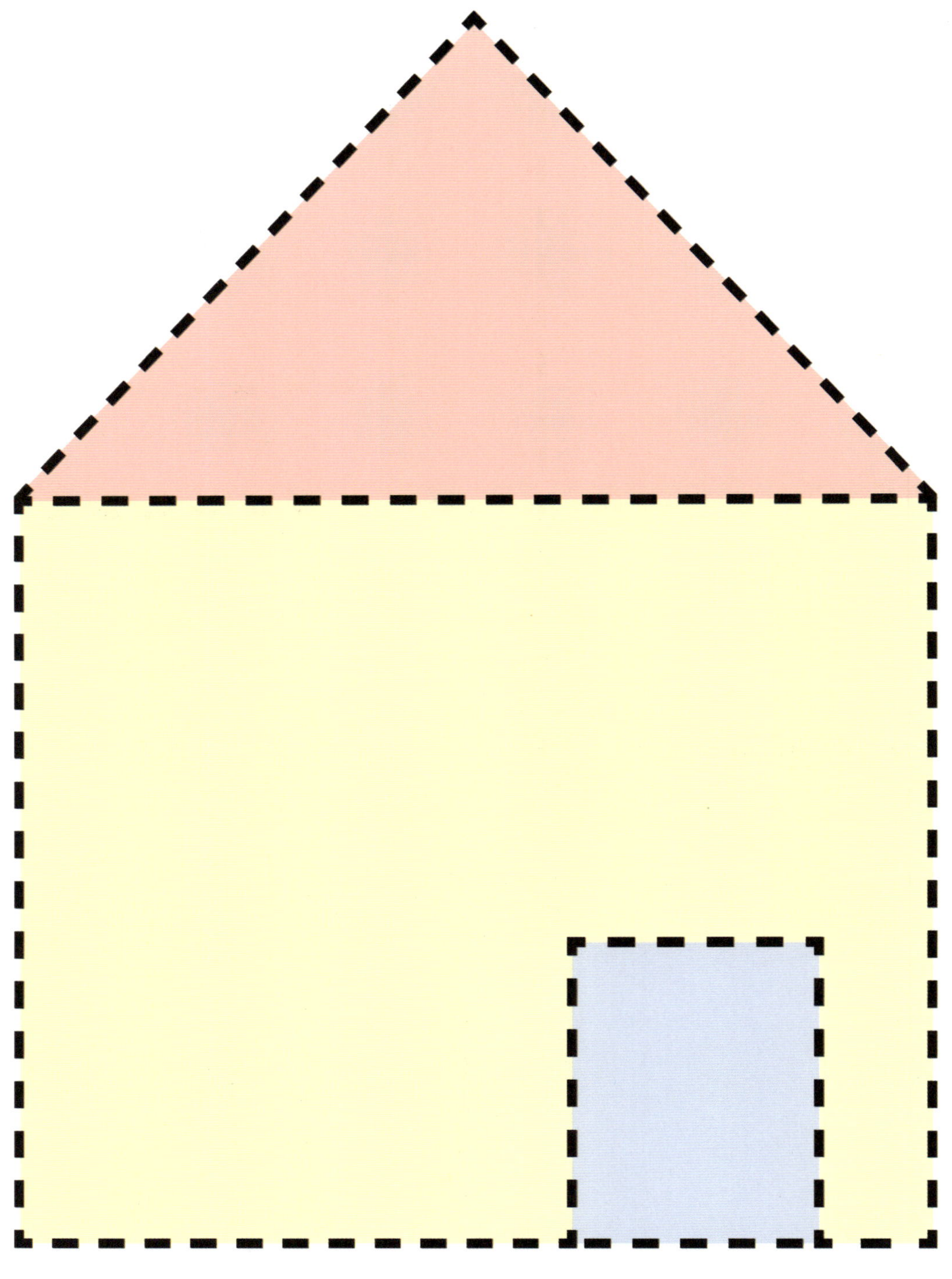

18 | 따라그리기(12)

점선을 따라서 **그림**을 그려보세요.

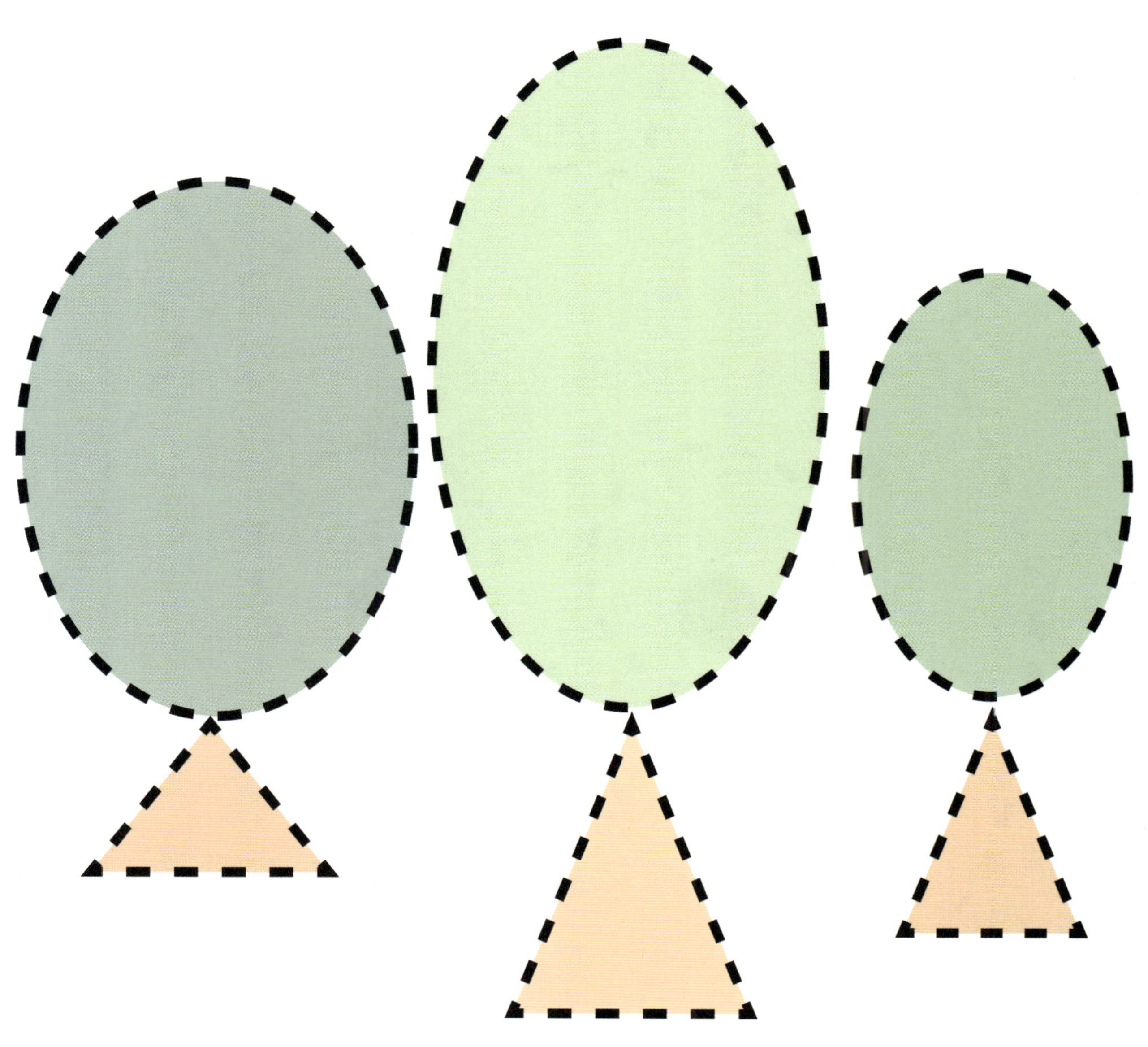

점선을 따라서 **그림**을 그려보세요.

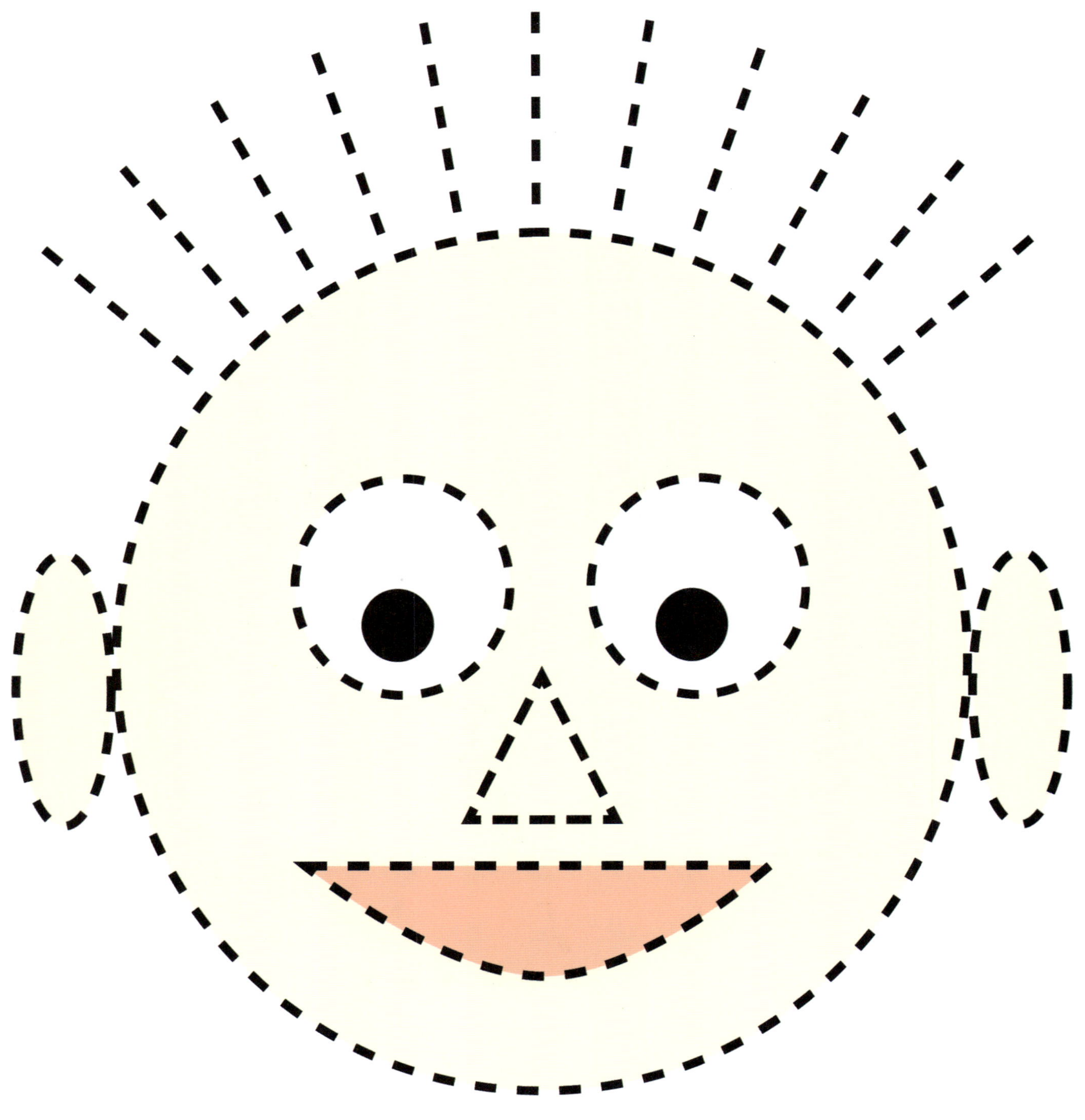

연필 잡기 궁금해요!

보통 돌 전후부터 아이들은 연필 잡기를 시작합니다. 처음에는 종이 위에 흔적을 남기다가 점점 선의 형태로 발달하게 되며, 연필을 잡는 형태 또한 다양하게 변화합니다. 동적인 3점 잡기 형태에 이르렀을 때 가장 효율적이고 정교하게 선이나 그림, 글자를 표현할 수 있습니다. 사람마다 연필을 잡는 형태가 조금씩 다른데, 아동이 연필 사용 시 피로감, 손의 통증을 호소하거나 또래에 비해 합리적인 속도로 글을 쓰는 것이 어려울 경우 교정이 필요할 수 있습니다.

다양한 연필 잡기 보조 도구

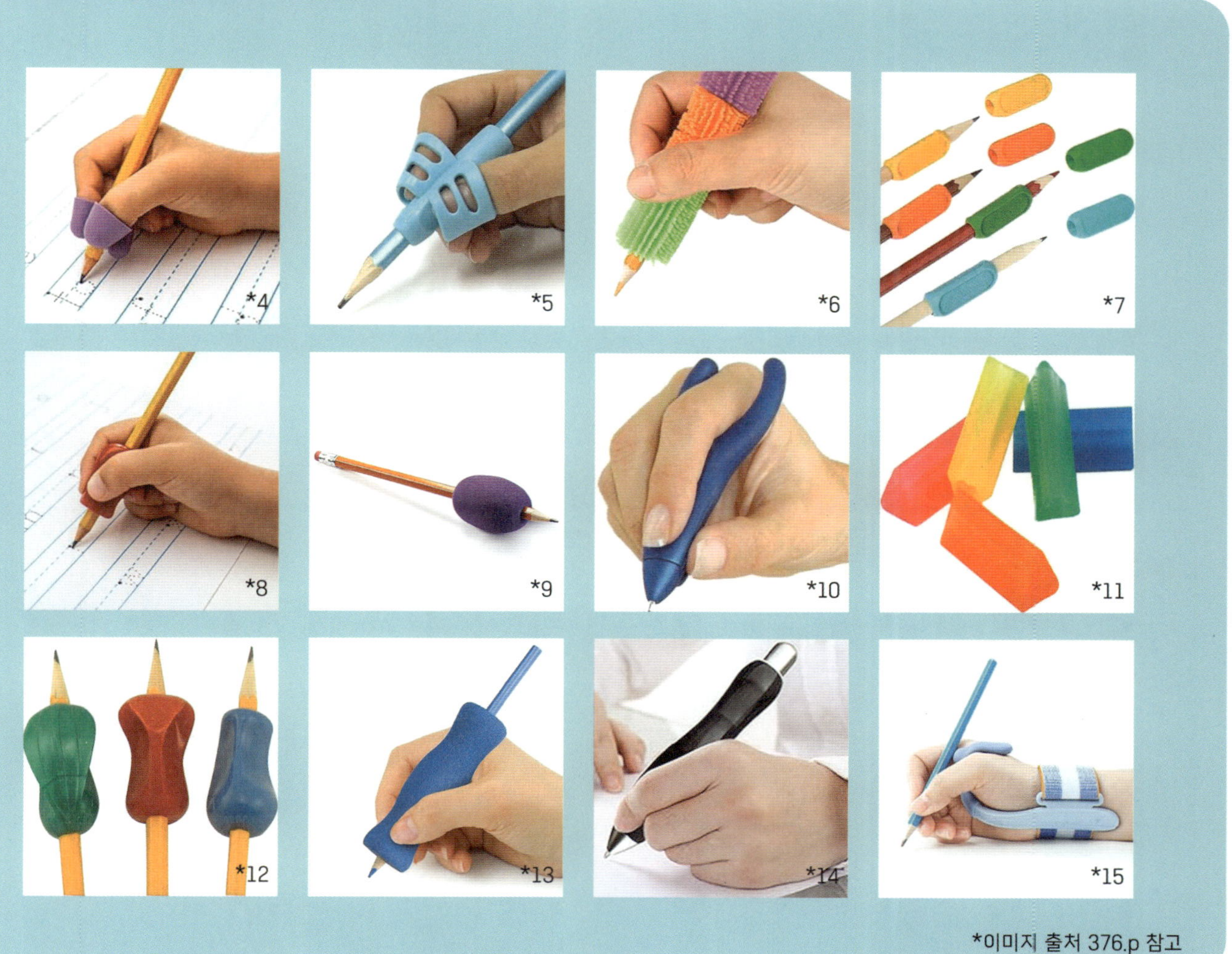

*이미지 출처 376.p 참고

연필 잡기 발달 단계

Step 1
1. 손바닥 잡기
(Palmar supinate)
Step 2
2. 손바닥 내전 잡기(1)
(Digital pronate)
또는
2. 손바닥 내전 잡기(2)
(Digital pronate)
Step 3
3. 4점 잡기
(4 finger)
4. 정적 3점 잡기
(Static tripod)
5. 동적 3점 잡기
(Dynamic tripod)

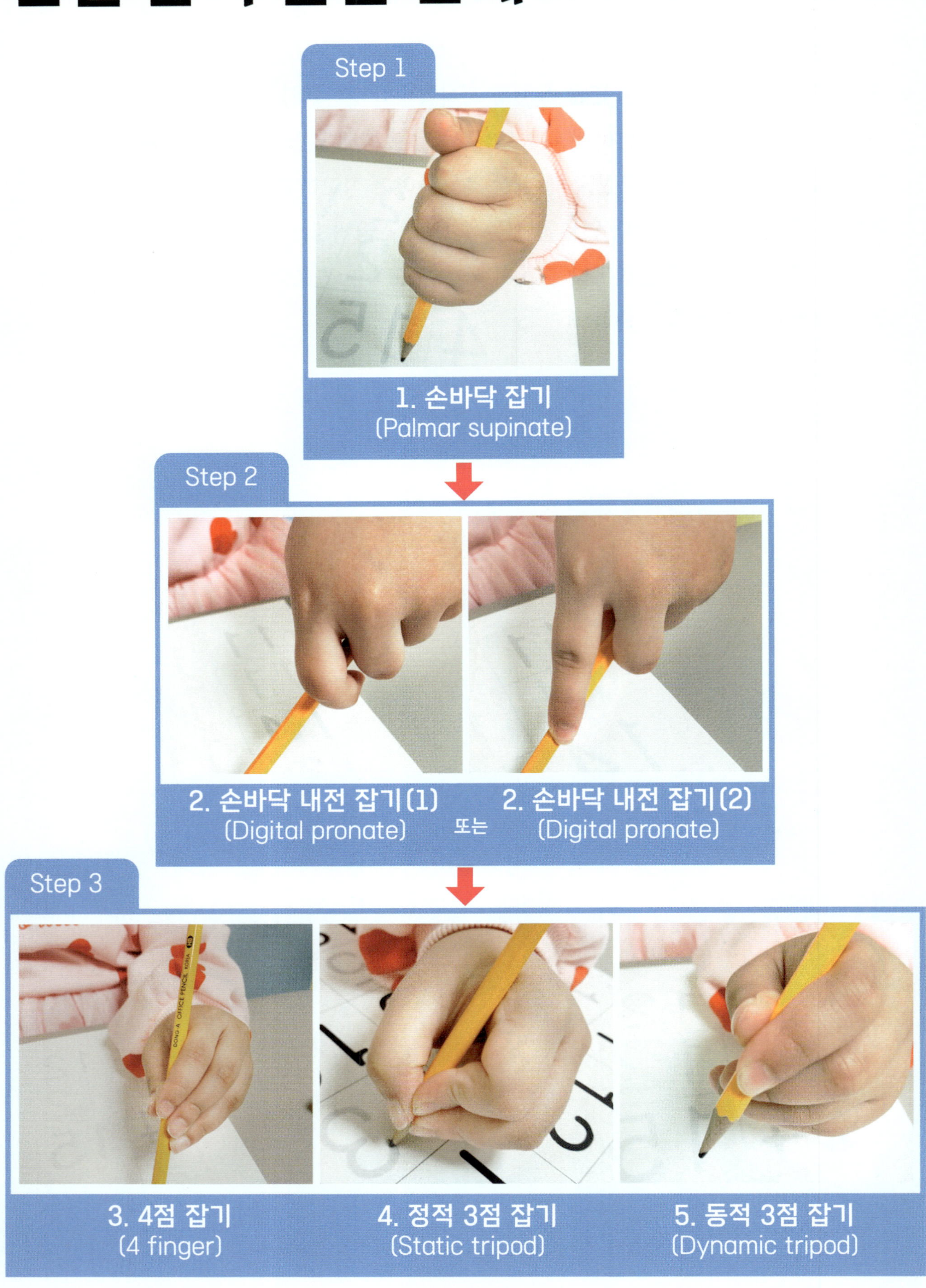

19. 도형 그리기

도형을 **따라** 그리고, 혼자서 그려보세요.

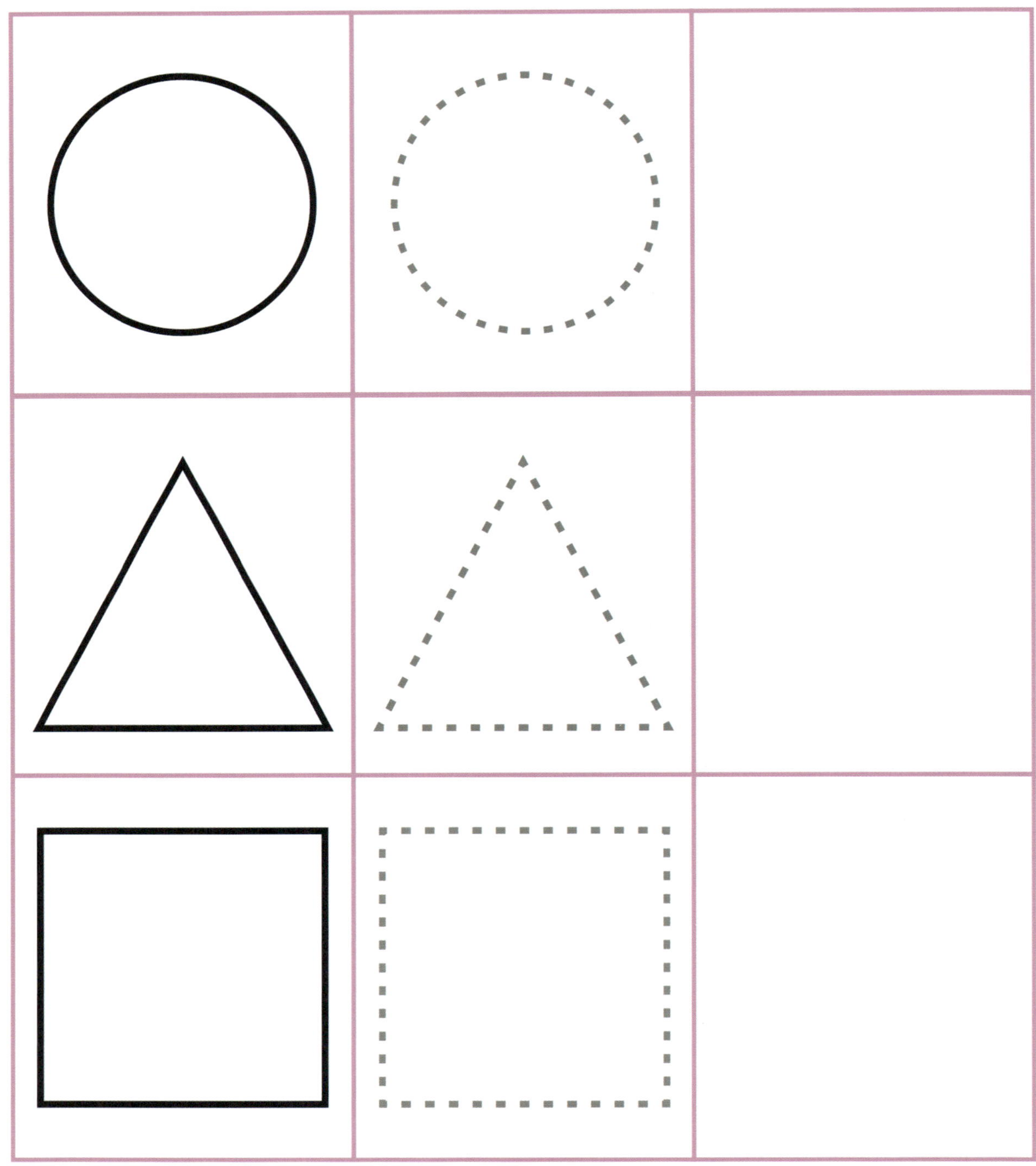

도형을 **따라** 그리고, 혼자서 그려보세요.

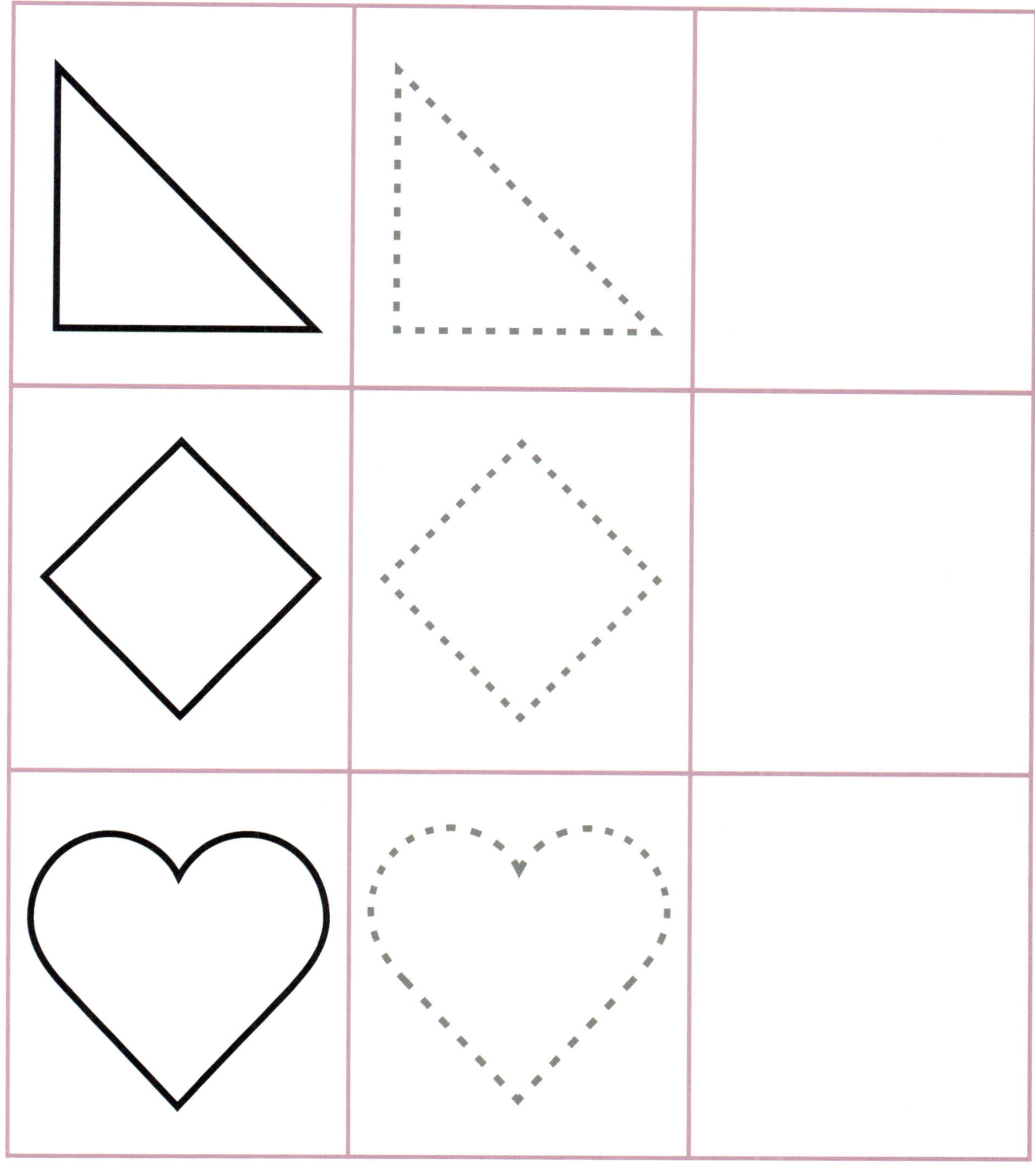

도형 그리기(3)

도형을 **따라** 그리고, 혼자서 그려보세요.

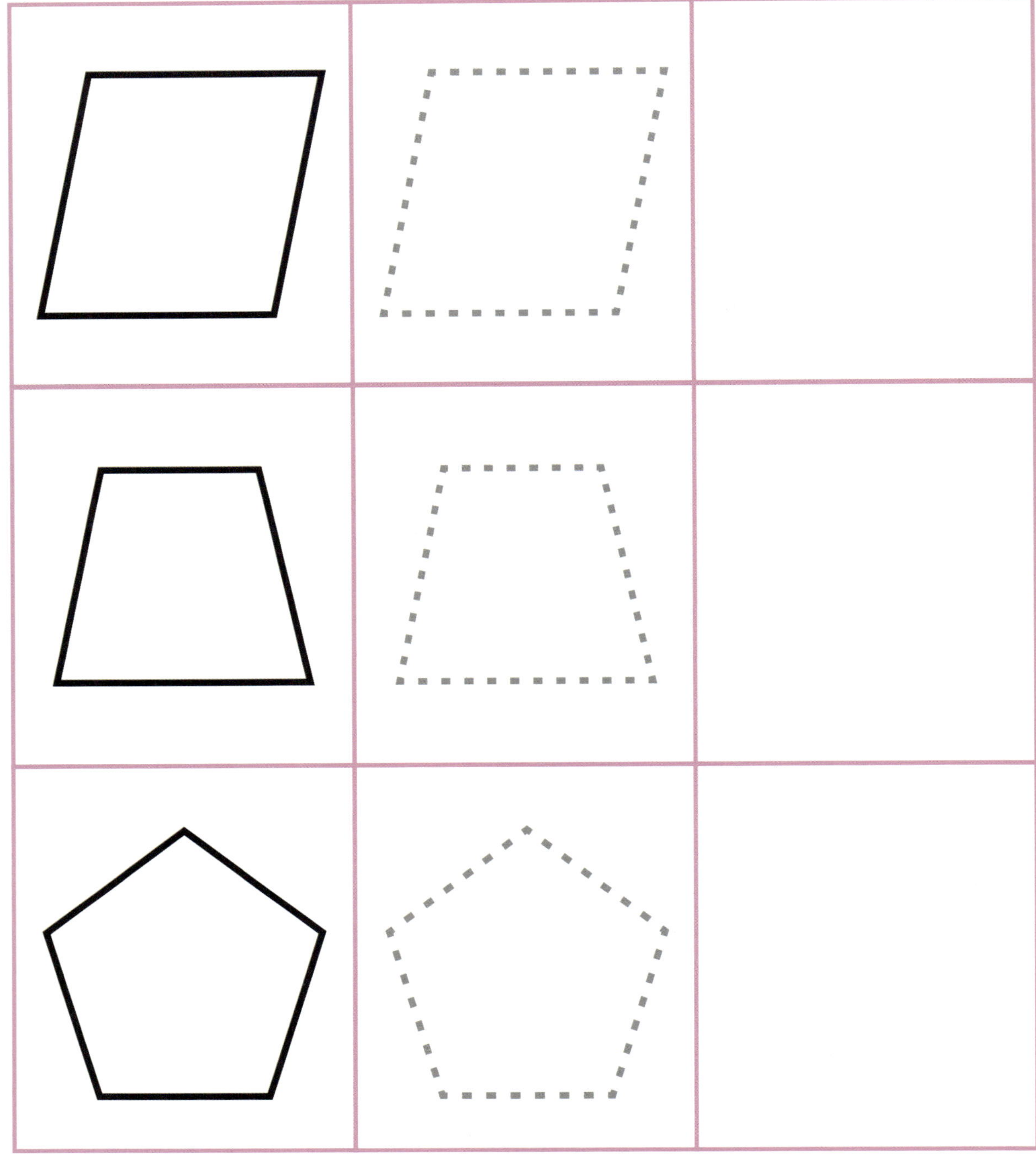

도형 그리기(4)

도형을 **따라** 그리고, 혼자서 그려보세요.

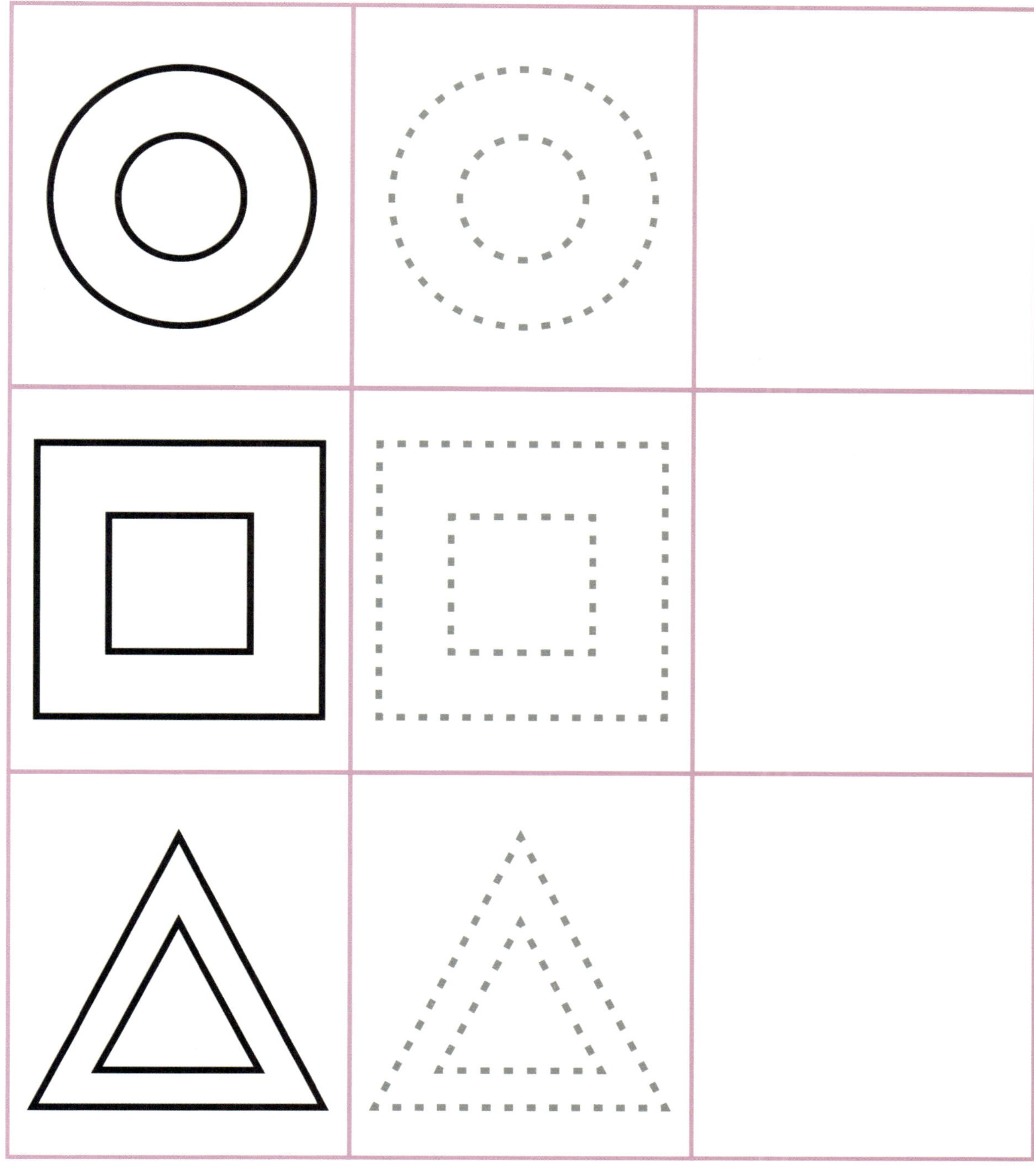

19 | 도형 그리기(5)

도형을 **따라** 그리고, 혼자서 그려보세요.

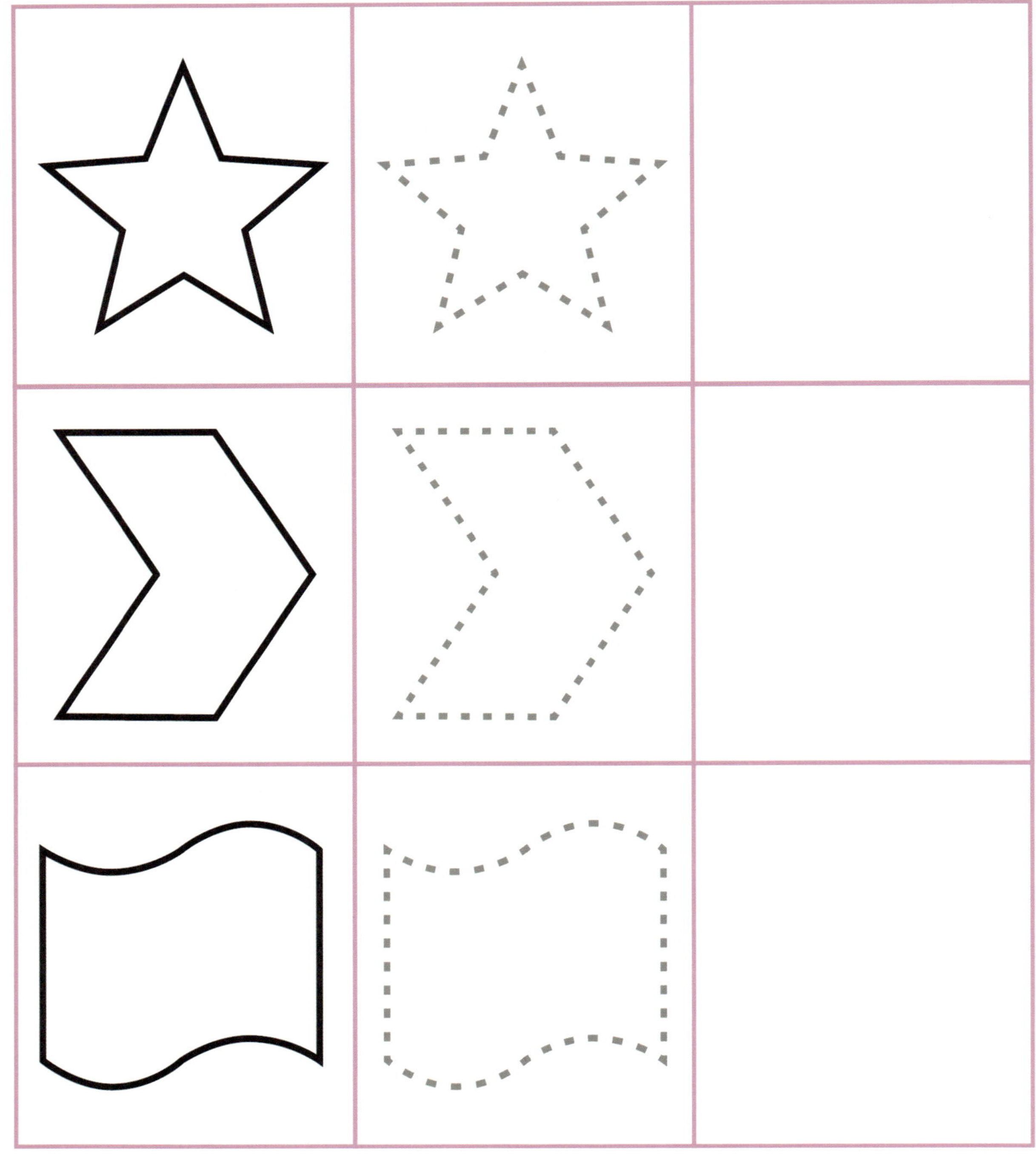

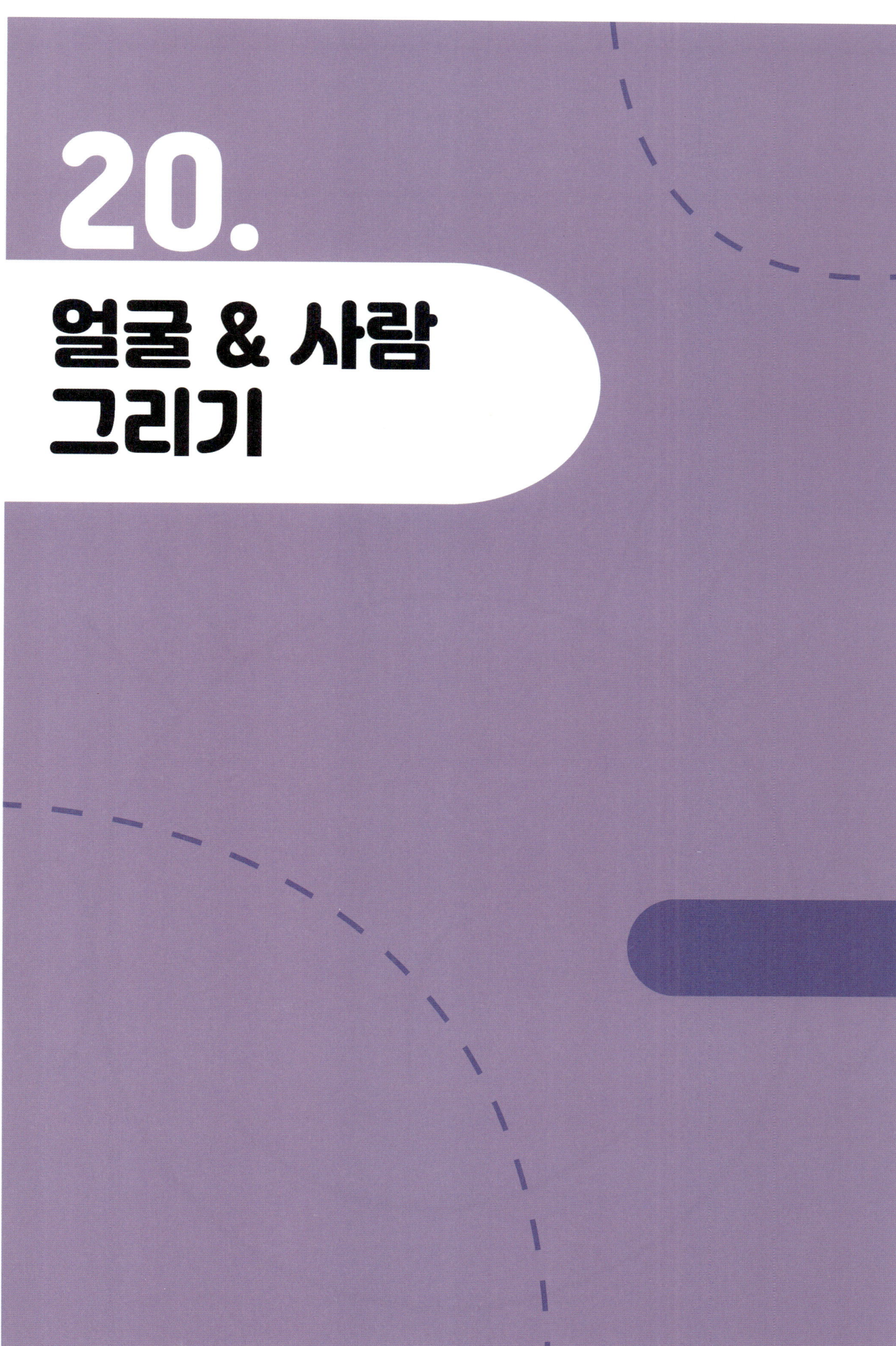

20.
얼굴 & 사람
그리기

눈을 그려서 얼굴을 완성하세요.

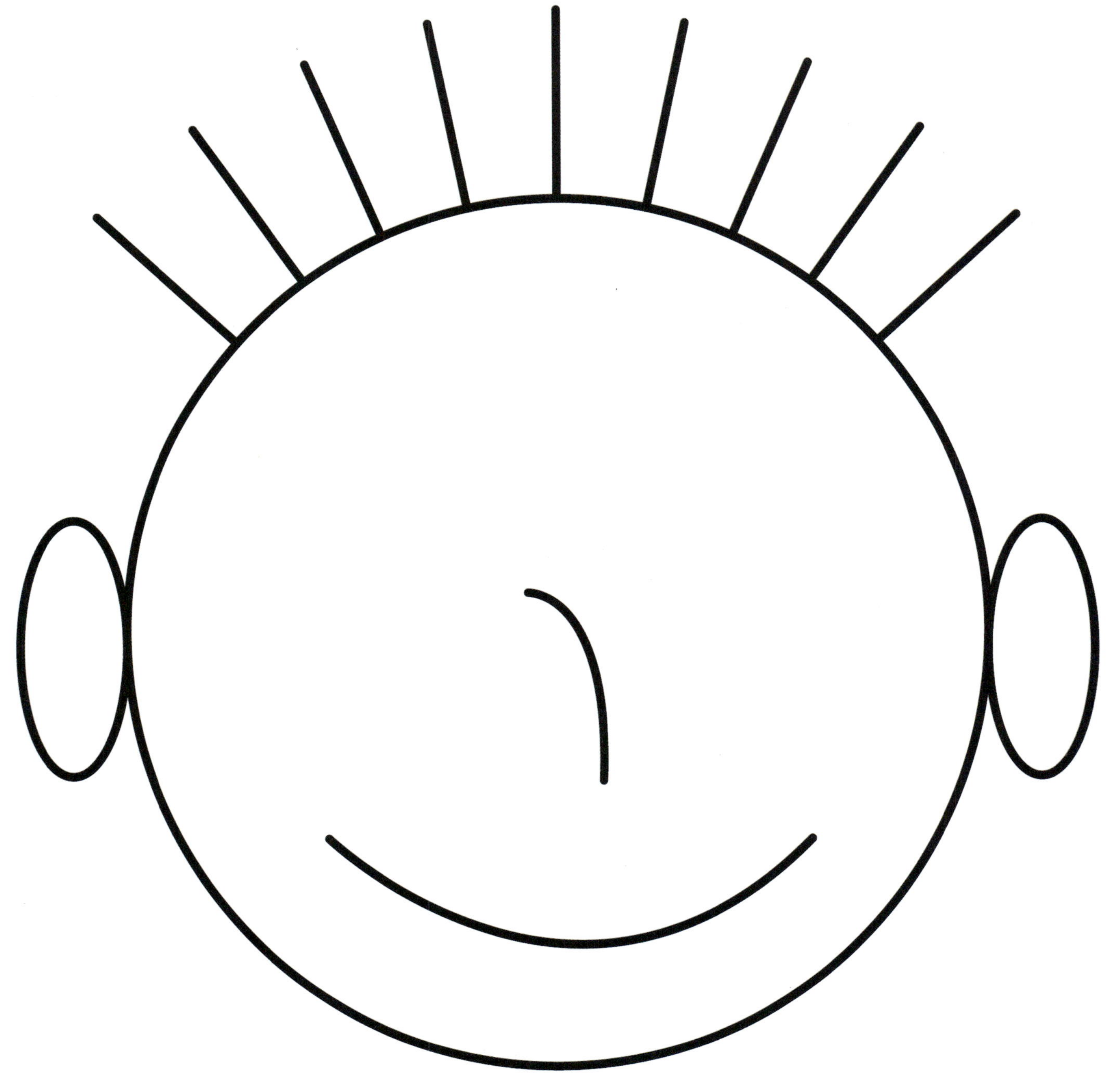

얼굴 그리기(2)

코를 그려서 얼굴을 완성하세요.

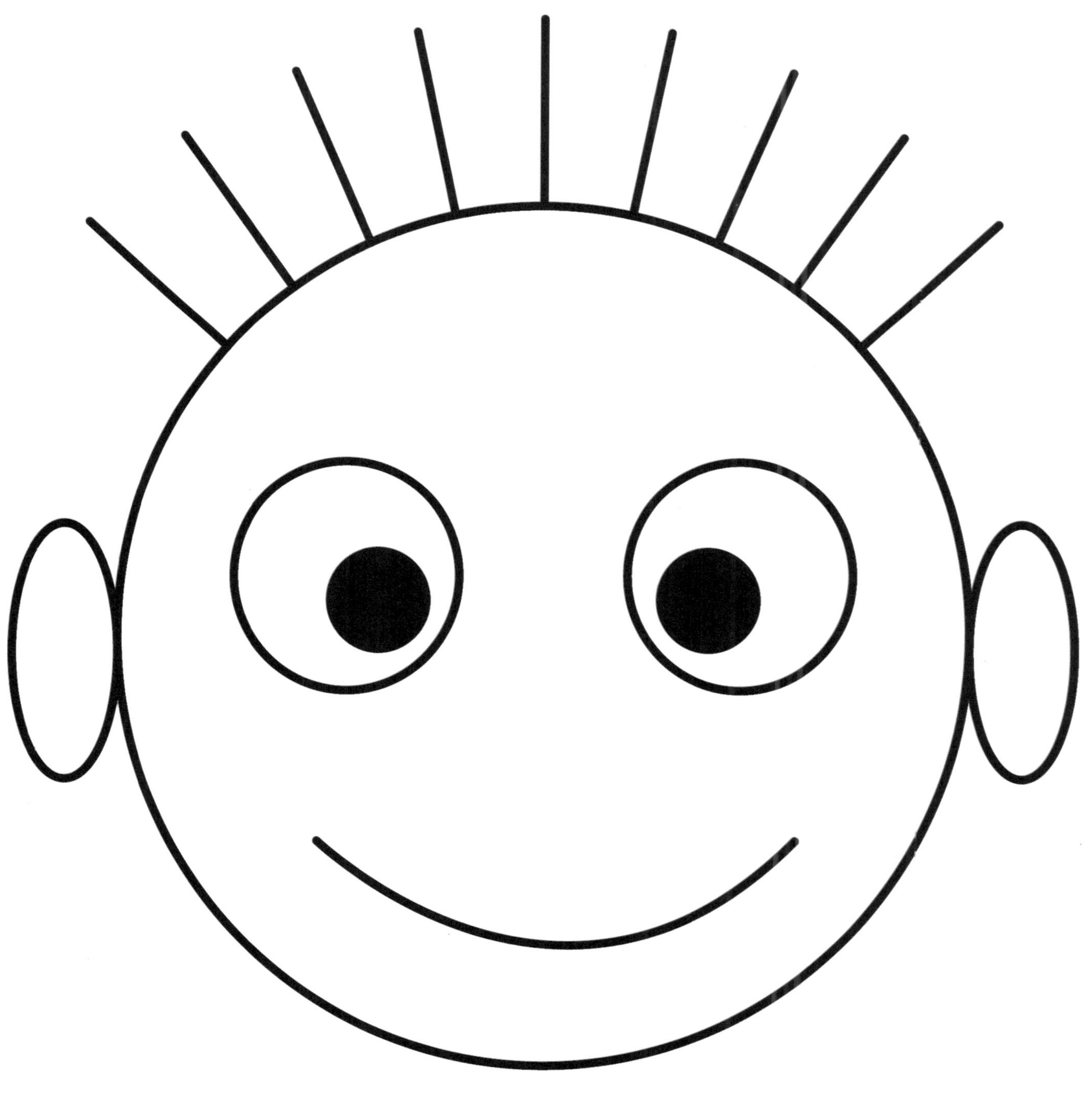

20 | 얼굴 그리기(3)

입을 그려서 얼굴을 완성하세요.

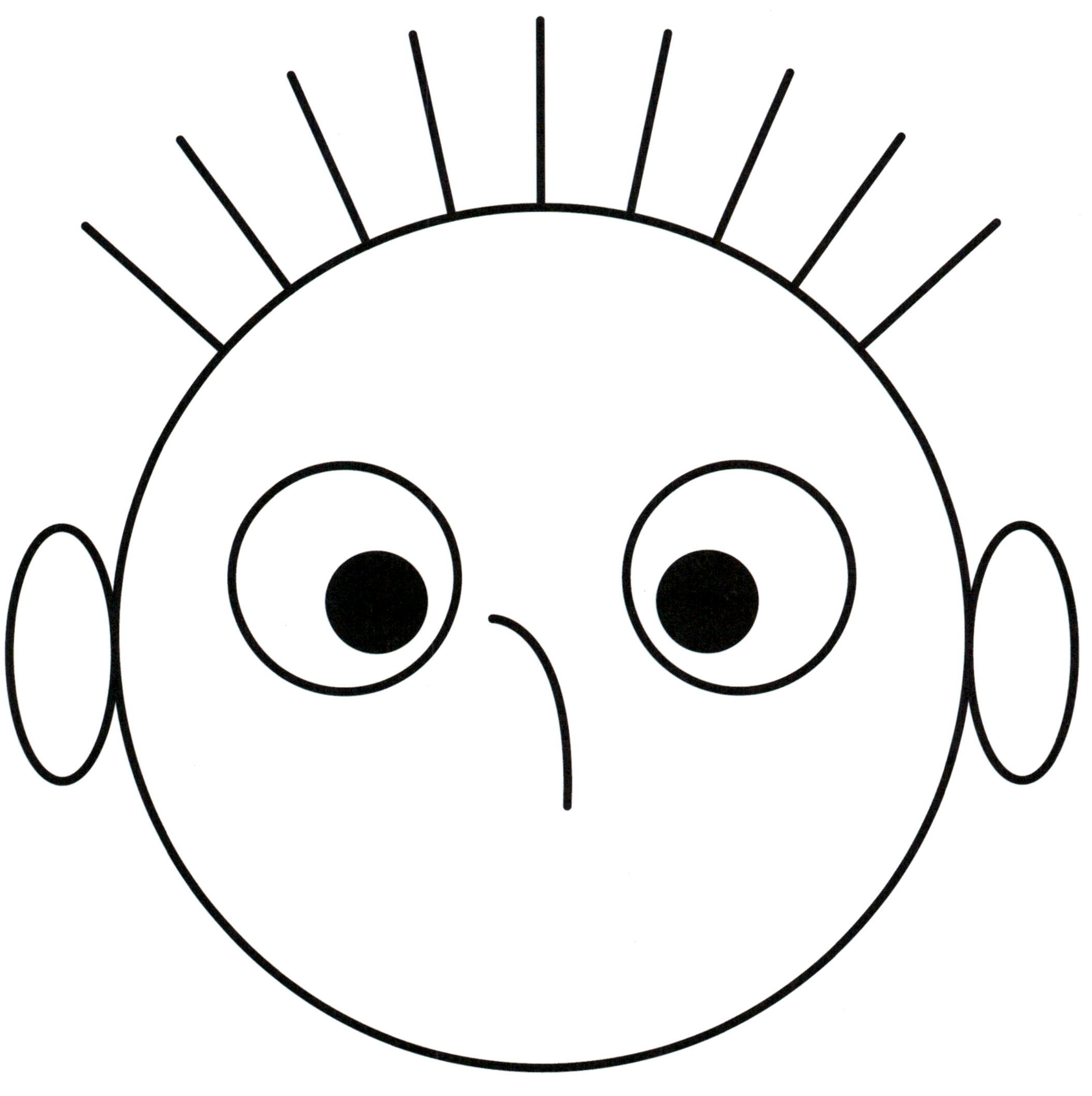

얼굴 그리기(4)

머리카락을 그려서 얼굴을 완성하세요.

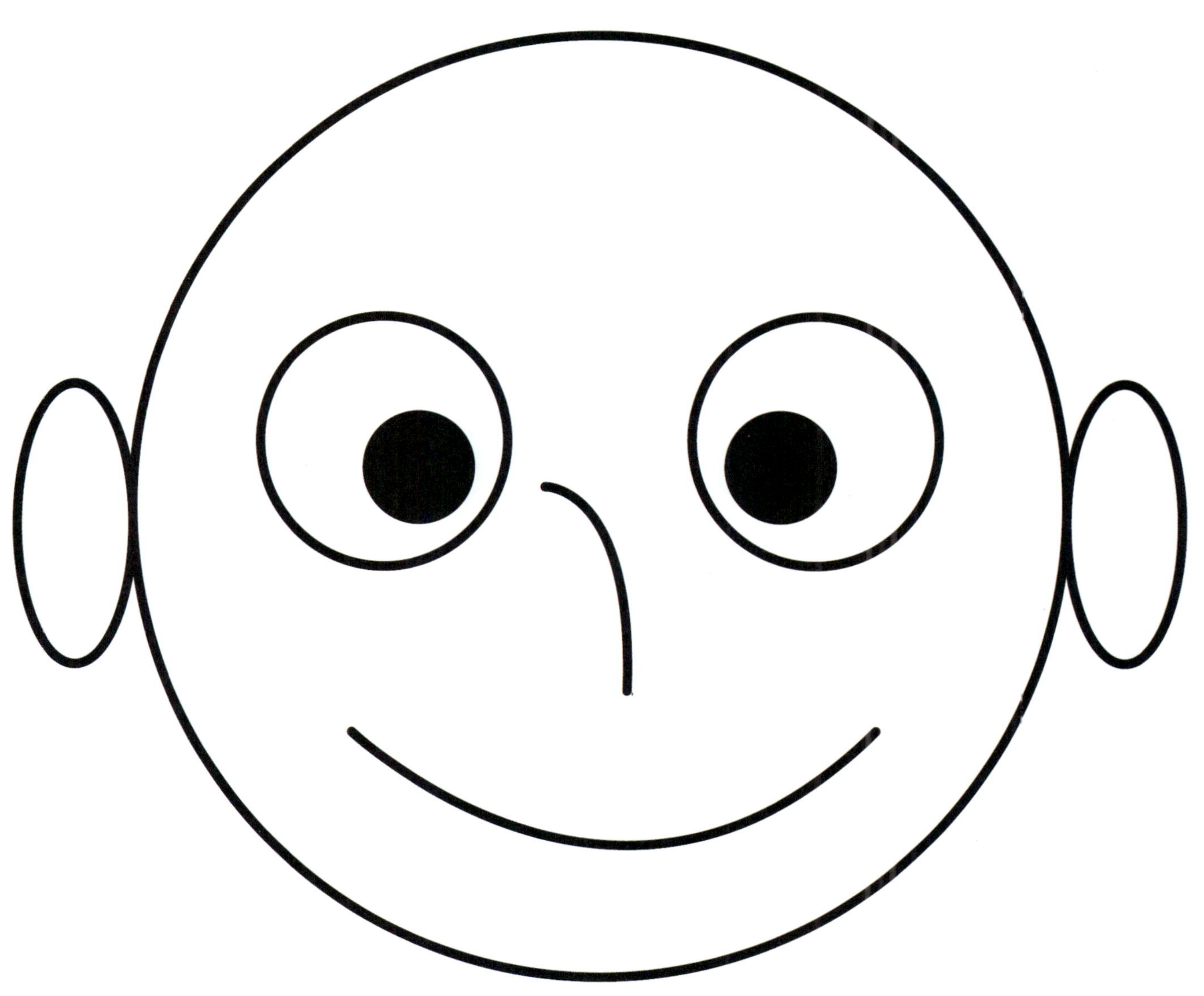

귀를 그려서 얼굴을 완성하세요.

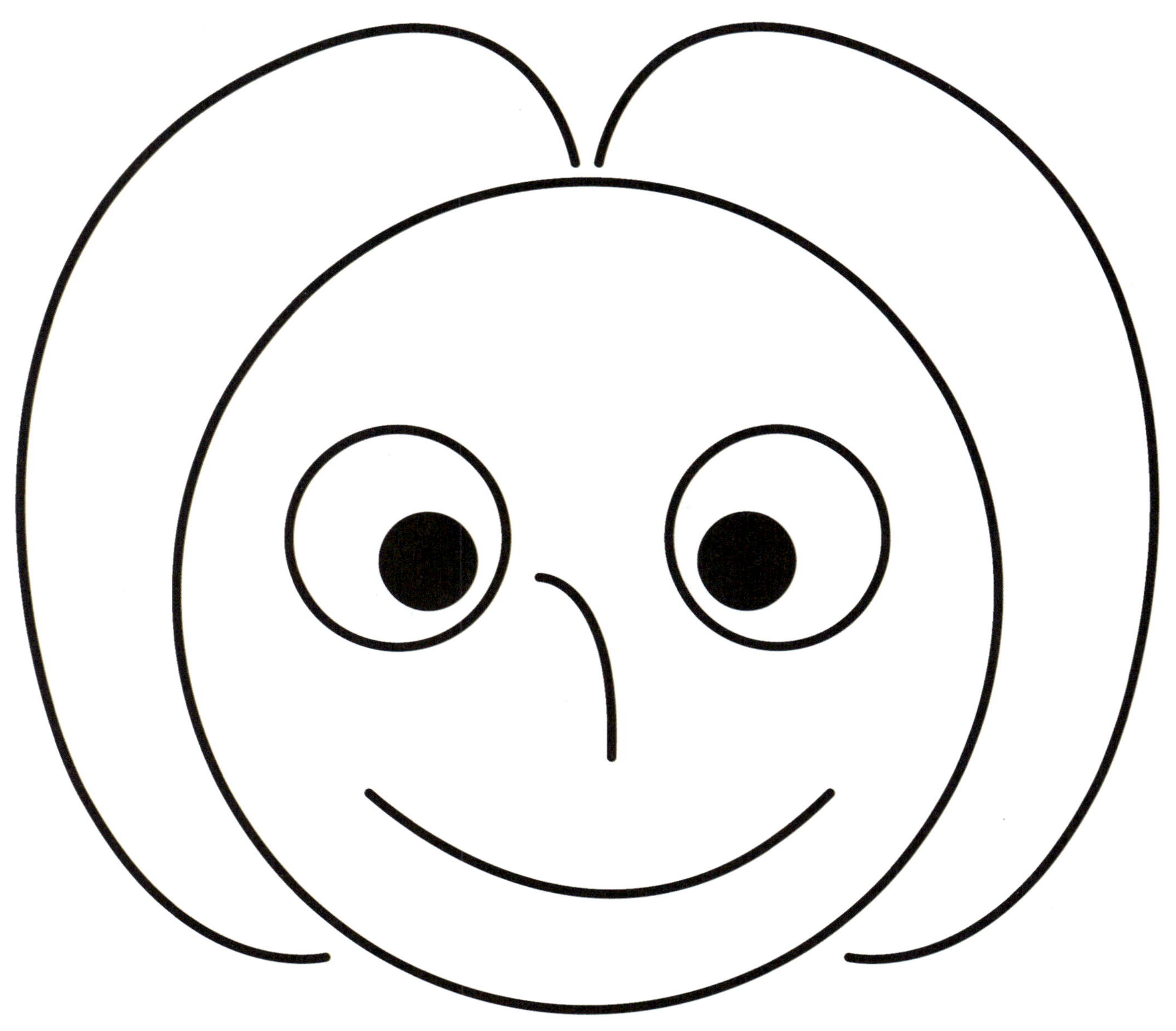

눈, 코, 입을 그려서 얼굴을 완성하세요.

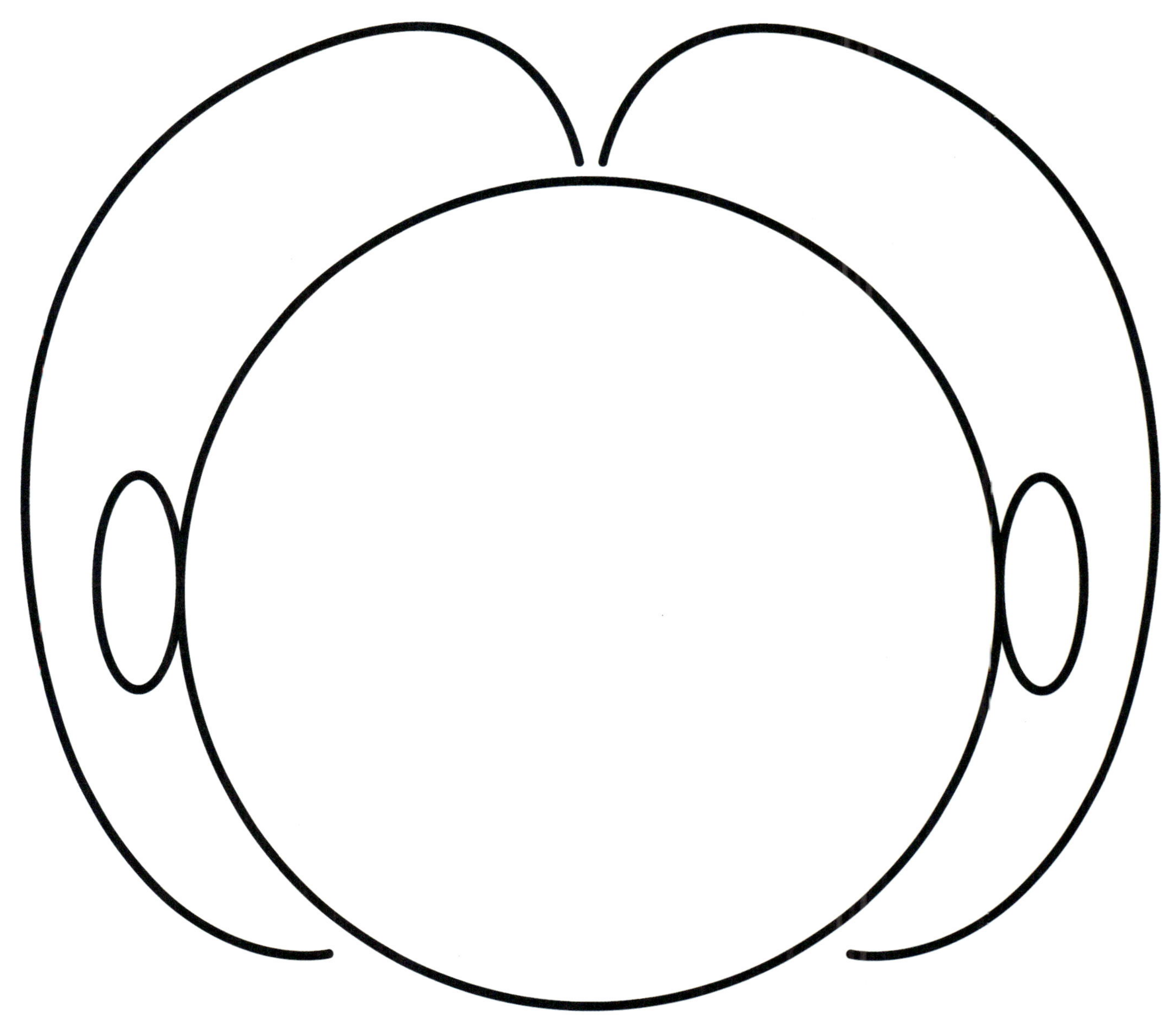

입, 귀, 머리카락을 그려서 얼굴을 완성하세요.

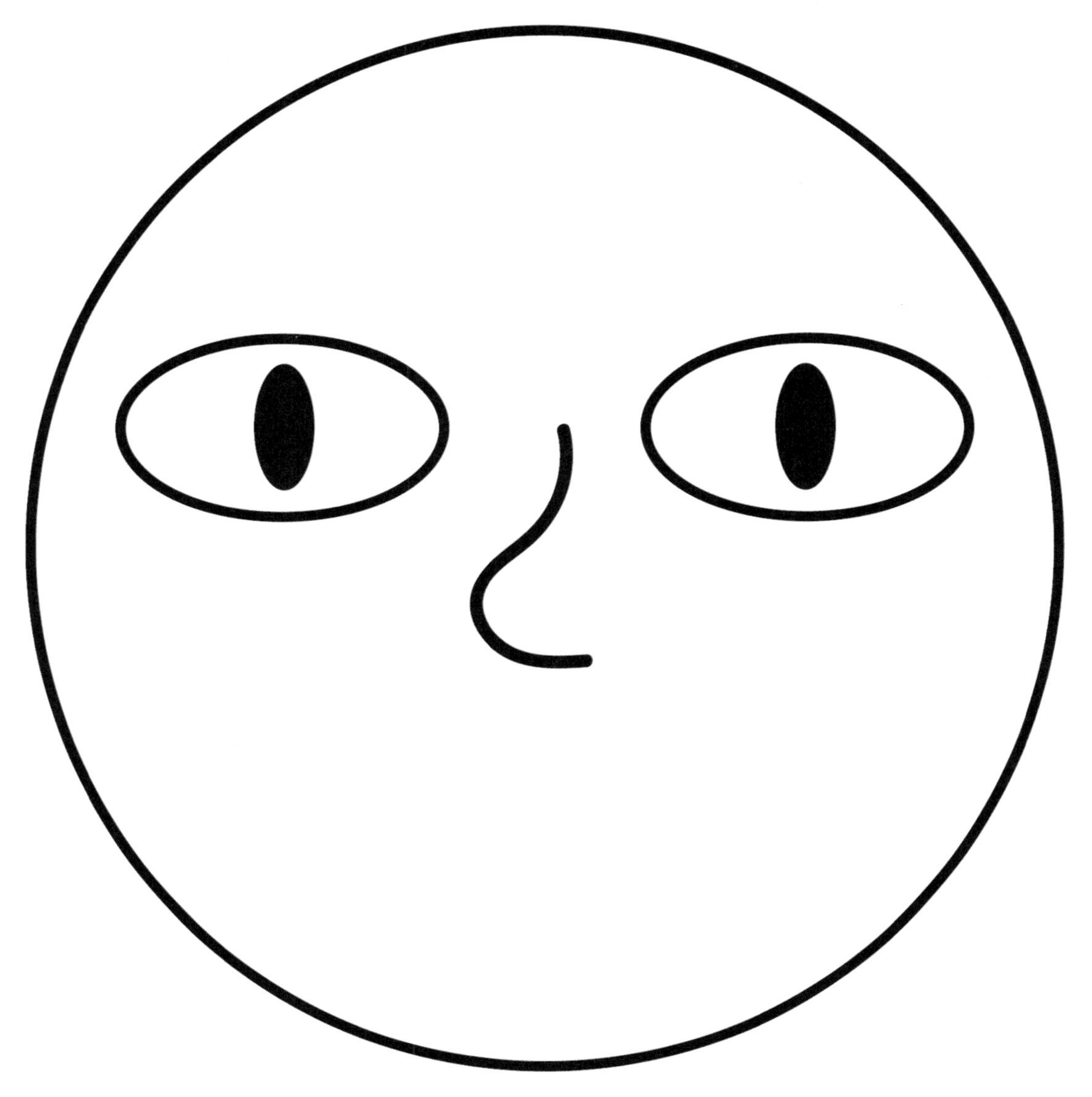

눈, 코, 입, 귀, 머리카락을 그려서 얼굴을 완성하세요.

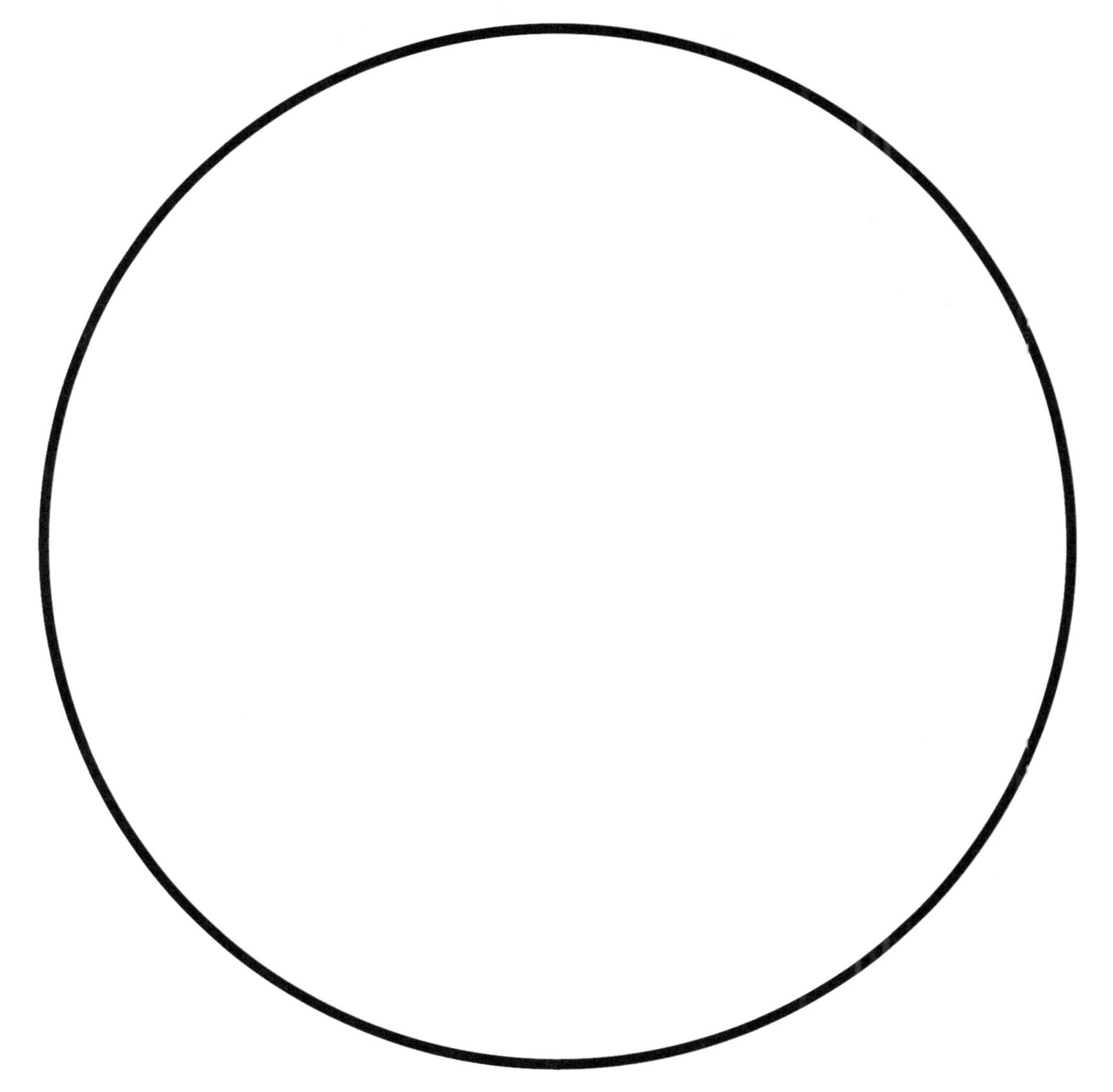

팔, 다리를 더 그려서 사람 모습을 그려보세요.

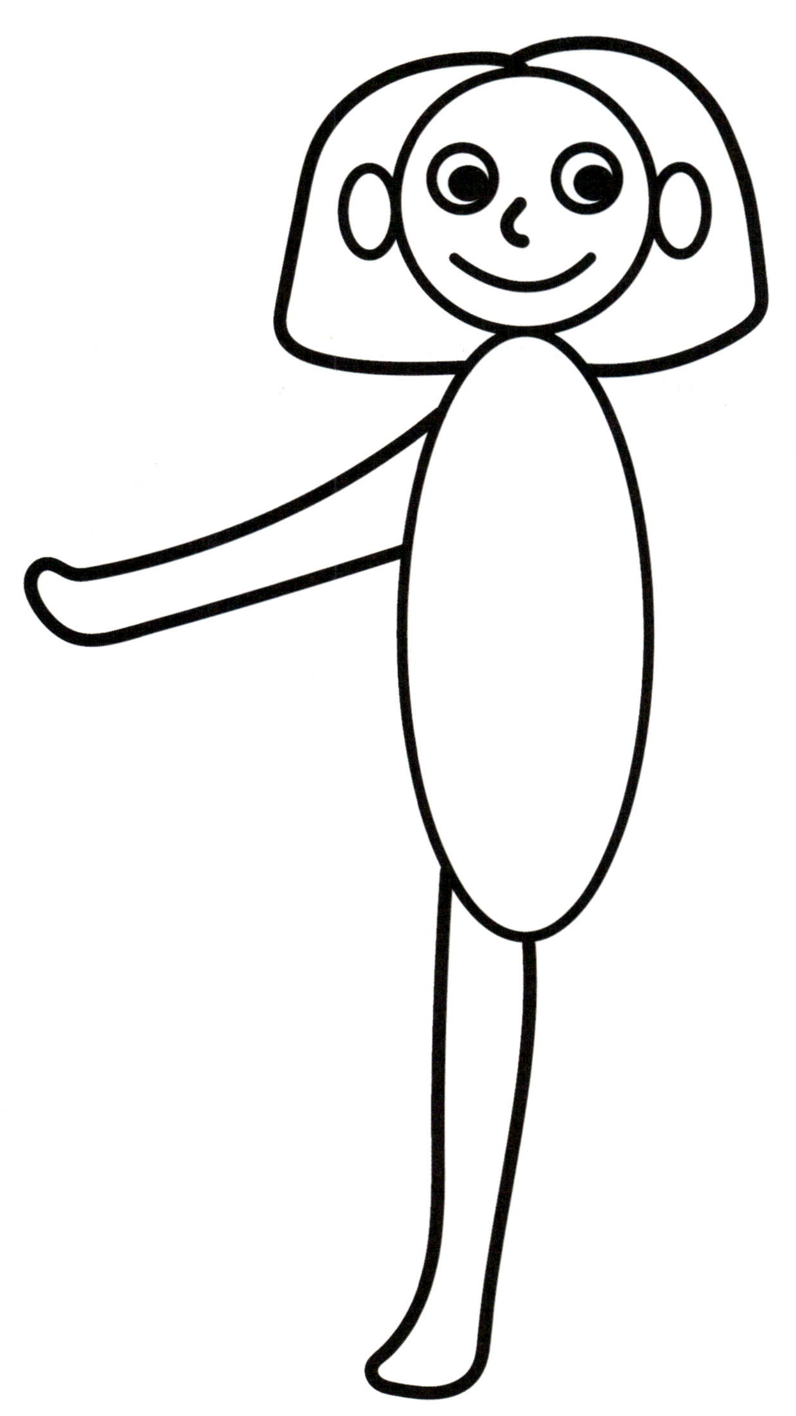

다리를 **두 개** 그려서 사람 모습을 그려보세요.

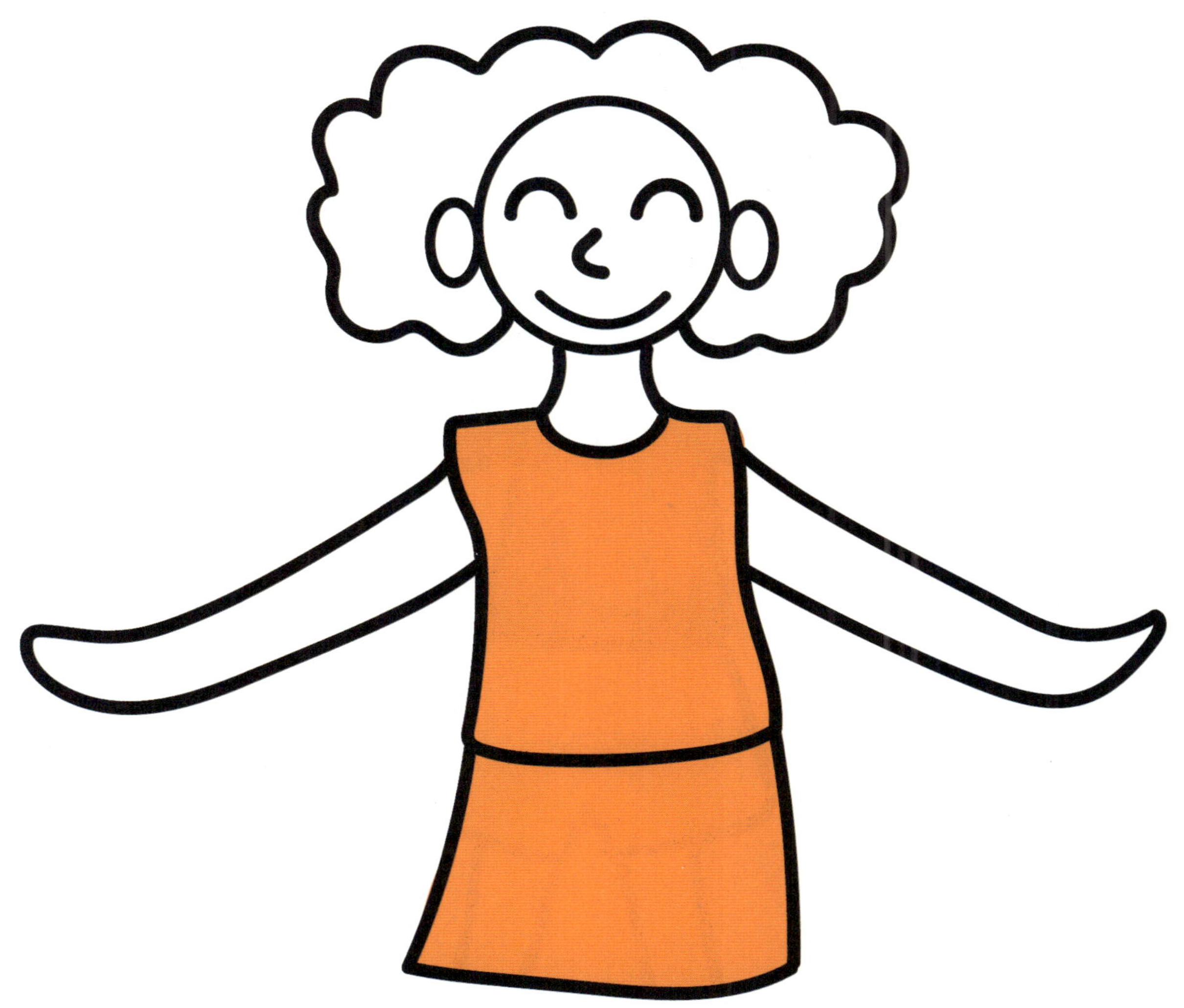

팔을 **두 개** 그려서 사람 모습을 그려보세요.

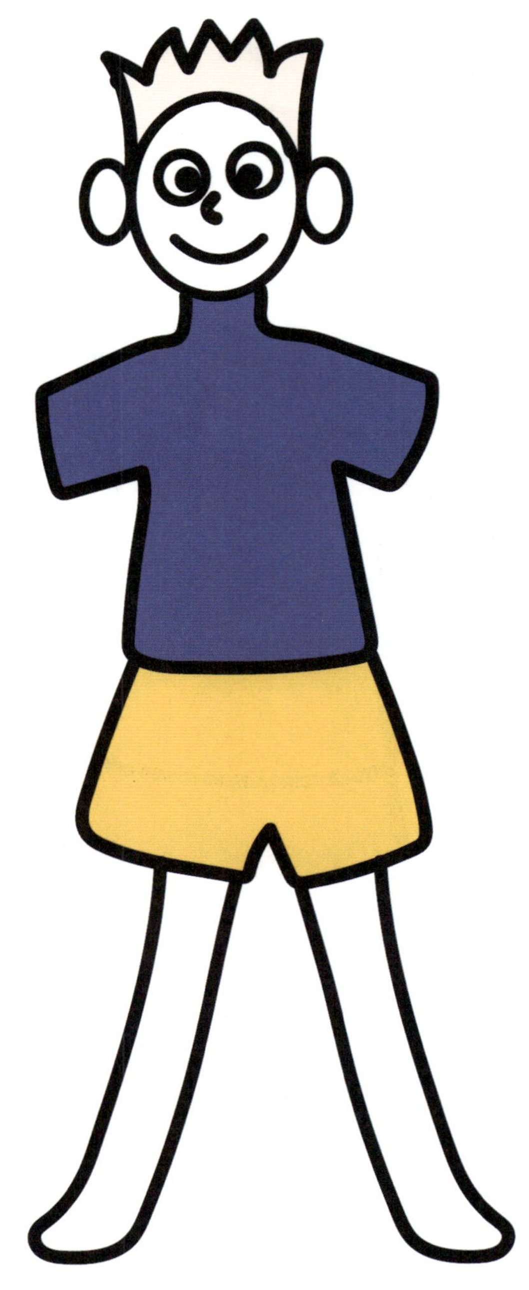

20 | 사람 그리기(4)

팔과 **다리**를 **두 개씩** 그려서 사람 모습을 그려보세요.

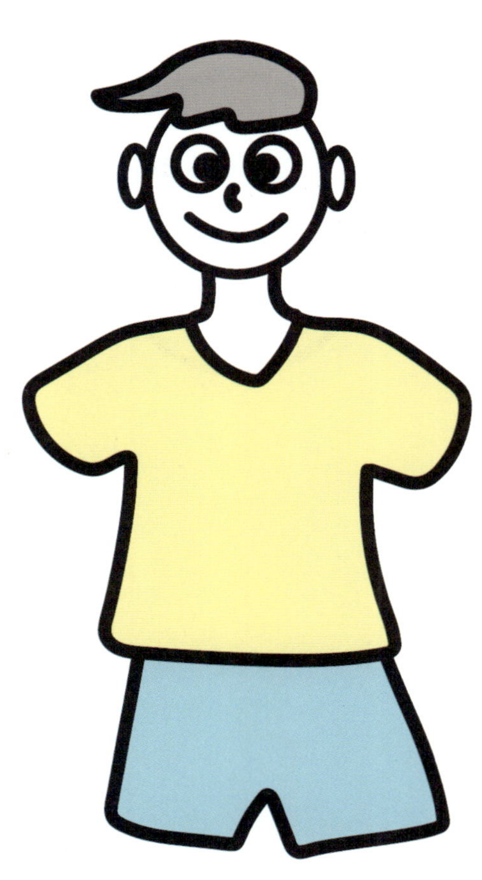

몸통, 팔, 다리를 그려서 사람 모습을 그려보세요.

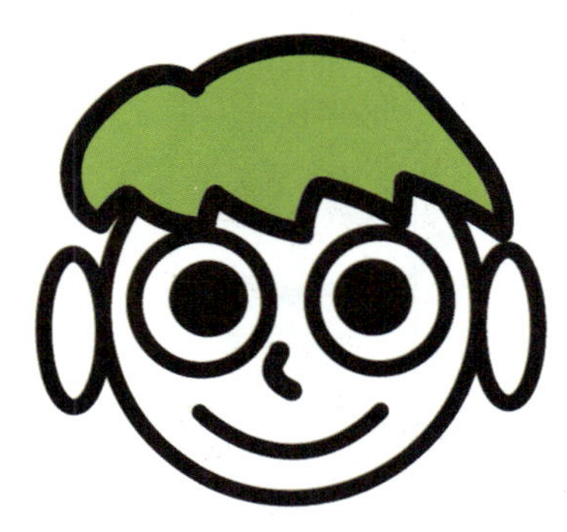

젓가락 사용 궁금해요!

일상생활에서 '먹기(식사)'의 영역에서 스스로 식사 도구를 사용하는 것은 아동의 자립심과 자존감을 높여주는 중요한 부분입니다. 보통 교정용 젓가락을 만 2세부터 사용하는데, 소근육 기술, 집중력, 눈과 손의 협응과도 관련이 있습니다. 시중에 다양한 교정용 젓가락이 존재하는데 아동의 현재 발달 단계 및 기능 상태에 맞게 적용할 필요가 있습니다.

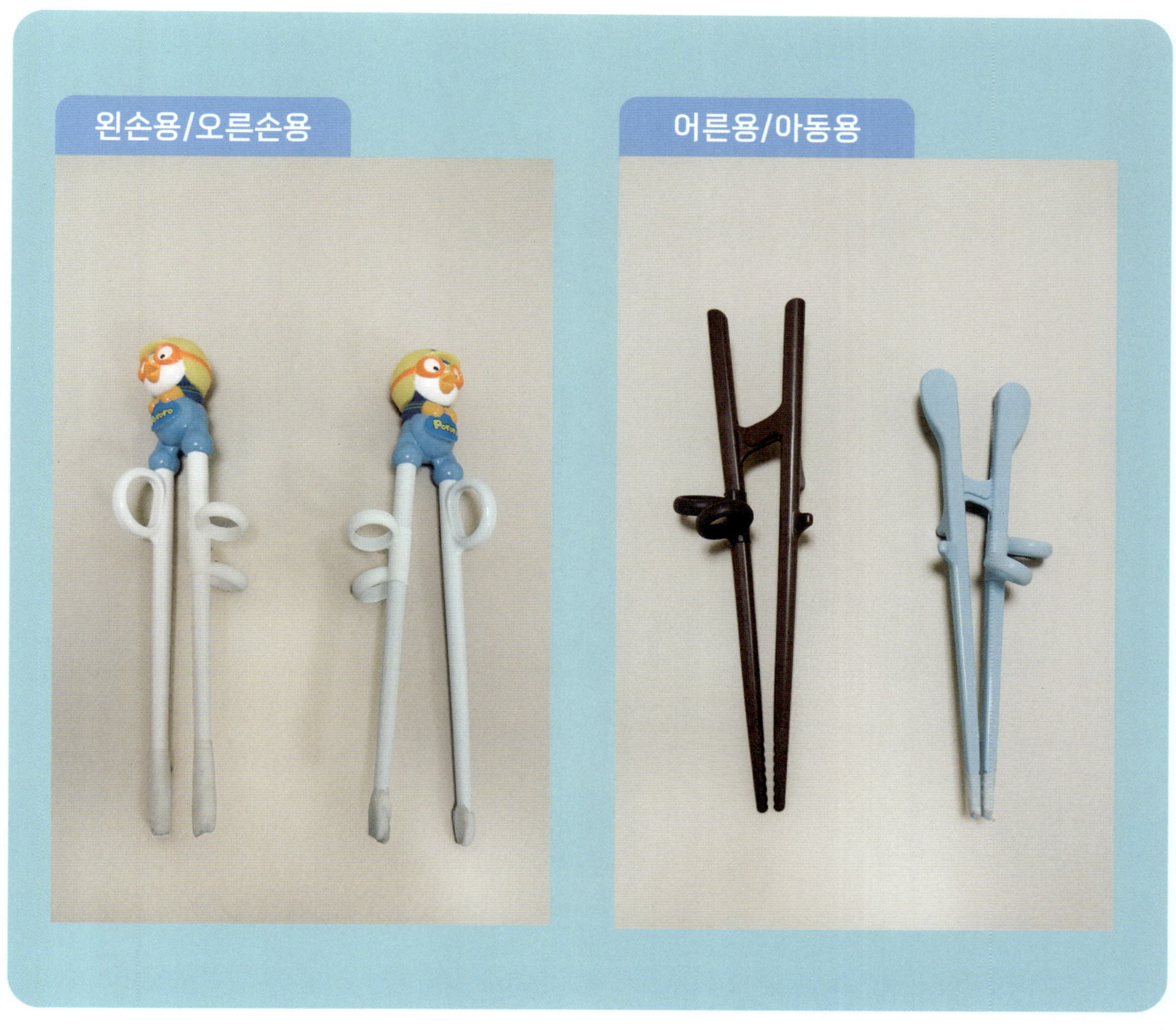

젓가락 사용의 단계

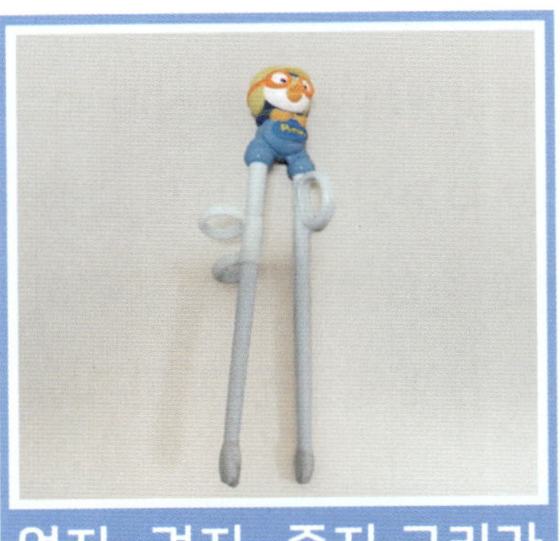

엄지-검지-중지 고리가
있는 교정용 젓가락

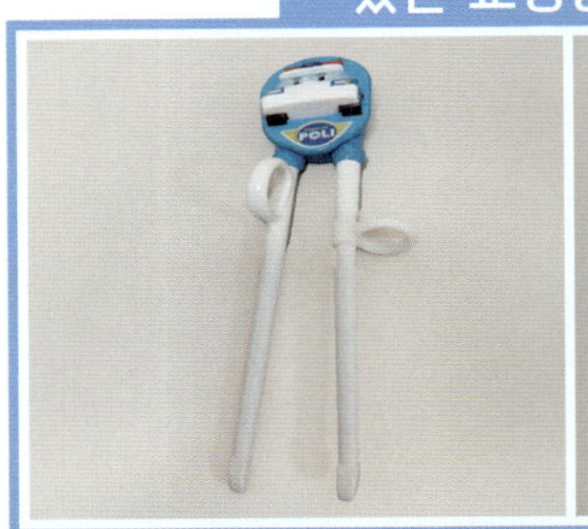

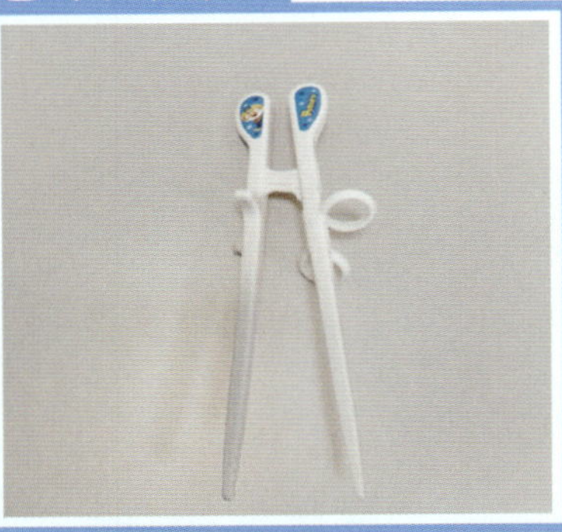

엄지-검지 고리   검지-중지 고리

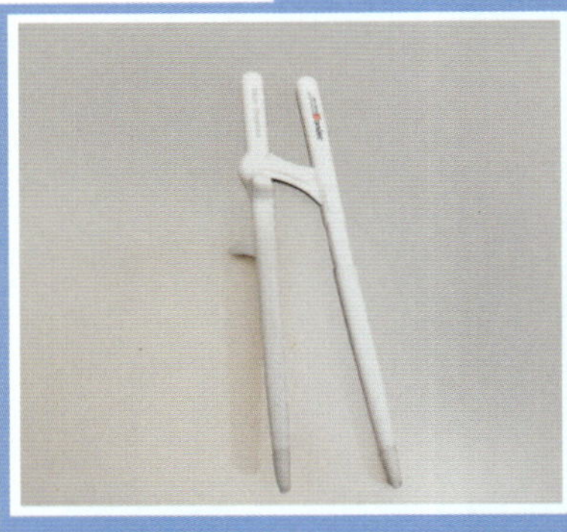

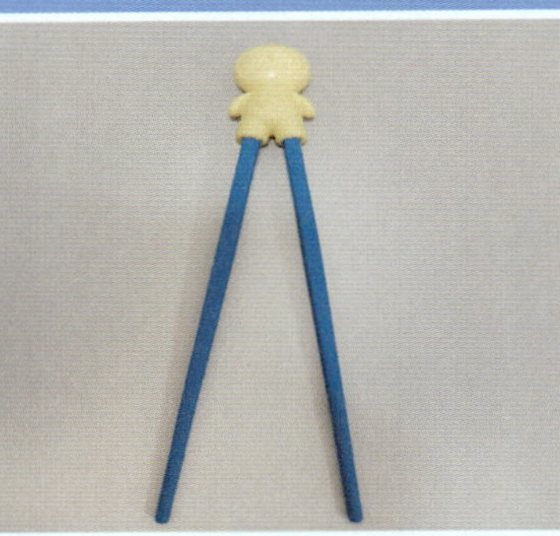

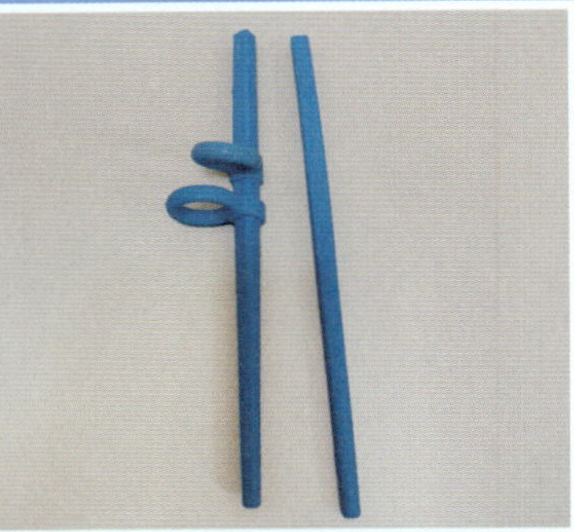

고리 없이 연결   고리 없이 연결   연결 없이 고리 2개

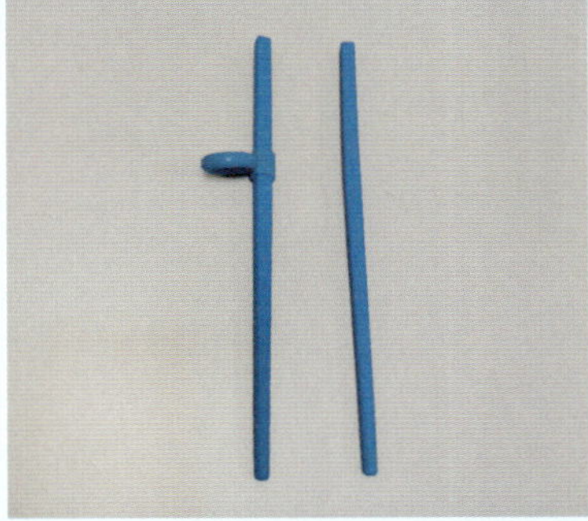

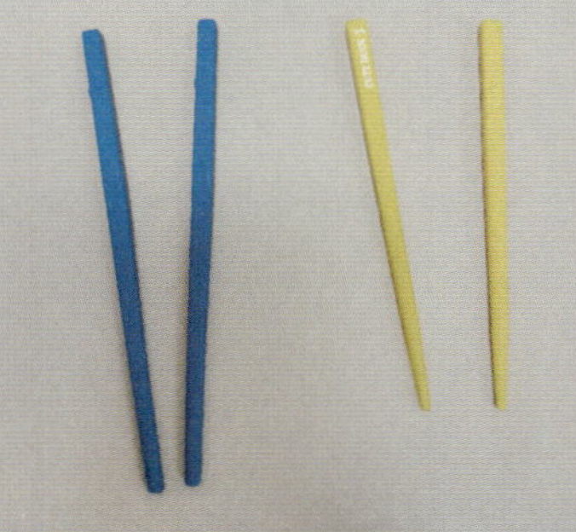

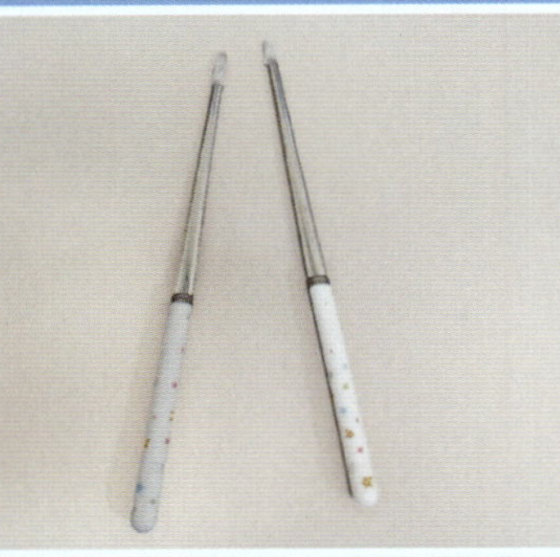

연결 없이 고리 1개   실리콘/플라스틱   일반 쇠젓가락

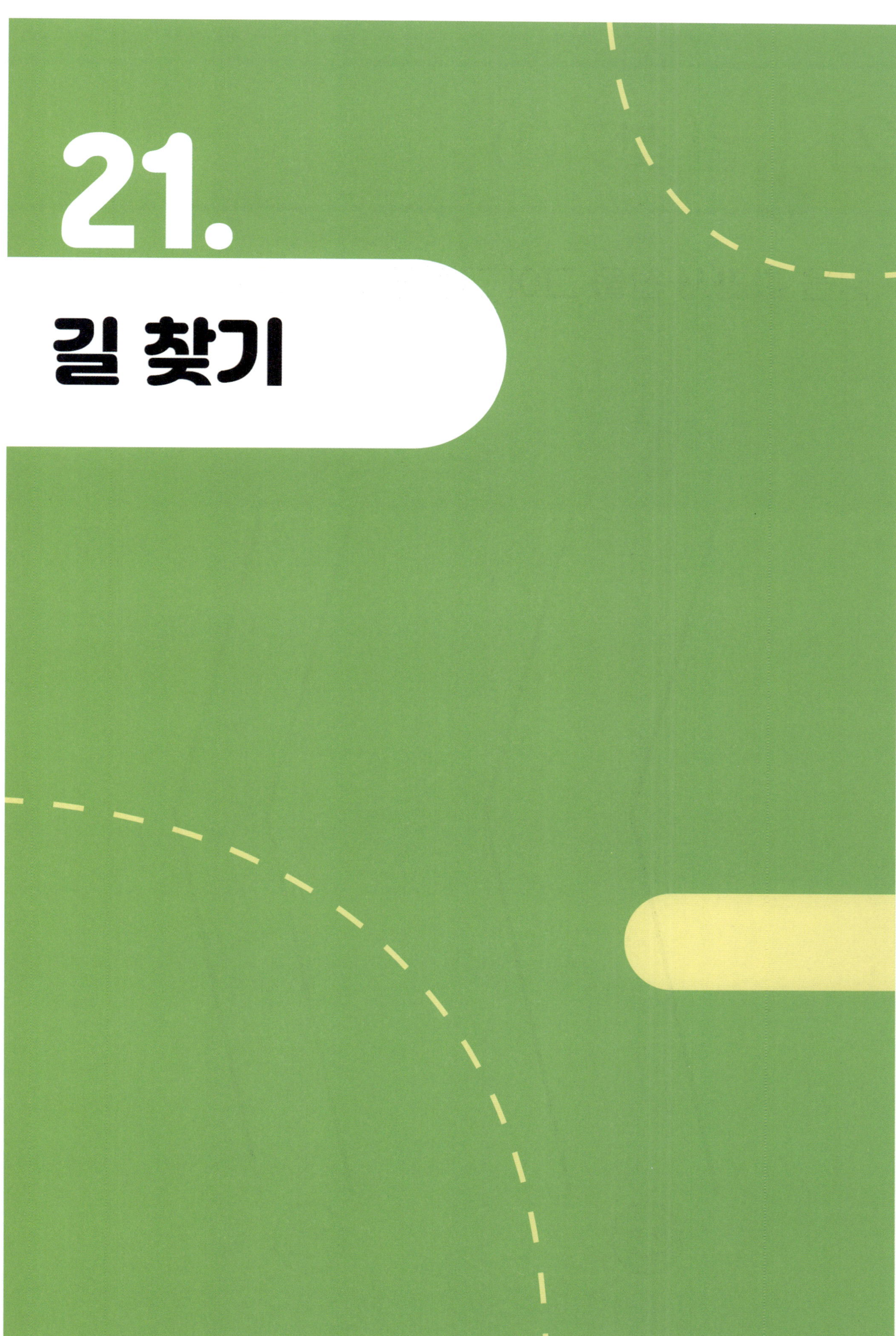

21.
길 찾기

길을 **따라서** 선을 그어 그림을 연결해요.

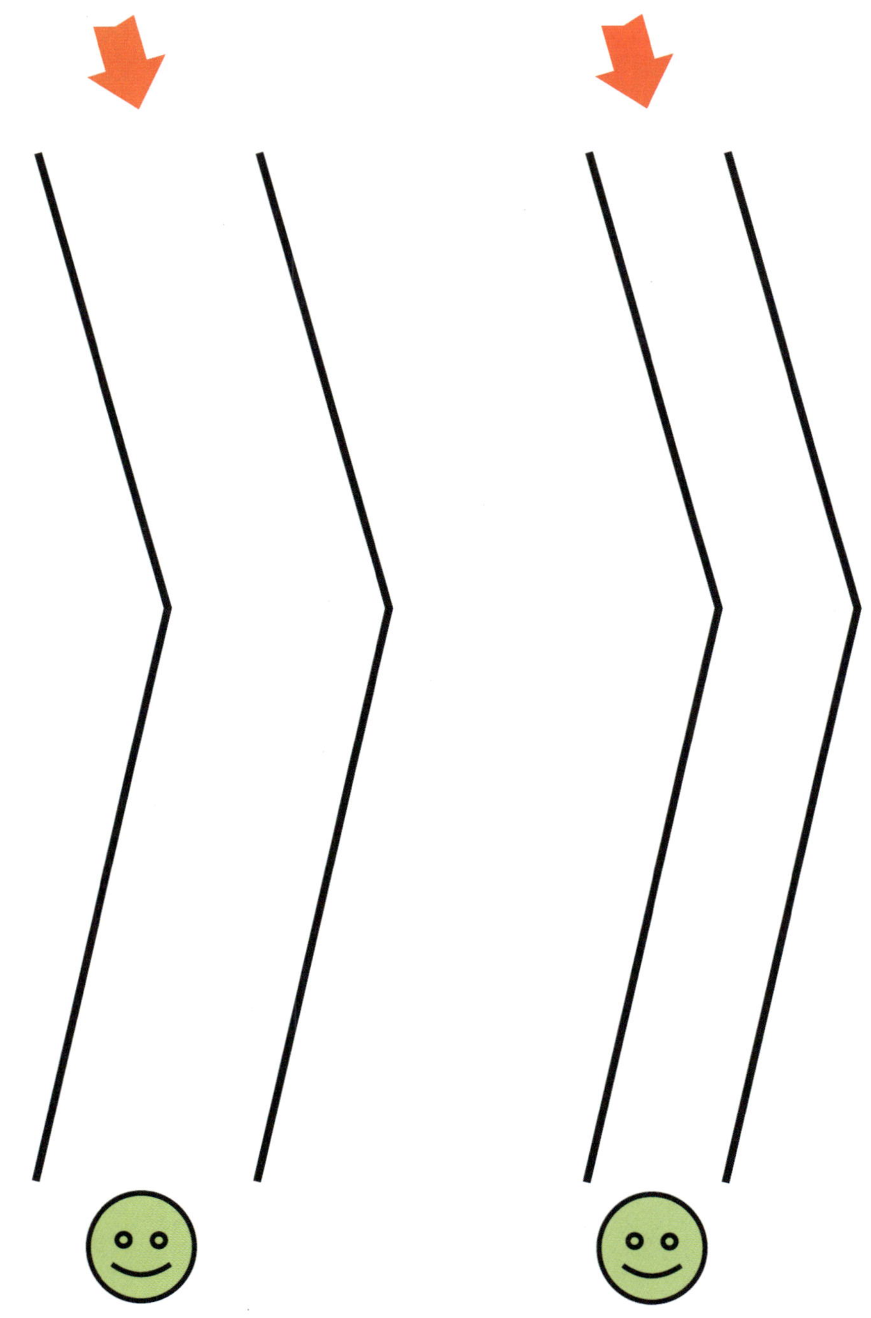

21 | 길 찾기(2)

길을 **따라서** 선을 그어 그림을 연결해요.

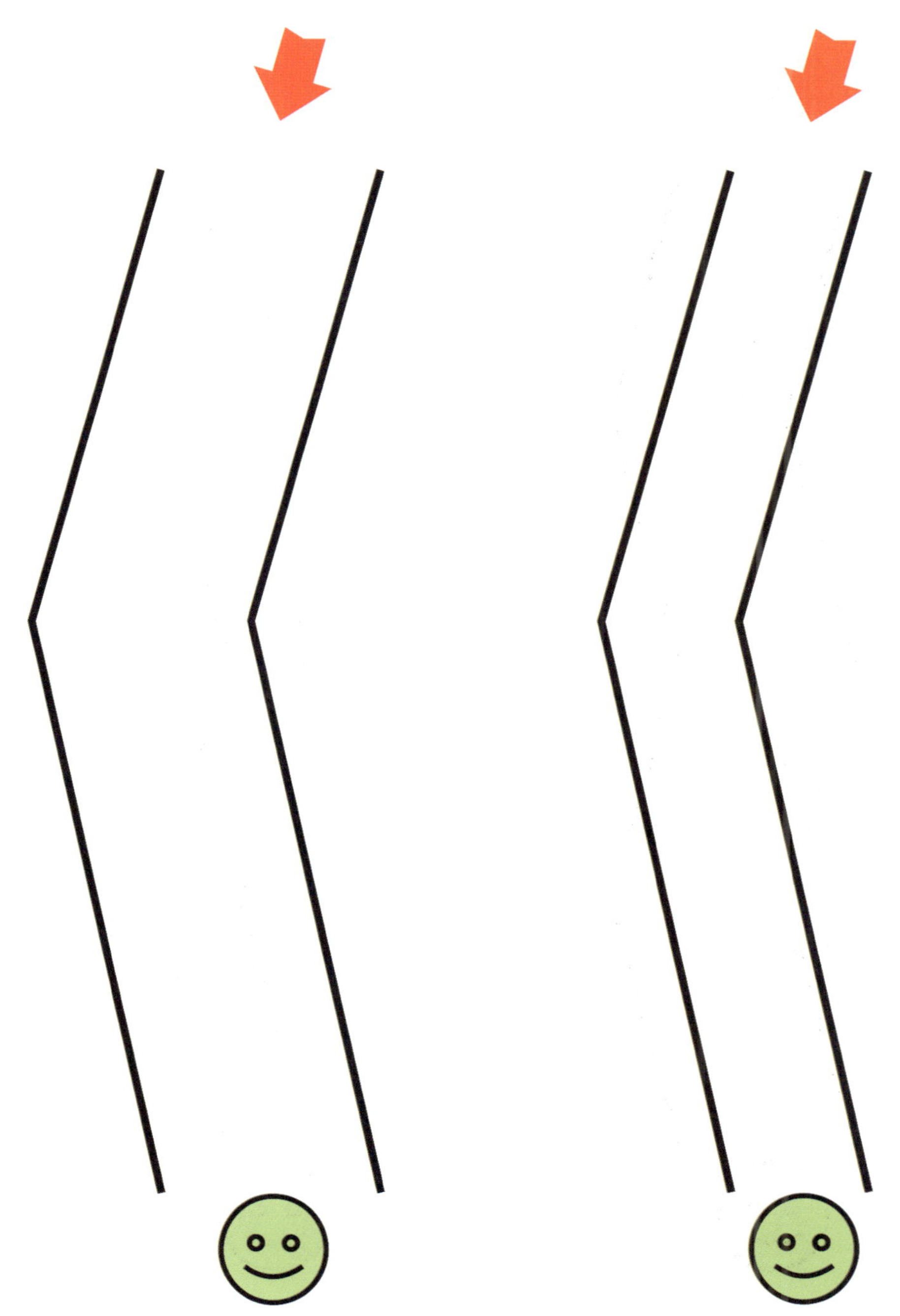

길을 **따라서** 선을 그어 그림을 연결해요.

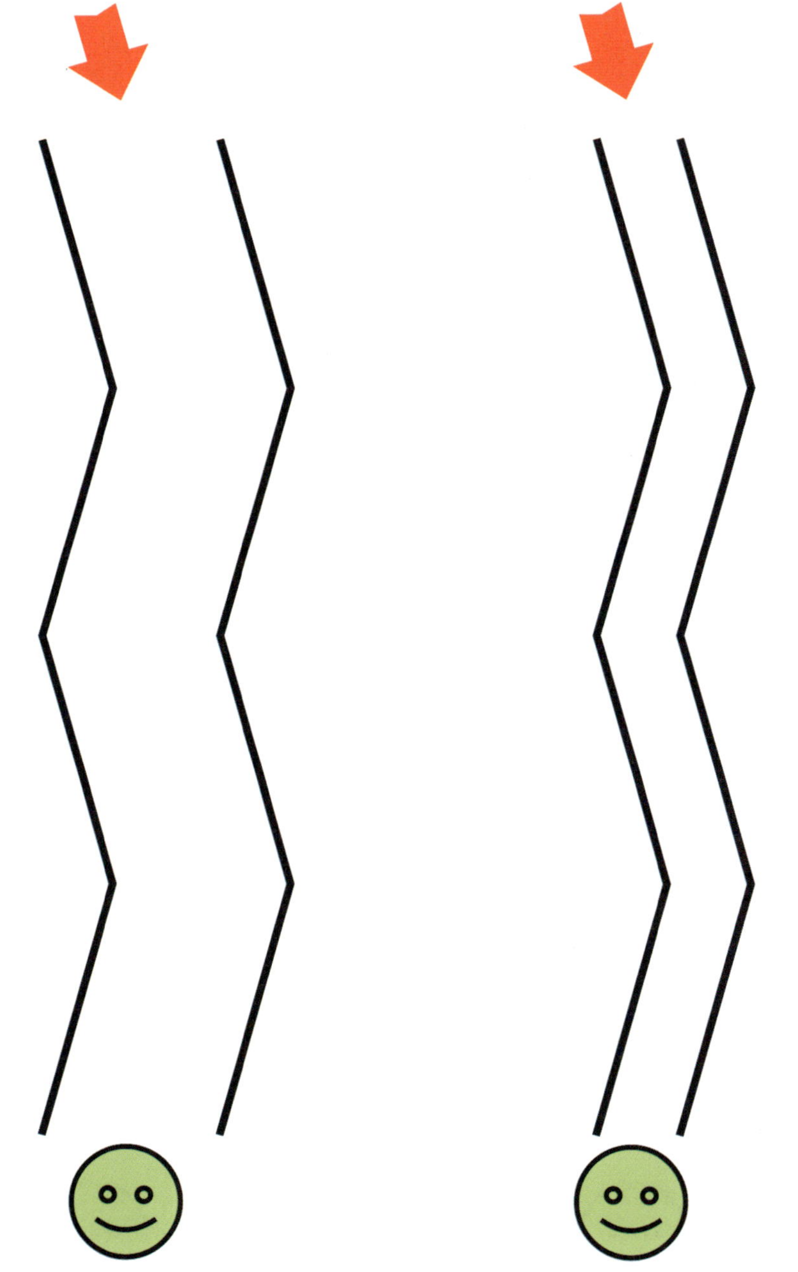

길을 **따라서** 선을 그어 그림을 연결해요.

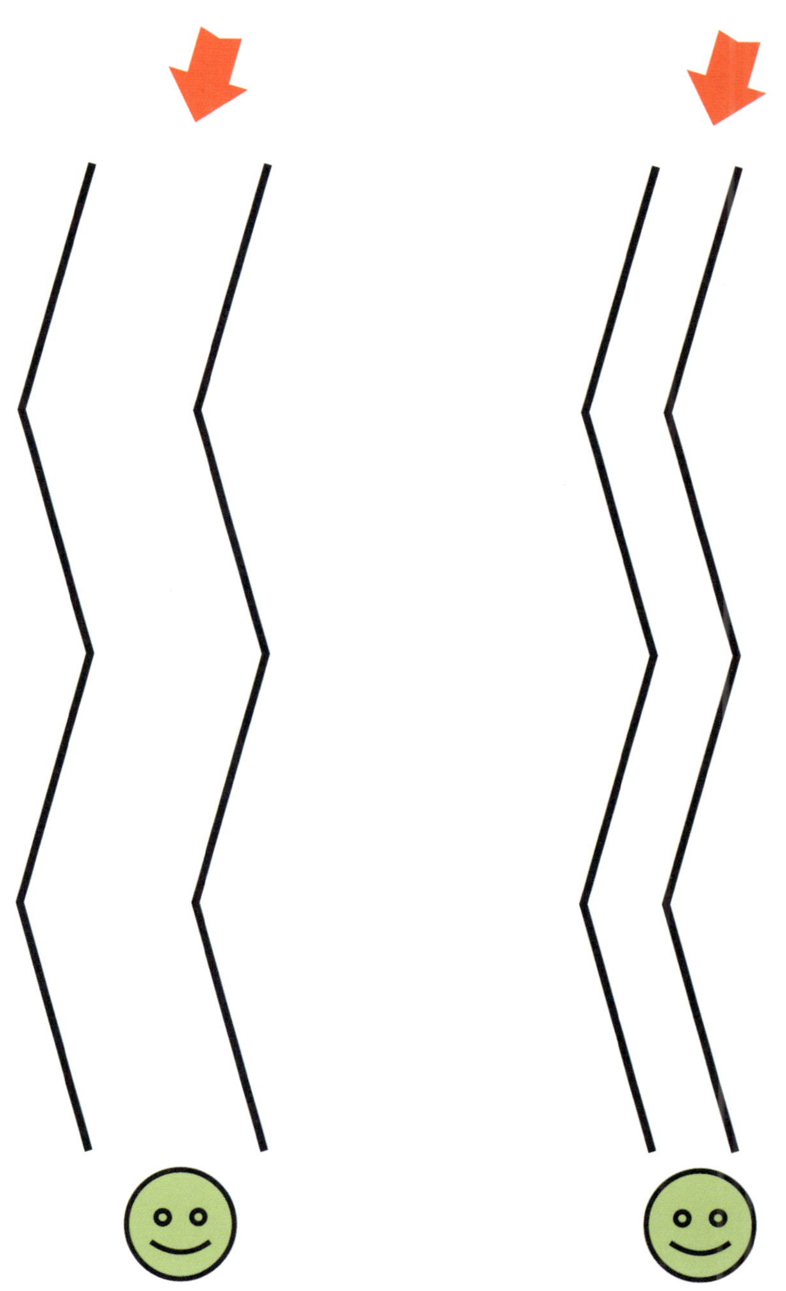

21 | 길 찾기(5)

길을 **따라서** 선을 그어 그림을 연결해요.

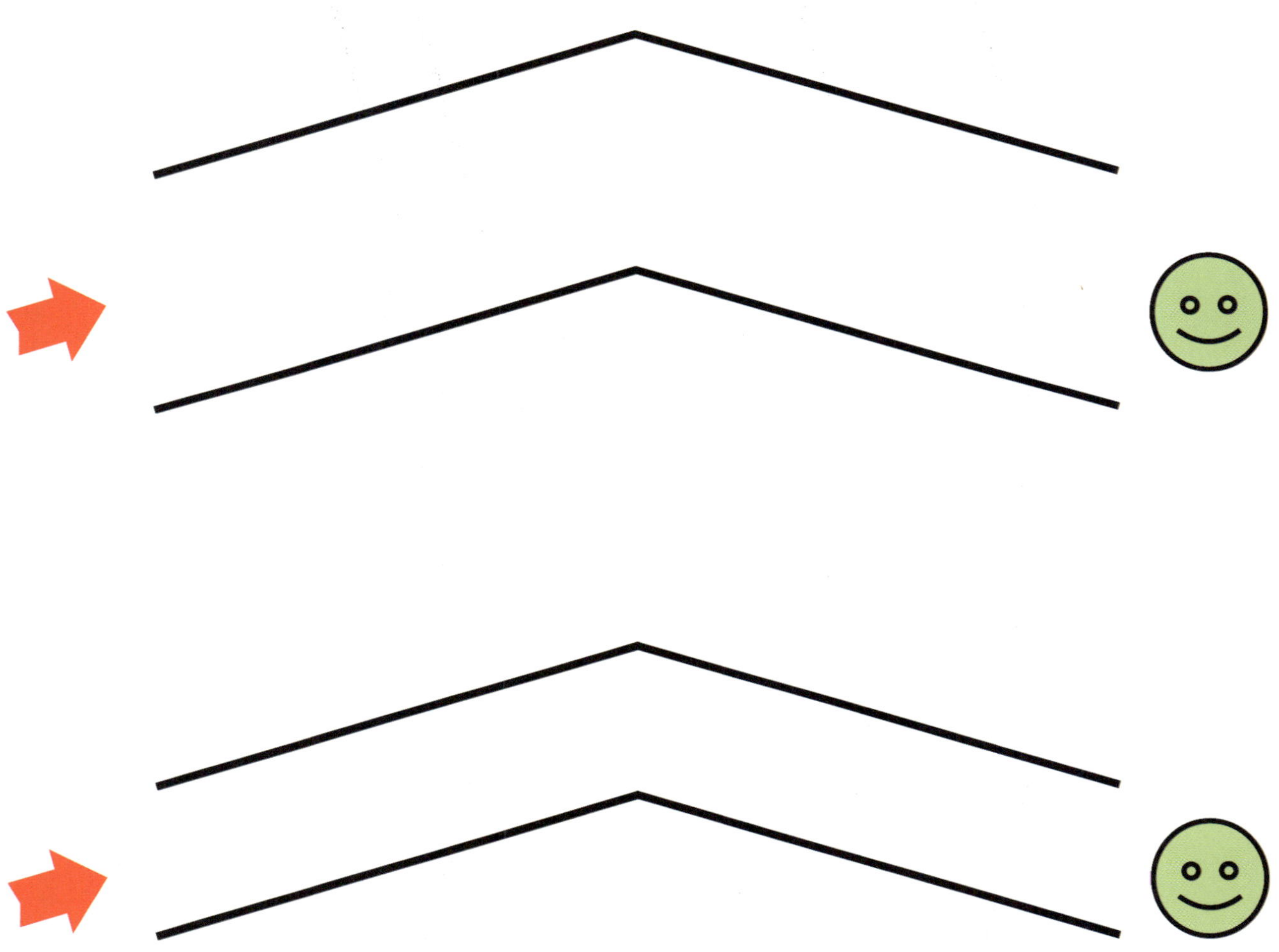

길을 **따라서** 선을 그어 그림을 연결해요.

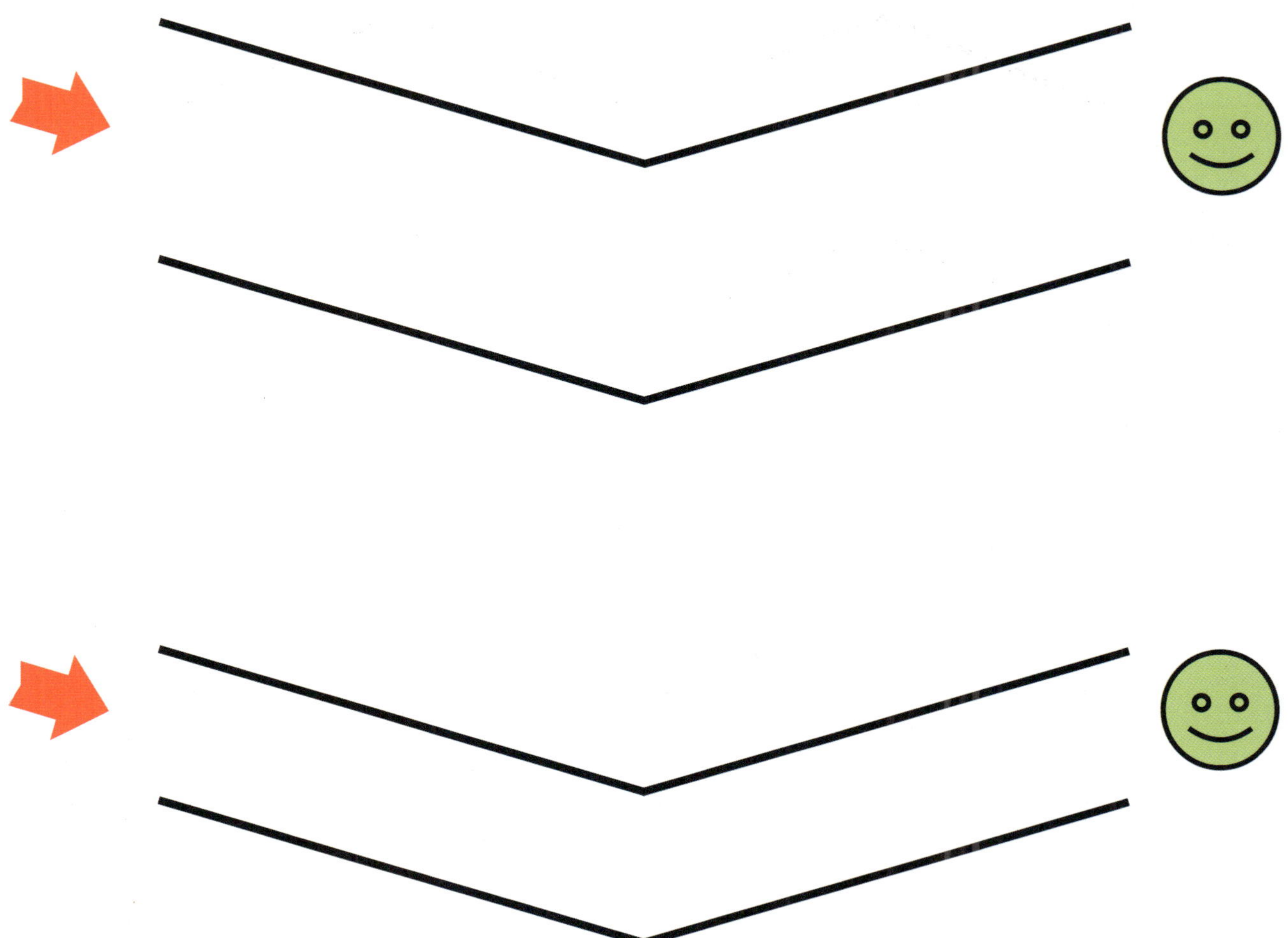

길을 **따라서** 선을 그어 그림을 연결해요.

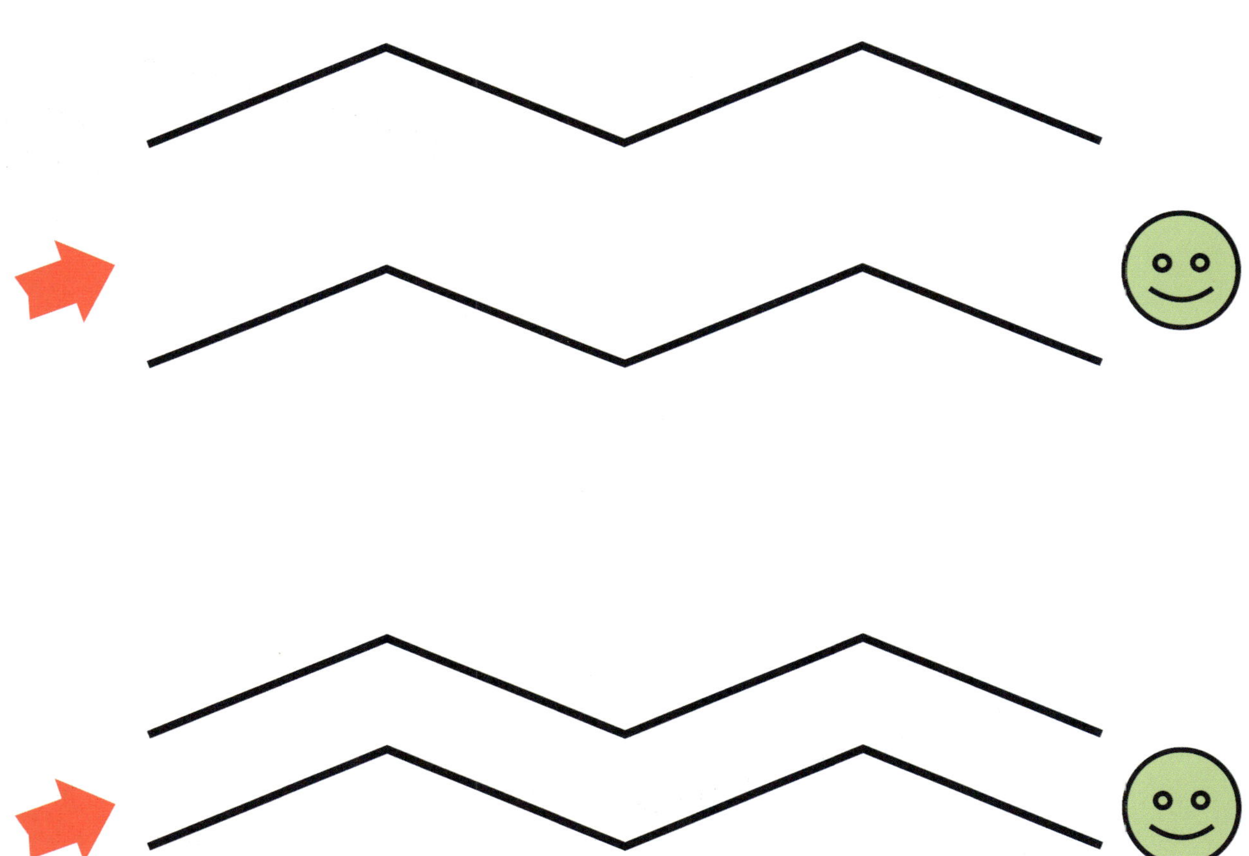

길을 **따라서** 선을 그어 그림을 연결해요.

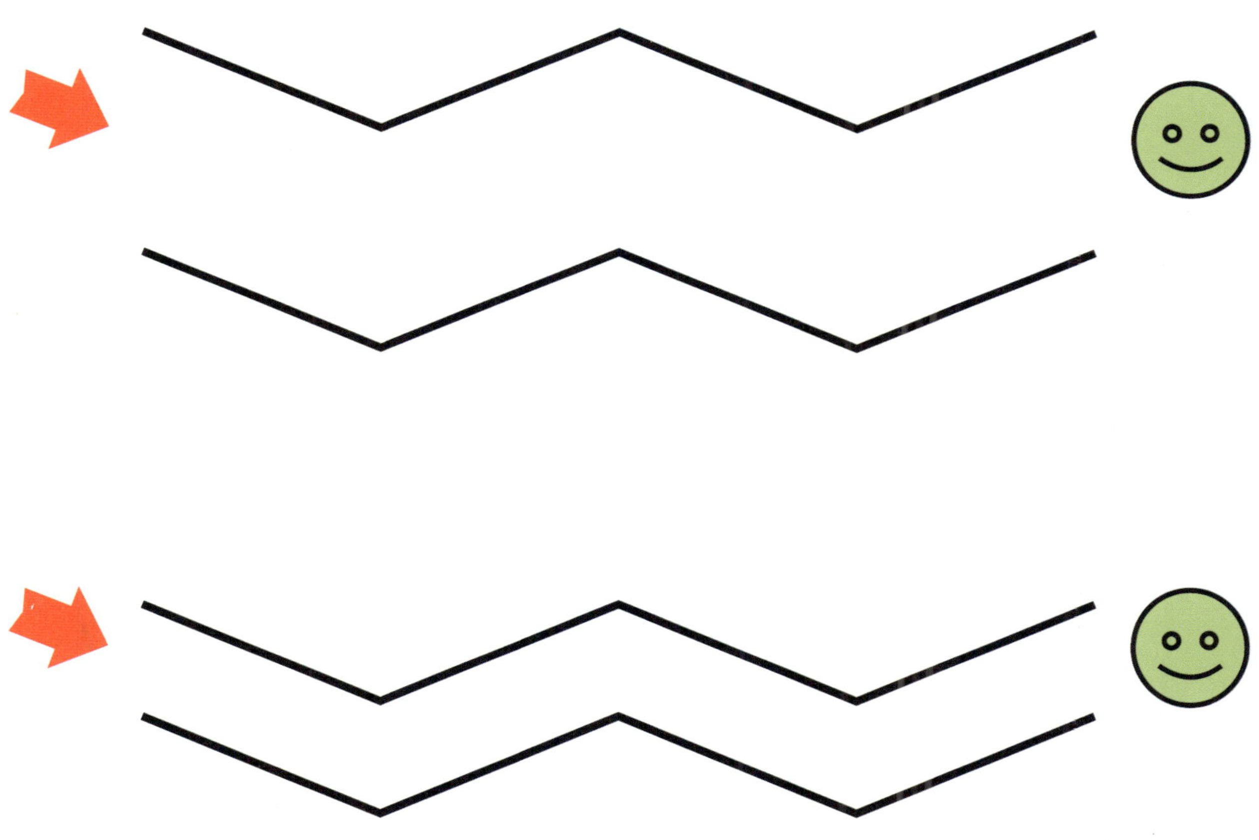

길을 **따라서** 선을 그어 그림을 연결해요.

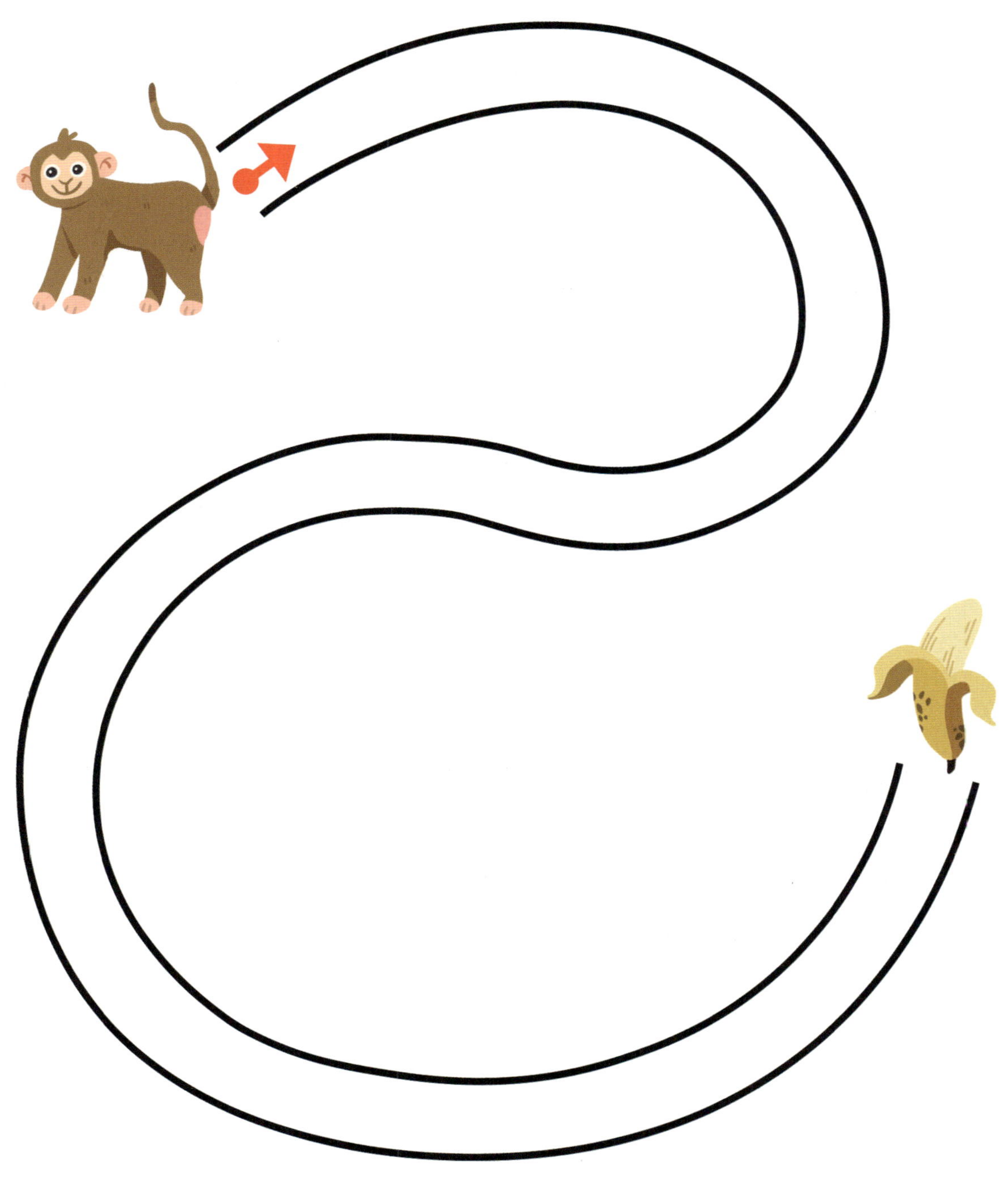

길을 **따라서** 선을 그어 그림을 연결해요.

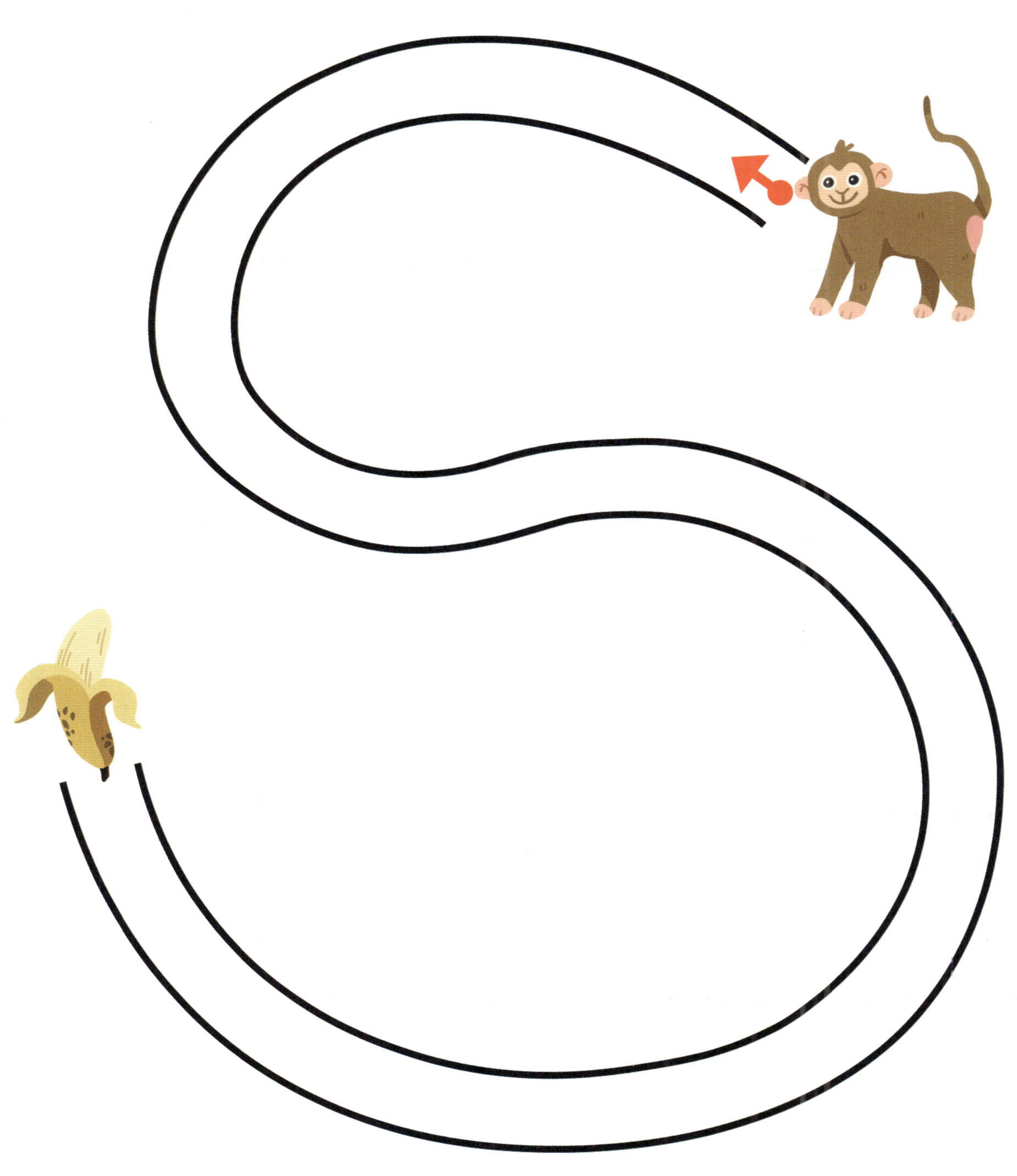

길을 **따라서** 선을 그어 그림을 연결해요.

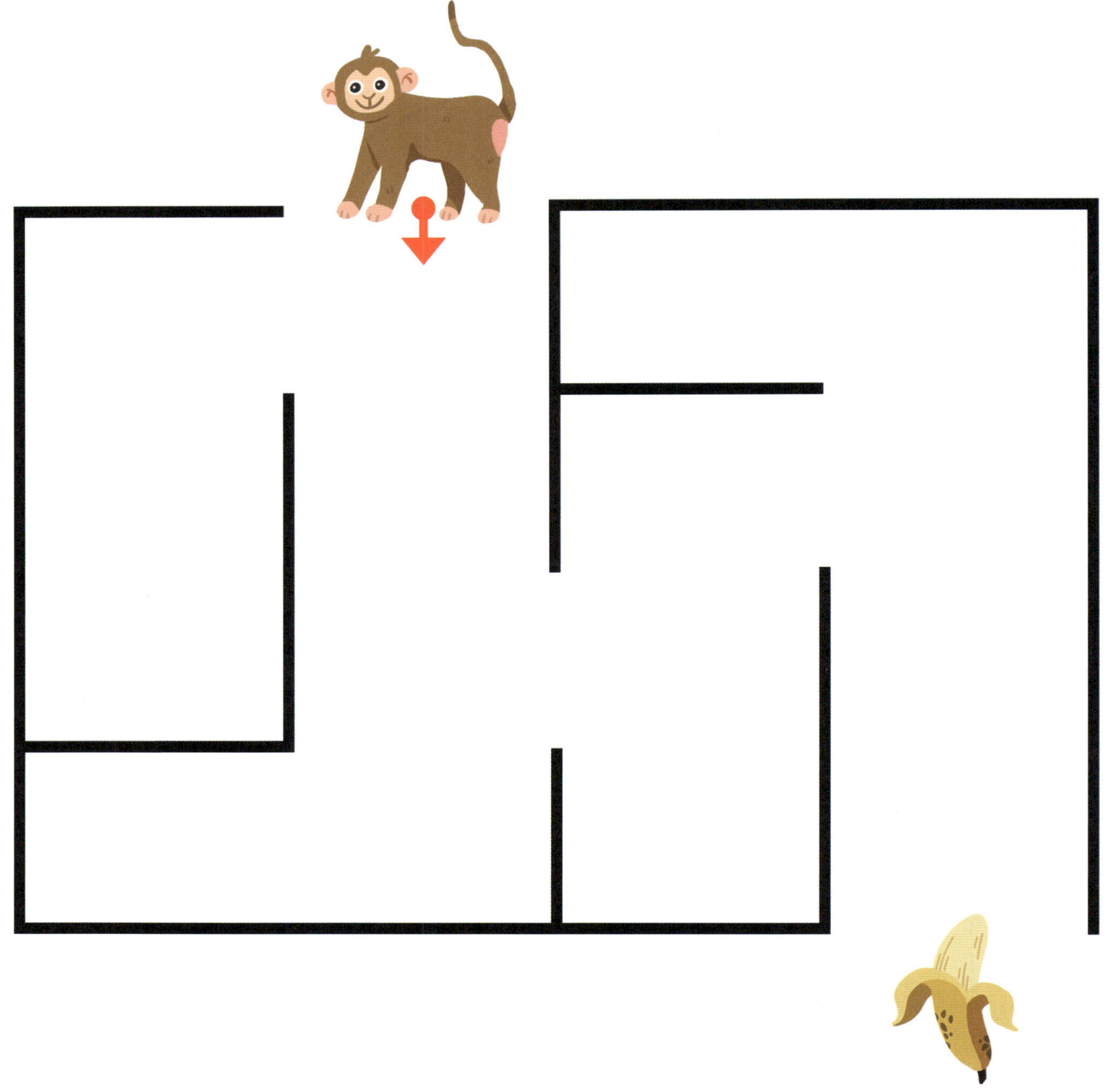

21 | 길 찾기(12)

길을 **따라서** 선을 그어 그림을 연결해요.

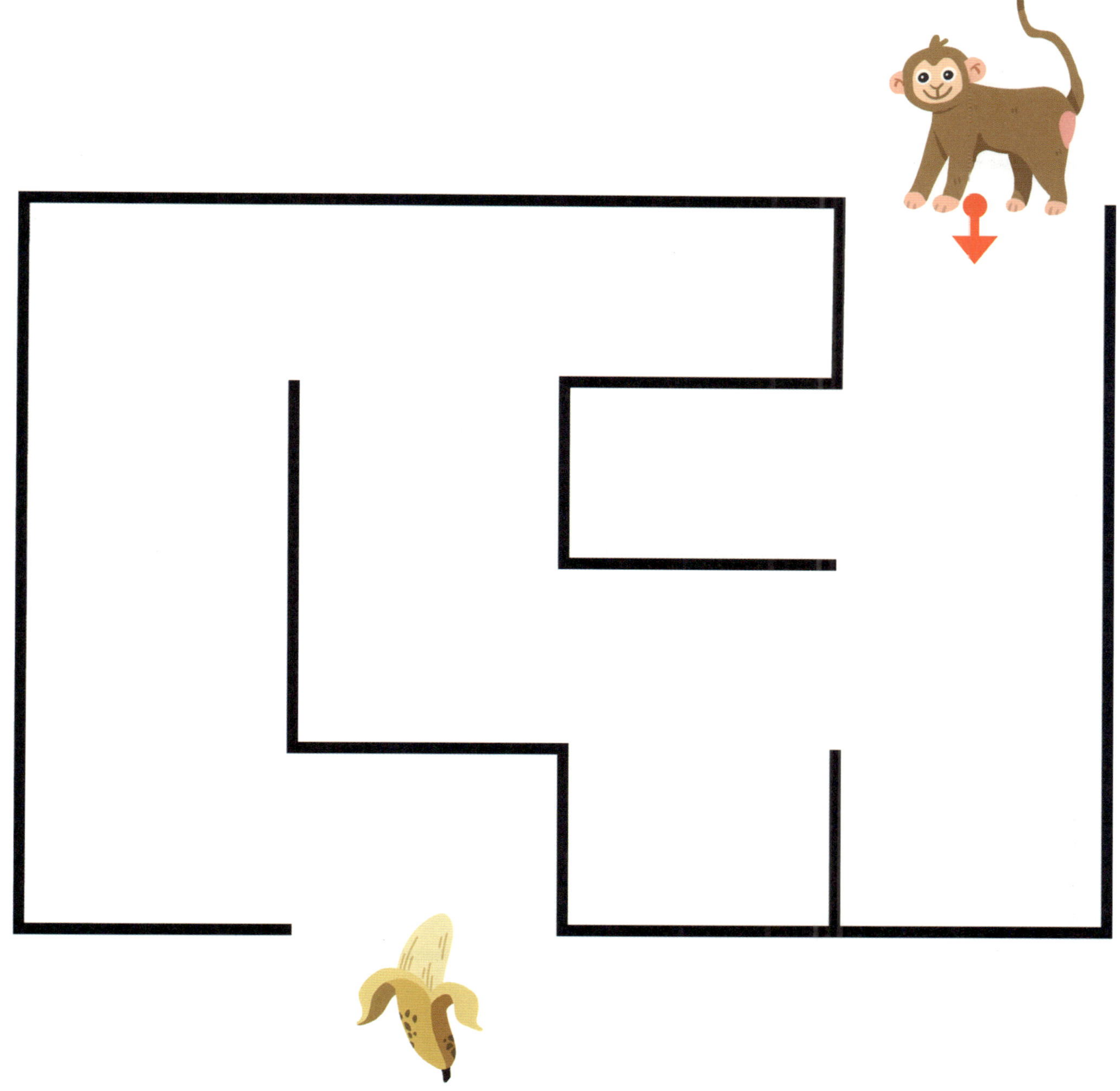

길을 **따라서** 선을 그어 그림을 연결해요.

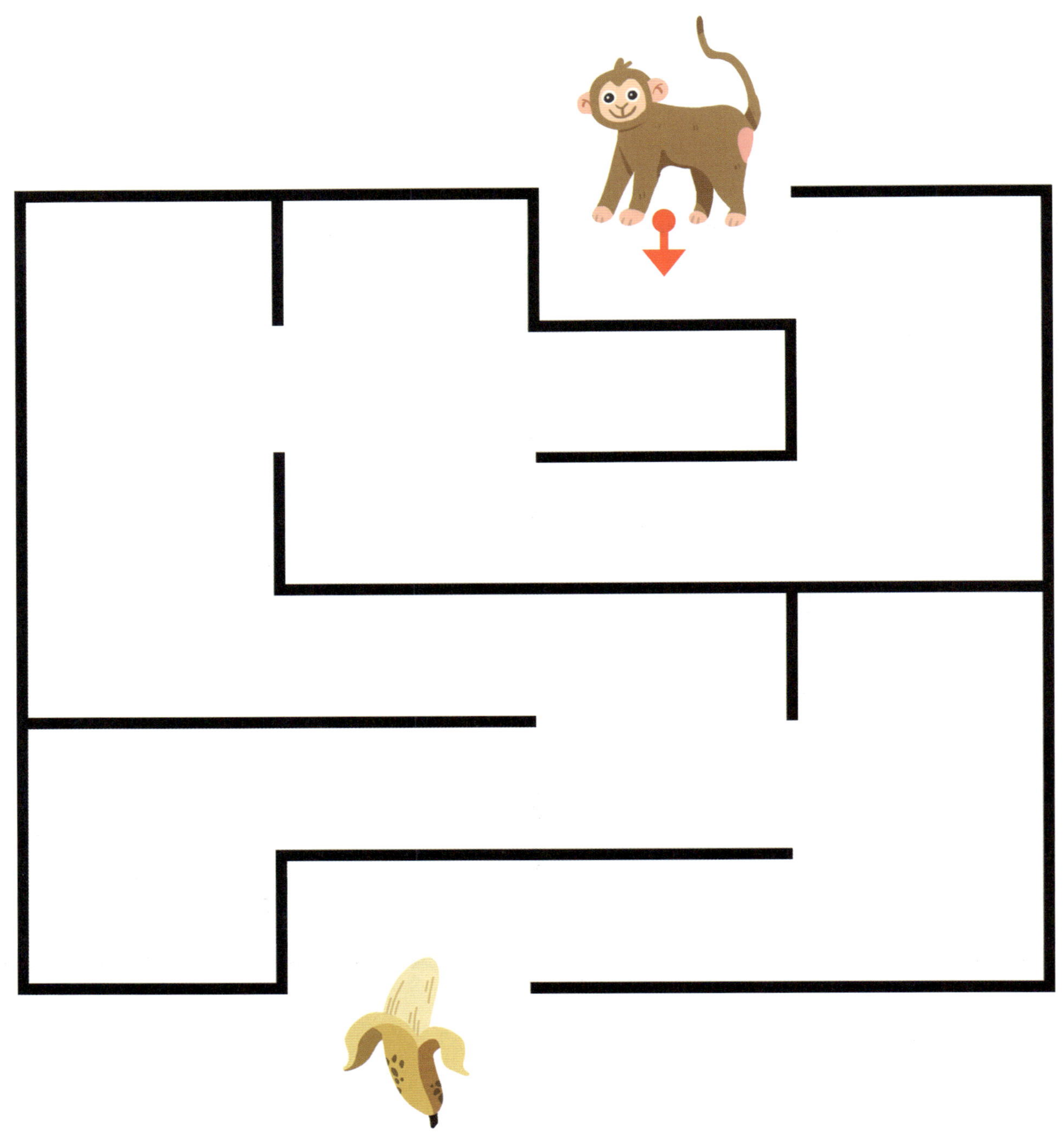

21 | 길 찾기(14)

길을 **따라서** 선을 그어 그림을 연결해요.

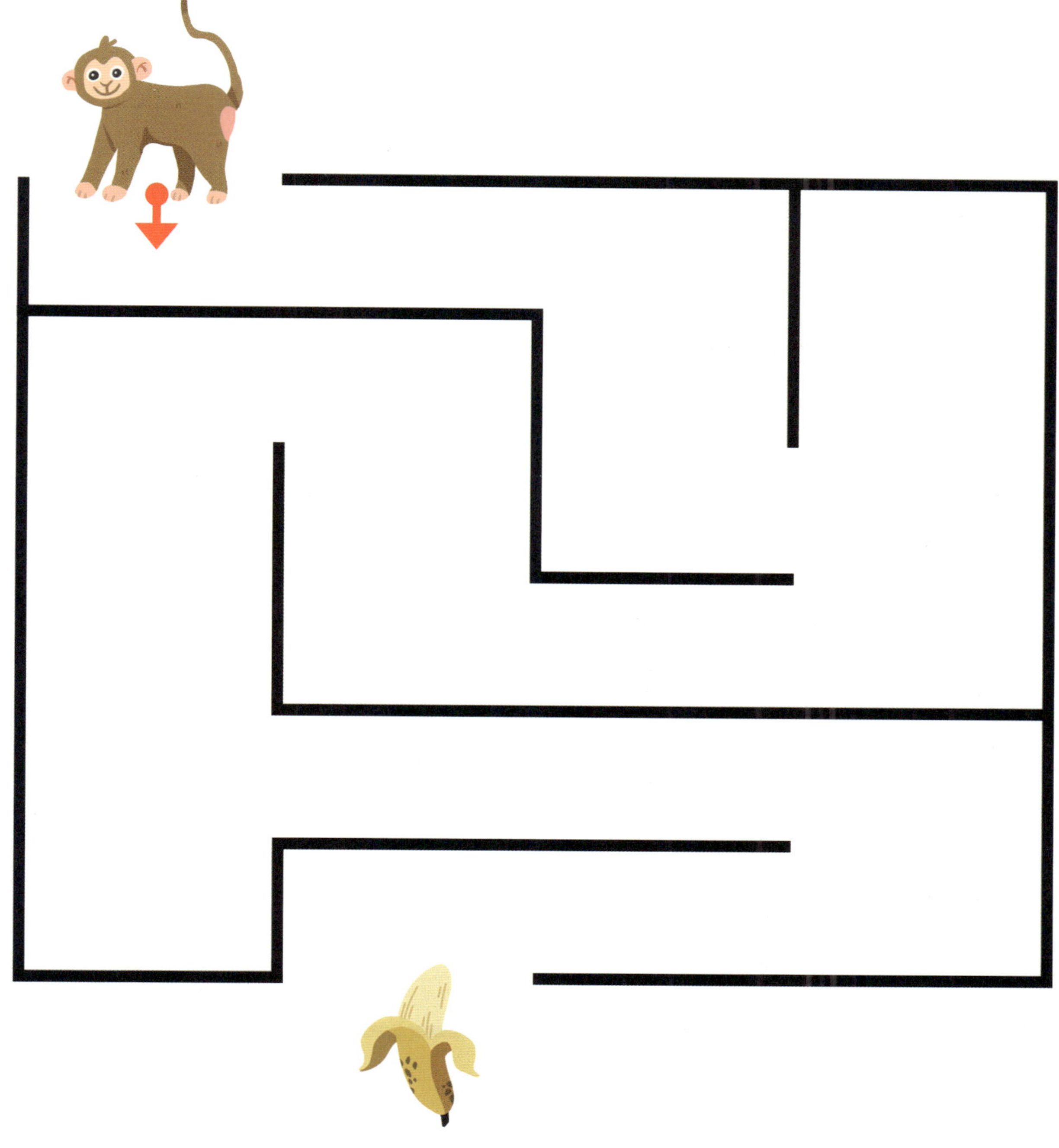

21 | 길 찾기(15)

길을 **따라서** 선을 그어 그림을 연결해요.

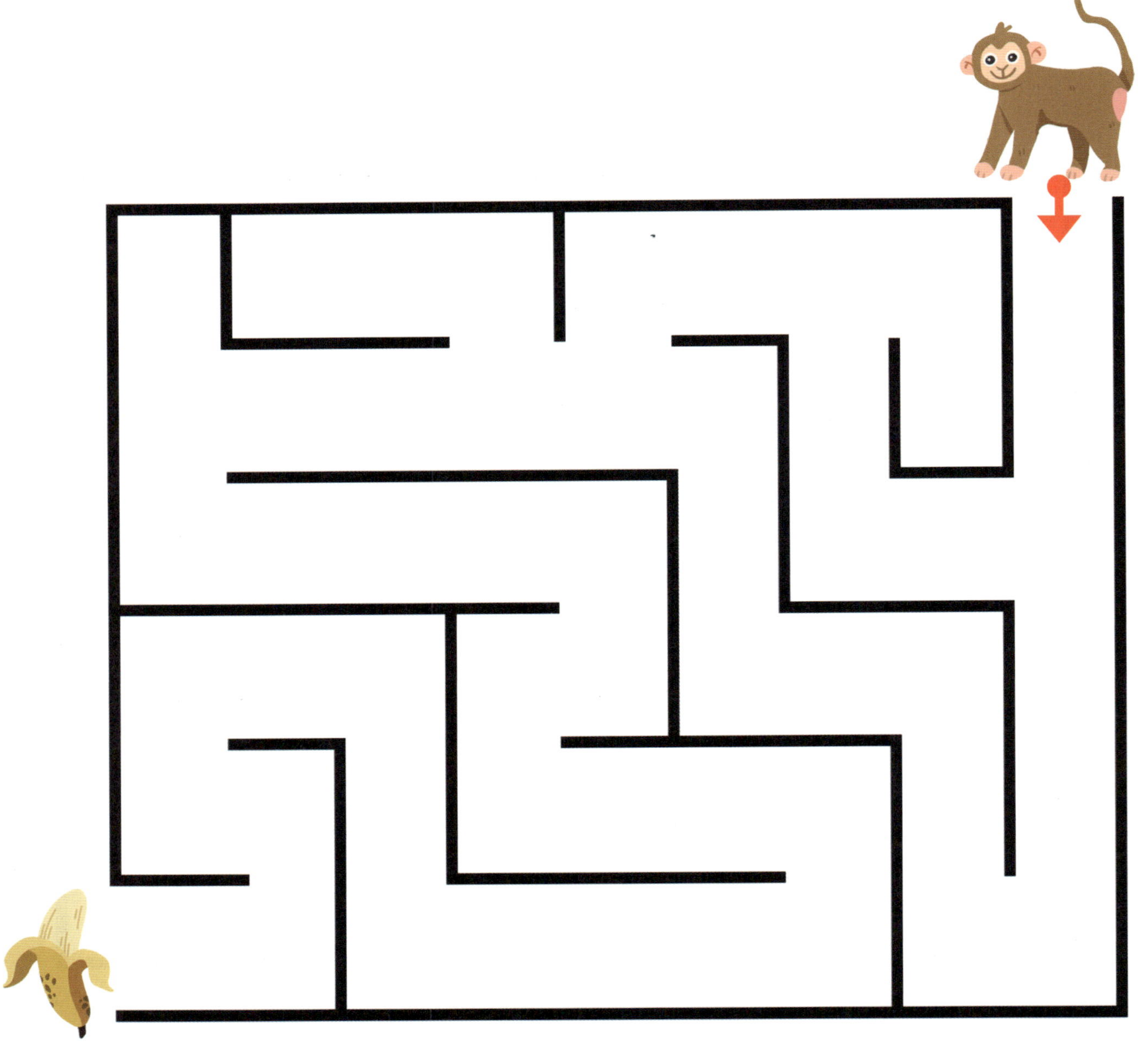

함께하면 좋은 시지각&시각-운동 활동

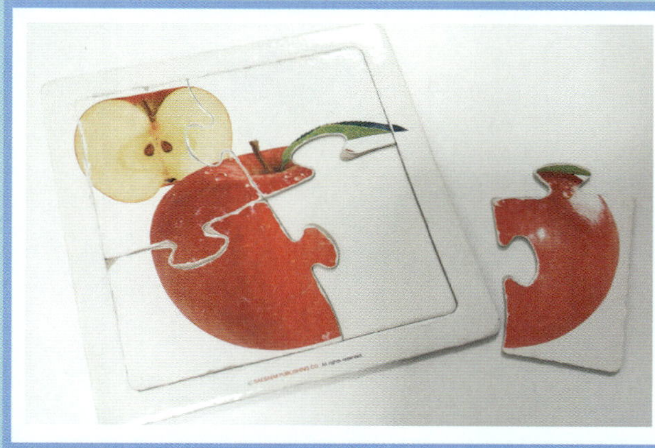

퍼즐

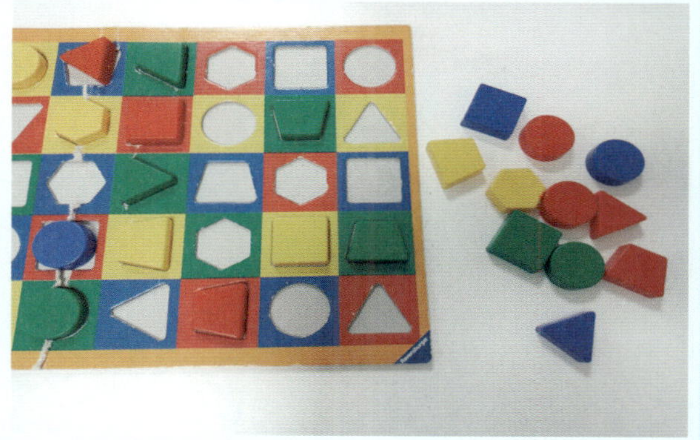

색깔 및 모양 구분하기

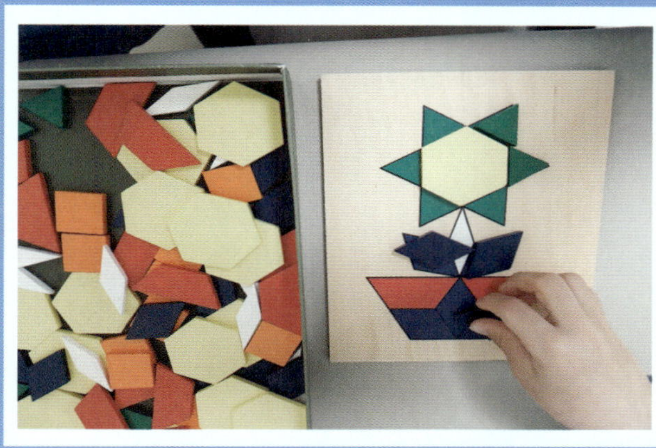

칠교놀이, 도안 보고 만들기

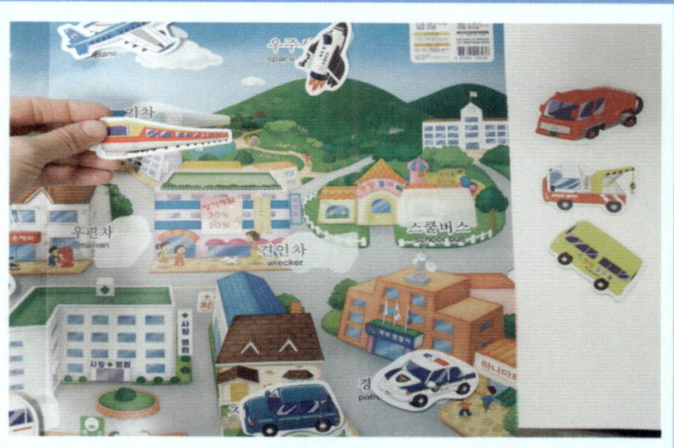

붙였다 떼었다 / 그림자 찾기

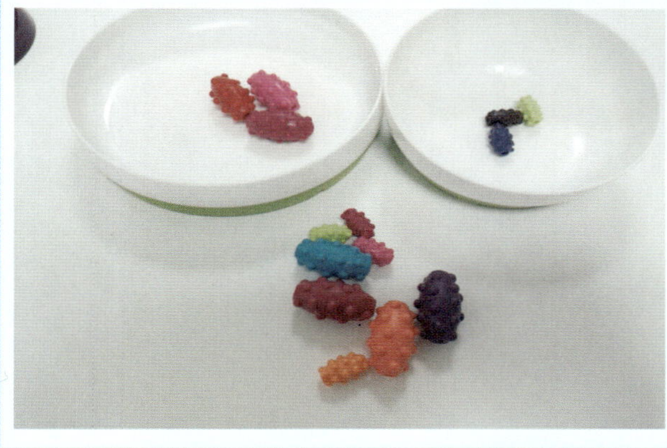

크기 구분하기

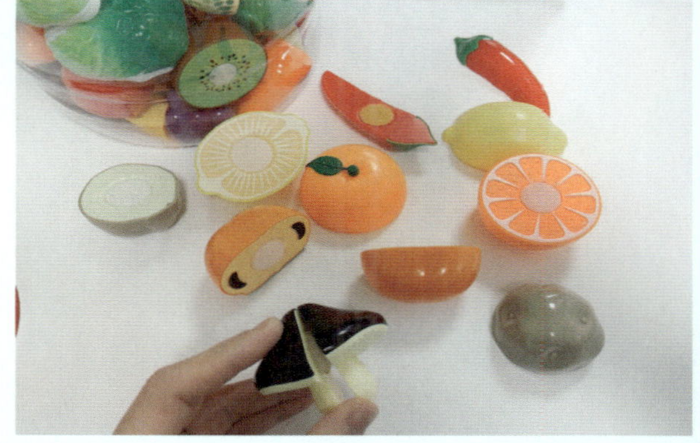

부분-전체 인식하기

함께하면 좋은 시지각&시각-운동 활동

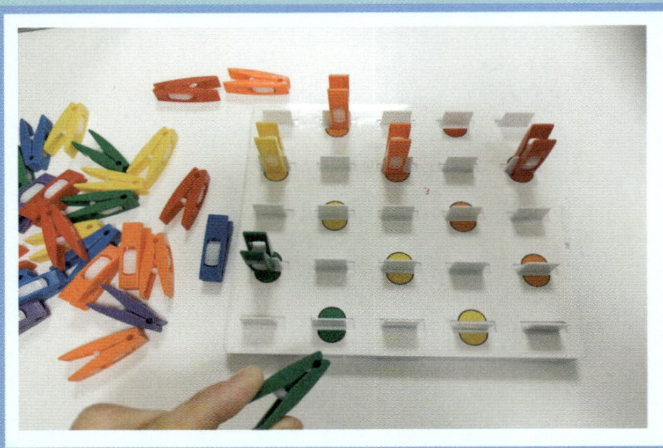

색깔 구분하기

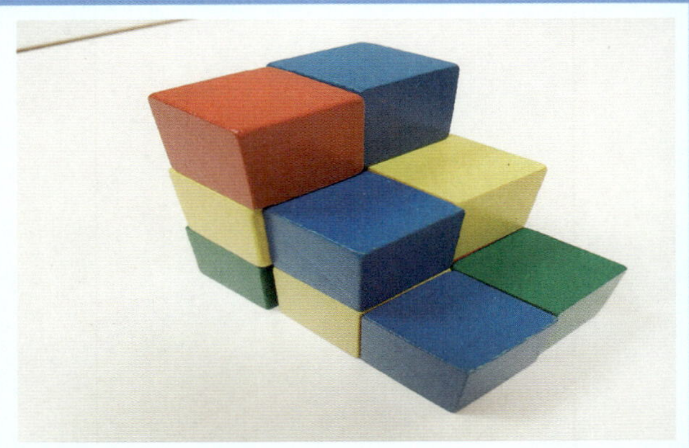

블록 따라 만들기

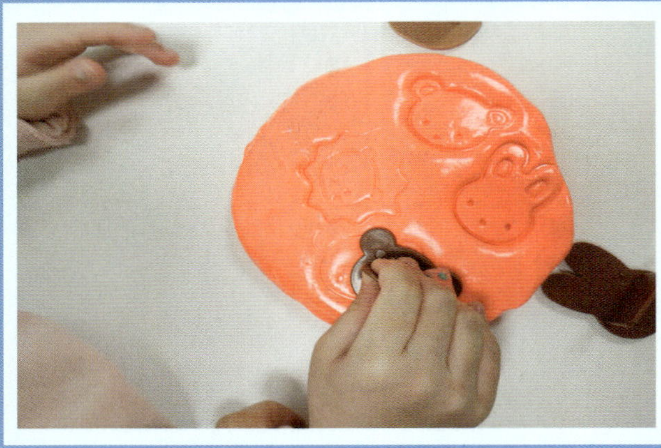

반죽에 모양 찍고 모양 이름 말하기

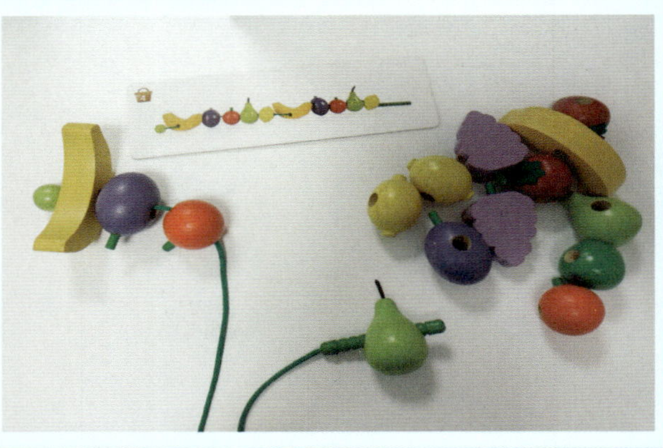

그림 순서대로 구슬 끼우기

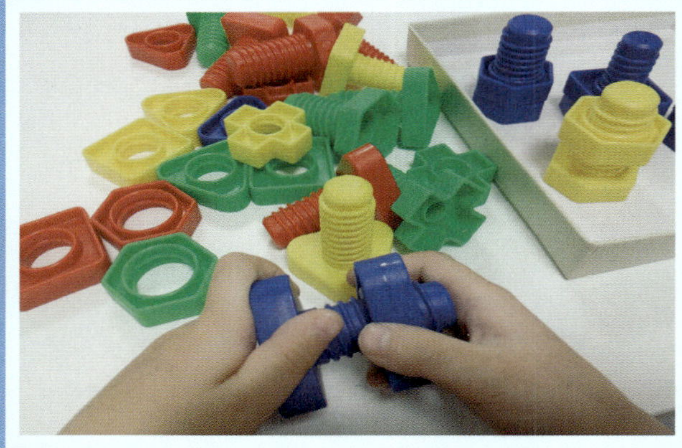

같은 색깔/모양 볼트-너트

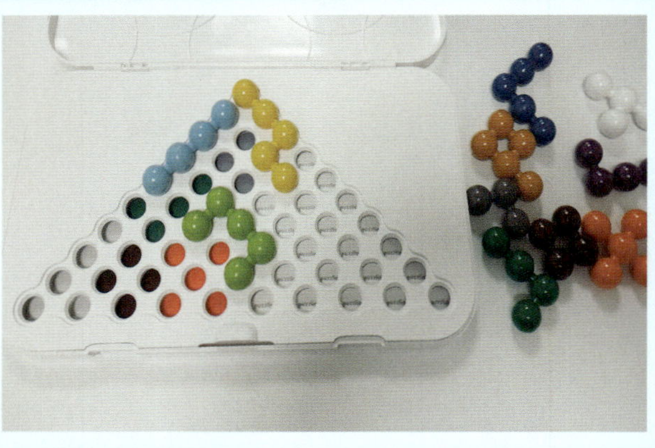

점보 구슬 퍼즐

22.

빠진 부분 똑같이 그리기

윗 그림과 같도록 **빠진 부분**을 그려 넣으세요.

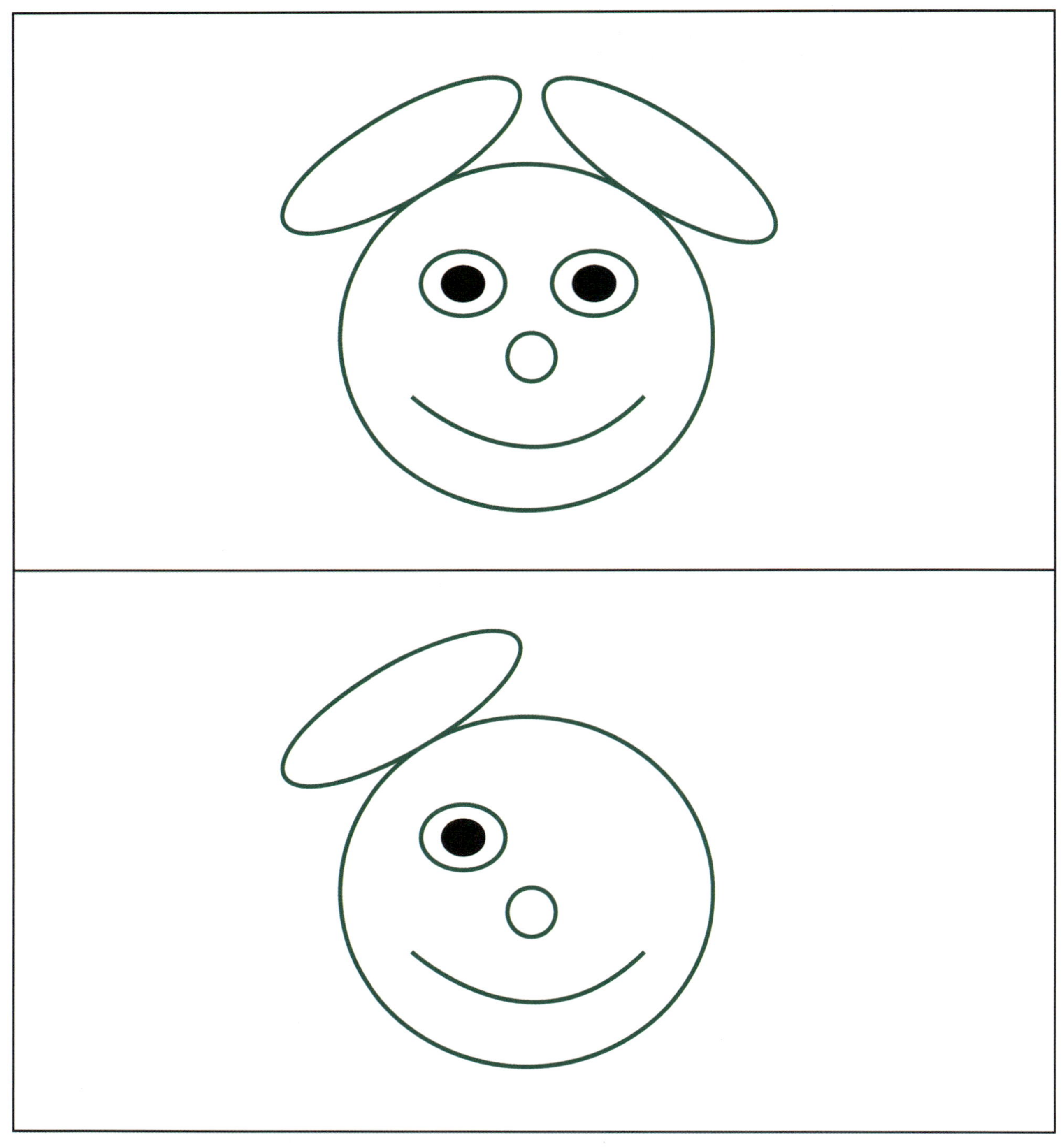

빠진 부분 똑같이 그리기(2)

윗 그림과 같도록 **빠진 부분**을 그려 넣으세요.

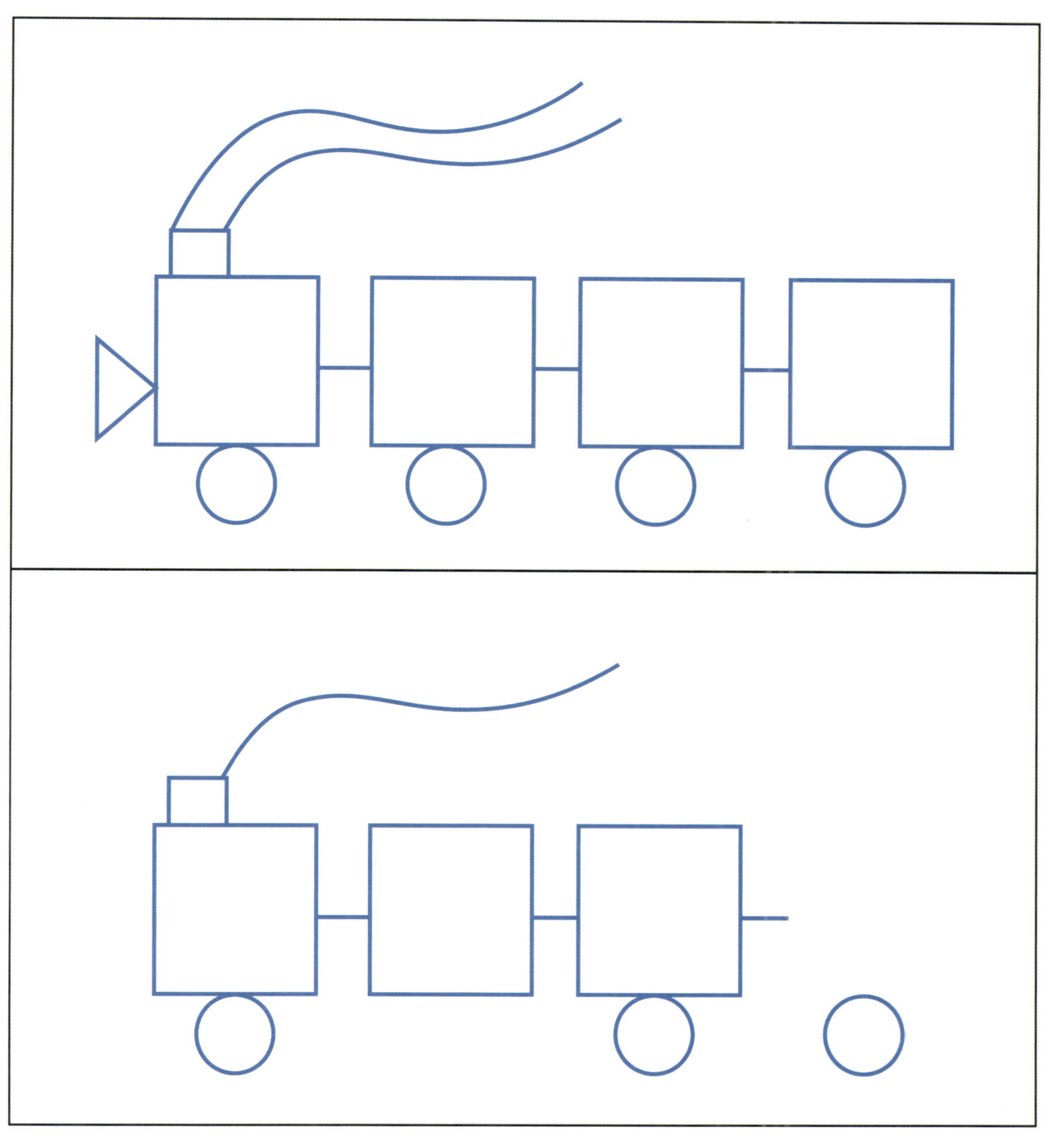

윗 그림과 같도록 **빠진 부분**을 그려 넣으세요.

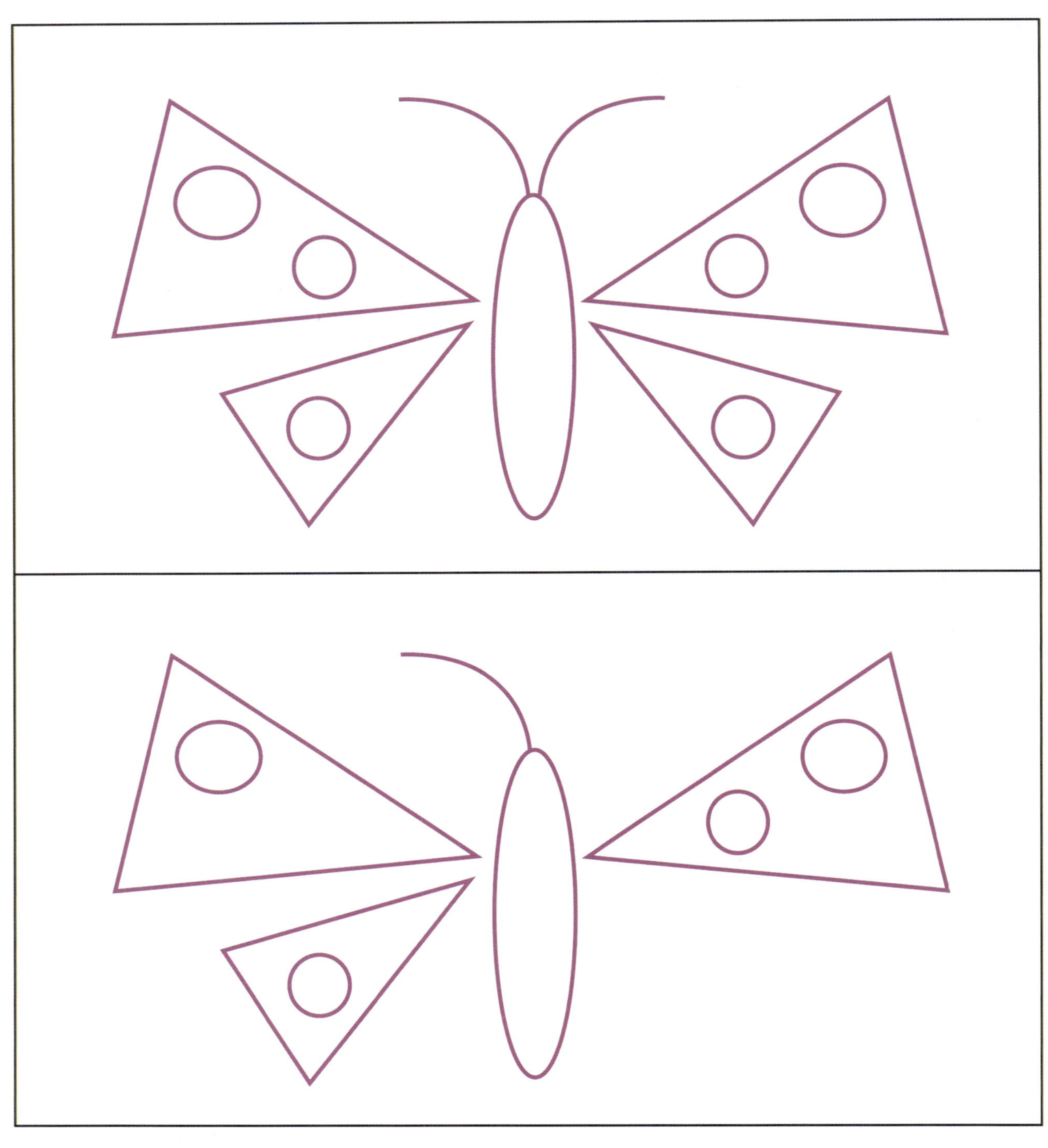

윗 그림과 같도록 **빠진 부분**을 그려 넣으세요.

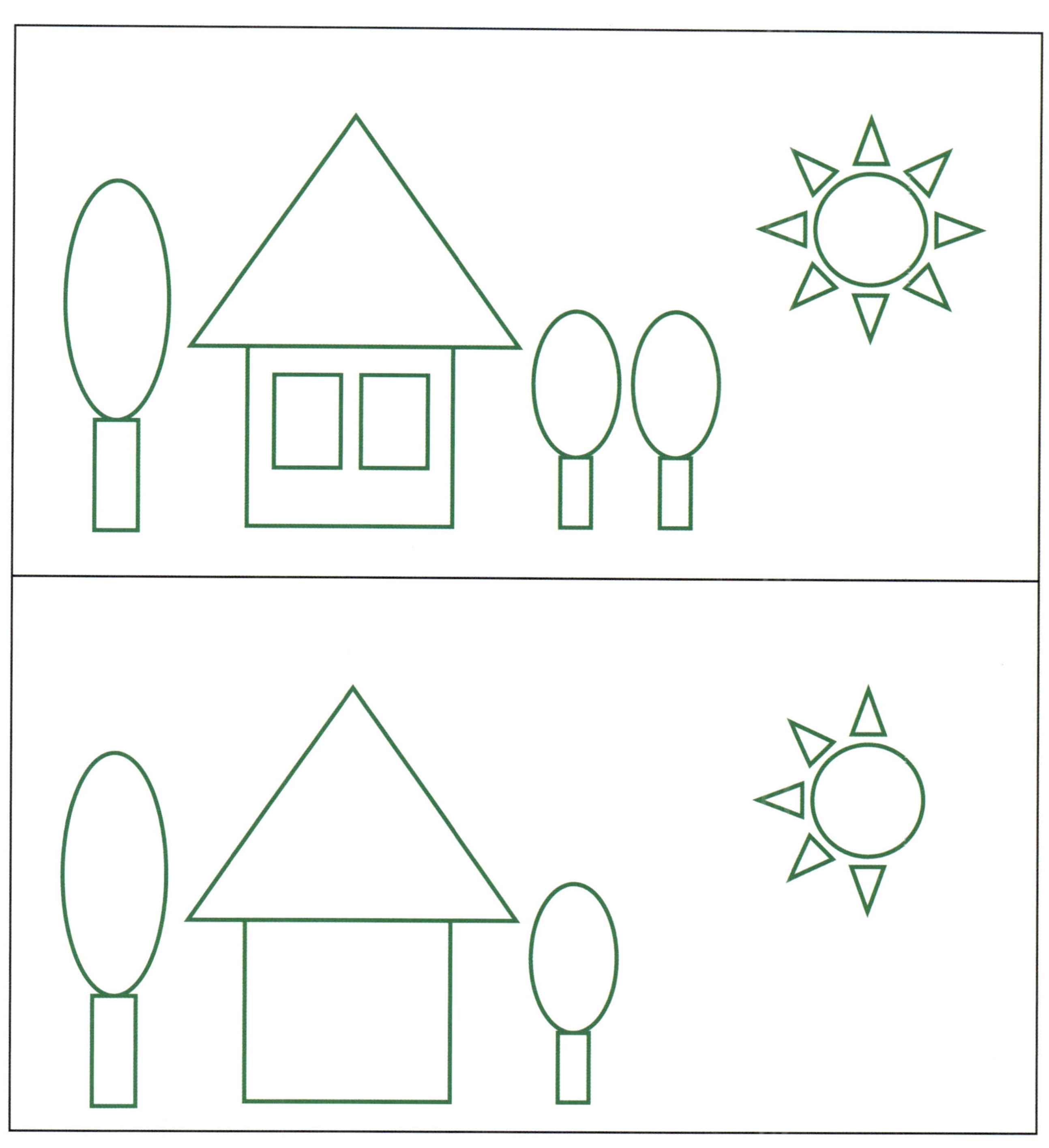

윗 그림과 같도록 **빠진 부분**을 그려 넣으세요.

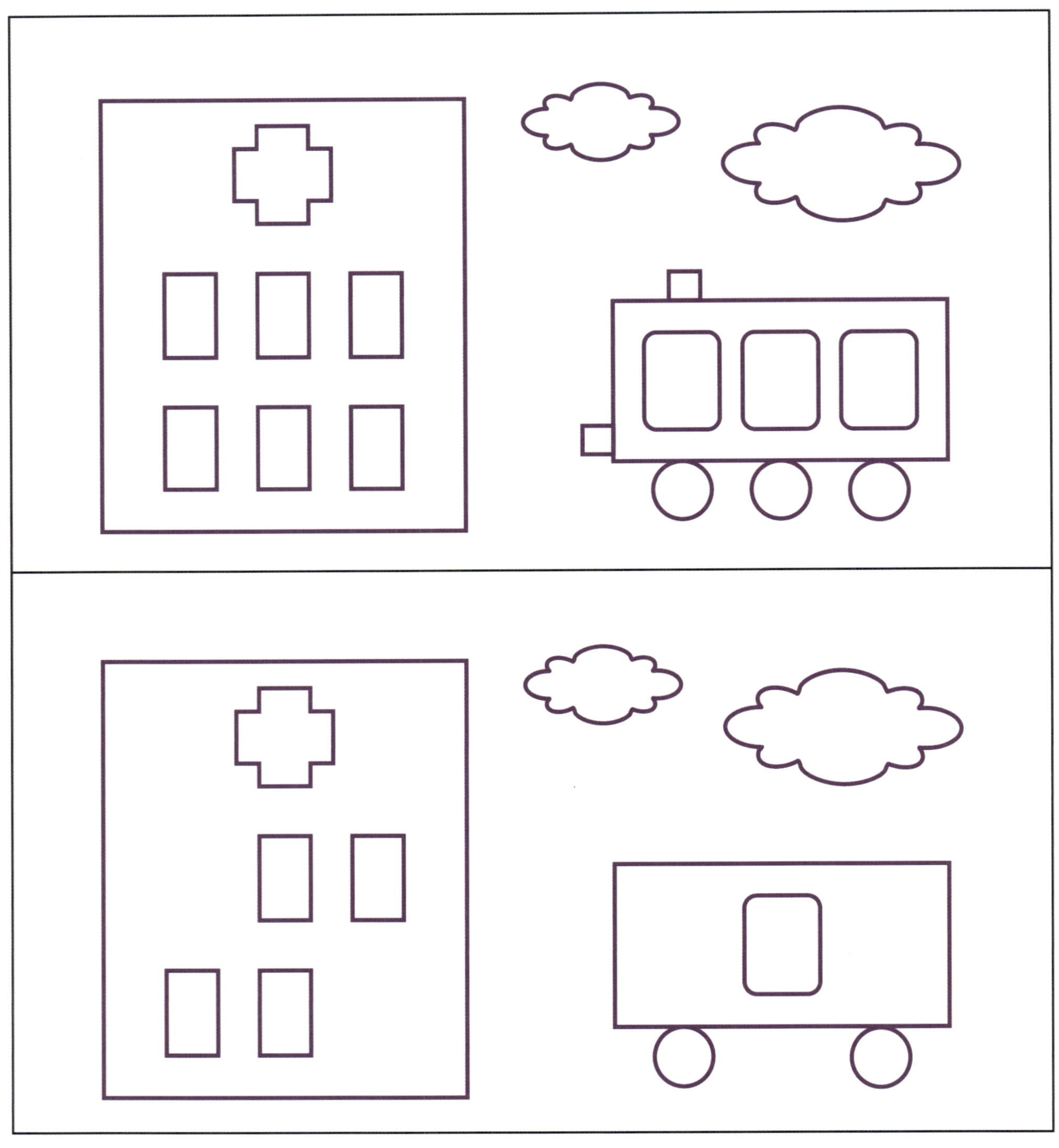

23.
점 그려 넣기

위와 위치가 **같도록** 아래 칸에 점을 그려 넣으세요.

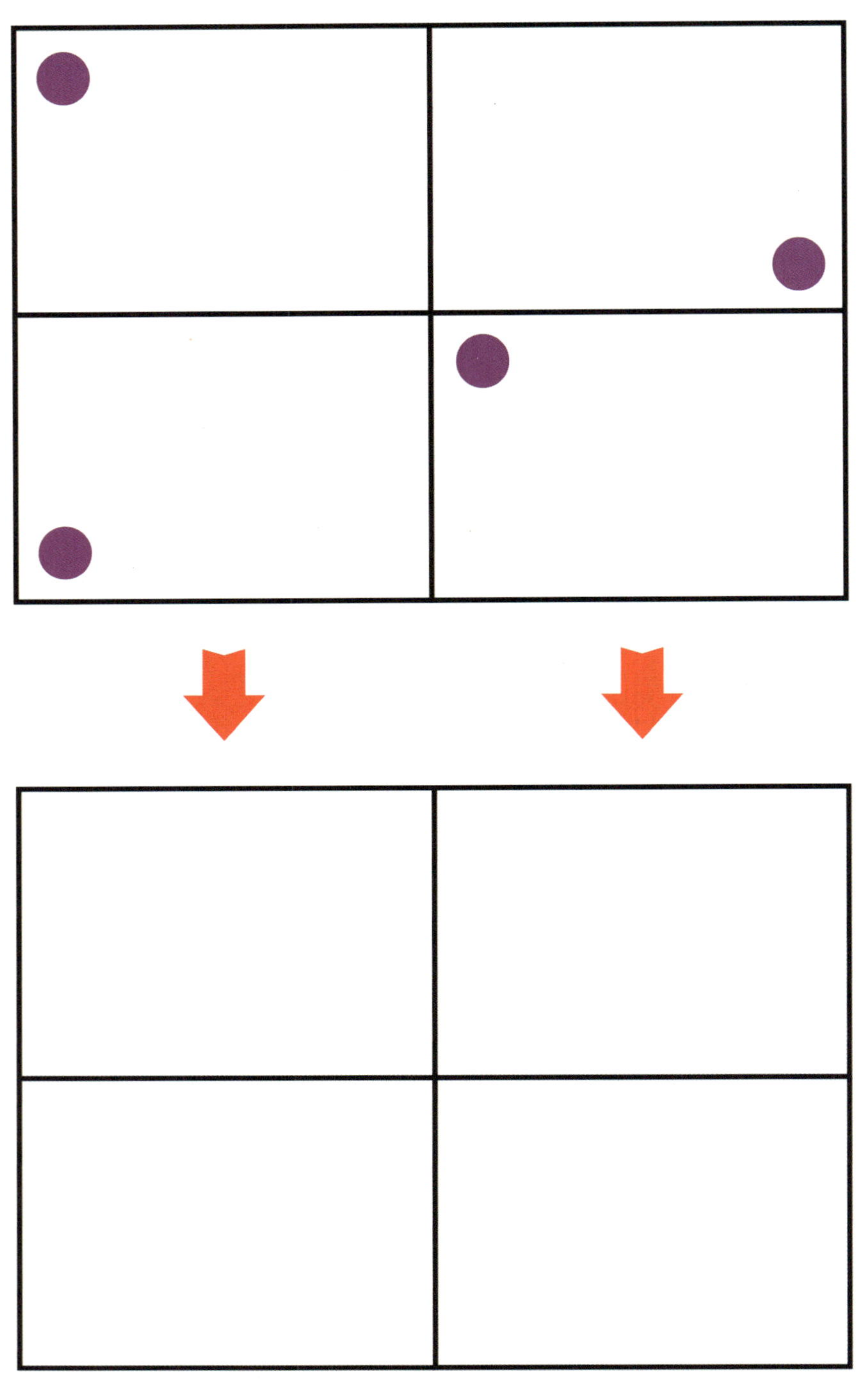

23 | 점 그려 넣기(2)

위와 위치가 **같도록** 아래 칸에 점을 그려 넣으세요.

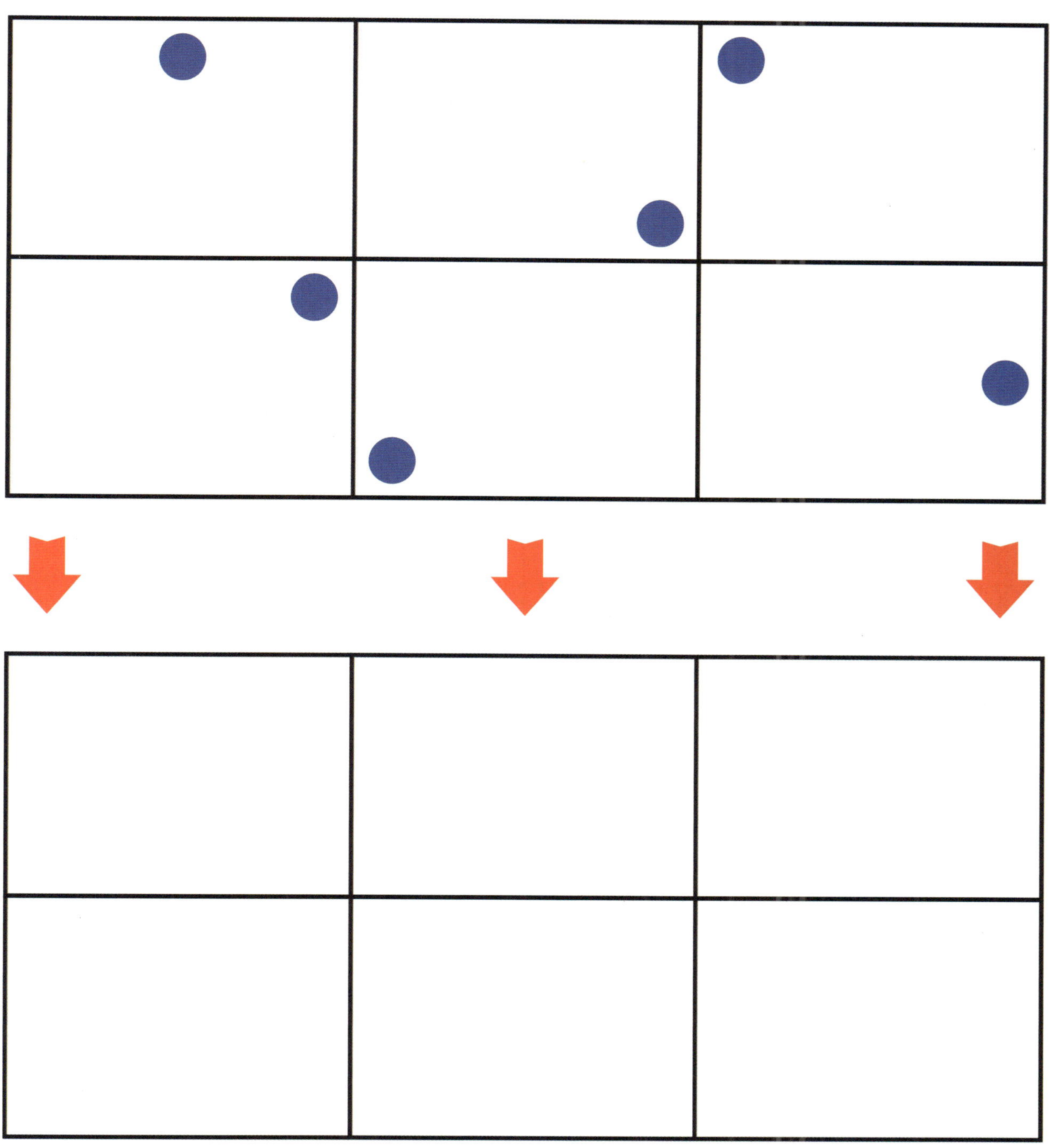

23 점 그려 넣기(3)

위와 위치가 **같도록** 아래 칸에 점을 그려 넣으세요.

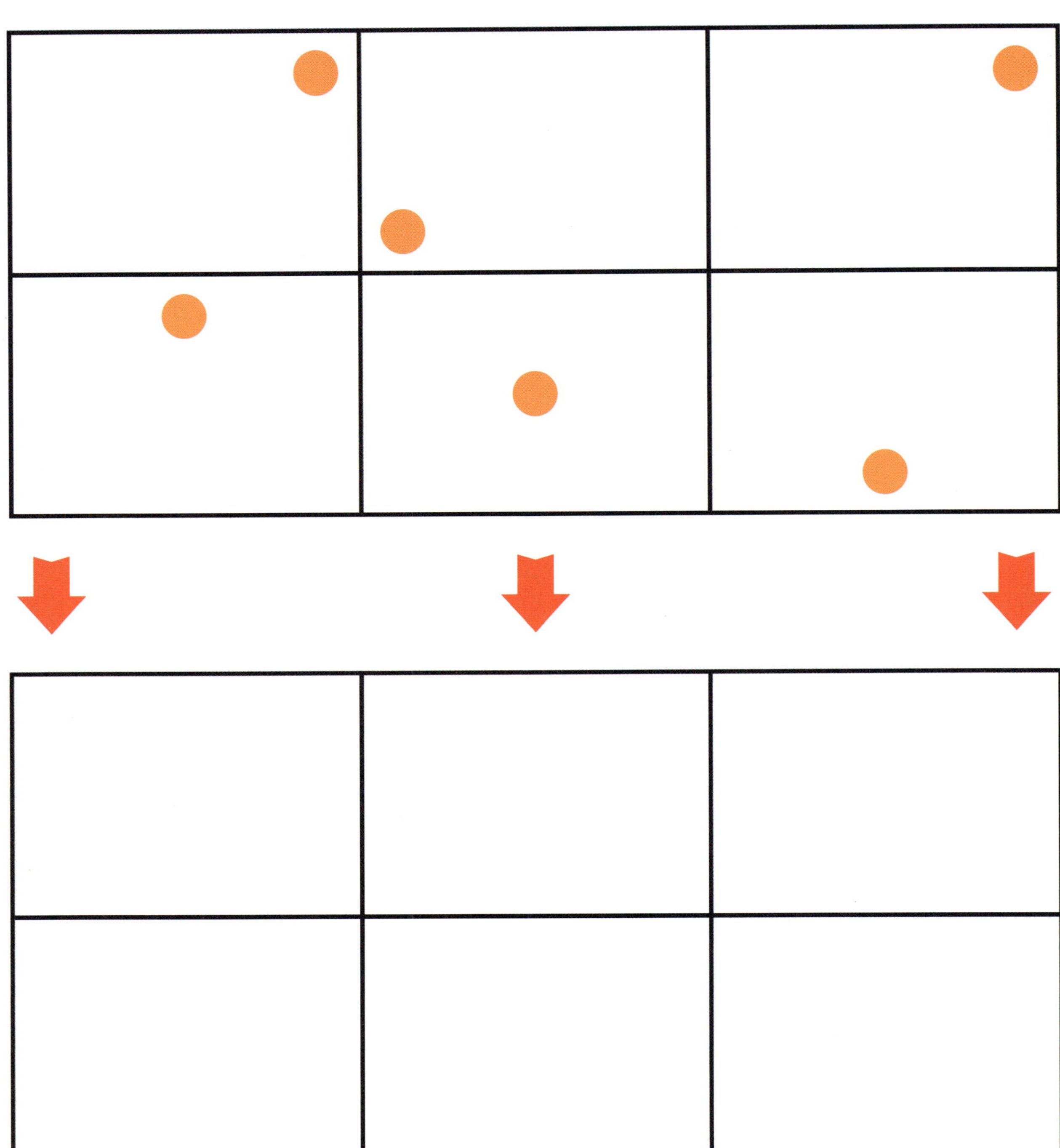

위와 위치가 **같도록** 아래 칸에 점을 그려 넣으세요.

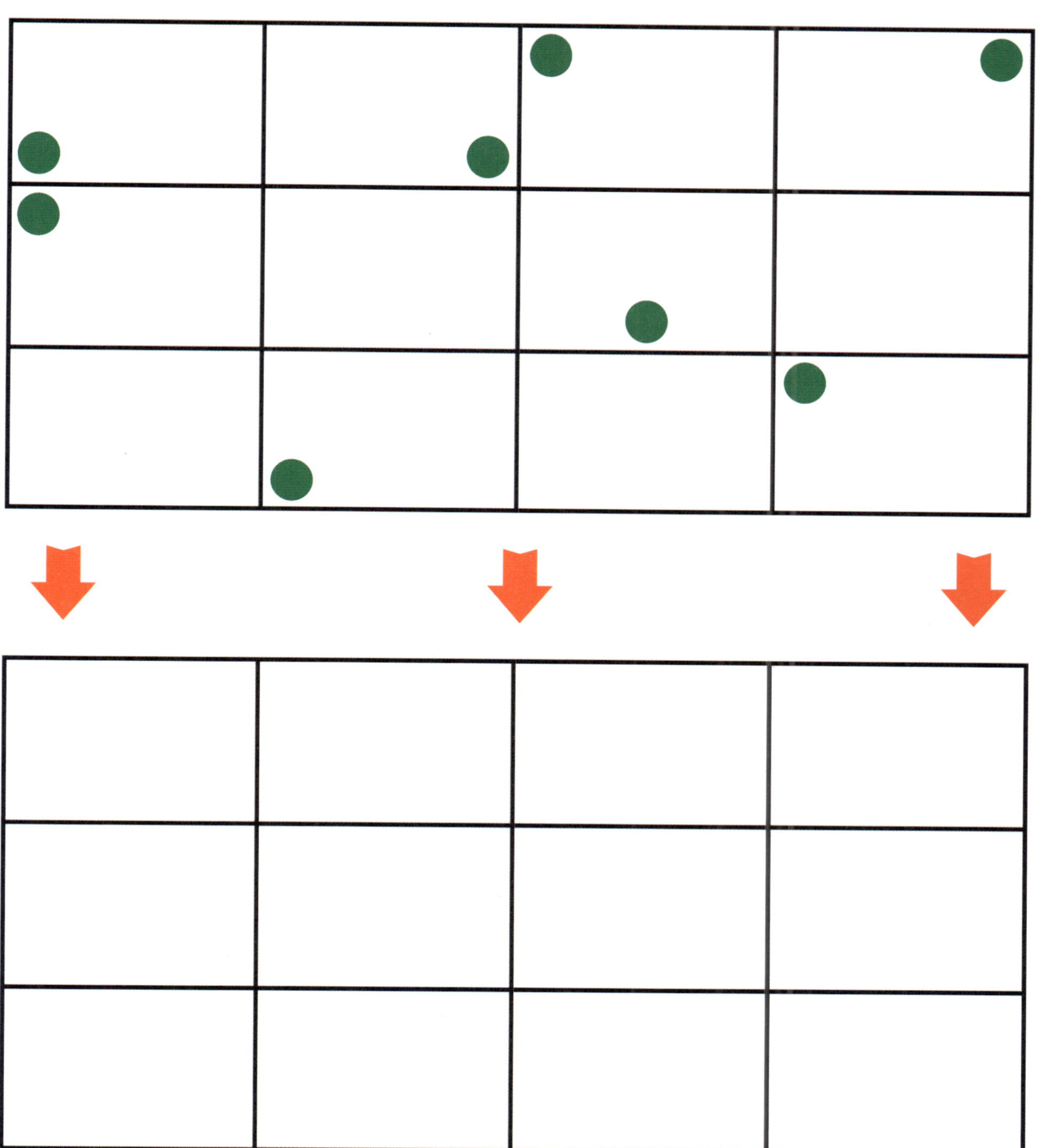

위와 위치가 **같도록** 아래 칸에 점을 그려 넣으세요.

시지각 저하 아동을 위한 일상생활 팁

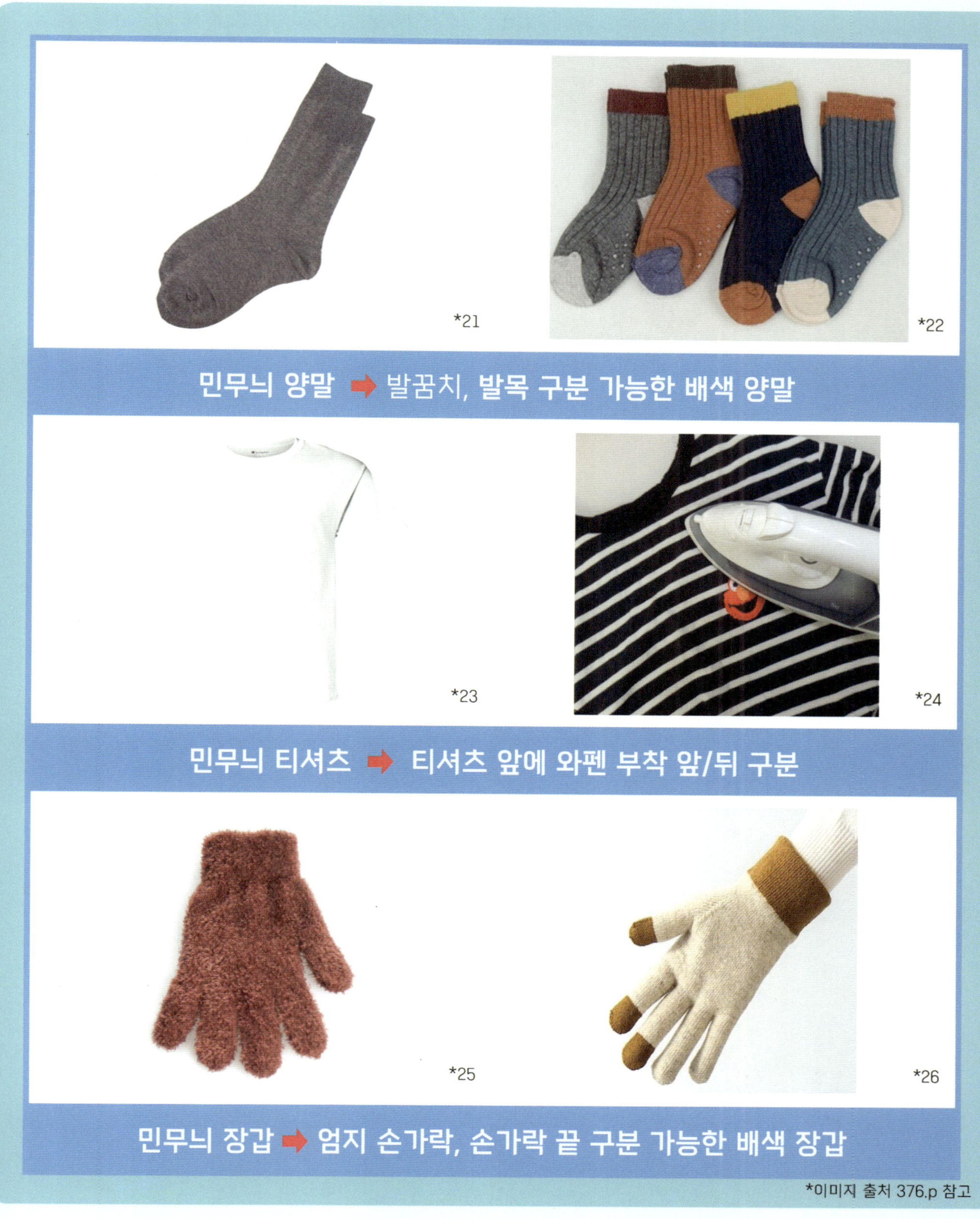

시지각 저하 아동을 위한 일상생활 팁

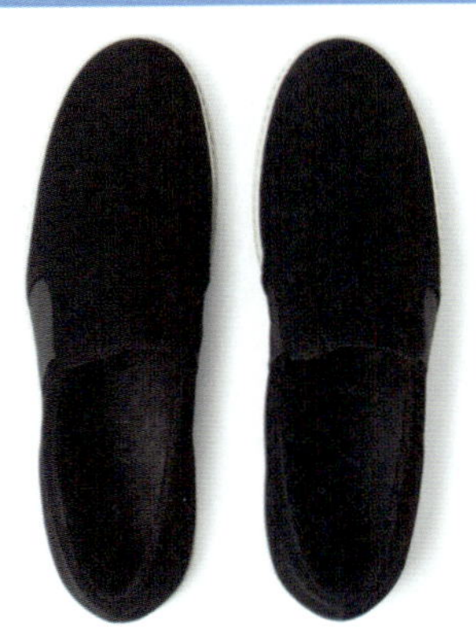

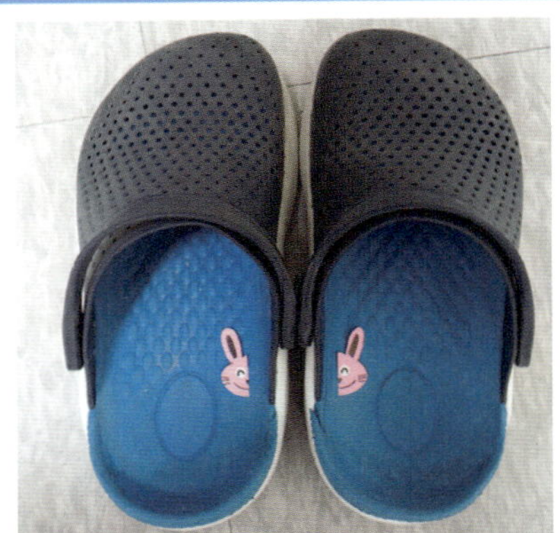

그림 스티커를 반으로 잘라서 신발 바닥에 붙여 구분

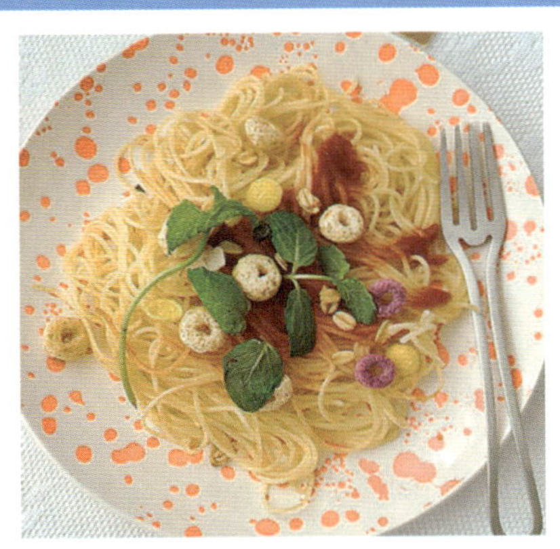

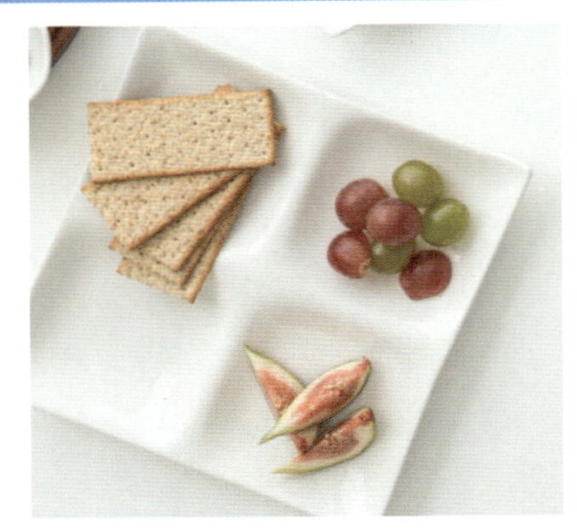

복잡한 무늬의 접시 ➡ 대조가 잘 되는 접시와 음식

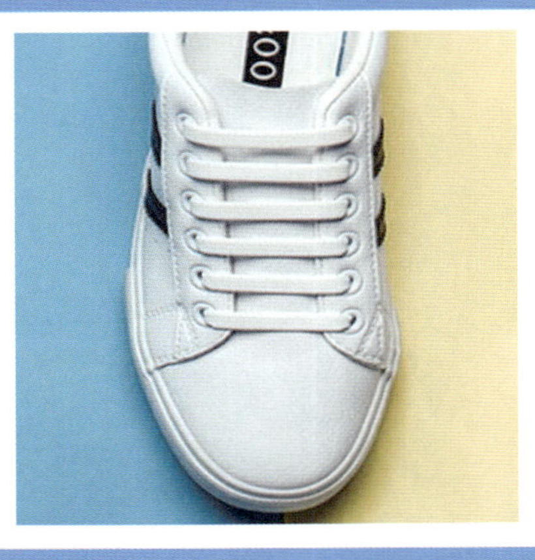

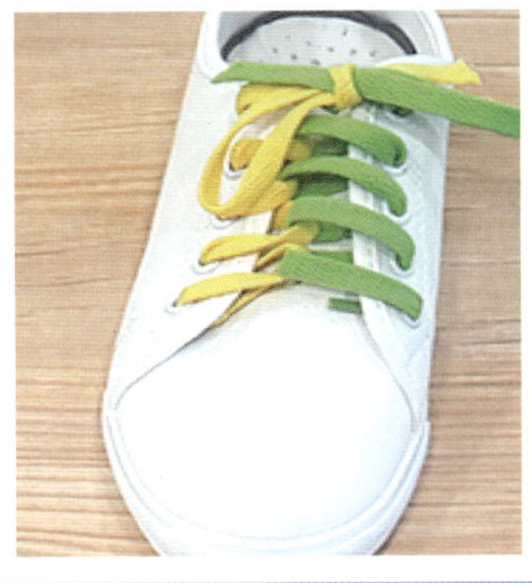

신발끈 색상을 달리하여 끈 묶기 및 색상 구분의 어려움을 최소화

*이미지 출처 376.p 참고

24.
숫자 만큼 색칠하기

다음 제시된 **숫자만큼** 동그라미에 색칠하세요.

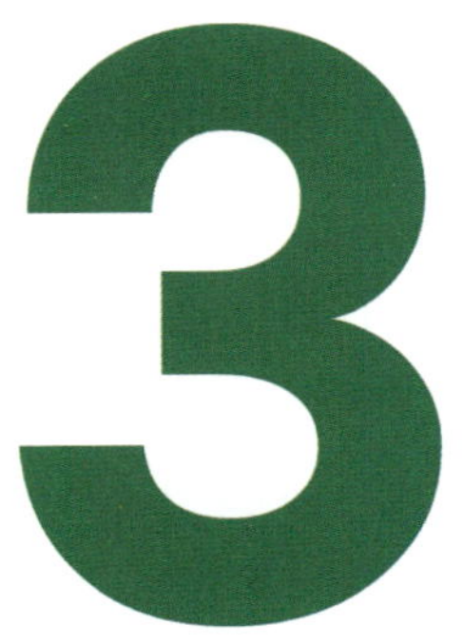

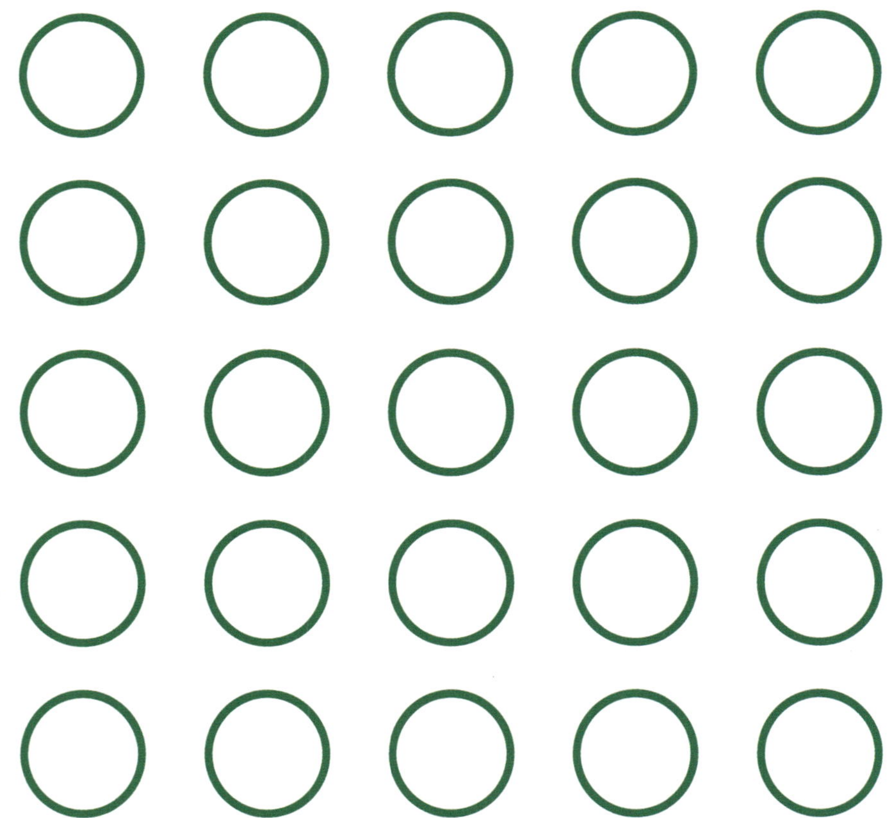

다음 제시된 **숫자만큼** 동그라미에 색칠하세요.

5

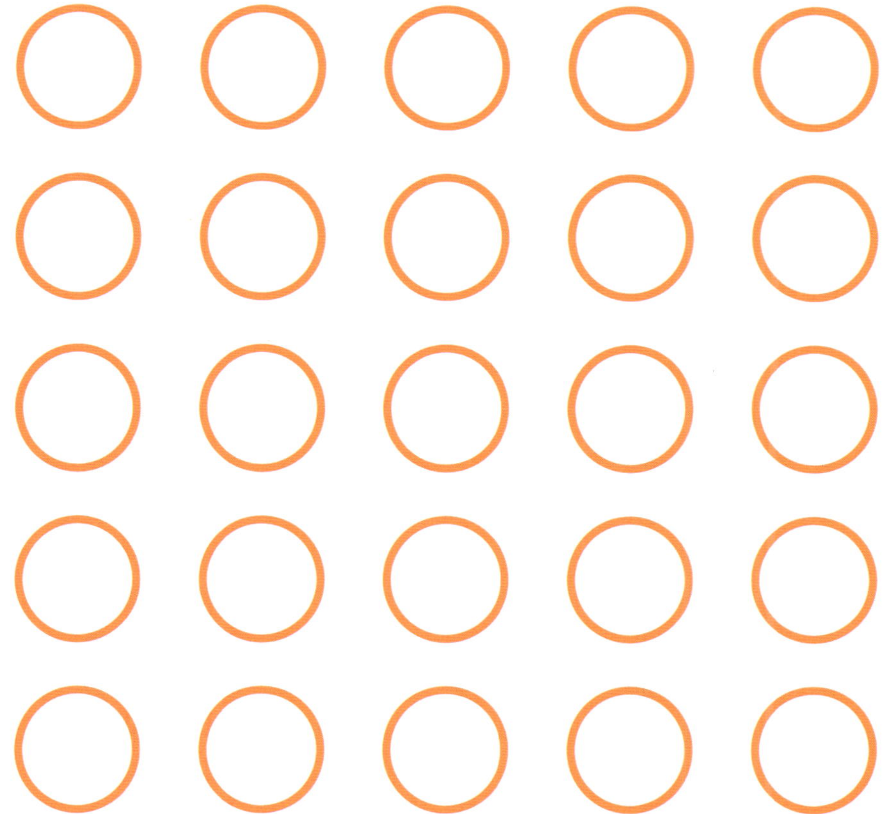

다음 제시된 **숫자만큼** 동그라미에 색칠하세요.

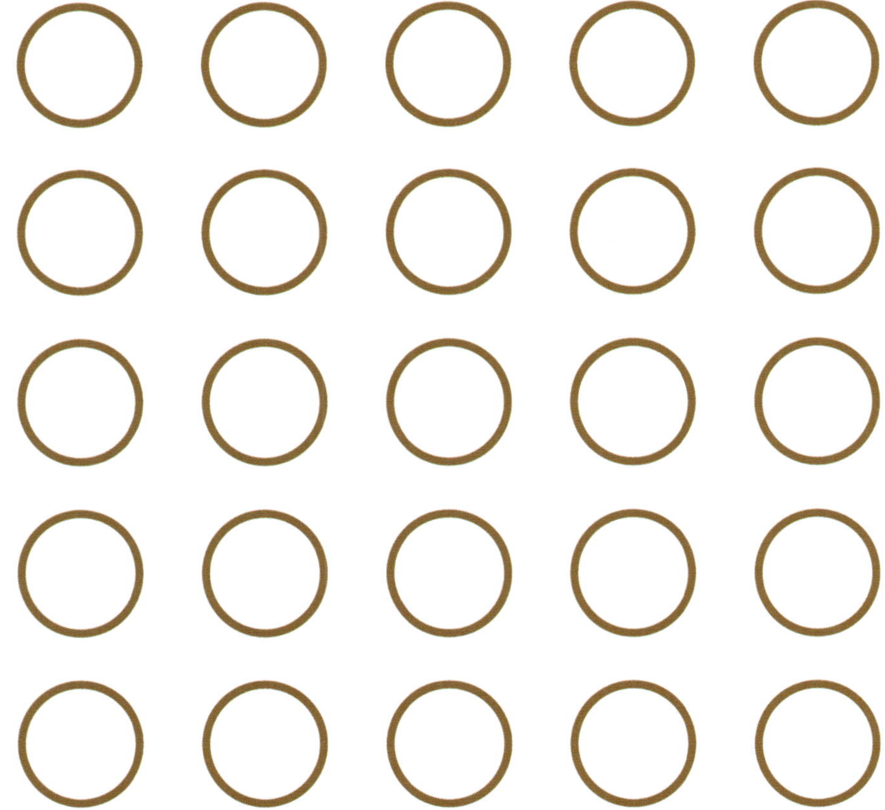

다음 제시된 **숫자만큼** 동그라미에 색칠하세요.

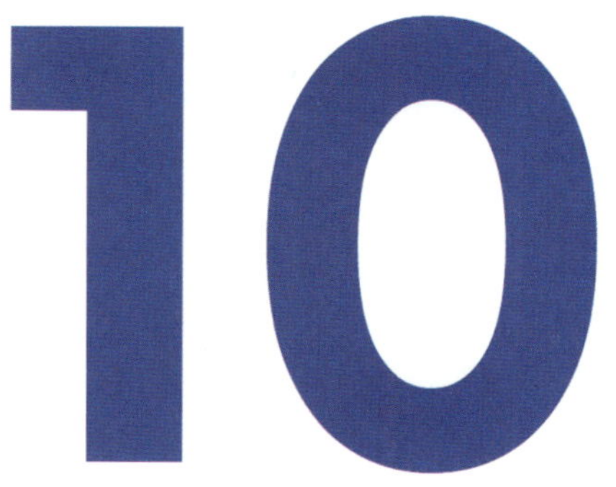

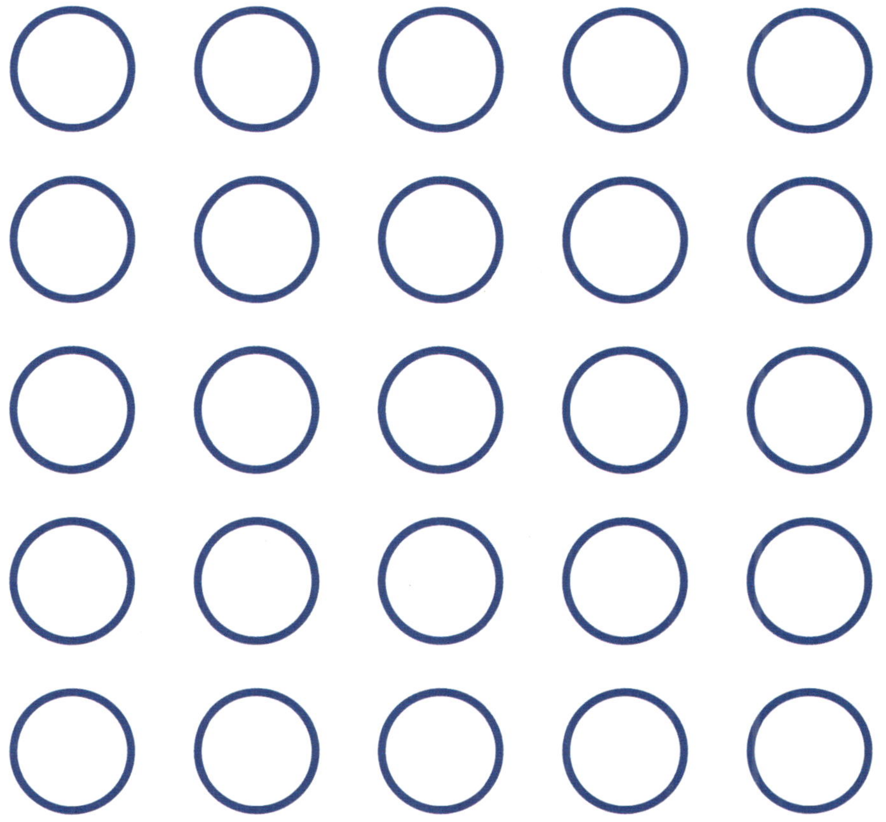

다음 제시된 **숫자만큼** 동그라미에 색칠하세요.

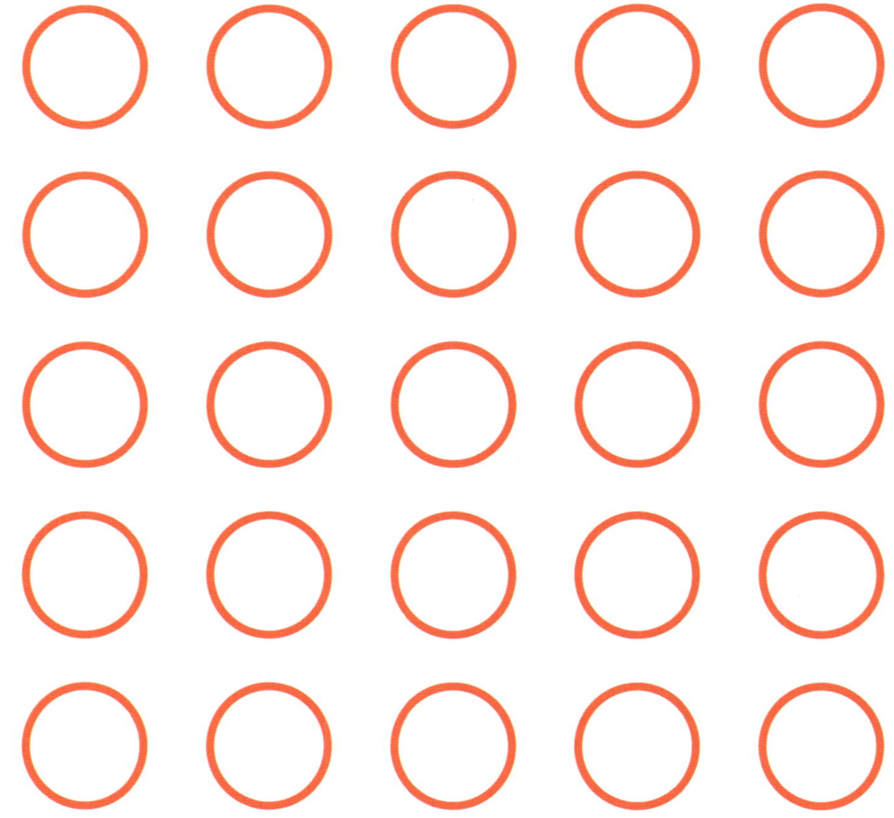

다음 제시된 **숫자만큼** 동그라미에 색칠하세요.

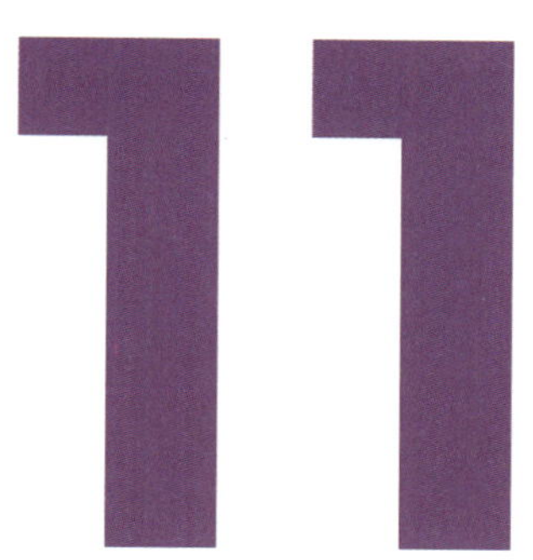

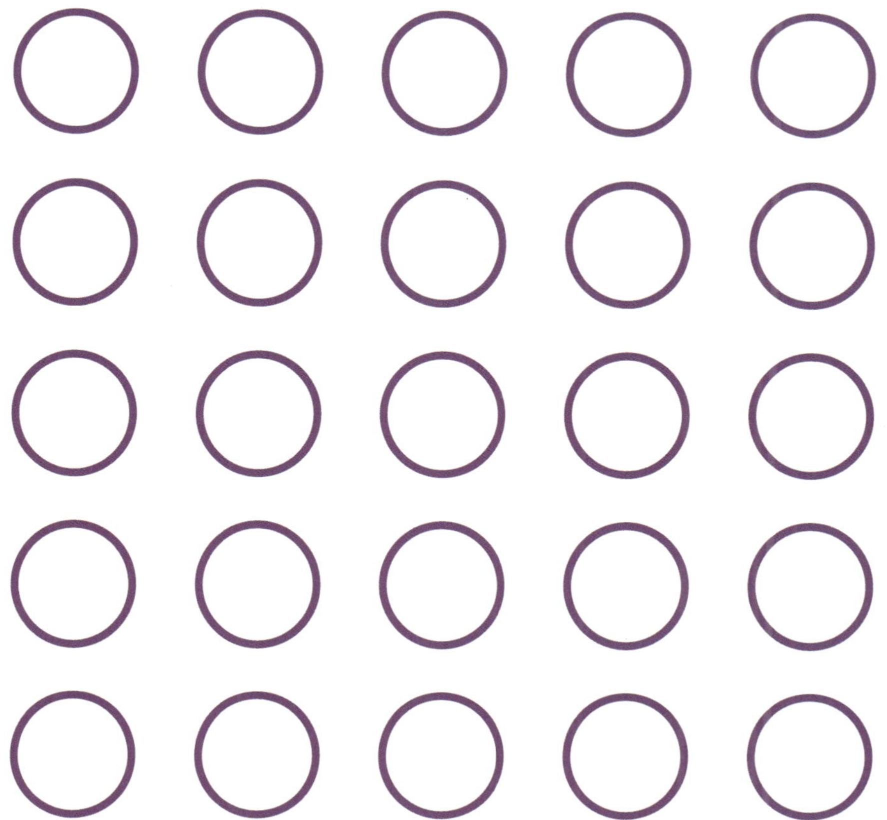

다음 제시된 **숫자만큼** 동그라미에 색칠하세요.

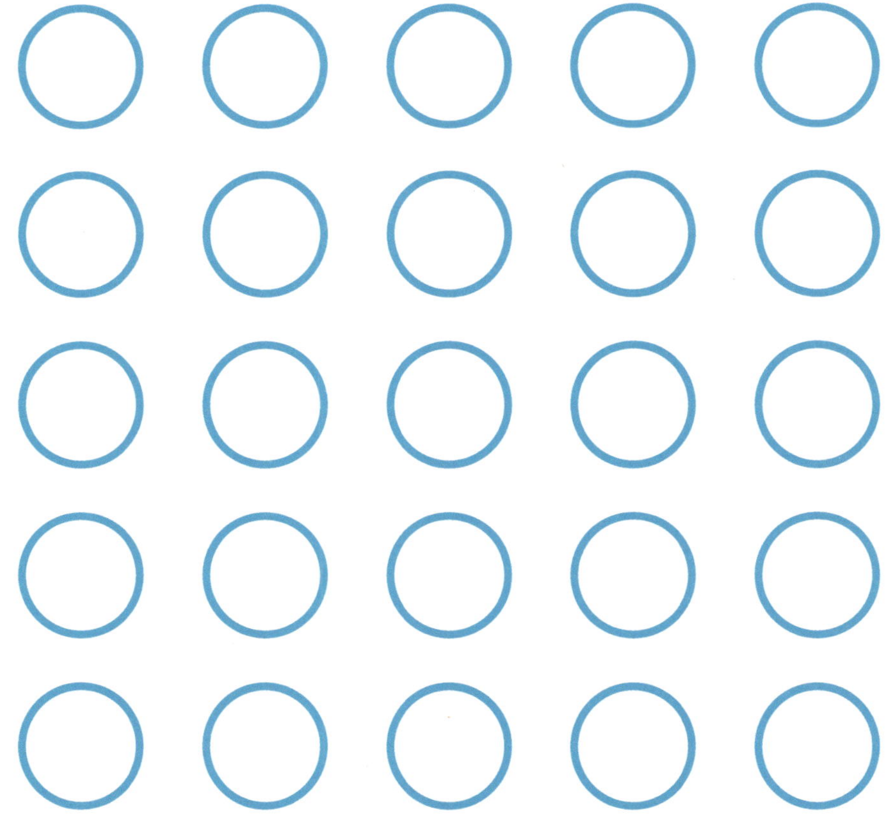

다음 제시된 **숫자만큼** 동그라미에 색칠하세요.

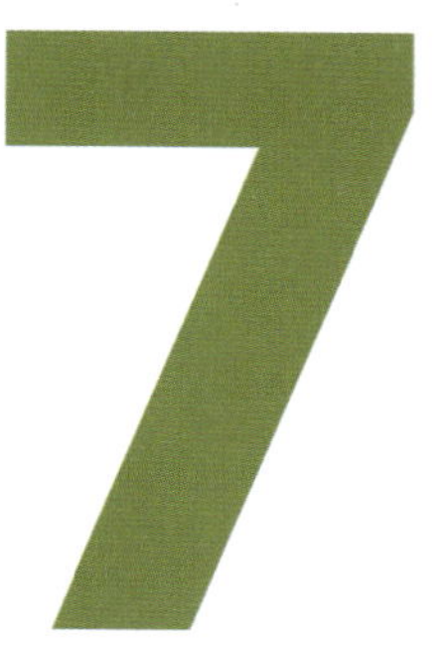

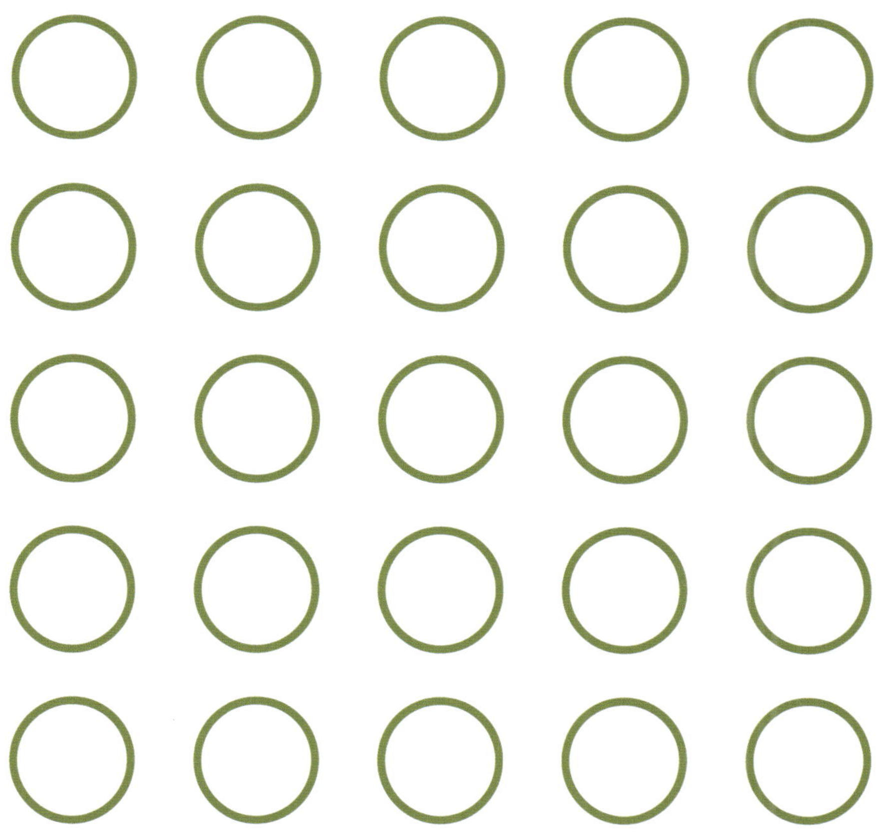

다음 제시된 **숫자만큼** 동그라미에 색칠하세요.

12

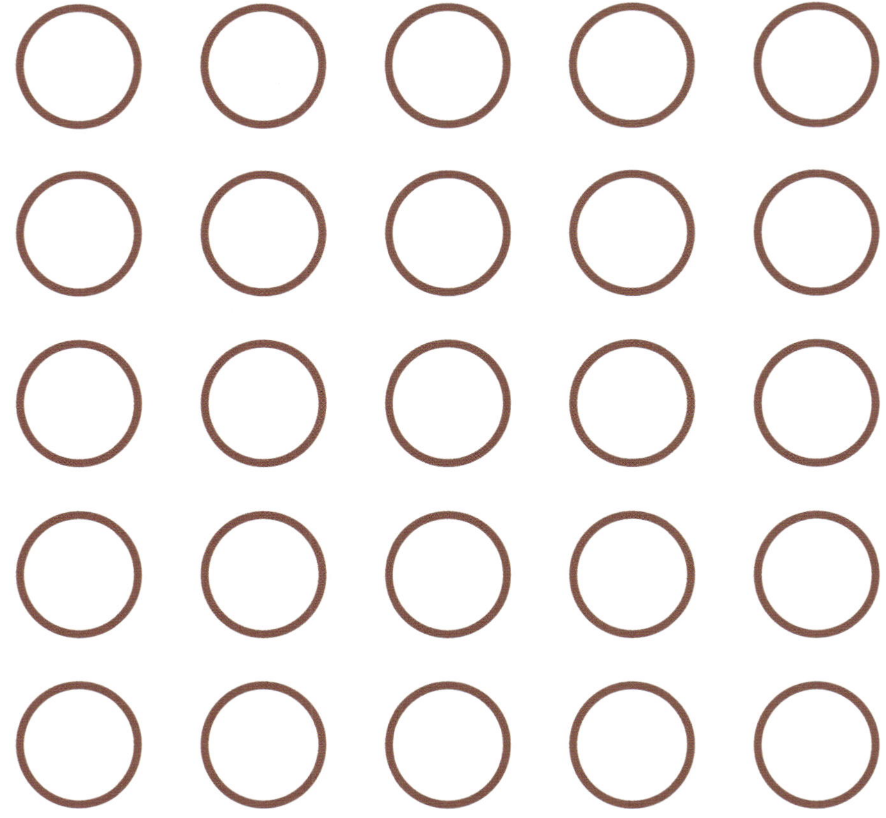

25.

손가락 숫자 세기

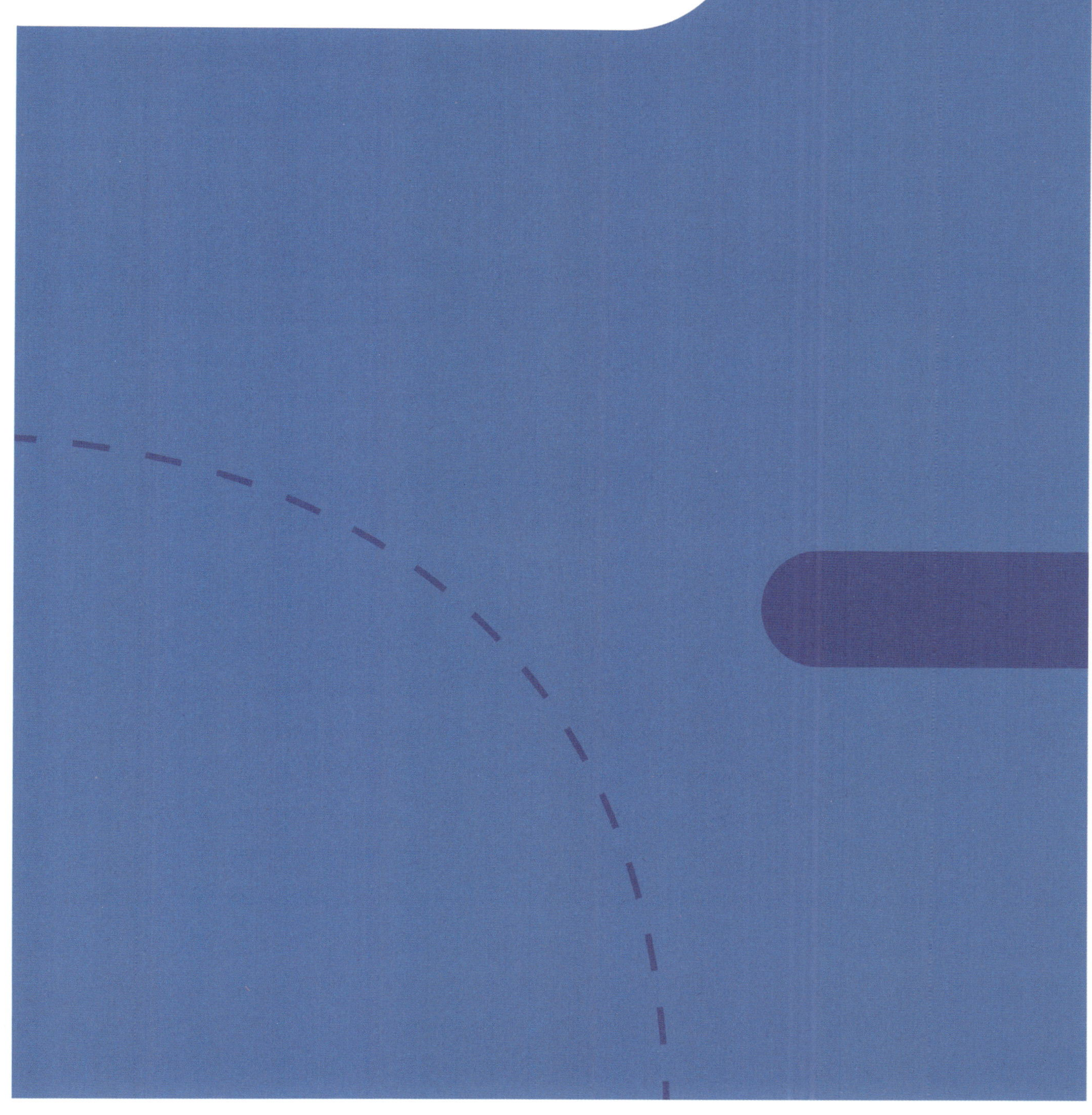

다음 사진에서 펴진 손가락이 **몇 개** 를 가리킬까요?
숫자를 쓰거나 말로 이야기 해 보세요.

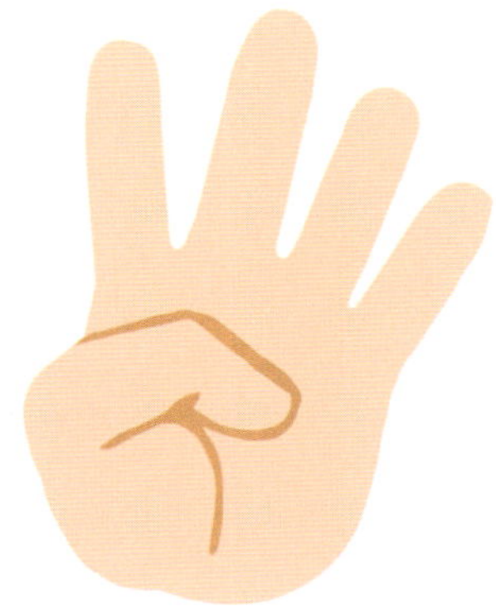
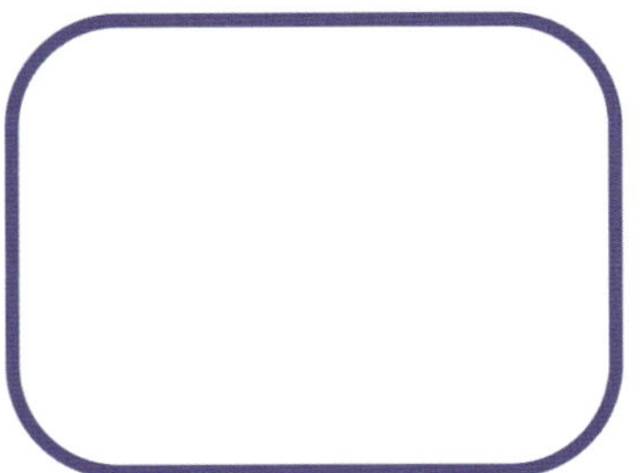

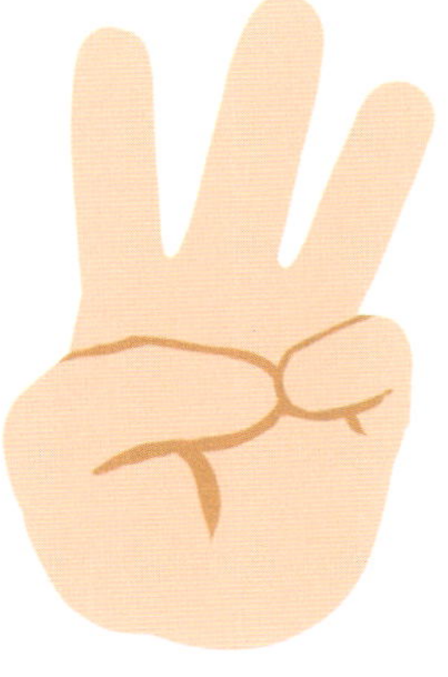

25 | 손가락 숫자 세기(2)

다음 사진에서 펴진 손가락이 **몇 개**를 가리킬까요?
숫자를 쓰거나 말로 이야기 해 보세요.

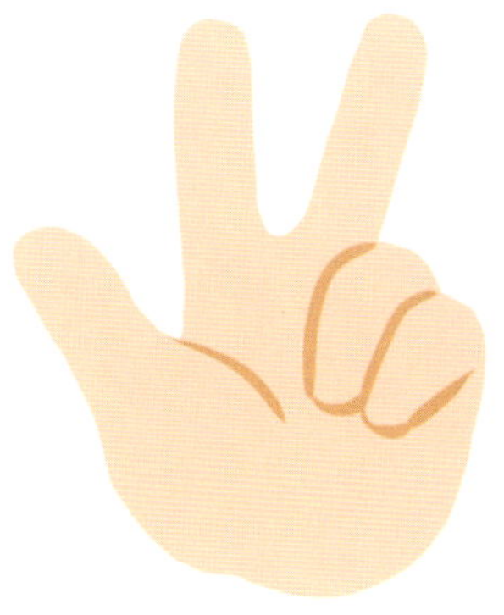

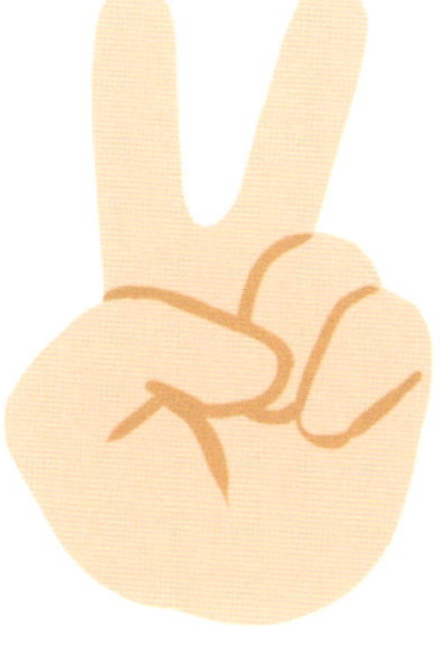

다음 사진에서 펴진 손가락이 **몇 개** 를 가리킬까요?
숫자를 쓰거나 말로 이야기 해 보세요.

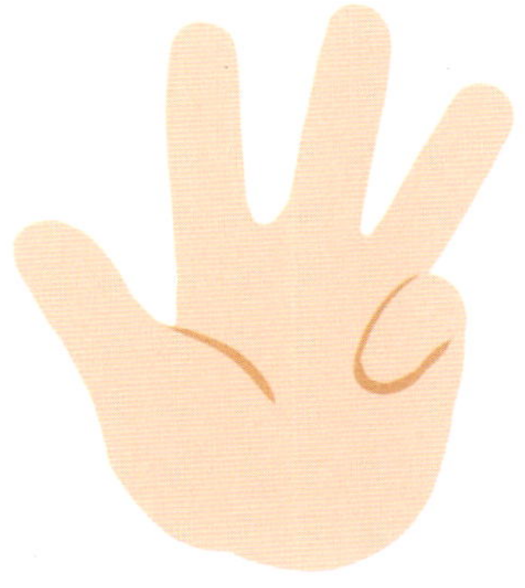

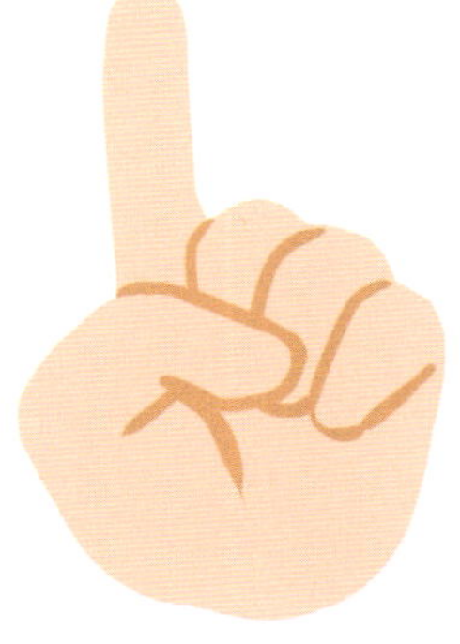

다음 사진에서 펴진 손가락이 **몇 개** 를 가리킬까요?
숫자를 쓰거나 말로 이야기 해 보세요.

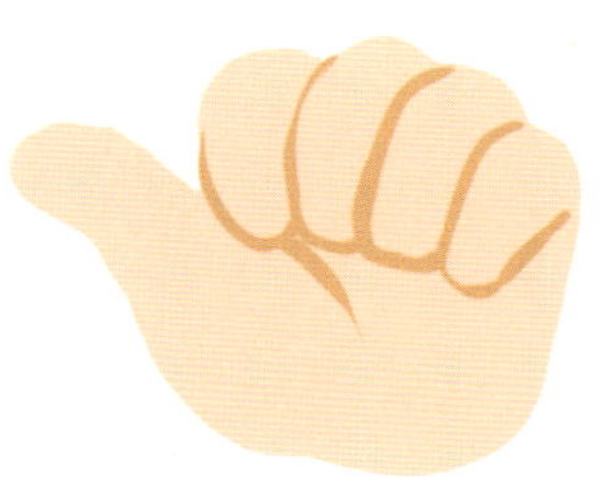

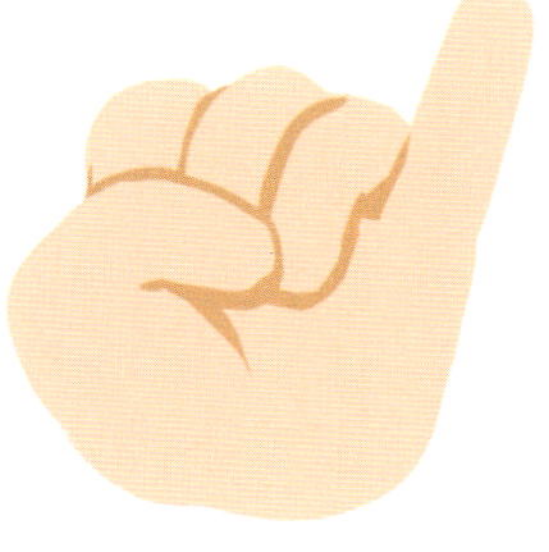

다음 사진에서 펴진 손가락이 **몇 개** 를 가리킬까요?
숫자를 쓰거나 말로 이야기 해 보세요.

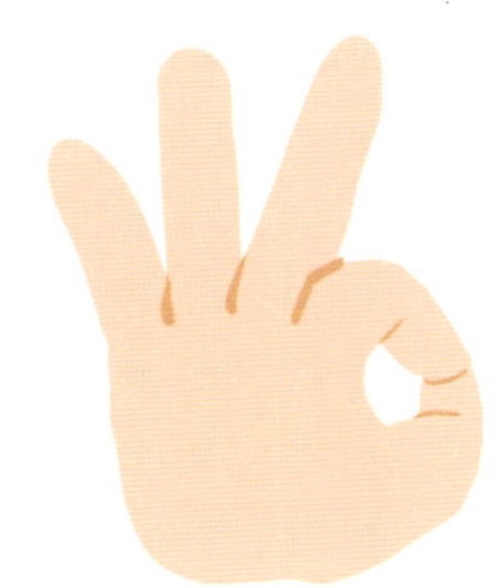

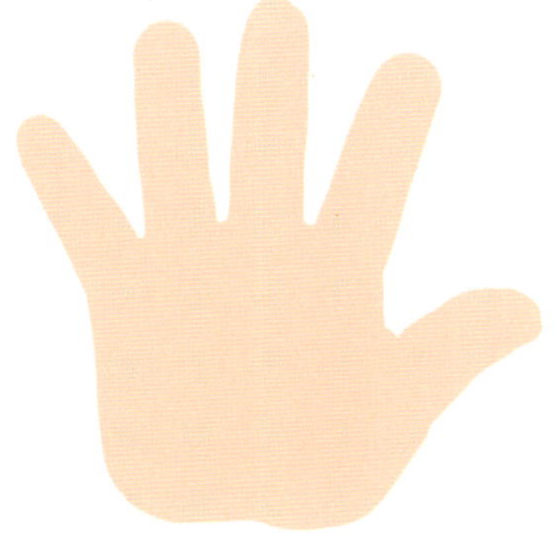

26.

숫자 목걸이 / 기차 만들기

숫자 목걸이 만들기(1)

1부터 10까지 **연결해서** 목걸이를 만들어요.

① ② ③ ④ ⑤ ⑥ ⑦ ⑧ ⑨ ⑩

1부터 10까지 **연결해서** 목걸이를 만들어요.

⑥

⑦

⑨   ⑤

⑧

⑩   ④

                    ③

①   ②

1부터 15까지 **연결해서** 목걸이를 만들어요.

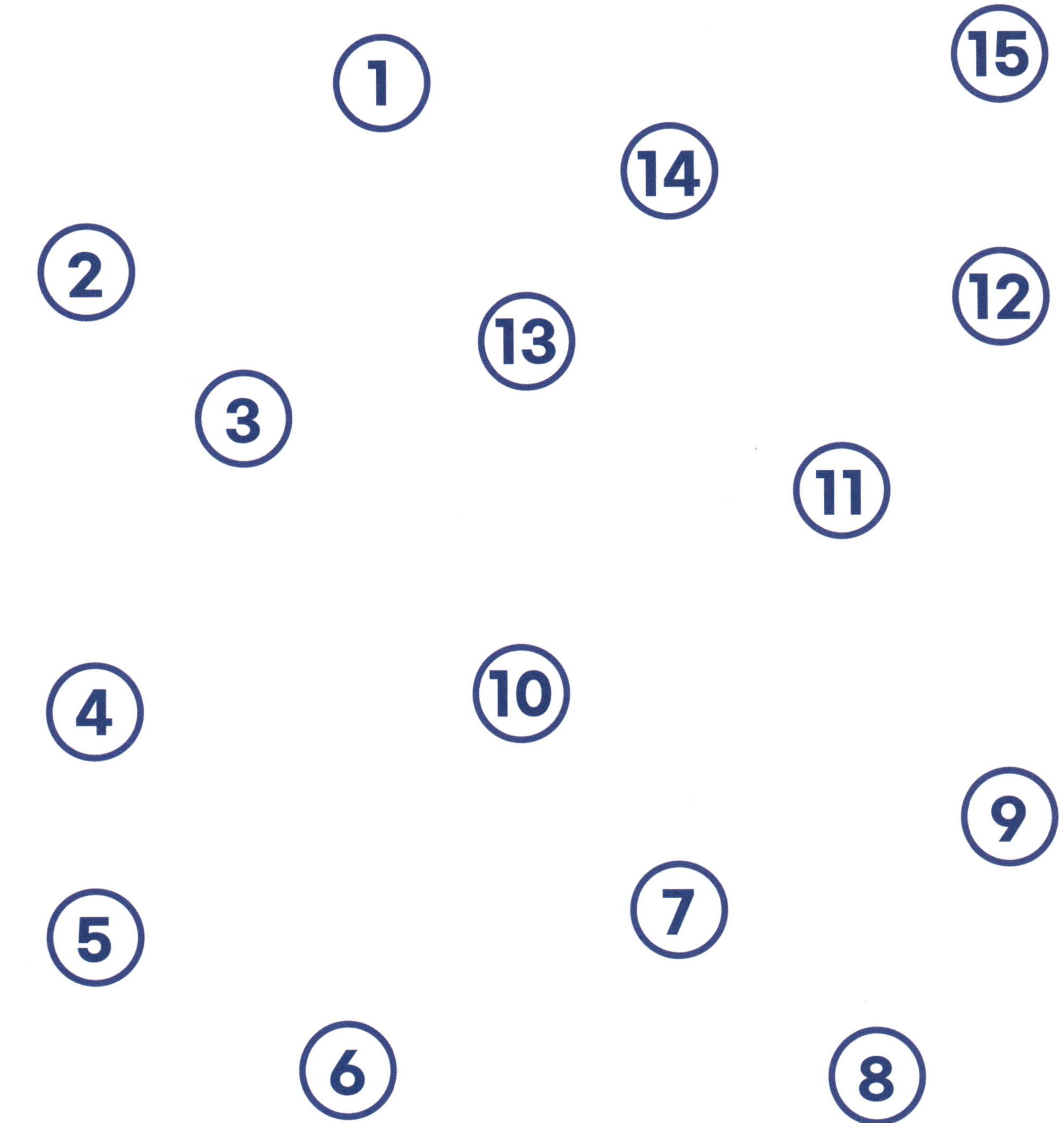

1부터 15까지 **연결해서** 목걸이를 만들어요.

⑦　⑧
⑥
⑨
⑪
⑤
⑩
④
⑫
⑬
③
⑭
⑮
②
①

1부터 20까지 **연결하여** 기차를 만들어요.

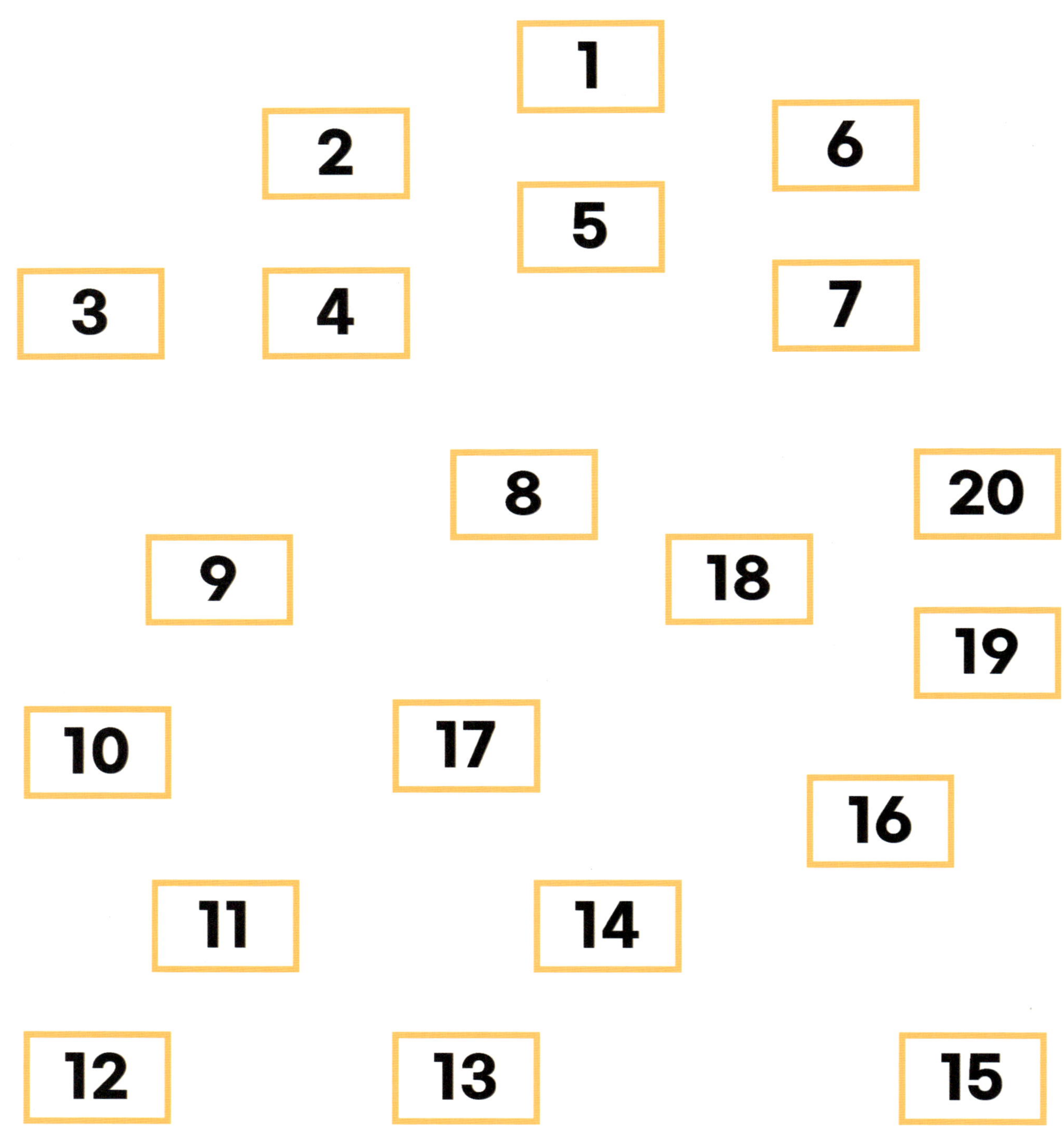

26 | 숫자 기차 만들기(6)

1부터 20까지 **연결하여** 기차를 만들어요.

15 16 14 17

12 18

13 19 20

6 11 10

5 7 9

8

4

3

1 2

1부터 25까지 **연결하여** 기차를 만들어요.

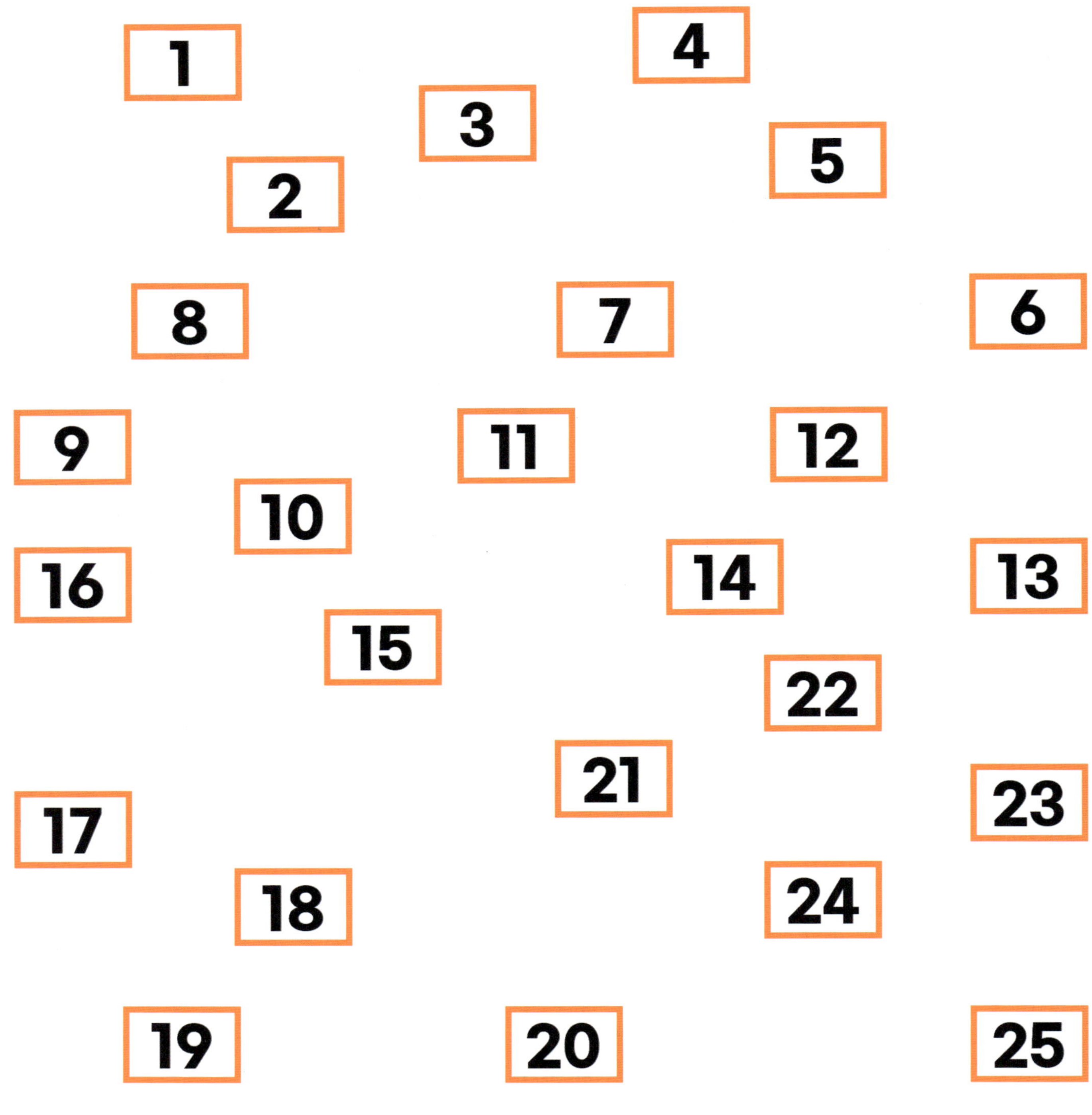

26 | 숫자 기차 만들기(8)

1부터 25까지 **연결하여** 기차를 만들어요.

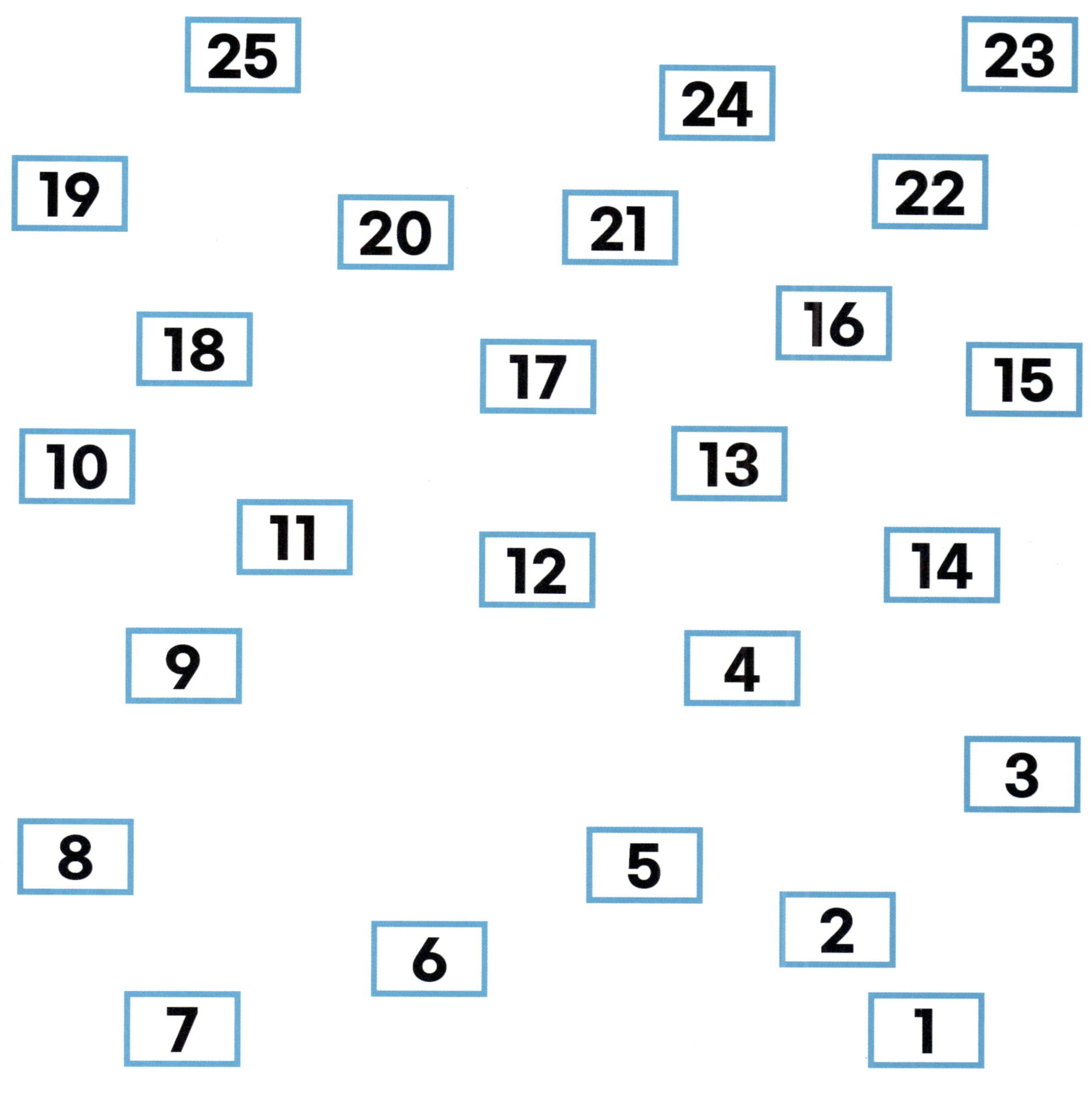

26 | 숫자 기차 만들기(9)

1부터 30까지 **연결하여** 기차를 만들어요.

5 6 27 26 3 7 28 4 2 8 25 29 1 24 9 30 10 23 22 21 16 11 13 15 17 20 12 14 18 19

27.

빠진 수 찾기

27 | 빠진 수 찾기(1)

1부터 10까지 숫자 중에서 **빠진 숫자**를 찾아요.

1

10

2

8

3

9

6

4

5

빠진 숫자 : ☐

27 | 빠진 수 찾기(2)

1부터 10까지 숫자 중에서 **빠진 숫자**를 찾아요.

1

10

2

8

9

6

4

7

5

빠진 숫자 :

1부터 10까지 숫자 중에서 **빠진 숫자**를 찾아요.

1

2

9

8

3

6

4

7

5

빠진 숫자 : ☐

27 | 빠진 수 찾기(4)

1부터 15까지 숫자 중에서 **빠진 숫자**를 찾아요.

1

15

14

2

12

3

11

10

4

9

7

5

6

8

빠진 숫자 : ☐

1부터 15까지 숫자 중에서 **빠진 숫자**를 찾아요.

14

1

15

2

13

12

11

3 10

9

6 7

5

8

빠진 숫자 :

1부터 15까지 숫자 중에서 **빠진 숫자**를 찾아요.

14
1
15
2
13
4
11
3 10
9
6 7
5 8

빠진 숫자 : ☐

27 | 빠진 수 찾기(7)

1부터 20까지 숫자 중에서 **빠진 숫자**를 찾아요.

2 1 6

3 5 7

4

8 20

18

9

17

10

16

11 14

12 13 15

빠진 숫자 : ☐

1부터 20까지 숫자 중에서 **빠진 숫자**를 찾아요.

2 1 6

3 5 7

4

8 20

9 18

19

17

10

16

11

12 13 15

빠진 숫자 :

1부터 20까지 숫자 중에서 **빠진 숫자**를 찾아요.

2 1 6

3

5 7

4

8 20

18

9

17

10 16

11 14

12 13 15

빠진 숫자 :

1부터 25까지 숫자 중에서 **빠진 숫자**를 찾아요.

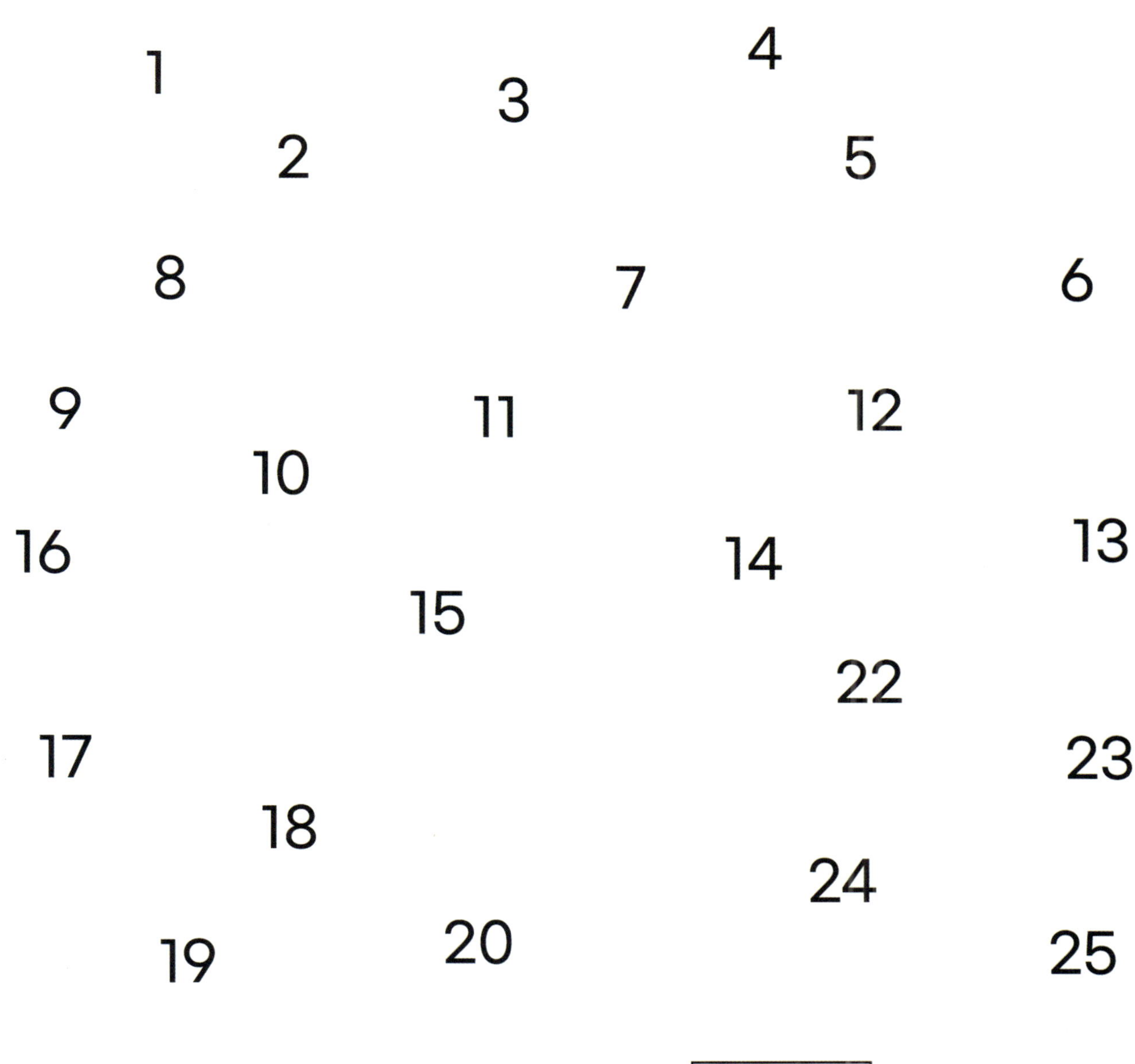

빠진 숫자 :

1부터 25까지 숫자 중에서 **빠진 숫자**를 찾아요.

1　　3　　4

2　　　5

8　　7　　　6

9　　11　　12

10

16　　14　　13

15

22

17　　21

18

24

19　　20　　25

빠진 숫자 : ☐

1부터 25까지 숫자 중에서 **빠진 숫자**를 찾아요.

1
2
3
4
5
8
7
6
9
11
12
10
16
14
13
15
22
17
21
23
18
24
19
25

빠진 숫자 : ☐

1부터 30까지 숫자 중에서 **빠진 숫자**를 찾아요.

1 3 4 27
2 5
8 29 7 28 6
9 11 12
10
16 14 13
15
22
17 21 23
18 24
26 25
19 20

빠진 숫자 :

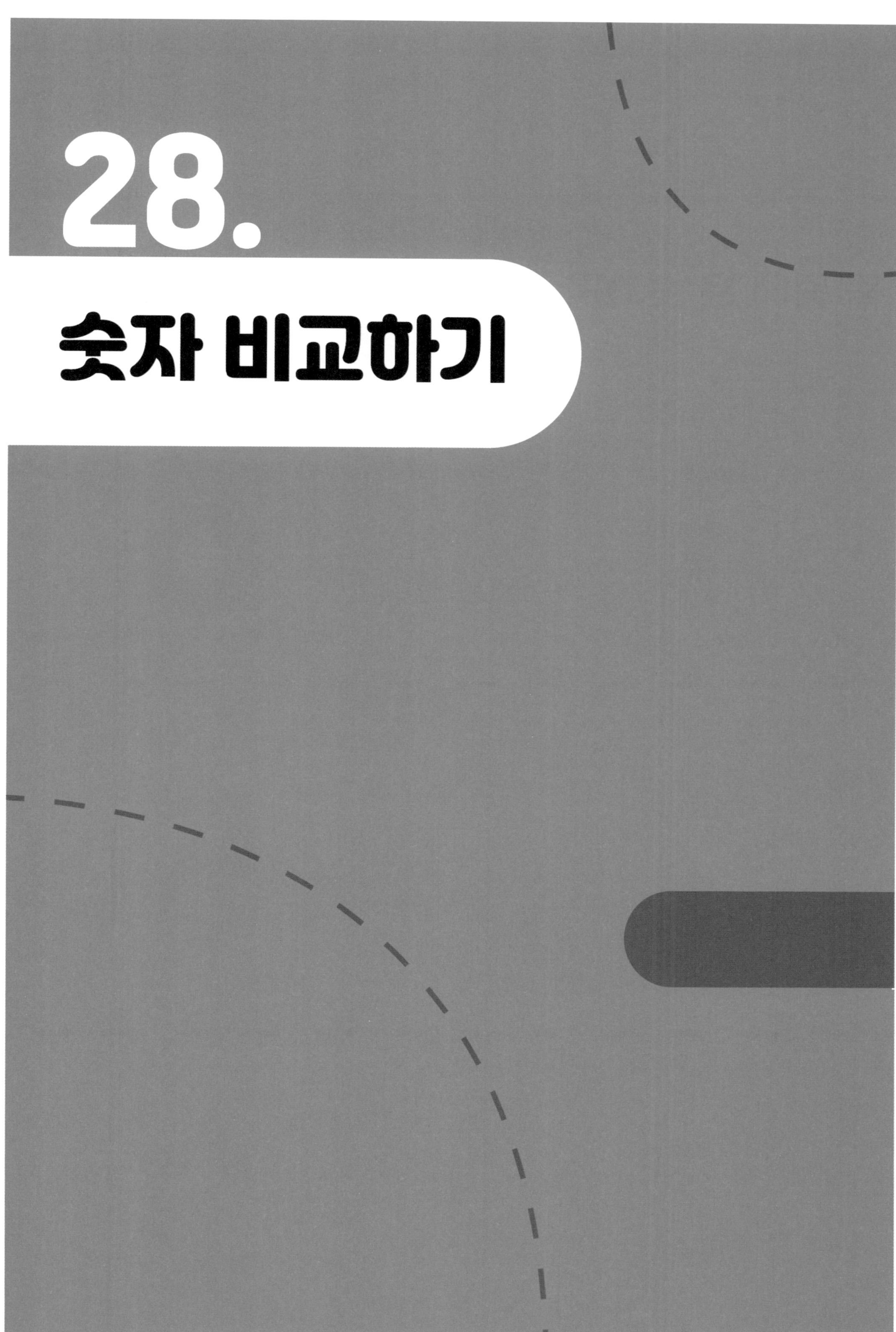

28.
숫자 비교하기

둘 중에 **큰 숫자**를 찾아보세요.

1   6

7   5

4   3

28 | 숫자 비교하기(2)

둘 중에 큰 숫자를 찾아보세요.

9   2

- -

6   7

- -

3   8

둘 중에 **작은 숫자**를 찾아보세요.

2　6

5　4

1　10

28 | 숫자 비교하기(4)

둘 중에 **작은 숫자**를 찾아보세요.

8   3

5   7

9   6

셋 중에 **가장 큰 숫자**를 찾아보세요.

8 4 3

5 9 7

3 2 6

셋 중에 **가장 큰 숫자**를 찾아보세요.

1   4   5

- -

9   8   7

- -

2   6   4

28 | 숫자 비교하기(7)

셋 중에 **가장 작은 숫자**를 찾아보세요.

3 9 10

7 5 6

1 4 2

28 숫자 비교하기(8)

셋 중에 **가장 작은 숫자**를 찾아보세요.

2　7　3

8　4　1

5　6　9

함께하면 좋은 숫자 활동

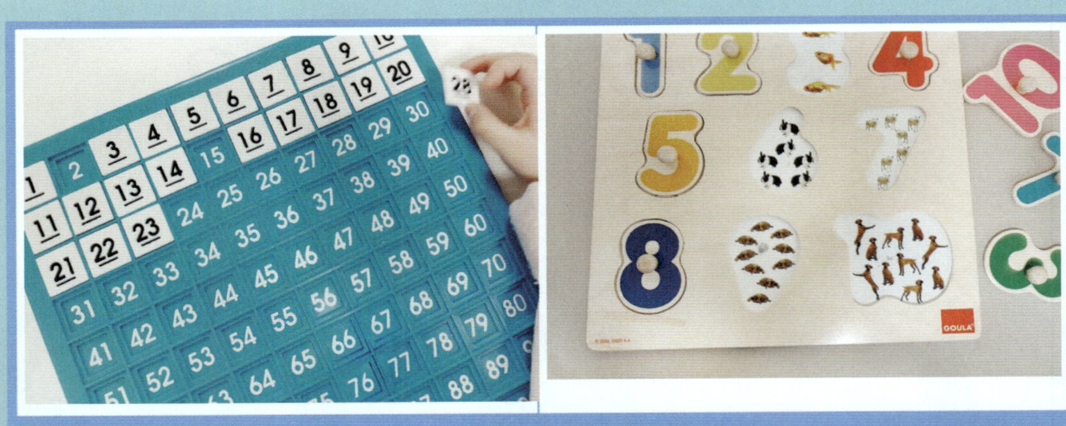

1~100 숫자판

숫자 퍼즐

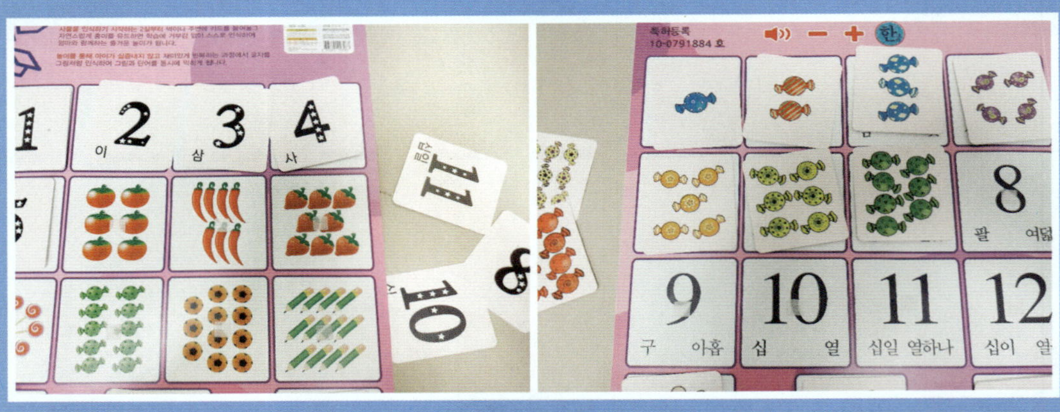

기수-서수 학습

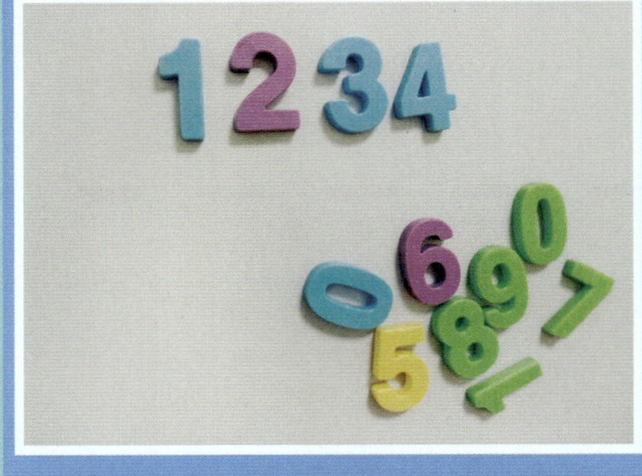

숫자 순서대로 놓기

29. 블록 개수 세기

다음 그림을 보고 **블록 개수** 를 세어보세요.

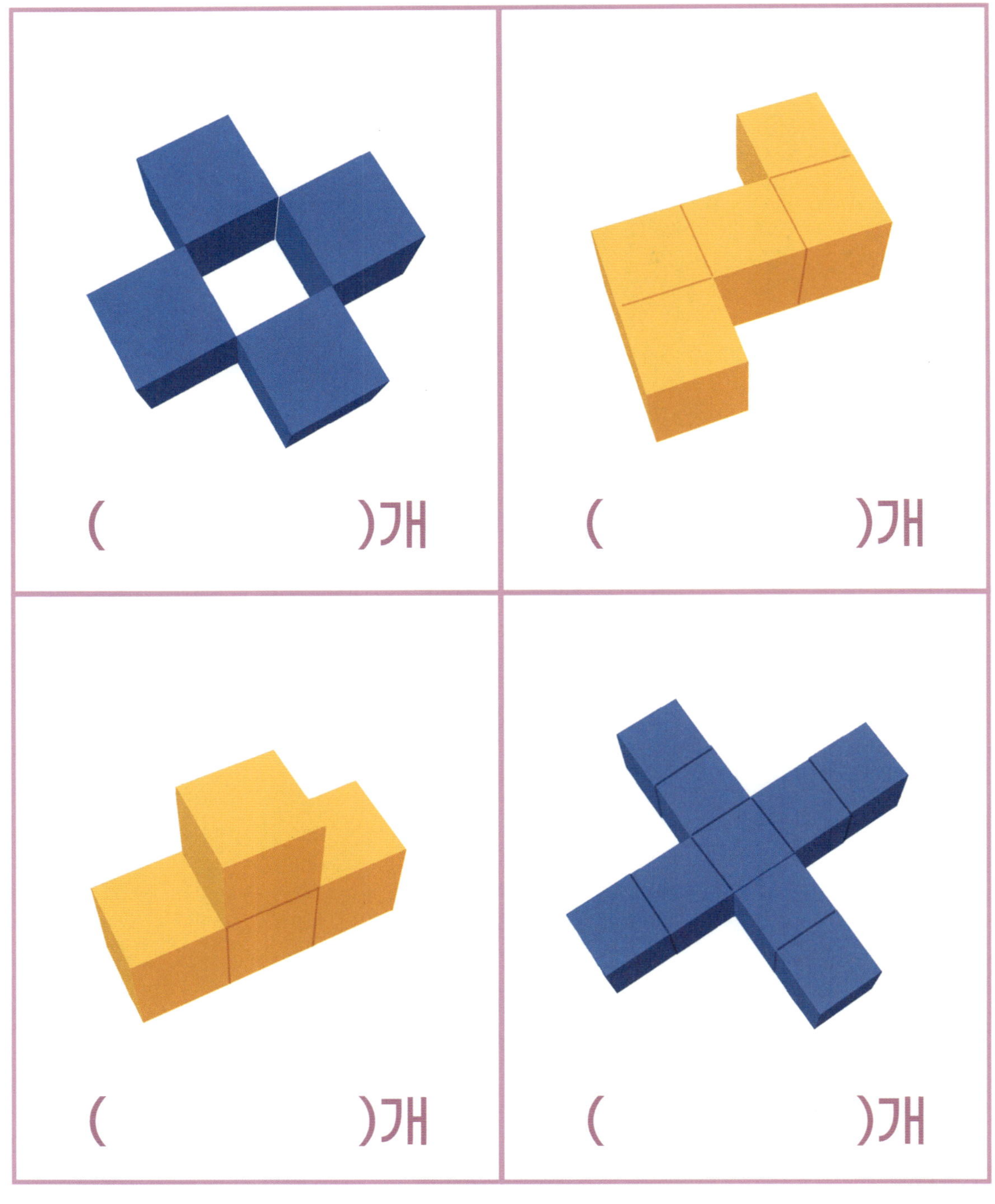

(   )개

(   )개

(   )개

(   )개

다음 그림을 보고 **블록 개수** 를 세어보세요.

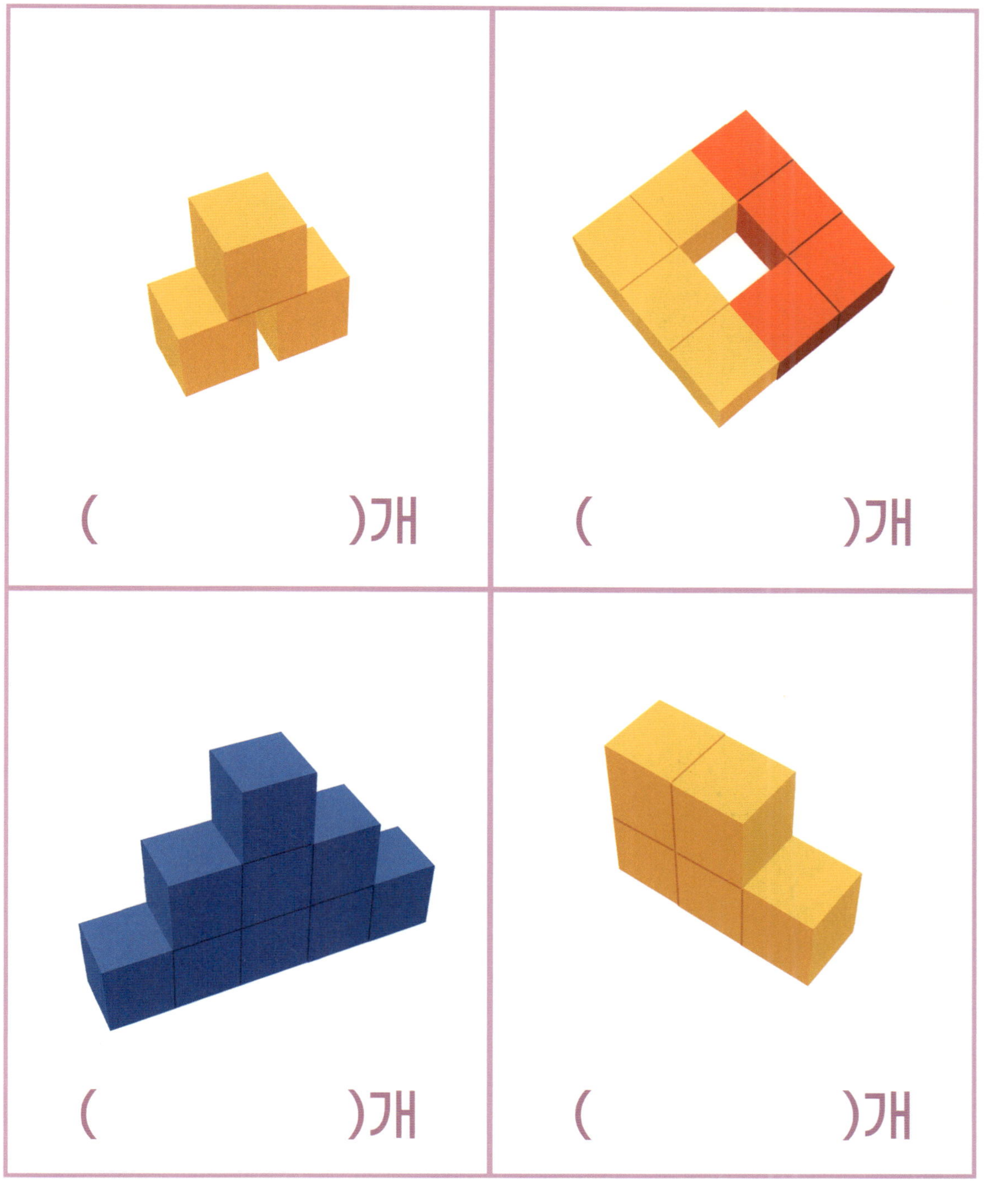

(   )개   (   )개

(   )개   (   )개

다음 그림을 보고 **블록 개수** 를 세어보세요.

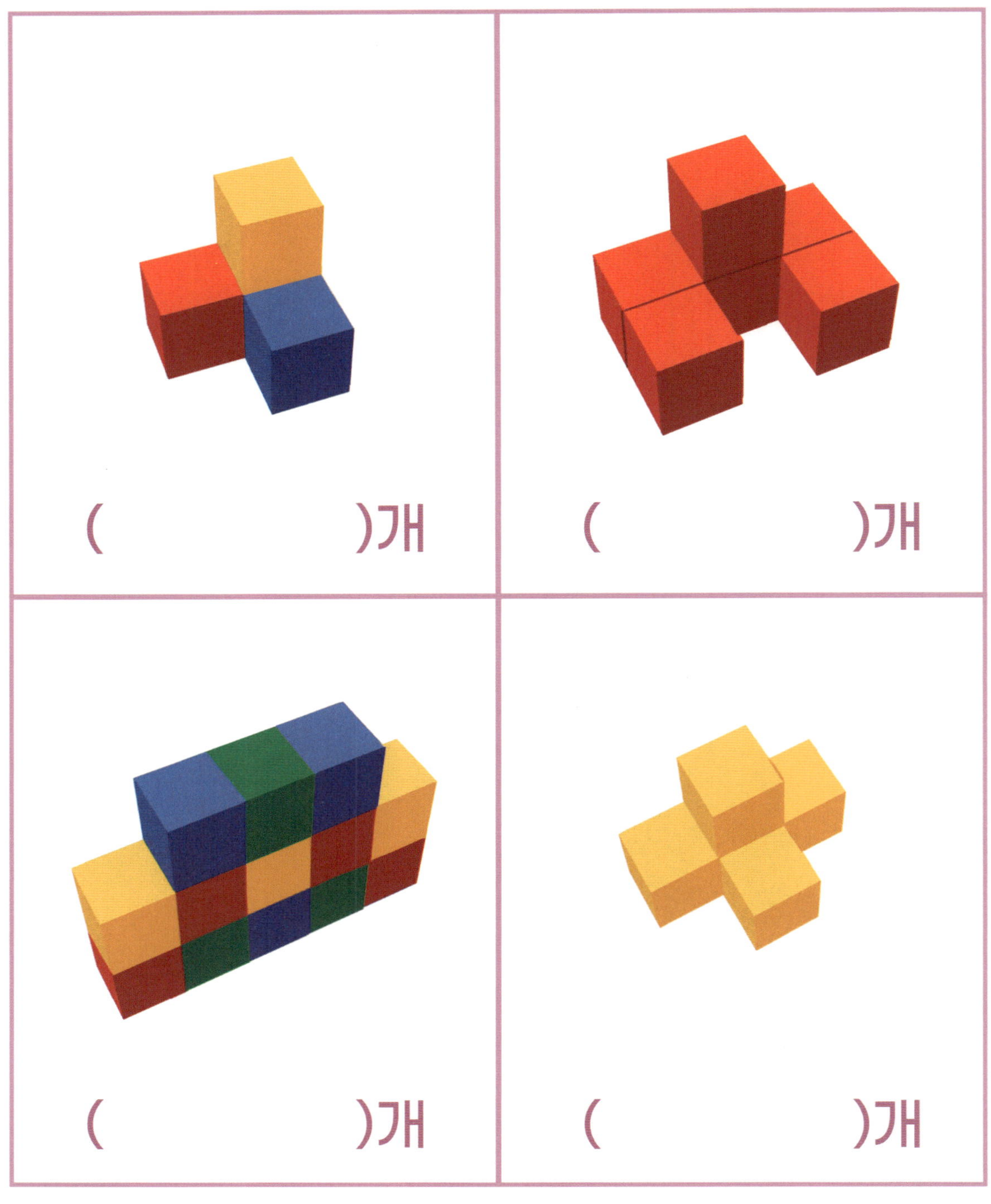

( )개

( )개

( )개

( )개

블록 개수 세기(4)

다음 그림을 보고 **블록 개수** 를 세어보세요.

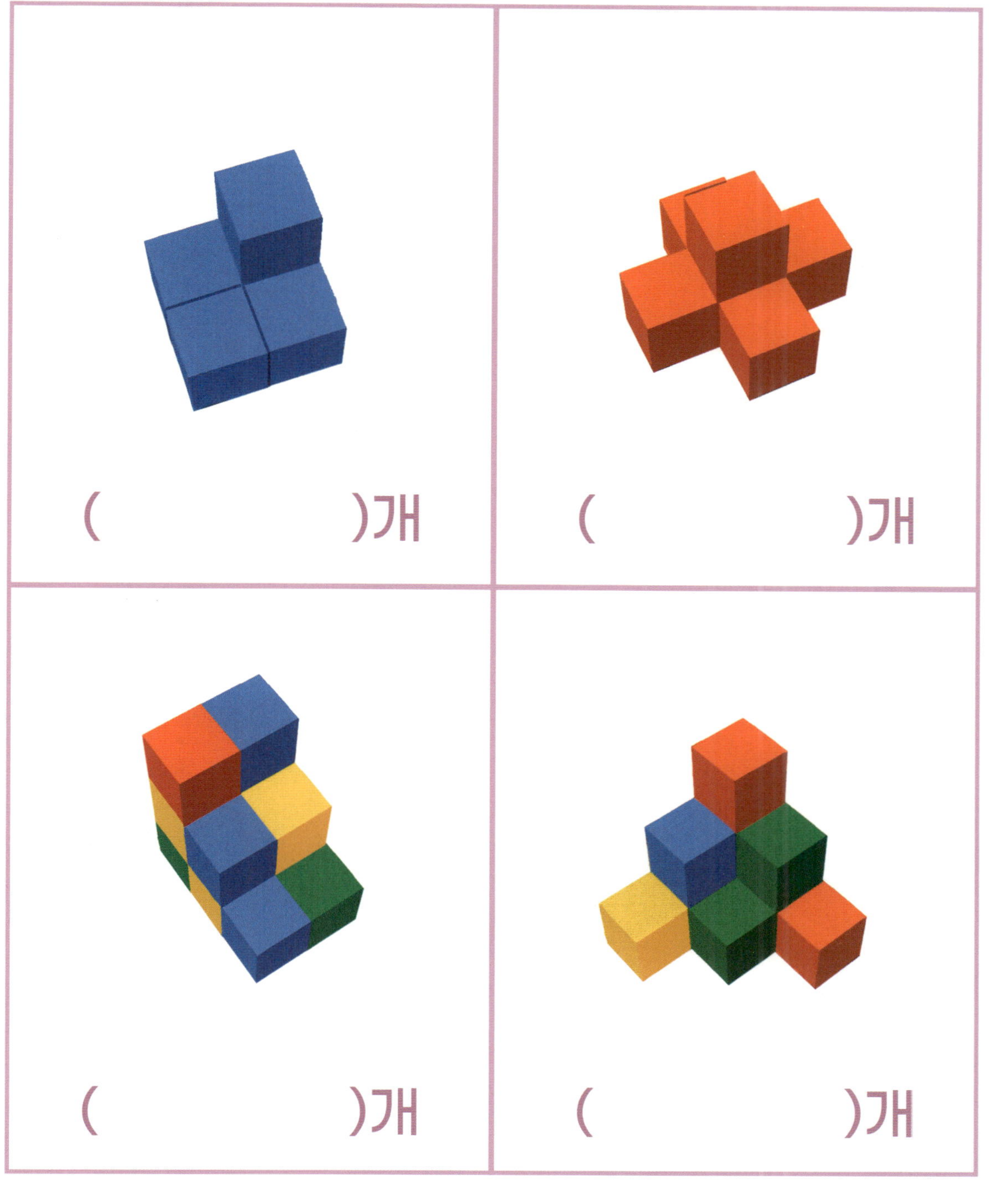

( )개	( )개
( )개	( )개

블록 개수 세기(5)

다음 그림을 보고 **블록 개수** 를 세어보세요.

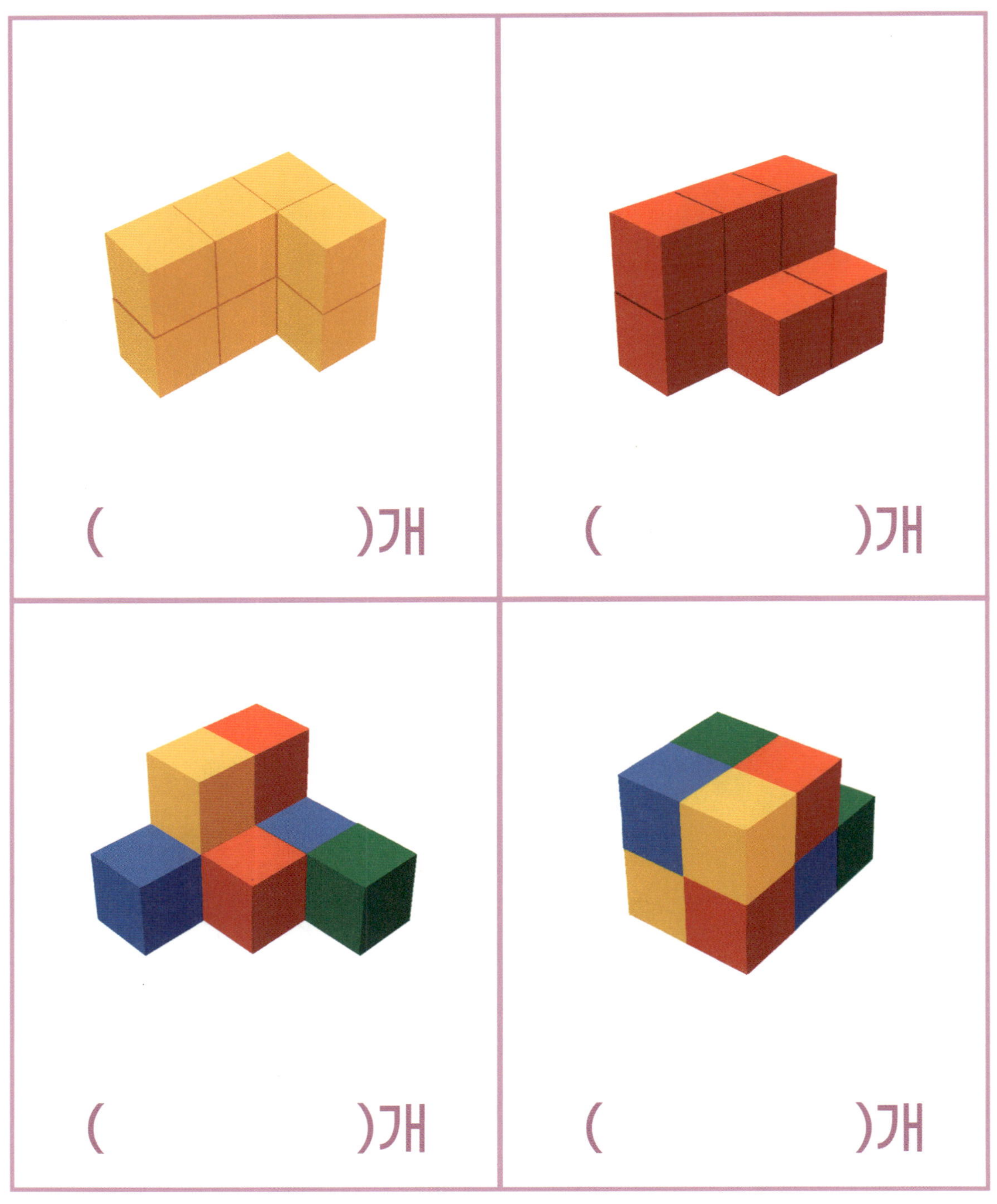

(　　　　)개

(　　　　)개

(　　　　)개

(　　　　)개

양손 협응이란?

우리는 매일 먹기, 옷 입기, 씻기 등을 할 때 보통 양손을 써서 동작을 수행합니다. 양손 협응 기술은 '오른손과 왼손이 한팀이 되어 부드럽고 조화롭게 사용하는 것'을 의미하며 일상생활을 효율적으로 하는 데 있어서 매우 중요합니다.

양손 협응이 잘되지 않는다면 오른손으로 가위를 들고 종이를 자를 때 왼손이 종이를 고정시키지 못하거나, 공을 주고받을 때 두 손으로 공을 잘 잡지 못합니다. 한 손으로 칼질을 할 때 다른 손으로 포크를 사용하여 음식을 고정시키는 것, 종이접기, 구슬 끼우기 등이 모두 양손 협응이 필요한 동작들입니다.

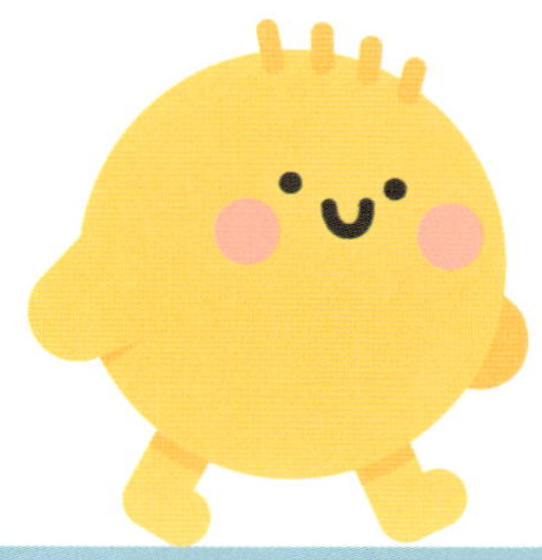

과일 깎기

설거지하기

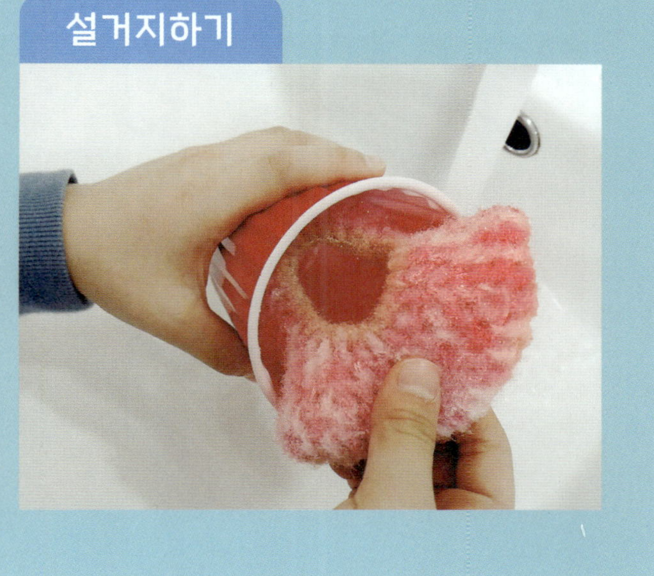

다양한 양손 협응 활동

빨래집게 꽂기
모형에 색칠하기
색종이 펀치 뚫기
찰흙으로 떡 만들기
병뚜껑 열기
레고 놀이
쟁반 나르기
양말 접기
자 대고 선 그리기

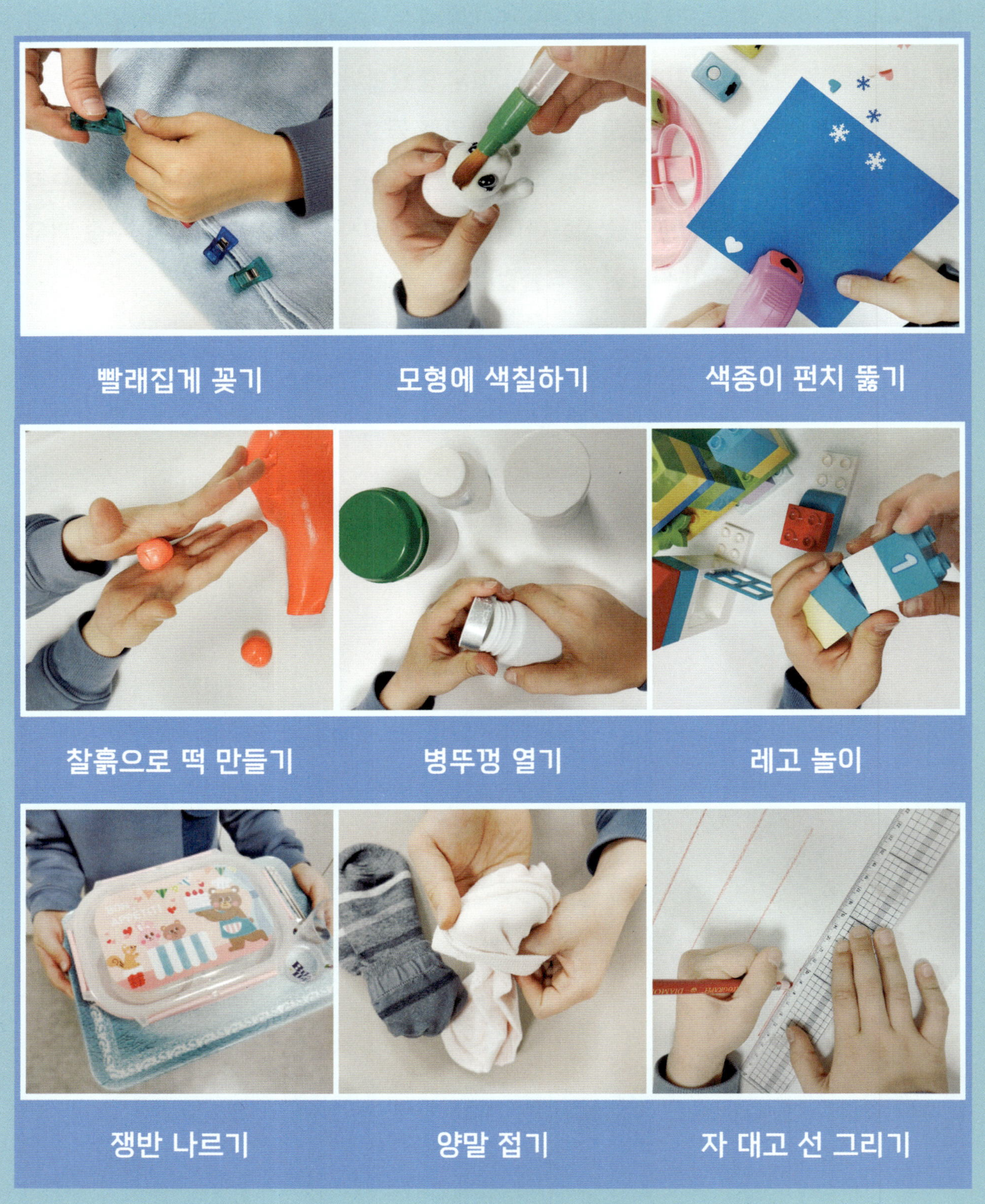

가위로 자르기

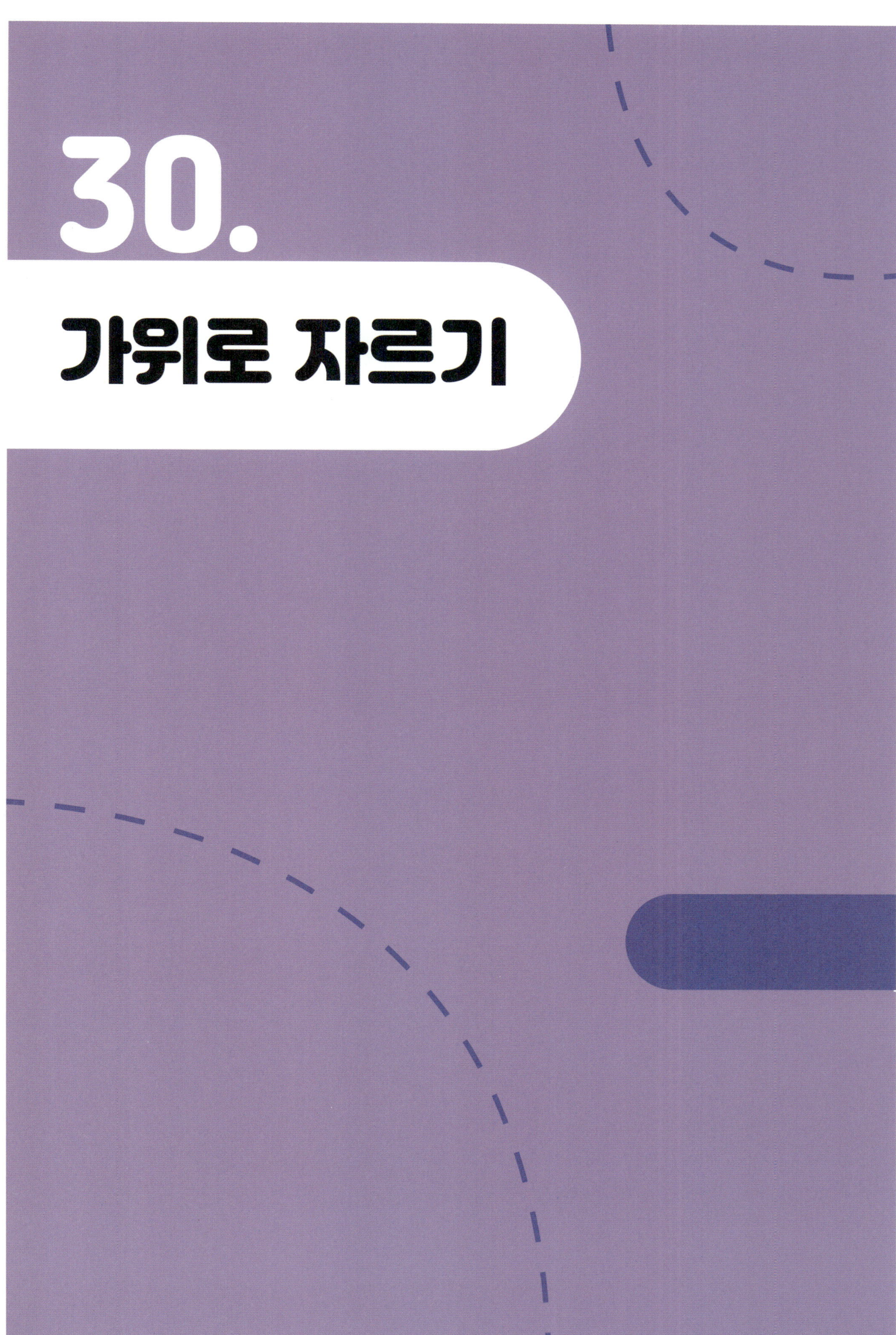

30 | 가위로 자르기(1)

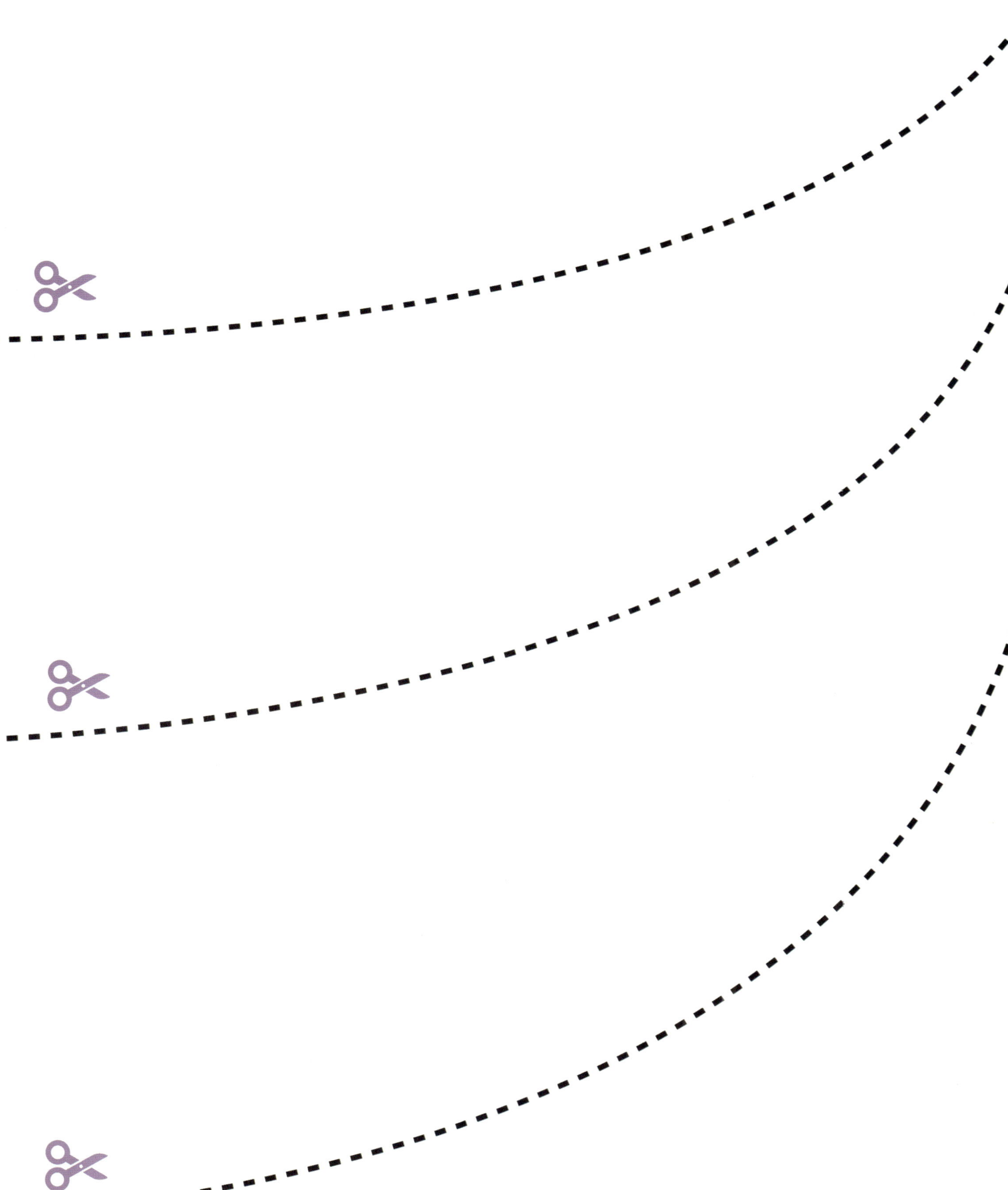

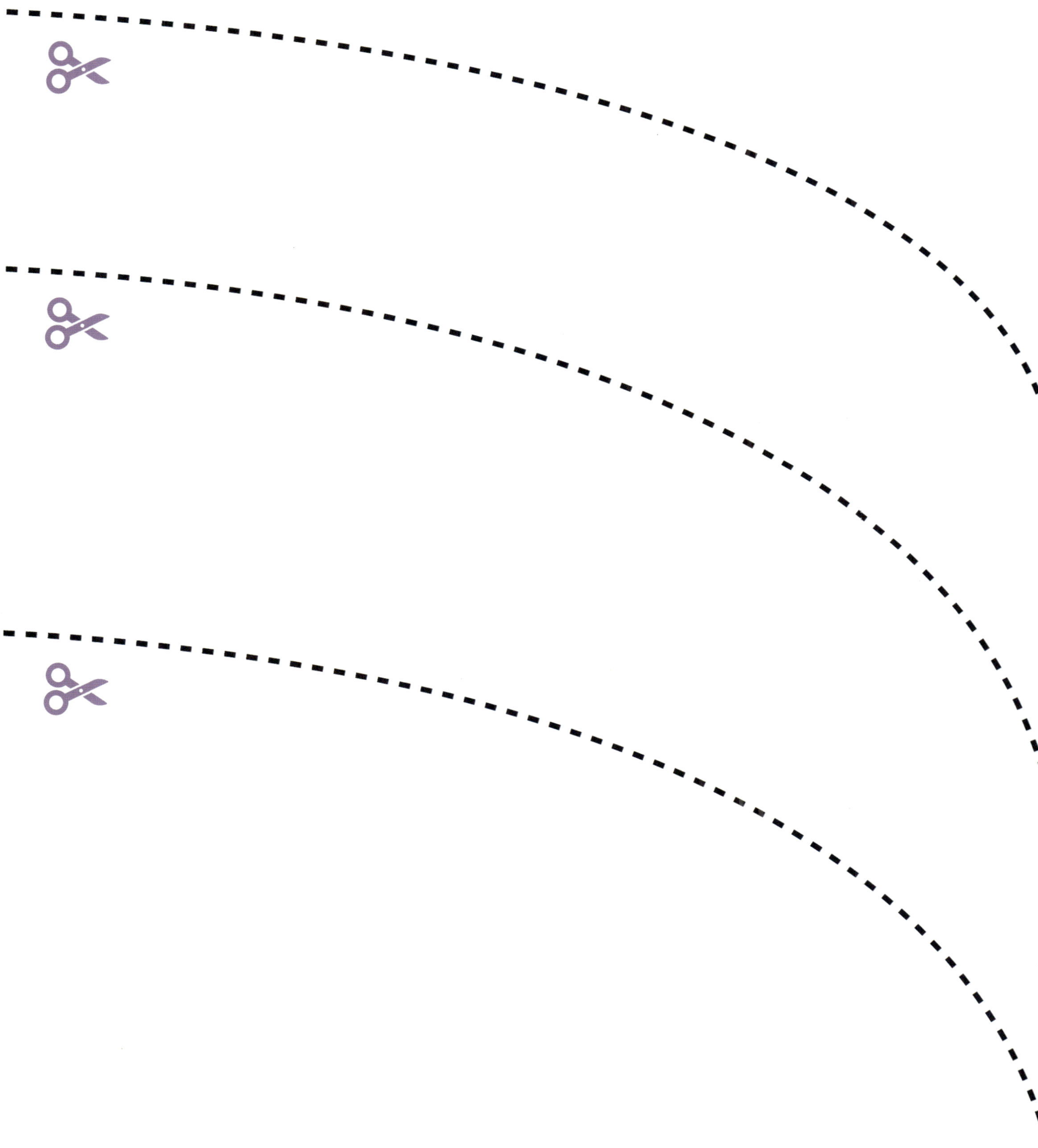

가위로 자르기(3)

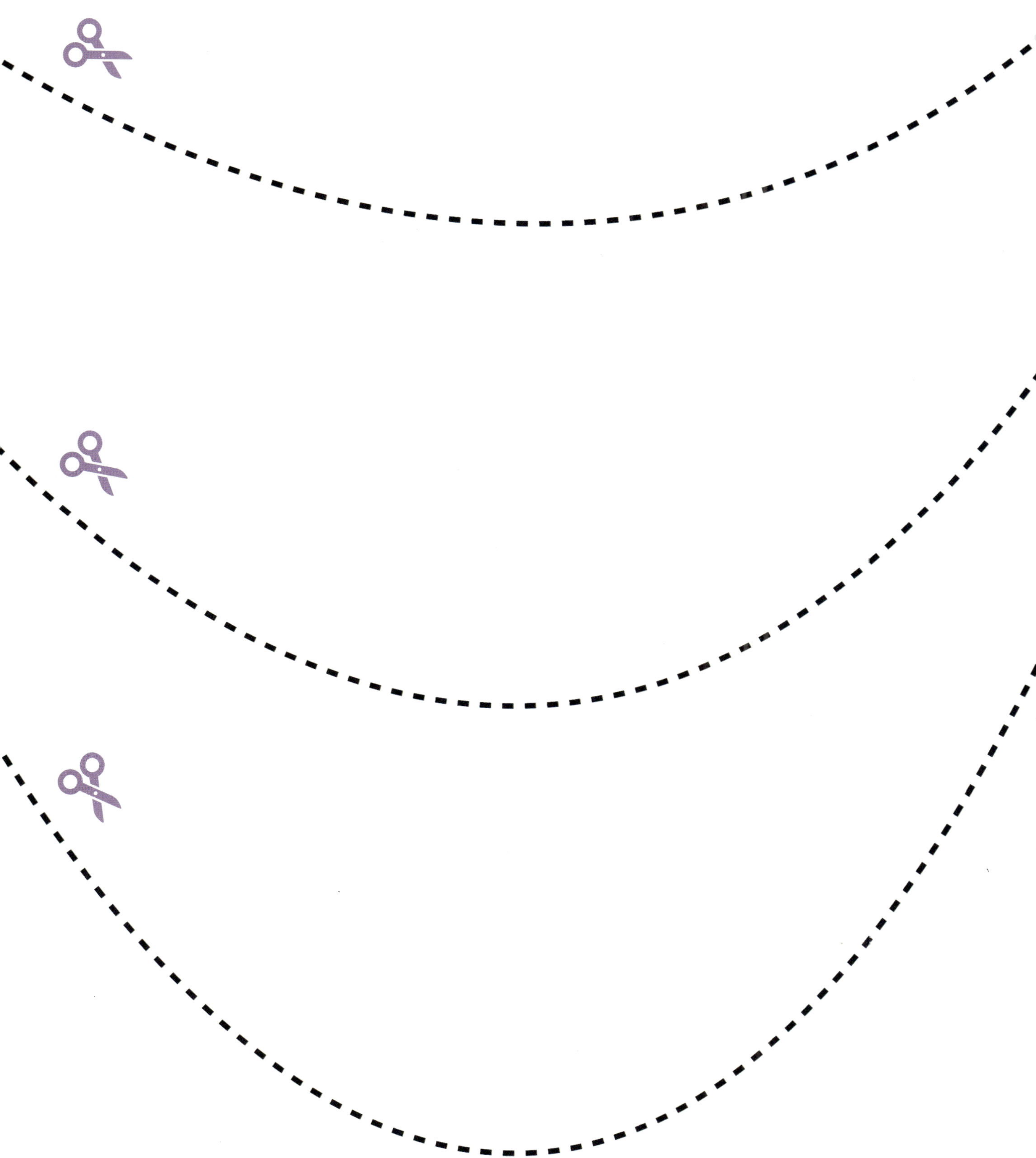

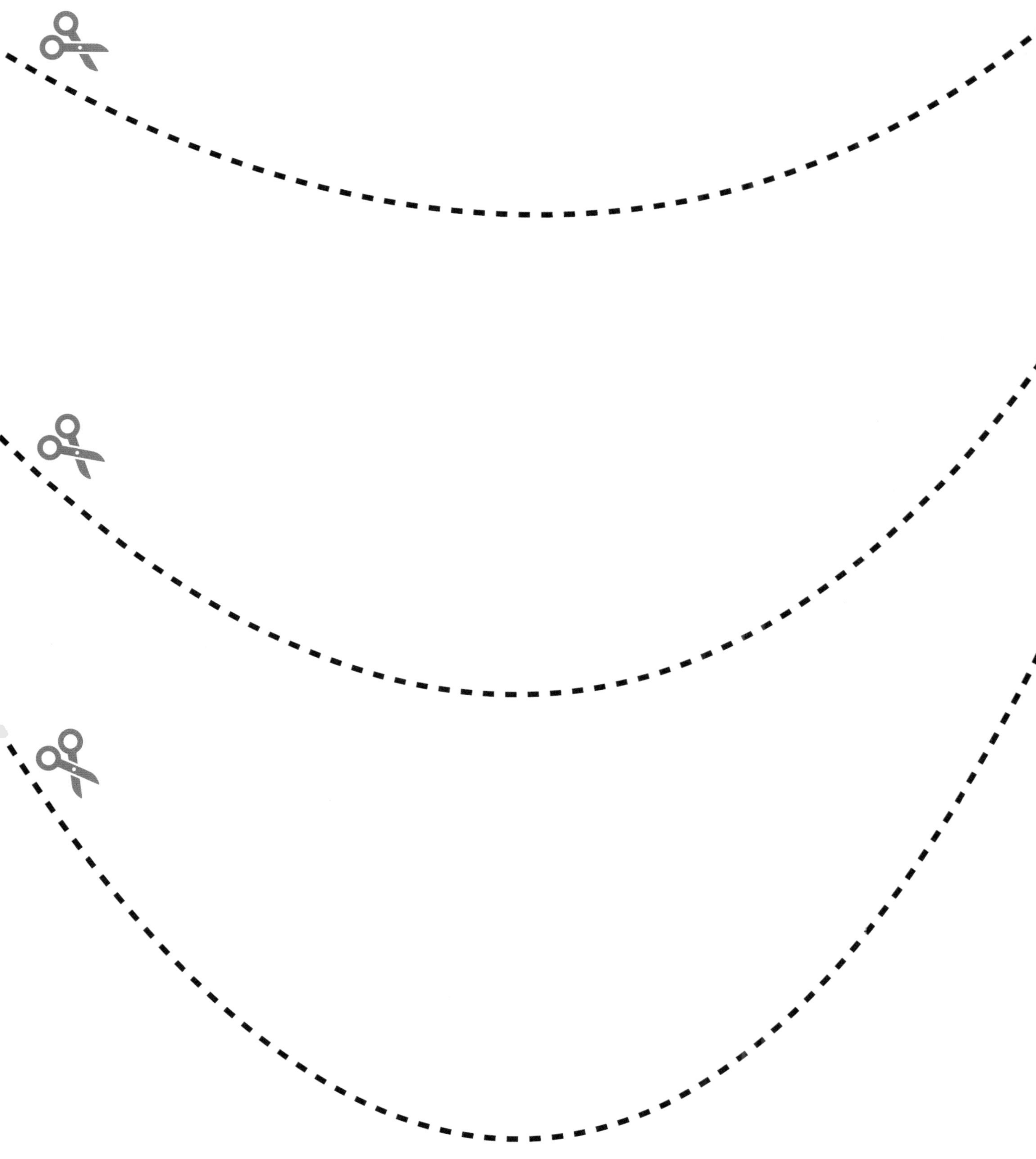

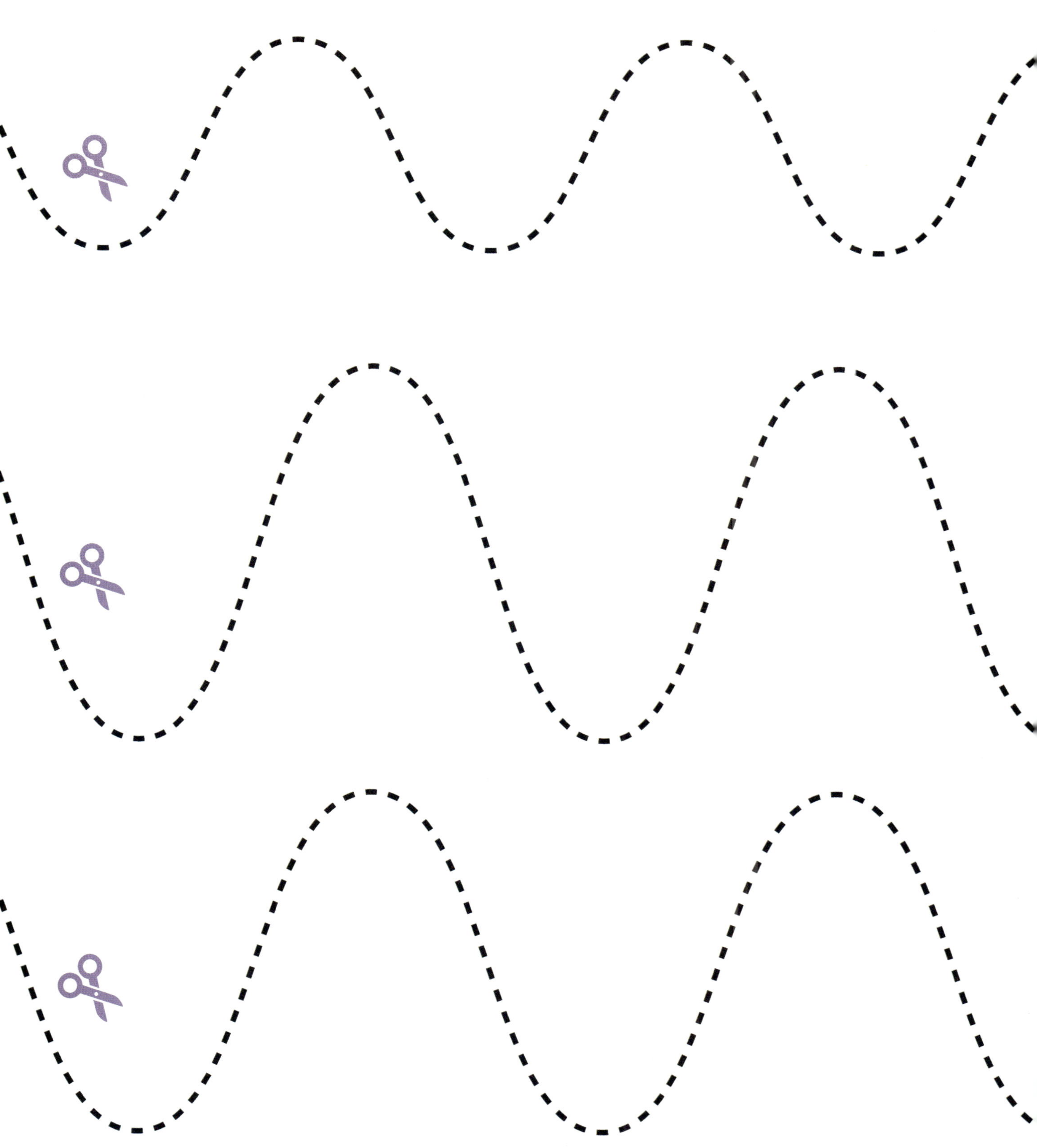

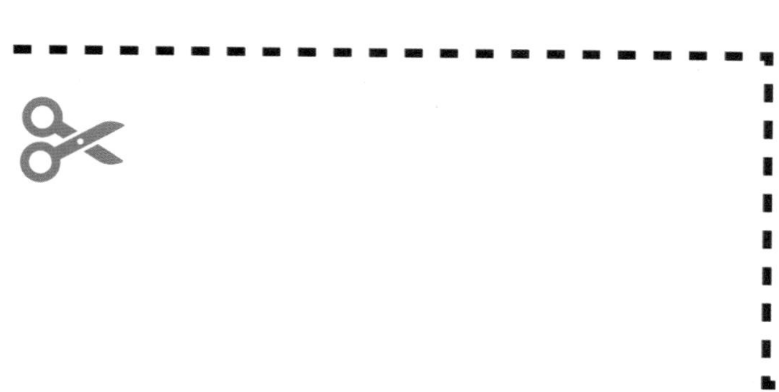

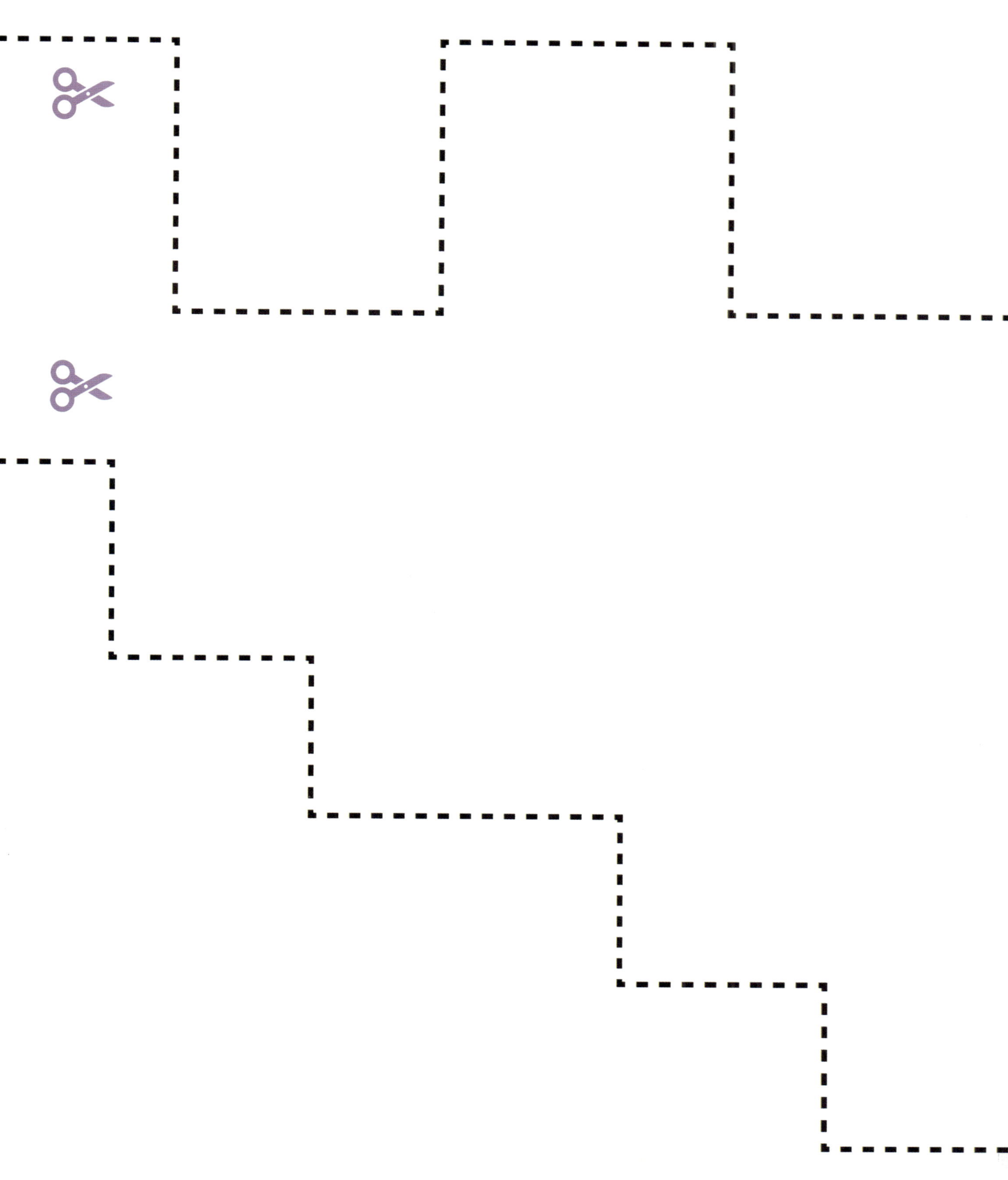

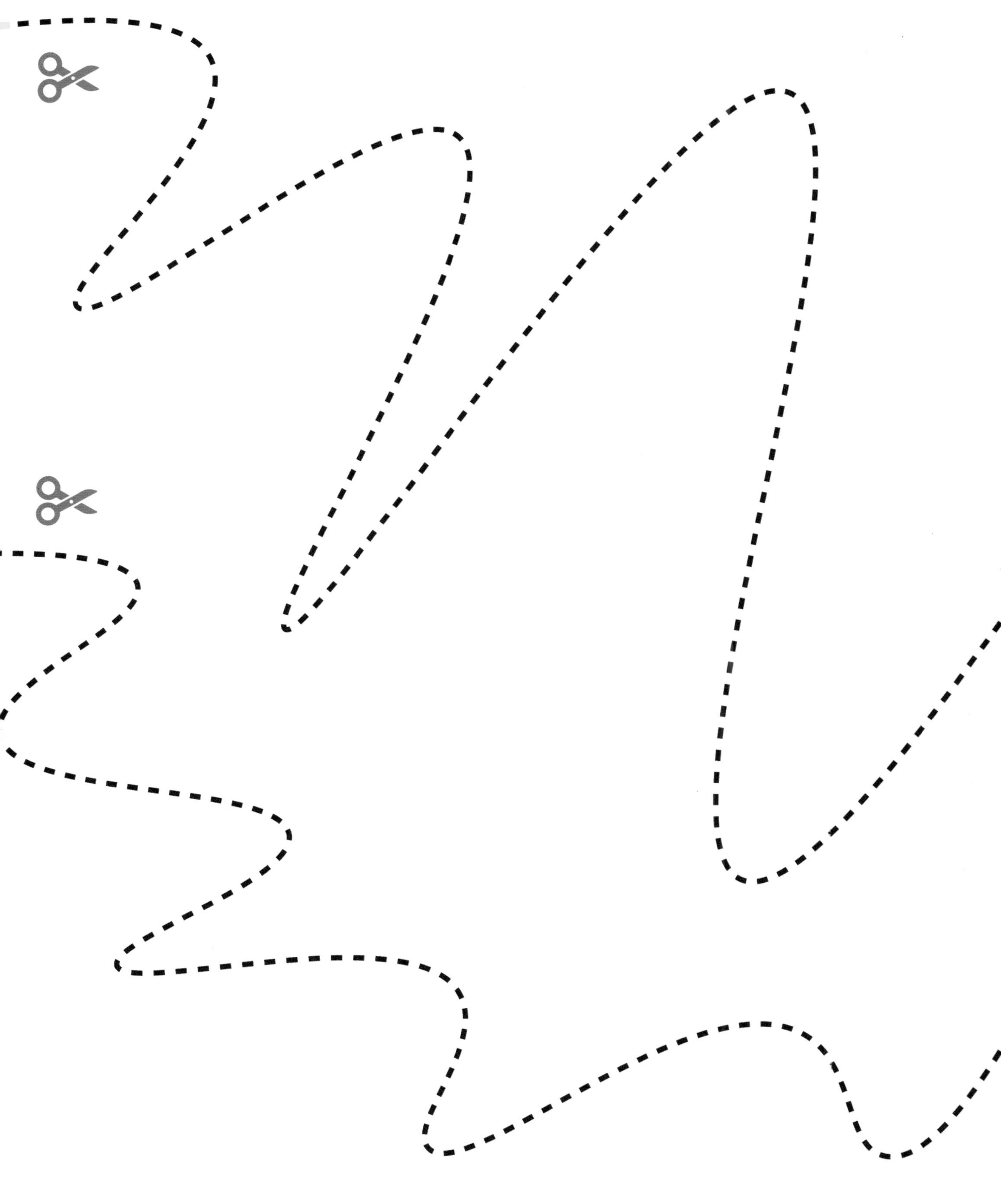

이미지 출처

알아두면 좋은 정보 2 - 64.p

*1) http://www.okbest.kr/bbs/board.php?bo_table=board0501&wr_id=78

*2) https://www.algobash.com/wp-content/uploads/2022/07/Contoh-Soal-Psi
kotes-Spasial-dan-Cara-Menjawabnya-1024x667.jpeg

*3) https://m.blog.naver.com/kboardgame/221645736687

알아두면 좋은 정보 8 - 243.p

*4) https://m.media-amazon.com/images/I/61k6yRiQXwL._AC_SX466_.jpg

*5) https://m.media-amazon.com/images/I/515arIA7knL._AC_SX466_.jpg

*6) https://m.media-amazon.com/images/I/71S6KPIS3IL._AC_SX466_.jpg

*7) https://m.media-amazon.com/images/I/61T1p9w4OzL.__AC_SX300_SY300_QL7
FMwebp.jpg

*8) https://m.media-amazon.com/images/I/61kpPBEX7dL._AC_SX466_.jpg

*9) https://m.media-amazon.com/images/I/91rmFnXlHGS._AC_SX466_.jpg

*10) https://m.media-amazon.com/images/I/31PIMO+XhEL._AC_.jpg

*11) https://m.media-amazon.com/images/I/41XrPDs12OL._AC_SX466_.jpg

*12) https://m.media-amazon.com/images/I/51lQjQAqRKS._AC_SX466_.jpg

*13) https://m.media-amazon.com/images/I/71JX9XP8IoL._AC_SX466_.jpg

*14) https://m.media-amazon.com/images/I/71x4zYuweKL._AC_SX466_.jpg

*15) https://m.media-amazon.com/images/I/61bqYYBQouL._AC_SX466_.jpg

알아두면 좋은 정보 11 - 297.p~298.p

*16) https://menknow.tistory.com/512

*17) https://smartstore.naver.com/preforu/products/7076470247

*18) https://www.ggumim.co.kr/furniture/view/193375?reviewPage=1

*19) https://alltimeprice.com/product/?pid=6838517118-83447596197

*20) https://skinnonews.com/archives/32828

*21) https://hottracks.kyobobook.co.kr/ht/gift/detail/2315087110510

*22) https://www.11st.co.kr/products/2222921196

*23) https://front.wemakeprice.com/product/146735720

*24) https://blog.naver.com/PostView.nhn?blogId=iameunu&logNo=222285184705

*25) https://gate.shop/fluffy-gloves-6908673-53?variant=99768

*26) https://www.muji.us/products/wool-blend-touchscreen-gloves-dc0d8a3a?
variant=43161990955198